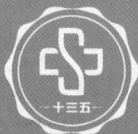

全国高等卫生职业教育临床医学专业
（3+2）"十三五"规划教材

供临床医学、预防医学、康复治疗技术、口腔医学、护理、中医学、健康管理等专业使用

附数字资源增值服务

眼耳鼻咽喉口腔科学

主　编　何文清　余青松

副主编　邵广宇　韩　丽　杨传武

编　委　（以姓氏笔画为序）

田秀蓉　重庆三峡医药高等专科学校

刘院斌　山西医科大学汾阳学院

李　琰　山西医科大学汾阳学院

李毓强　重庆三峡医药高等专科学校

杨传武　首都医科大学燕京医学院

何文清　重庆三峡医药高等专科学校

余青松　肇庆医学高等专科学校

邵广宇　首都医科大学燕京医学院

岳　炜　首都医科大学燕京医学院

黄秀丽　乐山职业技术学院

黄斯慧　乐山职业技术学院

韩　丽　肇庆医学高等专科学校

游　进　重庆三峡中心医院

华中科技大学出版社
http://www.hustp.com
中国·武汉

内 容 简 介

本书是全国高等卫生职业教育临床医学专业(3+2)"十三五"规划教材。

本书分为眼科学、耳鼻咽喉科学、口腔科学三篇,共三十章。本书的编写创新数字化教学模式,构建数字资源库,建成纸质教材、数字资源及平台功能一体化的"融合教材"。

本书适用于临床医学、预防医学、康复治疗技术、口腔医学、护理、中医学、健康管理等专业。

图书在版编目(CIP)数据

眼耳鼻咽喉口腔科学/何文清,余青松主编. —武汉:华中科技大学出版社,2019.5(2021.1重印)
全国高等卫生职业教育临床医学专业(3+2)"十三五"规划教材
ISBN 978-7-5680-5245-0

Ⅰ. ①眼… Ⅱ. ①何… ②余… Ⅲ. ①眼科学-高等职业教育-教材②耳鼻咽喉科学-高等职业教育-教材③口腔科学-高等职业教育-教材 Ⅳ. ①R77②R76③R78

中国版本图书馆 CIP 数据核字(2019)第 095988 号

眼耳鼻咽喉口腔科学 何文清 余青松 主编
Yan'erbi Yanhou Kouqiangkexue

策划编辑:蔡秀芳
责任编辑:张 琴 孙基寿
封面设计:原色设计
责任校对:李 琴
责任监印:周治超
出版发行:华中科技大学出版社(中国·武汉) 电话:(027)81321913
　　　　　武汉市东湖新技术开发区华工科技园 邮编:430223
录　　排:华中科技大学惠友文印中心
印　　刷:武汉市籍缘印刷厂
开　　本:889mm×1194mm　1/16
印　　张:19 插页:4
字　　数:546千字
版　　次:2021 年 1 月第 1 版第 3 次印刷
定　　价:59.80 元

全国高等卫生职业教育
临床医学专业(3+2)"十三五"规划教材
编委会

丛书学术顾问　文历阳

委员（按姓氏笔画排序）

马宁生	金华职业技术学院	王进文	内蒙古医科大学
白志峰	邢台医学高等专科学校	汤之明	肇庆医学高等专科学校
李海峰	太和医院	李朝鹏	邢台医学高等专科学校
杨立明	湖北职业技术学院	杨美玲	宁夏医科大学
肖文冲	铜仁职业技术学院	吴一玲	金华职业技术学院
张少华	肇庆医学高等专科学校	邵广宇	首都医科大学燕京医学院
武玉清	青海卫生职业技术学院	周建军	重庆三峡医药高等专科学校
周建林	泉州医学高等专科学校	秦啸龙	上海健康医学院
袁宁	青海卫生职业技术学院	桑艳军	阜阳职业技术学院
黄涛	黄河科技学院	谭工	重庆三峡医药高等专科学校
黎逢保	岳阳职业技术学院	潘翠	湘潭医卫职业技术学院

编写秘书　蔡秀芳　陆修文

网络增值服务使用说明

欢迎使用华中科技大学出版社医学资源服务网yixue.hustp.com

1.教师使用流程

（1）登录网址：http://yixue.hustp.com （注册时请选择教师用户）

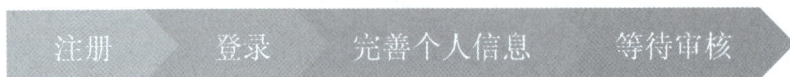

注册 ▶ 登录 ▶ 完善个人信息 ▶ 等待审核 ▶

（2）审核通过后，您可以在网站使用以下功能：

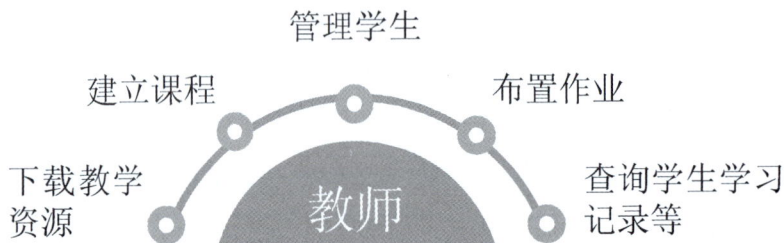

管理学生

建立课程　　　　　　布置作业

下载教学
资源　　　　　教师　　　查询学生学习
记录等

2.学员使用流程

建议学员在PC端完成注册、登录、完善个人信息的操作。

（1）PC端学员操作步骤

①登录网址：http://yixue.hustp.com （注册时请选择普通用户）

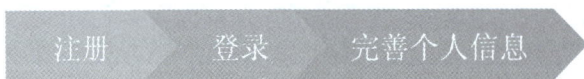

注册 ▶ 登录 ▶ 完善个人信息 ▶

② 查看课程资源

如有学习码，请在个人中心-学习码验证中先验证，再进行操作。

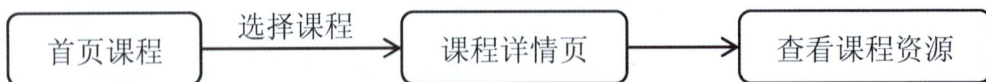

首页课程 —选择课程→ 课程详情页 → 查看课程资源

（2） 手机端扫码操作步骤

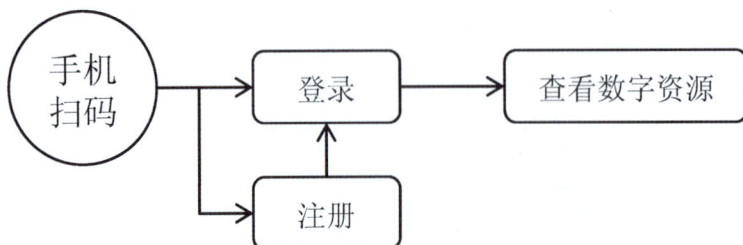

手机
扫码 → 登录 → 查看数字资源
　　　　↑
　　　注册

2017年国务院办公厅印发《关于深化医教协同进一步推进医学教育改革与发展的意见》，就推动医学教育改革发展做出部署，明确了以"5＋3"为主体、"3＋2"(3年临床医学专科教育＋2年助理全科医生培训)为补充的临床医学人才培养体系，对医学教育改革与发展提出了新的要求，提供了新的机遇。

为了进一步贯彻落实文件精神，适应临床医学高职教育改革发展的需要，服务"健康中国"对高素质创新技能型人才培养的需求，促进教育教学内容与临床技术技能同步更新，充分发挥教材建设在提高人才培养质量中的基础性作用，华中科技大学出版社经调研后，在教育部高职高专医学类专业教学指导委员会专家和部分高职高专示范院校领导的指导下，组织了全国近40所高职高专医药院校的近200位老师编写了这套全国高等卫生职业教育临床医学专业(3＋2)"十三五"规划教材。

本套教材积极贯彻教育部《教育信息化"十三五"规划》要求，推进教材的信息化建设水平，打造具有时代特色的"融合教材"，服务并推动教育信息化。此外，本套教材充分反映了各院校的教学改革成果和研究成果，教材编写体系和内容均有所创新，在编写过程中重点突出以下特点：

(1)紧跟医学教育改革的发展趋势和"十三五"教材建设工作，具有鲜明的高等卫生职业教育特色。

(2)紧密联系最新的教学大纲、助理医师执业资格考试的要求，整合和优化课程体系和内容，贴近岗位的实际需要。

(3)突出体现"医教协同"的人才培养体系，以及医学教育教学改革的最新成果。

(4)教材融传授知识、培养能力、提高技能、提高素质为一体，注重职业教育人才德能并重、知行合一和崇高职业精神的培养。

(5)大量应用案例导入、探究教学等编写理念，以提高学生的学习兴趣和学习效果。

本套教材得到了专家和领导的大力支持与高度关注，我们衷心希望这套教材能在相关课程的教学中发挥积极作用，并得到读者的青睐。我们也相信这套教材在使用过程中，通过教学实践的检验和实际问题的解决，能不断得到改进、完善和提高。

全国高等卫生职业教育临床医学专业(3＋2)
"十三五"规划教材编写委员会

随着科学技术的迅猛发展、医疗改革的不断深入、民众健康意识和需求的日益增强,高职高专临床医学专业教育对促进基层专业医疗队伍建设的现实意义尤显重要。本教材的面世,正是以培养基层医疗卫生人才,能进行眼科、耳鼻咽喉科和口腔科常见疾病的诊疗、健康和康复指导,达到临床执业助理医师资格考试中相关模块的基本要求为目标,遵循"三基""五性""四新"原则组织编写而成。"三基"即基本知识、基本理论、基本技能;"五性"即思想性、科学性、先进性、启发性和适用性;"四新"即新知识、新技术、新工艺、新设备。注重吸收行业发展的新知识、新技术、新方法,丰富和创新实践教学内容和方法,对既往教材中过时或错误的知识点进行筛选和淘汰。教材融传授知识、培养能力、提高技能、提高素质为一体,注重职业教育、德能并重、知行合一和崇高职业精神的培养。

教材分为眼科学、耳鼻咽喉科学、口腔科学三篇,总体框架按眼、耳鼻咽喉、口腔顺序编排。在编写过程中,教材根据高职高专临床医学专业(3+2)的特点,并依据基层卫生工作任务需求和临床执业助理医师资格考试要求,选择眼科、耳鼻咽喉科和口腔科常见疾病的诊疗、健康和康复指导知识为主要内容,以学生在基层卫生工作岗位胜任能力为培养目标,引导学生在各项目的学习过程中掌握各种岗位技能,并理解相关理论知识,养成职业素质。

本教材的编写创新数字化教学模式,构建数字资源库,建成纸质教材、数字资源及平台功能一体化的"融合教材"。学生扫描二维码即可在移动终端共享优质配套网络资源,使用出版社提供的数字化平台,将移动互联、网络增值等新的教学技术、学习方式等融入教学中,巩固学习内容,提高学习效率。同时,教材的编写遵循认知规律,明确章节"学习目标",设计案例导入模块,注重培养学生的思维能力与实践能力;教材还增设知识链接,融入新知识、新技术、新方法,增强学生学习兴趣,拓展学生知识面。

本教材的编写,得到全体编委的大力支持,大家通力合作,以严谨负责的治学态度,在有限的时间内完成了编写。感谢全体编委的辛勤付出,同时感谢各编委所属单位和相关单位的专家的指导和支持。由于时间和水平有限,如有不足和疏漏之处,恳请同道和读者批评指正,以资完善。

何文清　余青松

目　录

MULU

第一篇　眼　科　学

第二篇　耳鼻咽喉科学

第三篇　口腔科学

第一篇

眼科学

YANKEXUE

绪　　论

眼科学是研究视觉器官疾病的发生、发展、转归、诊断、治疗及预防的一门独立的医学学科。人类 90％的信息是通过视觉器官的采集而传入大脑,达·芬奇曾说:眼睛是心灵的窗户,通过眼睛人们得以拥抱和欣赏世界的无限美妙,灵魂才得以安居于体内。由此可见人的视觉敏锐程度对生活、学习和工作影响极大。眼的结构精细复杂,轻微损伤都可引起视功能的减退或丧失,给个人和家庭造成无法估计的损失。世界卫生组织(WHO)提出"视觉 2020"行动,旨在使人人享有看得见的权利,中国政府也庄严承诺实施"视觉 2020"计划,旨在让更多中国人能够得到有效防治,避免致盲。

现代眼科学源于西方医学的发展。1851 年,德国的 Helmholtz 发明了检眼镜,在活体上观察视网膜血管和神经,这树立了现代眼科学的标志。20 世纪以来,随着工业技术的进步,各种眼病的诊治器械相继被发明,如:1905 年,挪威的 H. Schiotz 发明了眼压计;1911 年,瑞士的 A. Gullstrand 发明了裂隙灯显微镜;1916 年,日本的石原忍发明了假性等色版色盲检查图;1949 年,英国的 Harold Ridley 成功实施了首例白内障摘除人工晶状体植入术;1971 年,R. Machemer开创了闭合式玻璃体切割术;1988 年,临床开始运用准分子激光矫正屈光不正;20 世纪 90 年代,超声生物显微镜、相干断层扫描等技术开始逐步运用于临床。

我国眼科学历史悠久,曾经辉煌,领先欧美数百年乃至千年。史料记载,我国最早的眼医为扁鹊。我国现存的第一部药典《神农本草经》中有 70 多种眼科用药的记载。许多眼科专著传世,对眼病的认识、诊断都有详细记载。择其精要者,有《龙树眼论》《圣济总论》《银海精微》《原机启微》《审视瑶函》《眼科心法》《目经大全》。19 世纪,现代眼科学由西方传入我国。1920 年,北京协和医学院成立了眼科学系,专门培养眼科医生。1949 年后,在党和政府的关怀下,在老一辈眼科学家指导下,眼科学同其他学科一样,得到了迅猛的发展。1937 年成立了中华医学会眼科学分会,1950 年,创办了《中华眼科杂志》。1955 年,汤飞凡、张晓楼教授在世界上首次成功分离沙眼衣原体;1956 年,张锡华在西安自制人工晶状体并进行了 10 例手术,获得初步成功。目前我国人工晶状体制造技术及手术植入技术已达到国际先进水平。目前中华医学会眼科学分会已经成立 13 个专业学组:防盲及流行病、白内障和人工晶状体、青光眼、角膜病、眼底病、斜视与小儿眼科、眼视光、神经眼科、眼外伤、眼整形与眼眶病、眼免疫、眼病理、视觉生理。极大地推动了眼科各个专业的迅速发展。近年来,飞秒准分子激光矫正近视、白内障超声乳化及人工晶状体植入技术,复杂性玻璃体视网膜手术等在全国不同地区开展。在眼的胚胎发育、超微结构、细胞生物学、分子生物学、分子遗传学及眼科转化医学等方面的研究取得了可喜的成绩,眼科基础与临床研究的很多方面同世界先进国家几乎同步发展,我国的眼科事业飞速发展并逐步融入国际眼科发展中。

视觉器官是人体的重要组成部分,视觉器官和中枢神经系统紧密连接成为视分析器。视觉器官病变与全身其他系统疾病有密切联系并相互影响。某些视觉器官疾病是全身疾病的原因,某些视觉器官疾病则是全身疾病或身体其他器官病变所引起的眼部病变。作为医学生,了解视觉器官的解剖、生理及常见病、多发病的防治有着十分重要的意义。目前基层医疗卫生单位有眼科学专业知识背景的医疗人员缺口很大,基层、社区民众对常见眼病的认识和防治非常

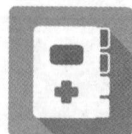

Note

不足,很多基层民众因为得不到有效的防治而失明。专科临床医学生是基层医疗卫生事业的希望,专科临床医学生学好眼科学有着非常深远的意义。对于有志于从事全科医学或非眼科专业的医学生而言,学好眼科学有助于对其他非眼科疾病的诊治。对于有志于从事眼科专业的医学生而言,眼科学是一门实践性及理论性都很强的学科。只有掌握眼科学的基本理论、基础知识和具备基本技能,才能进一步与眼科学的新知识、新技术、新技能有机融合,从而为今后胜任基层医疗卫生岗位工作奠定坚实基础。

(田秀蓉)

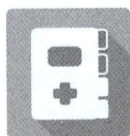

第一章　眼的应用解剖与生理

教学 PPT

学习目标

1. 掌握：眼球壁及眼球内容物的结构和生理功能，房水的循环途径。
2. 熟悉：眼附属器的结构和功能。
3. 了解：视路的组成及光反射径路。
4. 能根据所学眼部解剖结构的特点，将可能出现的异常表现与相关疾病相联系，提高诊断疾病的能力。

眼为视觉器官，主要由三部分组成：眼球、眼附属器及视路。

第一节　眼球的应用解剖与生理

成人眼球近似球形，其前后径较水平径和垂直径略大。正常眼球的前后径出生时约 16 mm，3 岁时达 23 mm，成年时平均为 24 mm。眼球由眼球壁和眼球内容物所组成（图 1-1）。

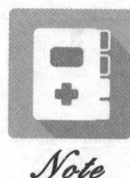

图 1-1　眼球结构示意图

一、眼球壁

眼球壁分三层，外层为纤维膜，中层为葡萄膜，内层为视网膜。

（一）外层

由前 1/6 透明的角膜和后 5/6 瓷白色的巩膜组成，起保护眼内组织、维持眼球形状的作用。透明的角膜和不透明的巩膜连接处形成了半透明的角巩膜缘。

1. 角膜　位于眼球前极中央，为略向前凸的透明组织，横径为 11.5～12 mm，垂直径为

10.5～11 mm。角膜的曲率半径:前表面约为7.8 mm,后表面约为6.8 mm。角膜厚度:中央部薄,为0.5～0.55 mm;周边部厚,为1 mm。

(1)组织学分层:组织学上角膜从前至后分为五层(图1-2):①上皮细胞层:厚约35 μm,由5～6层鳞状上皮细胞组成,无角化,排列特别整齐,易与其内面的前弹力层分离。损伤后再生快,不遗留瘢痕。②前弹力层:厚约12 μm,为一层均质无细胞成分的透明膜,损伤后不能再生,形成薄翳。③基质层:厚约500 μm,约占角膜厚度的90%,由近200层排列规则的胶原纤维束薄板组成,损伤后不能再生。④后弹力层:厚10～12 μm,为较坚韧的透明均质膜,损伤后可再生。⑤内皮细胞层:厚5 μm,由单层六角形扁平细胞(图1-3)构成,具有角膜-房水屏障功能,受损后依靠邻近细胞的移行和扩展来修复。

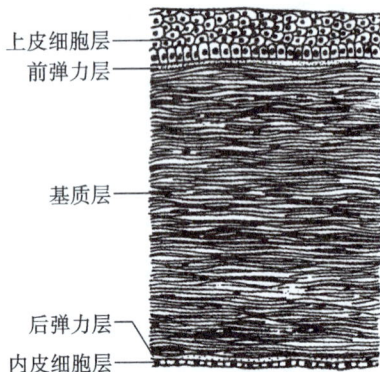

图1-2 角膜组织结构示意图

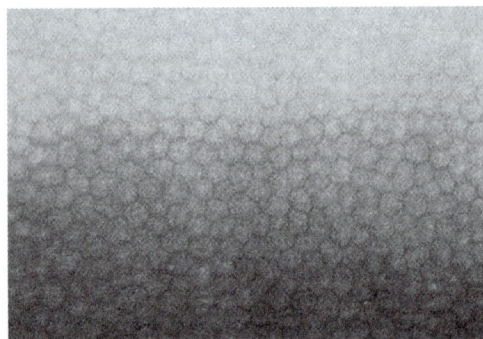

图1-3 角膜内皮细胞

(2)生理功能:①角膜为眼球重要的屈光间质,屈光力为43D,占全眼屈光力的70%;②角膜本身无血管,其营养来自房水、角膜缘血管网及泪膜,代谢所需氧气主要来源于眼表面的空气;③角膜感觉十分灵敏,来源于三叉神经眼支的神经末梢密集分布于角膜上皮层;④角膜的透明性是保证视觉功能的重要条件。角膜透明性的维持有赖于角膜无血管、无色素,上皮无角化,基质纤维板层排列整齐,上皮和内皮结构、功能完整。如角膜内皮破坏过多,结构和功能发生改变,角膜会发生水肿,甚至出现大泡性角膜病变;角膜溃疡修复后,实质层纤维板层排列紊乱,这些改变都导致厚薄不等的角膜瘢痕形成,使角膜透明性下降,视力不同程度损害。

2. 巩膜 呈乳白色,主要由致密且相互交错的胶原纤维组成,质地坚韧。巩膜前接角膜,后部与视神经交接处分为内外两层,外2/3移行于视神经鞘膜,内1/3呈网眼状,称巩膜筛板,视神经纤维束由此穿出眼球。巩膜厚度各处不同,眼外肌附着处最薄(0.3 mm),视神经周围最厚(1.0 mm)。巩膜表面被眼球筋膜包裹,前面被球结膜覆盖。于角巩膜缘处角膜、巩膜和结膜三者结合。巩膜有一定的弹性及韧性,其主要作用是保护眼内组织,另外还有遮光和作为眼外肌附着点的作用。

3. 角巩膜缘 是角膜和巩膜的移行区,是由透明的角膜嵌入不透明的巩膜内而形成的半透明结构。角巩膜缘解剖结构上是前房角及房水引流系统的所在部位,临床上又是许多内眼手术切口的标志部位,因此十分重要。

(1)前房角结构:前房角位于周边角膜与虹膜根部的连接处。前房角的前外侧壁为角巩膜缘,从角膜后弹力层止端(Schwalbe线)至巩膜突;后内侧壁为睫状体的前端和虹膜根部。在前房角内依次可见到如下结构:Schwalbe线、小梁网和Schlemm管、巩膜突、睫状带和虹膜根部(图1-4)。小梁网是由小梁相互交错形成的多层海绵状组织,具有筛网的作用,使房水中的微粒物质及细胞不易进入Schlemm管。Schlemm管是围绕前房角一周的房水输出管道,由若干小腔隙相互吻合而成,内壁仅由一层内皮细胞与小梁网相隔,外壁有25～35条集液管与

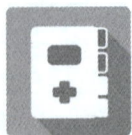

巩膜内静脉(房水静脉)沟通。

(2)前房角功能:前房角是房水排出的主要通道,对维持正常眼压起重要作用。当前房角解剖结构或房水排出功能异常时,房水排出受阻,眼压升高,是导致青光眼发生的主要原因。

图 1-4 前房角结构示意图

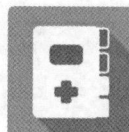

（二）中层

中层即葡萄膜,又称血管膜、色素膜,因富含色素和血管而得名。此层由相互衔接的三部分组成,由前到后分别为虹膜、睫状体和脉络膜。

1. 虹膜 在葡萄膜的最前部,为一圆盘状膜,其根部与睫状体前缘相连,向中央伸展到晶状体前面,将眼球前部腔隙分隔成前房及后房。虹膜厚薄不均,表面有凹凸不平的辐射状条纹和小凹陷,称虹膜纹理和隐窝。虹膜的中央有一个直径为 2.5～4 mm 的圆孔,称瞳孔。距瞳孔缘约 1.5 mm 的虹膜上,有一环形齿轮状隆起,称为虹膜卷缩轮,此轮将虹膜分成瞳孔区和睫状区。虹膜主要由前面的基质层和后面的色素上皮层构成。近瞳孔缘的基质内有瞳孔括约肌,呈环形,其作用为收缩瞳孔,由副交感神经支配。在色素上皮层,扁平细胞前面分化出肌纤维,形成瞳孔开大肌,呈放射状分布,起散瞳作用,受交感神经支配。虹膜周边与睫状体连接处为虹膜根部,此部很薄,当眼球受挫伤时,易从睫状体上离断。由于虹膜位于晶状体的前面,当晶状体脱位或手术摘除后,虹膜失去依托,在眼球转动时可发生虹膜震颤。

虹膜的生理功能主要为通过瞳孔括约肌和瞳孔开大肌控制瞳孔的大小,调节入射到眼内光线的数量,减少不规则光的影响,使成像清晰。

2. 睫状体 位于虹膜根部与脉络膜之间,为宽 6～7 mm 的环状组织,其矢状切面略呈三角形。睫状体前 1/3 较肥厚,称睫状冠,宽约 2 mm,富含血管,其内侧表面有 70～80 个纵行放射状皱褶,称睫状突;后 2/3 薄而平坦,称睫状体扁平部。扁平部与脉络膜连接处呈锯齿状,称锯齿缘,为睫状体后界。睫状体主要由睫状肌和睫状上皮细胞组成。睫状肌由外侧的纵行、中间的放射状和内侧的环形三组肌纤维构成,受副交感神经支配。睫状体与晶状体赤道部间有纤细的晶状体悬韧带相连。

睫状体的生理功能:①睫状突的无色素上皮细胞分泌产生房水,提供包括角膜后部、晶状体等眼内组织的营养,并调节眼压。②睫状肌的调节作用:通过睫状肌收缩,使晶状体悬韧带松弛,晶状体回弹变凸,增加眼屈光能力,从而使视近物清楚。

3. 脉络膜 位于葡萄膜的后部,前起锯齿缘,后止于视盘周围,介于视网膜与巩膜之间。脉络膜平均厚约 0.25 mm,由三层血管(外侧的大血管层、中间的中血管层和内侧的毛细血管层)组成,借玻璃膜与视网膜色素上皮相连。

脉络膜的生理功能:①脉络膜含有丰富的血管,主要供应视网膜外层营养;②因富含大量色素细胞,起到遮光和暗房的作用。

（三）内层

内层为视网膜,是一层透明的膜,位于脉络膜的内侧,玻璃体的外侧。视网膜组织结构有10层,其中内 9 层为视网膜神经感觉层,外层为视网膜色素上皮层,二者间有一潜在腔隙,临床上视网膜脱离即由此分离。

1. 视网膜结构 视网膜后极部有一中央无血管区,称黄斑,是由于该区富含叶黄素而得名。黄斑中央有一小凹,称为黄斑中心凹,是视网膜上视觉最敏锐的部位。在检眼镜下,由于黄斑区色素上皮细胞含有较多色素,因此颜色较暗,而中心凹处可见反光点,称中心凹光反射。

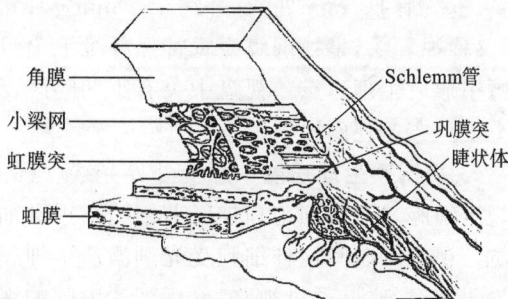

Note

距黄斑鼻侧约 3 mm 处,有一约 1.5 mm×1.75 mm、境界清楚、橙红色的圆形盘状结构,为视盘,又称视乳头,是视网膜视觉神经纤维汇集组成视神经穿出眼球的部位,其上无感光细胞,在视野中形成生理盲点。视盘中央有小凹陷区,称视杯。视盘上有视网膜中央动静脉通过,并发出分支分布于视网膜上。

2. 视网膜生理功能 感受外界光线。视网膜内有三级神经元:光感受器细胞(视杆细胞和视锥细胞)、双极细胞和神经节细胞。视锥细胞司明视觉和色觉,视杆细胞司暗视觉和无色视觉。视锥细胞和视杆细胞受光刺激产生神经冲动,经双极细胞至神经节细胞,再由神经节细胞发出神经纤维,通过视路,最后到达大脑的视觉中枢成像形成视觉。

二、眼球内容物

眼球内容物包括房水、晶状体和玻璃体三种透明物质,它们与角膜一并称为眼的屈光系统。

(一) 房水

房水为眼内透明液体,充满前房与后房。前房是指角膜后面与虹膜和瞳孔区晶状体前面共同围成的腔隙,容积约 0.25 mL。前房中央部最深,为 2.5~3 mm,周边部渐浅。后房为虹膜后面、睫状体内侧、晶状体悬韧带前面和晶状体前侧面围成的环形间隙,容积约 0.06 mL。房水主要成分是水,占总量的 98.75%,另外还含有少量的蛋白质、维生素 C、氯化物及无机盐等。

1. 房水循环途径 房水总量约占眼内容积的 4%,处于动态循环中。房水主要循环途径:睫状突的无色素上皮细胞产生房水,到达后房,通过瞳孔进入前房,然后由前房角经过小梁网进入 Schlemm 管,再经集液管到房水静脉,最后汇入巩膜表层的睫状前静脉而回流到血液循环。另有小部分房水经葡萄膜巩膜途径引流(占 10%~20%)或经虹膜表面隐窝吸收(微量)。

2. 房水的生理功能 ①维持眼压:如房水循环通路任何地方受阻,房水在眼内积聚,可导致眼压升高,引起青光眼。②营养作用:房水提供角膜、晶状体、玻璃体的营养并清除上述组织的代谢产物。

(二) 晶状体

晶状体形如双凸透镜,位于瞳孔和虹膜后面、玻璃体前面,通过晶状体悬韧带与睫状体相连。前后两面的顶点分别称晶状体前极和后极,两面交界处称晶状体赤道部。晶状体直径约 9 mm,厚度随年龄增长而缓慢增加,一般约为 4 mm。晶状体由晶状体囊和晶状体纤维组成。晶状体囊为一层包绕整个晶状体的具有弹性的均质基底膜,晶状体纤维由赤道部上皮细胞向前后伸展、延长而成。一生中晶状体纤维不断生成,并将旧的纤维挤向中心,逐渐硬化而形成晶状体核。晶状体核外较新的纤维称为晶状体皮质。晶状体自身无血管和神经组织,其营养来源于房水和玻璃体。

晶状体的生理功能:①屈光作用:晶状体是眼球屈光系统的重要组成部分,相当于 19D 的凸透镜。②调节作用:眼的调节作用也主要由晶状体完成。晶状体通过悬韧带与睫状体相连,通过睫状肌的收缩与松弛改变晶状体的凸度,从而改变其屈光力。晶状体透明且富有弹性,但随年龄增长晶状体核逐渐浓缩、增大,弹性逐渐减弱而导致调节异常,视近物不清,即老视。③晶状体还可吸收部分紫外线保护视网膜。

(三) 玻璃体

玻璃体为透明的胶质体,由 98% 的水和 2% 的胶原和透明质酸组成,充满于晶状体后面的玻璃体腔内,占眼球内容积的 4/5,约 4.5 mL。玻璃体前面有一凹面,称玻璃体凹,以容纳晶

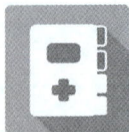

知识链接 1-1

状体,其他部分与视网膜和睫状体相贴。

生理功能:玻璃体具有屈光和对其周围组织的支撑和营养作用。玻璃体代谢缓慢,不能再生,外伤和手术造成玻璃体缺失时,其空间由房水填充。

第二节　视路的应用解剖与生理

视路是视觉信息从视网膜光感受器开始到大脑枕叶皮质视中枢的传导径路,包括六个部分:视神经、视交叉、视束、外侧膝状体、视放射和视皮质。

神经节细胞的轴突组成视神经纤维,从视盘开始至视交叉前脚这段为视神经。筛板前的视神经纤维无髓鞘,筛板以后开始有髓鞘包裹。视交叉位于蝶鞍之上,其神经纤维分二组,来自两眼视网膜的鼻侧纤维交叉至对侧,来自颞侧的纤维不交叉。视束为视神经纤维经视交叉后重新排列的一段神经纤维束,分为二组,绕过大脑脚至外侧膝状体,换神经元后,进入视放射止于枕叶视觉中枢。

第三节　眼 附 属 器

眼附属器包括眼睑、结膜、泪器、眼外肌和眼眶,具有保护、运动和支持眼球的功能。

一、眼睑

眼睑位于眼眶前部,覆盖于眶缘和眼球表面,分上睑和下睑,其游离缘称睑缘。上、下睑缘间的裂隙称睑裂,其内外连接处分别称内眦和外眦。内眦处有一小的肉样隆起,称泪阜,为变态的皮肤组织。睑缘分前唇和后唇。前唇钝圆,有 2～3 行排列整齐的睫毛,皮脂腺(Zeis 腺)及变态汗腺(Moll 腺)开口于毛囊;后唇呈直角,与眼球表面紧密接触;两唇间有一条灰线,为皮肤与结膜的交界。灰线与后唇之间有一排细孔,为睑板腺的开口。上下睑缘的内侧端各有一乳头状突起,其上有一小孔,称泪点,与眼球紧贴,为泪道的入口。

眼睑具有保护眼球的功能,能保护角膜免受外伤,还可防止刺眼的强光进入眼内。

二、结膜

结膜是一层薄的半透明黏膜,柔软光滑且富弹性,覆盖于眼睑后面和眼球前面,按其所在部位分睑结膜、球结膜以及穹窿结膜三部分。三者围成一个以睑裂为开口的囊状间隙,称结膜囊。

1. 睑结膜　覆盖于眼睑后面,与睑板牢固黏附不能被推动,正常情况下可见小血管走行和透见部分睑板腺管。上睑结膜距睑缘后唇约 3 mm 处,有一与睑缘平行的浅沟,称睑板下沟,较易存留异物。

2. 球结膜　覆盖于眼球前部巩膜表面,止于角巩膜缘,与巩膜间连接疏松,可被推动。在泪阜的颞侧有一半月形球结膜皱褶,称半月皱襞,相当于低等动物的第三眼睑。在角膜缘部结膜上皮细胞移行为角膜上皮细胞,因此结膜疾病容易累及角膜。

3. 穹窿结膜　连接睑结膜和球结膜,此部结膜组织疏松,多皱褶,便于眼球活动。

知识链接 1-2

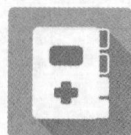

Note

9

三、泪器

泪器包括分泌泪液的泪腺和排出泪液的泪道两部分。

1. 泪腺　位于眼眶外上方的泪腺窝内,借结缔组织固定于眶骨膜上。泪腺的排出管有10～12根,开口于外侧上穹窿结膜。此外,穹窿部结膜下尚有 Krause 腺和 Wolfring 腺,为副泪腺,分泌浆液。

2. 泪道　泪液的排出通道,包括泪点、泪小管、泪囊和鼻泪管(图1-5)。泪点是泪液引流的起点。从泪点开始的1～2 mm泪小管与睑缘垂直,然后呈一直角转为水平位,到达泪囊前,上、下泪小管多先汇合成泪总管后进入泪囊中上部,亦有直接进入泪囊的。泪囊位于内眦韧带后面、泪骨的泪囊窝内;其上方为盲端,下方与鼻泪管相连接。鼻泪管向下后稍外走行,开口于下鼻道。泪液排到结膜囊后,经眼睑瞬目运动分布于眼球的表面,并聚于内眦处的泪湖,再由接触眼表面的泪点和泪小管的虹吸作用,进入泪囊、鼻泪管到鼻腔,经黏膜吸收。

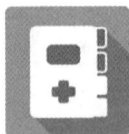

图 1-5　泪道结构示意图

四、眼外肌

眼外肌是司眼球运动的肌肉。每眼有6条眼外肌,即4条直肌和2条斜肌(图1-6)。直肌分别为上直肌、下直肌、内直肌和外直肌,均起自眶尖部视神经孔周围的总腱环,向前展开越过眼球赤道部附着于眼球前部的巩膜上,主要功能是使眼球向肌肉收缩的方向即上、下、内、外方向转动。上、下直肌收缩时分别还具有使眼球内转内旋、内转外旋的作用。斜肌是上斜肌和下斜肌;上斜肌起自眶尖总腱环,沿眼眶上壁向前至眶内上缘,穿过滑车向后转折,经上直肌下面到达眼球赤道部后方,附着于眼球的外上巩膜处。下斜肌起自眼眶下壁前内侧近泪窝处,经下直肌与眶下壁之间,向后外上伸展,附着于赤道部后外侧的巩膜上。上斜肌收缩时分别使眼球内旋、外转和下转,下斜肌收缩时引起眼球外旋、外转、上转。

五、眼眶

眼眶为四边锥形的骨窝。其开口向前,尖朝向后略偏内侧,由7块颅骨构成,即额骨、蝶骨、筛骨、腭骨、泪骨、上颌骨和颧骨。眼眶有上、下、内、外4个壁,其中,外侧壁较厚,其前缘稍偏后,眼球暴露较多,有利外侧视野开阔,但也增加了外伤机会。其他3个壁骨质较薄,易受外力作用发生骨折;同时由于与额窦、筛窦、上颌窦毗邻,当这些鼻窦发生炎症或肿瘤时常可侵及眶内,发生眼球突出。眼眶骨壁有视神经孔、视神经管、眶上裂、眶下裂、眶上切迹等主要结构,为神经和血管的通道。眶外上角有泪腺窝,内上角有滑车窝,内侧壁前下方有泪囊窝。眼眶内

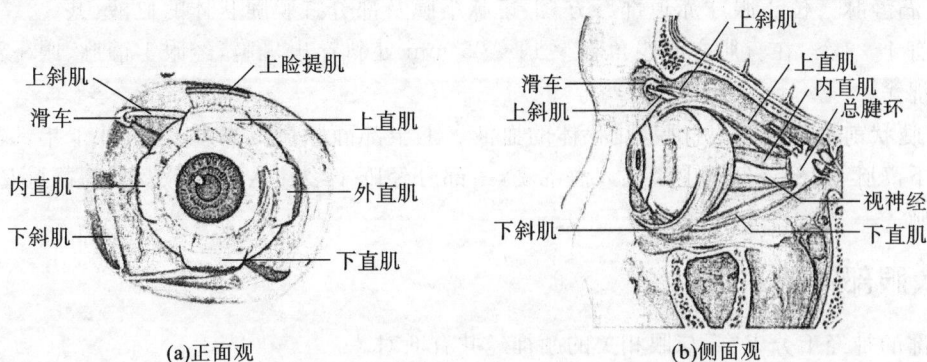

图 1-6 眼外肌示意图

(a)正面观　　　　　　　　(b)侧面观

容纳了眼球、眼外肌、泪腺、血管、神经和筋膜等,其间有脂肪填充,起软垫作用。

第四节　眼部血管和神经

一、眼部血管

眼球有视网膜中央血管系统和睫状血管系统(图 1-7),以动、静脉分别进行阐述。

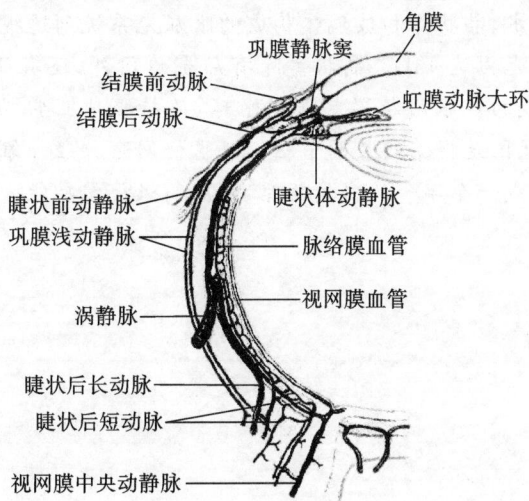

图 1-7 眼部血液循环示意图

（一）动脉系统

1. 视网膜中央动脉　来源于眼动脉,经视乳头穿出,分为颞上、颞下、鼻上、鼻下 4 支,供给视网膜内 5 层营养。

2. 睫状动脉　按部位和走行分为睫状前动脉、睫状后短动脉和睫状后长动脉。主要为球结膜、角膜、虹膜、睫状体、脉络膜及视网膜外 5 层提供营养。

（二）静脉系统

1. 视网膜中央静脉　与同名动脉伴行,经眼上静脉或直接回流到海绵窦。

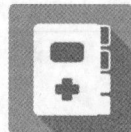

2. 涡静脉　位于眼球赤道部后方，汇集脉络膜及部分虹膜睫状体的血液，共 4～7 条，每个象限有 1～2 条，在直肌之间距角膜缘 14～25 mm 处斜穿出巩膜，经眼上静脉、眼下静脉回流到海绵窦。

3. 睫状前静脉　收集虹膜、睫状体的血液。上半部静脉血流入眼上静脉，下半部静脉血流入眼下静脉，大部分经眶上裂注入海绵窦，一部分经眶下裂注入面静脉及翼腭静脉丛，进入颈外静脉。

二、眼部神经

眼部的神经十分丰富，与眼相关的颅神经共有 6 对。

1. **第Ⅱ颅神经**　视神经，司视觉。
2. **第Ⅲ颅神经**　动眼神经，支配所有眼内肌、上睑提肌和除外直肌、上斜肌以外的眼外肌。
3. **第Ⅳ颅神经**　滑车神经，支配上斜肌。
4. **第Ⅴ颅神经**　三叉神经，司眼部感觉。
5. **第Ⅵ颅神经**　展神经，支配外直肌。
6. **第Ⅶ颅神经**　面神经，支配眼轮匝肌。

小　结

　　本章阐述了有关眼的解剖结构和生理功能的理论知识。眼是人体中最重要的感觉器官，其基本组成为：眼球、眼附属器和视路，其中眼球是视觉器官的主体，具有成像功能。光线经过由角膜、房水、晶状体和玻璃体构成的眼屈光系统到达视网膜形成物像。角膜为重要的屈光间质，屈光力达 43D。晶状体除有屈光作用外，还有调节作用，眼的调节功能主要是由晶状体完成的。眼附属器起保护眼球，维持眼球正常功能，辅助眼球运动的作用。大脑视皮质纹状区是视觉的最高中枢。双眼视网膜神经纤维发出的冲动经视路到达视觉中枢，最后融合成一个单一的立体物像，完成高级视觉功能。

（杨传武）

能力检测
及答案

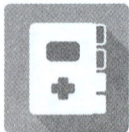

第二章 眼科常用检查

学习目标

1. 掌握：视力、视野、色觉检查，眼附属器及眼球检查的方法及结果判断。
2. 熟悉：暗适应、裂隙灯显微镜检查、眼压测量、检眼镜检查的方法及结果判断。
3. 了解：立体视觉、视觉电生理、眼底血管造影、眼科影像学检查的方法及结果判断。
4. 能正确进行视力、对比视野和眼表组织的检查及结果判断。

案例导入

患者，女，75岁，因双眼视力无痛性进行性下降两年，加重两个月就诊。

1. 初步考虑该患者是什么疾病？
2. 患者应做哪些检查？检查时需使用什么器械？

眼科检查是眼病诊断、病情评价的主要依据，包括视功能检查、眼部检查和特殊检查等，现将常用检查介绍如下。

第一节　视功能检查

视功能检查主要包括视力、视野、色觉、暗适应、立体视觉等检查。

一、视力

视力即视锐度，主要反映黄斑的视功能。分为远、近视力检查两种。检查时又分为裸眼视力和矫正视力检查。临床诊断及视残等级一般是以矫正视力为标准。临床上大于或等于1.0的视力为正常视力。视力表是检查视力的主要工具。

（一）远视力检查

远视力检查表有国际标准远视力表和标准对数远视力表（图2-1）。

视力表须按标准亮度的光线照明，被检者距离视力表5 m，使被检眼与1.0行等高，国际标准远视力表分12行，视力以小数记录，能看清第1行为0.1，第10行为1.0；标准对数远视力表分14行，能看清第1行为4.0，第11行为5.0。

检查步骤：

（1）检查视力须两眼分别进行，常规是先右眼后左眼。如戴眼镜应先查裸眼视力，后戴镜矫正视力。被检者用手掌或挡板遮盖一眼，但不要压迫眼球。被检眼不能眯眼。嘱被检者

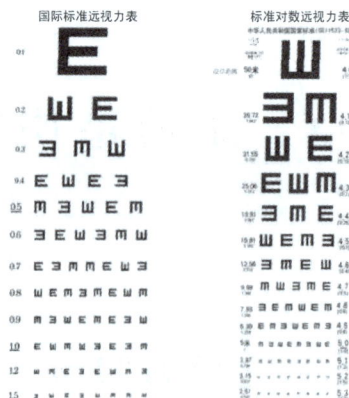

图 2-1　国际标准远视力表和标准对数远视力表

根据检查者的指示,在 3 秒钟内说出或用手势表示视标的缺口方向,逐行检查,记录能辨认出最小一行视标的视力。如在 5 m 处能辨认第 10 行全部视标,再对下一行进行辨认,如都辨认不出,记录为 1.0,如辨认出 1 个视标,则记录为 1.0^{+1},如在第 11 行认错 2 个图标,则记录为 1.2^{-2}。

(2) 如果在 5 m 处连最大的视标(0.1 行)都不能认出,则让被检者逐步走近标准远视力表,直到能辨认最大视标(0.1 行)为止。根据公式 $V=d/D$ 计算出实际视力,V 为实际视力,d 为实际看到 0.1 行视标的距离,D 为正常人应当看清 0.1 行的距离(50 m)。如被检者在 4 m 处看清 0.1 行视标,则记录为 0.08(4/50＝0.08)。

(3) 如被检者在 1 m 处仍看不到最大视标,则让被检者辨认手指数(counting finger, CF)。从 1 m 处逐渐靠近,直到正确辨认手指数为止,记录辨认手指数的距离,如"手指数/30 cm"或"CF/30 cm"。

(4) 如在 5 cm 处仍不能辨认手指数,则进行手动(hand motion, HM)检查,即让被检者辨认是否有手在眼前摇动,记录其能看清手动的最远距离,如在 10 cm 处可以看到,记录为"手动/10 cm"或"HM/10 cm"。

(5) 对不能辨认眼前手动者,则检查有无光感(light perception, LP)。光感的检查应在暗室内进行,从检查者距被检者 5 m 开始,用手或挡板遮盖单眼,不得透光。检查者持一光源在被检者的眼前方,时亮时灭,让其辨认是否有光亮,记录被检者有光感的最远距离,如"光感/5 cm"。

图 2-2　标准对数近视力表

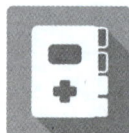

不能辨认光亮者说明视力消失,临床上记录为"无光感"。有光感者,为进一步了解视网膜功能,还须做光定位检查,方法是嘱被检者正视前方,于眼前 1 m 处,分别将光源置于上、下、左、右、左上、左下、右上、右下、正中共 9 个方位,嘱被检者指出光源的方向,并记录,能辨认处记"＋",不能辨认处记"－"。

(二)近视力检查

近视力是衡量视觉系统在阅读距离能辨别最小视标的能力。近视力检查常用标准对数近视力表(图 2-2)或 Jaeger 视力表。

检查方法:在光线充足的条件下,将视力表放在眼前 30 cm 处,被检者用手掌或挡板遮盖一眼,被检眼不能眯眼,从上向下逐行辨认,直至在一行中有半数的视标读错,该行的上一行即被检者的近视力。正常近视力为 1.0/30 cm。如被检者近视力不良,可改变检查距离,直至能辨认最小的视标,并记录。如被检者在

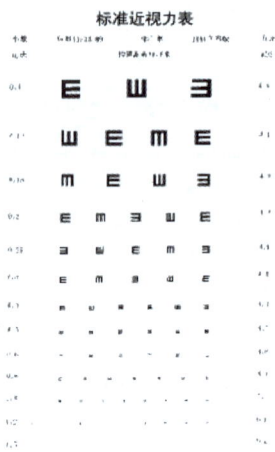

20 cm 处看清 1.0 行视标,则记录为"1.0/20 cm"。

眼病患者须同时检查远、近视力,轻度近视患者远视力差但近视力正常,老视或调节功能障碍的患者远视力正常但近视力差。

二、视野

知识链接 2-1

视野是指眼向前方固视不动时所见的空间范围,相对于视力的中心视锐度而言,它反映了周边视力。距注视点 30°以内的范围称为中心视野,30°以外称为周边视野。世界卫生组织规定视野小于 10°者,即使中心视力正常也属于盲。视野检查不仅能诊断早期青光眼,还能诊断和监测视网膜及中枢神经系统疾病。常用检查方法如下:

1. 对照法 此法以检查者的正常视野与被检者的视野做比较。被检者与检查者对视,眼位等高,相距约 1 m。检查右眼时,被检者的右眼与检查者的左眼对视,分别遮盖另一眼,检查左眼时则反之。检查者将手指放在自己与被检者之间等距离处,从上、下、左、右各方向从周边向中央移动,被检者能在各方向与检查者同时看到手指,可认为视野大致正常。此法不需仪器,但结果不精确,且不能记录供以后对比。

2. 弧形视野计检查法 弧形视野计是简单的动态周边视野计。此法操作简便,检查时将弧形视野计的凹面向着光源,被检者背光,舒适地坐在弧形视野计的前面,将下颌置于颌架上,先检查视力较好的眼,使被检眼注视视野中心白色固定点,另一眼盖以眼罩。一般用 3~5 mm 直径白色或其他颜色的视标,沿金属板的内面在各个不同子午线上由中心注视点向外移动到被检者看不见视标为止,或由外侧向中心移动,直至被检者能看见视标为止,反复检查比较,以确定视野或缺损的边界,并记录在视野表上。如此,每转动 30°检查一次,依次查 12 个径线,最后把所记录的各点连接起来,就是该眼的视野范围。

正常视野:用直径 3 mm 的白色视标检查周边视野的正常值为:上方 55°、下方 70°、鼻侧 60°、颞侧 90°。用蓝、红、绿色视标检查,周边视野依次递减 10°左右(图 2-3)。生理盲点的中心在注视点颞侧 15.5°,在水平中线下 1.5°,其垂直径为 7.5°±2°,横径为 5.5°±2°。生理盲点的大小及位置因人而稍有差异。在生理盲点的上下缘均可见到有狭窄的弱视区,为视盘附近大血管的投影。

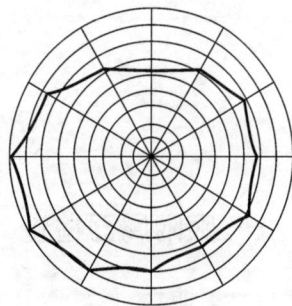

图 2-3 正常视野范围(左眼)

3. 平面视野计检查法 中心视野检查的一种方法,在自然光线下或人工照明下进行。被检者坐在黑色屏布前 1 m 处,将下颌固定于颌架上,嘱被检眼注视平面视野计中心的白色目标点,遮盖另一眼,用适宜的视标(常用直径为 2 mm),先查出生理盲点的位置和大小,然后在各子午线由周边向中心缓慢移动视标,让被检者说出何处看到视标变形、变色或消失,用大头针在视野屏上做出记号。此法适合发现较小的中心视野(即 30°以内视野)的缺损,除生理盲点外出现任何暗点都是病理性暗点。

4. 自动视野计检查法 自动视野计是电脑控制的静态定量视野计,能按照不同的检测程序,根据被检者的应答(以按钮的方式表示看见与否)得出结论。检查方法有三大类:①阈上值检查,为视野的定性检查,分别以正常、相对暗点或绝对暗点表示。此法检查快,但可靠性较低,主要用于眼病筛查。②阈值检查,为精确的视野定量检查,缺点是每只眼约检查 15 分钟,被检者易疲劳。③快速阈值检查,如利用 TOP 程序通过智能趋势分析,可减少检查步骤,每只眼检查仅需 5 分钟。检查者可根据不同疾病及其可能的视野特点选择相应检查程序有效地进行检查。

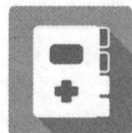

Note

三、色觉

色觉即颜色视觉,是视网膜受不同波长光线刺激后产生的感觉。常见的色觉障碍是一种性染色体连锁隐性遗传病,也可见于某些视神经、视网膜疾病,后者称获得性色盲。色觉障碍分为色盲及色弱,色盲指辨色力消失,可分为红色盲、绿色盲、全色盲三种,最常见的为红、绿色盲,男性发病率远高于女性。色弱指对颜色辨认能力降低,有红色弱、绿色弱和蓝黄色弱。

色觉检查是体格检查的常规项目,常用假同色图(色盲本)检查。检查方法:将色盲本置于明亮的自然光线下(但光线不能直接照射在色盲本上),距离被检者 50 cm,让被检者 5 秒内读出色盲本上的数字或图形,有色觉障碍者辨认困难、读错或不能读出,按色盲本所附的说明,判定是否正确,是哪一种色盲或色弱。

四、暗适应

当眼从强光下进入暗处,开始时对周围物体无法辨认,之后逐渐能看清暗处的物体,这种对光的敏感度渐增,最终达到最佳状态的过程称为暗适应。暗适应检查可反映光觉的敏锐度是否正常,可对夜盲症状进行量化评价。

五、立体视觉

立体视觉又称深度觉,是感知物体立体形状及不同物体相互远近关系的能力。驾驶员、机械零件精细加工、绘画雕塑等职业要求有良好的立体视觉。立体视觉一般须以双眼单视为基础,检查方法有:同视机法、随机点立体图、障碍阅读法、Worth 四点试验、Bagolini 线状镜等。

第二节 眼 部 检 查

一、眼附属器检查

(一) 眼睑

在自然光线下观察眼睑皮肤有无红肿、瘀血、气肿、瘢痕或肿物;有无内翻或外翻,两侧睑裂是否对称,上睑提起及睑裂闭合是否正常。睫毛是否整齐、方向是否正常,有无变色、脱落,根部有无充血、鳞屑、脓痂或溃疡等。

(二) 泪器

泪腺区是否肿胀,有无压痛;泪点有无外翻或闭塞;泪囊区有无红肿压痛或瘘管;挤压泪囊区有无分泌物自泪点溢出。检查泪道有无阻塞可做荧光素钠试验、泪道冲洗、X 线碘油造影或超声检查。为了解泪腺分泌功能、诊断干眼病可做泪液分泌试验(Schirmer test)、泪膜破裂时间(BUT)测量。

(三) 结膜

将眼睑向上、下翻转,检查睑结膜及穹隆部结膜,注意其颜色,以及是否透明光滑,有无充血、水肿、乳头肥大、滤泡增生、瘢痕、溃疡、睑球粘连,有无异物或分泌物潴留。检查球结膜时,用拇指和食指将上下睑分开,嘱被检者向上、下、左、右各方向转动眼球,观察有无充血,特别注意区分睫状充血(其部位在角膜周围)与结膜充血(其部位在球结膜周边部),有无疱疹、出血、

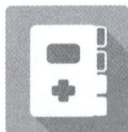

异物、色素沉着或新生物。

（四）眼球位置及运动

注意两眼直视时角膜位置是否位于睑裂中央，高低位置是否相同，有无眼球震颤、斜视。眼球大小有无异常、有无突出或内陷。检查眼球运动时，嘱被检者向左、右、上、下及右上、右下、左上、左下八个方向注视，以了解眼球各方向转动有无障碍。检测眼球突出可用 Hertel 氏眼球突出计测量。我国成人眼球突出度正常平均值为 12～14 mm，两眼差距不超过 2 mm。

（五）眼眶

观察双侧眼眶是否对称，眶缘触诊有无缺损、压痛或肿物。

二、眼球检查

眼球分眼前段和眼后段，检查眼前段常用斜照法和裂隙灯显微镜法两种方法。

（一）眼前段

1. 角膜　注意角膜大小、透明度、表面光滑度，有无异物、新生血管及混浊，有无知觉异常，有无角膜后沉着物（keratic precipitates，KP）。

（1）角膜荧光素染色：用 1% 荧光素钠滴眼液滴于下穹窿结膜，观察角膜是否有黄绿色着色。用来确定角膜上皮有无缺损及缺损范围。

（2）角膜弯曲度检查：嘱被检者背光而坐，检查者一手持 Placido 板，将板的正面向着被检眼睑裂，通过板中央圆孔，观察映在角膜上黑白同心圆的影像。正常者影像为规则而清晰的同心圆，呈椭圆形者表示有规则散光，扭曲者表示有不规则散光。如需测定角膜的曲率半径及屈光度，则须用角膜曲率计或角膜地形图检查。

（3）角膜知觉检查：从消毒棉签中抽出一条纤维，用其尖端从被检者侧面移近并触及角膜，立即引起瞬目反射为知觉正常，如不能引起瞬目反射，或者两眼所需触力有明显差别，则表明角膜知觉减退，多见于疱疹病毒性角膜炎或三叉神经受损者。

2. 巩膜　注意巩膜有无黄染、充血、结节、隆起及压痛等。

3. 前房　观察中央及周边前房深度，双眼前房深度是否对称，房水有无闪辉、混浊，前房内有无积血、积脓及异物等。检查前房深浅时，可用手电筒侧照法检测，即将聚光手电筒自被检眼的颞侧角膜缘外，平行于虹膜面照射，根据虹膜表面阴影的位置来判断前房深度，如整个虹膜全被照亮为深前房，阴影边缘位于颞侧瞳孔缘时则为浅前房。

4. 虹膜　观察颜色有无异常、纹理是否清晰，有无新生血管，有无色素脱落、萎缩、结节，有无与角膜前粘连、与晶状体后粘连，有无根部离断及缺损，有无虹膜震颤（提示晶状体脱位）。

5. 瞳孔　观察双侧瞳孔是否等大、形圆，位置是否居中，边缘是否整齐，瞳孔反射是否灵敏。正常成人瞳孔在自然光线下的直径为 2.5～4 mm，幼儿及老人者稍小。检查瞳孔和各种反射对于了解视路及某些全身疾病的诊断有重要意义。

（1）直接对光反射：在暗室内用手电筒照射被检眼，该眼瞳孔迅速缩小的反应。此反应需要该眼瞳孔反射的传入和传出神经通路共同参与。

（2）间接对光反射：在暗室内用手电筒照射另一侧眼，被检眼瞳孔迅速缩小的反应。此反应只需要被检眼瞳孔反射的传出途径参与。

（3）集合反射：先嘱被检者注视一远方目标，然后嘱其立即改为注视 15 cm 处自己的食指，这时两眼瞳孔缩小，同时伴有双眼球向鼻侧集合的现象。

6. 晶状体　观察晶状体有无混浊及程度，晶状体形态及位置有无异常。必要时需做散瞳检查。

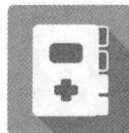

Note

（二）眼后段

见裂隙灯显微镜检查、检眼镜检查。

三、裂隙灯显微镜检查

裂隙灯显微镜（图2-4）是眼科最常用的检查设备，由供照明的光源投射系统和供观察用的

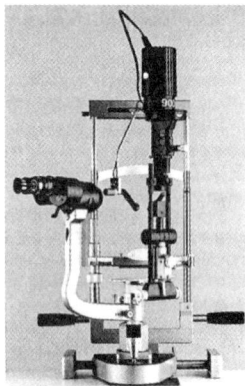

图2-4　裂隙灯显微镜

放大系统组成。检查时，被检者采取坐位，将下颌放置在下颌托上，前额紧贴额托，检查者在强光下放大10～16倍检查眼部浅表病变和深部组织病变。配合前置镜、前房角镜、三面镜，还可检查前房角、玻璃体和视网膜，用途很广泛。

裂隙灯显微镜的操作方法很多，常用的是直接焦点照明法，即将灯光焦点与显微镜焦点联合对在一起，将光线投射在结膜、巩膜或虹膜等上面，可见一个境界清楚的照亮区，以便细微地观察该区的病变。检查顺序一般为：眼睑、泪小点、睫毛、结膜、角膜、前房、虹膜、瞳孔、晶状体及前部玻璃体等。为观察眼后极的病变，可采用前置镜，注意投射光轴与视轴间的角度在30°以内。为了发现和检查某些特殊的体征，有时还可采用弥散光照明法、角膜缘分光照明法、后部反光照明法等。

四、检眼镜检查

检眼镜有直接检眼镜和间接检眼镜两种。检眼镜检查一般在暗室进行，必要时可用药物放大瞳孔详查眼底。

（一）直接检眼镜检查

所见眼底为正像，视野范围为10°～12°，放大率约16倍。

1. 检查者的位置　检查右眼时，检查者站在被检者的右侧，用右手持检眼镜，用右眼观察；检查左眼时，检查者站在被检者的左侧，用左手持检眼镜，用左眼观察（图2-5）。

2. 操作步骤　先将镜片拨到+8～+10D，距被检眼10～20 cm，将检眼镜灯光射入瞳孔，用彻照法观察眼的屈光间质有无混浊。再将转盘拨到"0"处，嘱被检者注视正前方，将检眼镜置于被检眼前约2 cm处，拨动转盘直至看清眼底。将检眼镜光源从被检眼颞侧约15°处投入可以检查视盘，

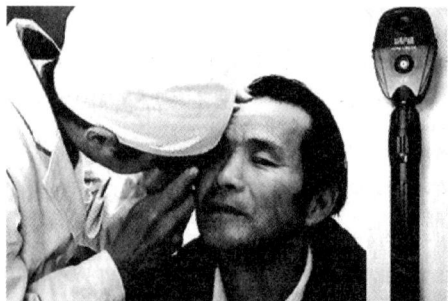

图2-5　直接检眼镜检查

再沿视网膜血管走向分别检查各象限视网膜，最后嘱被检者注视检眼镜灯光，以检查黄斑部。

3. 眼底检查记录　记录屈光间质是否混浊以及混浊的形态、部位；视盘大小、颜色、边界等；杯盘比（视杯直径与视盘直径之比（C/D），正常人C/D≤0.3）；视网膜血管的管径大小、动静脉宽度比例（正常动静脉管径之比为2∶3），有无动静脉交叉压迫现象；视网膜有无出血、渗出、色素增生或脱失。描述病变的大小、形态、位置、色泽和深度，大小可用视盘直径（PD）来表示。记录黄斑区有无出血、水肿、渗出及中心凹光反射等情况。

（二）双目间接检眼镜检查

双目间接检眼镜所见为倒像（上下左右均相反），放大倍数为3～4倍，可见眼底范围比直接检眼镜大，具有立体感，能较全面地观察眼底情况。被检者一般应充分散瞳，取仰卧位

或坐位,检查者戴好额带,和被检者相距约 0.5 m,一手食指和拇指握集光镜放在被检者眼前约 7 cm 处进行检查(图 2-6)。辅以巩膜压迫器,可看到锯齿缘,有利于查找视网膜裂孔。

五、眼压测量

眼压又称眼内压,是眼球内容物作用于眼球内壁的压力,测量方法包括指测法和眼压计测量法。

图 2-6 双目间接检眼镜检查

(一)指测法

最简单的定性估计眼压的方法。测量时嘱被检者两眼向下注视,检查者将两手食指尖放在被检查眼上睑皮肤面,两手食指交替轻压眼球,凭借传达到指尖的波动感,估计眼球的软硬度。初学者可通过触摸自己的嘴唇、鼻尖及前额,粗略感受低、中、高三种眼压。记录:眼压正常值为 Tn,用 $T_{+1} \sim T_{+3}$ 表示眼压增高的程度,用 $T_{-1} \sim T_{-3}$ 表示眼压降低的程度。

(二)眼压计测量法

眼压计分压陷式和压平式两种。

1. Schiotz 眼压计 压陷式眼压计,价廉耐用、操作简便、应用广泛。测量值受眼球壁的硬度、测量技巧等因素影响。检查步骤如下:

(1)被检者取仰卧位,用 0.5% 丁卡因滴眼液表面麻醉 2~3 次。

(2)将眼压计置于校对试板上以检查指针是否在"0"位,若不在"0"位,需矫正后使用。

(3)用 75% 酒精擦拭眼压计底板,待干。

(4)嘱被检者向正上方注视某一目标,使角膜处于水平正中位。检查者右手持眼压计,左手拇指及食指轻轻分开上下睑固定于眼眶缘上,将眼压计底板垂直放在角膜中央,同时观察眼压计指针所示刻度。一般先用 5.5 g 砝码,如指针刻度小于 3,则需用 7.5 g 的砝码再测量一次,若指针刻度仍然小于 3,需换用 10 g 或 15 g 的砝码再测。测毕,结膜囊内滴抗生素滴眼液。

(5)将所测结果用分数记录法记录,即眼压=砝码重量/指针读数,从眼压换算表中查出相对应的眼压值。

2. Goldmann 眼压计 压平式眼压计,是目前公认的准确性相对最好的眼压计。附装在裂隙灯显微镜上测量。它虽然不受眼球壁硬度的影响,但受中央角膜的厚度影响。

3. 非接触式眼压计(non-contact tonometer,NCT) 压平式眼压计的一种,利用一种可控的空气脉冲,将角膜中央压平一定面积,再利用监测系统记录受角膜表面反射的光线和压平此面积所需的时间,自动转换成眼压值。其优点是不用表面麻醉、无须接触角膜,避免交叉感染、简便快捷,缺点是当眼压在 40 mmHg 以上或低于 8 mmHg 时,误差较大。

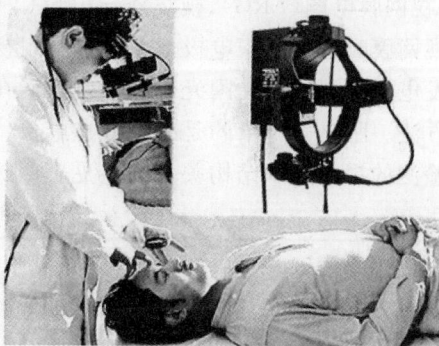

第三节 特 殊 检 查

一、视觉电生理检查

视觉电生理检查是一种客观的视功能检查,利用视觉器官的生理活动了解视觉功能,包

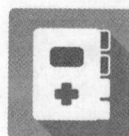

Note

括:视网膜电图(ERG)、视觉诱导电位(VEP)和眼电图(EOG)。视网膜电图是闪光或图形刺激视网膜时通过角膜电极记录到的一组视网膜电位波形,它是视网膜的综合电位反应。视觉诱发电位是视网膜受闪光或图形刺激后在枕叶视皮层诱发出的电活动,是判断黄斑功能的一种方法。眼电图记录的是眼的静息电位(不需额外光刺激)。不同视觉电生理检测方法及其波形检测的视觉组织结构关系概述见表2-1。

表 2-1　视觉组织结构与相应的电生理检查

视觉组织结构	电生理检查
光感受器	闪光 ERG 的 a 波
双极细胞、Müller 细胞	闪光 ERG 的 b 波
无长突细胞等	闪光 ERG 的 Ops 波
神经节细胞	图形 ERG *
视神经及视路	VEP *
色素上皮	EOG

* 表示光感受器和双极细胞功能正常时

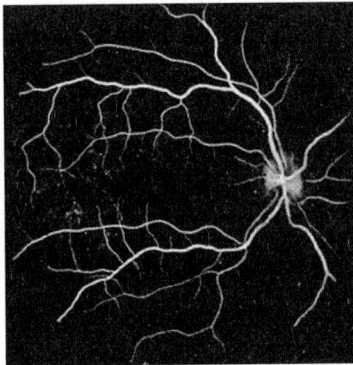

图 2-7　眼底荧光血管造影

二、眼底血管造影检查

眼底血管造影是将造影剂从肘静脉注入人体,利用特定滤光片的眼底照相机拍摄眼底血管及其灌注的过程。它可分为眼底荧光血管造影(fundus fluorescence angiography,FFA)及吲哚青绿血管造影(indocyanine green angiography,ICGA)两种,前者是以荧光素钠为造影剂,主要反映视网膜血管的情况,是常用、基本的眼底血管造影方法(图 2-7);后者以吲哚青绿为造影剂,反映脉络膜血管的情况,辅助前者发现早期的脉络膜新生血管、渗漏等。

三、眼科影像学检查

(一)眼超声检查

眼超声检查包括 A 型超声、B 型超声、超声生物显微镜及彩色超声多普勒检查等。

1. A 型超声检查　显示探测组织每个声学界面的回声,以波峰形式,按回声返回探头的时间顺序依次排列在基线上,构成与探测方向一致的一维图像。常用于测量眼轴,帮助白内障手术时计算人工晶状体度数以及用于先天性青光眼、先天性小眼球的辅助诊断。

2. B 型超声检查　通过扇形或线阵扫描,将界面反射回声转为大小不等、亮度不同的光点形式显示,光点明暗代表回声强弱,回声形成的许多光点在示波屏上构成二维声学切面图像。常用于屈光间质明显混浊时评估眼球后节的情况(图 2-8)。

3. 超声生物显微镜检查(ultrasound biomicroscopy, UBM)　B 型超声检查的一种,其穿透力弱,只能对眼球的前段组织进行检查,如了解房角的情况,眼外伤时

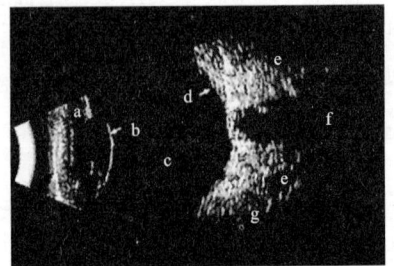

图 2-8　正常眼的 B 超检查图像

a—前房;b—晶状体-玻璃体界面回声;

c—玻璃体无回声区;d—眼球壁回声;

e—眼球后脂肪强回声区;f—视神经无回声区;

g—眼外肌条带状低回声区

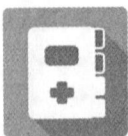

Note

了解眼前段的损伤情况,眼前段肿瘤的形态观察,周边玻璃体和睫状体疾病的观察等。

4. 彩色超声多普勒成像(color doppler imaging,CDI) 利用多普勒原理,将血流特征以彩色的形式叠加在 B 型灰阶图上。可检测血管病变,如海绵窦漏、眼眶动静脉畸形、视网膜中央动脉阻塞、视网膜中央静脉阻塞、眼缺血综合征等。

(二)电子计算机断层扫描(computer tomography,CT)

利用电离射线和计算机的辅助形成多个横断面的影像。CT 扫描适应证:①可疑眼内肿瘤;②眼眶病变包括肿瘤、急慢性炎症及血管畸形等;③眶骨骨折;眼内、眶内异物,无论金属和非金属异物均可显示和定位;④不明原因的视力障碍、视野缺损等,探查视神经和颅内占位性病变。

(三)磁共振成像(magnetic resonance image,MRI)

MRI 是利用人体内氢原子中的质子在强磁场内被相适应频率的射频脉冲激发,质子吸收能量产生共振,射频脉冲终止后质子恢复原态时释放出能量(即 MR 信号),通过接收线圈接收并经计算机转换成 MRI 图像。凡需借助影像显示的各种眼球、眼眶病变(金属异物除外)均为 MRI 的适应证。

(四)眼科计算机图像分析

计算机图像处理、扫描共焦激光等技术的应用是现代眼科发展的重要标志,为眼科诊断及研究提供了更精密的检查方法,简介如下:

1. 光学相干断层成像(optical coherence tomography,OCT) OCT 是 20 世纪 90 年代初期发展起来的一种高分辨率、非接触性、无创伤光学影像诊断技术,是利用眼内不同组织对光(830 nm 近红外光)的反射性不同,通过低相干性光干涉测量仪比较反射光波和参照光波来测定反射光波的延迟时间和反射强度,分析出不同组织的结构及其距离,经计算机处理成像。OCT 可快速直观地了解玻璃体黄斑交界面、视网膜及脉络膜的形态,定量分析视网膜、脉络膜厚度,为一些眼底病的诊断带来革命性的突破,在眼底病、青光眼等的诊断、鉴别诊断,治疗方案的选择以及随访中的应用越来越广泛。

2. 角膜内皮镜 现代角膜内皮镜检查与计算机相结合,自动对角膜内皮细胞形态进行分析,有利于对角膜内皮功能进行评价。正常人 30 岁前,平均细胞密度为 $3000\sim4000$ 个/mm^2,50 岁左右为 $2600\sim2800$ 个/mm^2,大于 69 岁为 $2150\sim2400$ 个/mm^2。

3. 角膜共焦显微镜 利用共焦激光对活体角膜进行不同层面的扫描,可显示角膜的超微结构,辅助真菌、阿米巴角膜炎的诊断。

🔲 小 结

本章讲述了视功能、眼部常规及特殊检查,它是诊断和治疗眼科疾病的基础。本章内容中视力、对比视野、色觉及暗适应功能和眼前段检查为本章的重点,要求学生课后认真复习掌握。

(黄斯慧)

能力检测
及答案

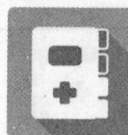

Note

第三章　眼科常用诊疗操作技术

第一节　滴滴眼液与涂眼膏

（一）滴滴眼液

1. 适应证

（1）眼病患者需要滴用药物治疗或预防眼部疾病时。

（2）眼部检查需要滴用表面麻醉药、散瞳药或荧光素钠滴眼液等药物时。

2. 操作方法

（1）患者取坐位或仰卧位，头略后仰并稍向患侧倾斜。

（2）用棉签拉开下睑，嘱患者眼睛向上方注视，暴露下穹隆结膜。

（3）手持眼药瓶或滴管，距眼球2～3 cm处将药液滴入下穹隆结膜，轻提上睑使药液充分弥散，嘱患者轻微闭合眼睑1～2分钟，防止药液外流。

（4）用消毒棉签吸去眼周渗出的药液。

3. 注意事项

（1）滴眼前常规核对患者的姓名、眼别、药物的名称。

（2）滴药时动作轻柔，勿压迫眼球，瓶口或滴管口距离眼部2～3 cm，不能触及睑缘、睫毛和手指，以免污染。

（3）每次滴入1滴即可。如需使用两种以上滴眼液时，两种滴眼液间隔时间不少于5分钟。

（4）不可将药液直接滴在角膜上。

（5）滴用阿托品、毛果芸香碱等副作用明显的药物时，滴药后应用棉球压迫泪囊区2～3分钟，可减少药液经泪道进入鼻腔，被鼻黏膜过多吸收引起全身反应。

（6）药物如有变质或沉淀，应立即更换。

（二）涂眼膏

1. 适应证

（1）眼病患者需涂用眼膏进行治疗时，通常在睡前使用。

（2）眼部手术完成后遮盖术眼时。

2. 操作方法

（1）患者坐位或仰卧位，头稍向后仰。

（2）用棉签拉开下睑，嘱患者眼睛向上方注视，暴露下穹隆结膜。

（3）操作者一手持软管眼膏，将药膏挤入下穹隆结膜内；或手持消毒玻璃棒，将玻璃棒一端蘸少许眼膏，与睑裂平行，自颞侧涂于下穹隆结膜。嘱患者轻闭眼，同时转动玻璃棒沿水平

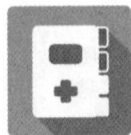

方向抽出。

（4）用棉签擦去溢出的眼膏，嘱患者闭眼1～2分钟。

3. 注意事项

（1）操作时动作轻柔，勿压迫眼球。

（2）不可将药膏直接涂在角膜上。

（3）涂软管装眼膏时，管口不能触及睑缘、睫毛，以免污染。

（4）用玻璃棒法涂眼膏前，应认真检查玻璃棒圆头是否光滑完整，如有破损，则应丢弃，以免损伤结膜、角膜。使用玻璃棒时不要让睫毛随玻璃棒卷入结膜囊内。

（5）对有眼球穿通伤或角膜溃疡的患者，操作时勿压迫眼球，更不可按摩。

第二节　结膜囊冲洗

（一）适应证

（1）眼科手术前冲洗结膜囊以清洁消毒。

（2）清除结膜囊内的异物、酸碱化学物质、脓性分泌物及脱落的坏死组织。

（二）操作方法

（1）向患者介绍结膜囊冲洗法，使其了解冲洗的目的及意义，以便更好地配合。

（2）患者取坐位或仰卧位，头稍后仰并向冲洗侧倾斜，嘱患者手持受水器并紧贴其面颊部（坐位）或颞侧（仰卧位）。

（3）操作者一手拇指、食指轻轻分开患者上下眼睑，一手持洗眼壶或吊瓶冲洗头，距眼球3～4 cm处开始冲洗，先冲洗眼睑皮肤使其适应，然后再冲洗结膜囊。嘱患者眼球向上、下、左、右各方向转动，充分暴露结膜囊，彻底冲洗。必要时翻转眼睑后充分冲洗。

（4）冲洗完毕用消毒棉签擦去眼睑及面颊部的水滴，取下受水器，滴抗生素滴眼液或涂抗生素眼膏。

（三）注意事项

（1）冲洗时使用无刺激性液体，如无菌生理盐水或3％硼酸溶液。

（2）冲洗时，洗眼壶口或吊瓶冲洗头不可接触眼睑、睫毛或眼球，以防污染或碰伤眼部。

（3）冲洗时动作要轻柔，冲洗液温度要适宜，水流速度不可过快，冲洗力度不宜太大，冲洗液不可直接冲向角膜。冲洗液切勿溅入患者健眼及医务人员眼内，也不要把患者衣物及床单弄湿。

（4）对眼部刺激症状严重或不合作的患者，可先表面麻醉，再进行冲洗。

（5）化学伤冲洗：冲洗时间一般在30分钟，冲洗液量在2000 mL以上，冲洗时需翻转上下眼睑，仔细检查有无异物残留在结膜或角膜上。

（6）对于有角膜溃疡及眼球穿通伤者，冲洗时切勿压迫眼球。

（7）对于患者接触的用具或医疗器械，包括受水器、洗眼壶等均应严格消毒，尤其是传染性眼病患者使用过的用具。

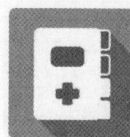

Note

第三节　泪道冲洗

（一）适应证

（1）判断泪道是否通畅，确定狭窄或阻塞的部位，为泪道疾病的诊断和治疗提供依据。

（2）泪道或内眼手术前常规准备。

（3）泪道手术后冲洗，清除泪道分泌物，了解手术效果。

（4）慢性泪囊炎患者，冲出泪囊内的分泌物。

（二）操作方法

（1）做好患者的思想工作，使其精神放松，取得合作。

（2）患者取坐位或仰卧位，用蘸有表面麻醉药物的消毒棉签放在上、下泪小点间，嘱患者闭眼夹住 3～5 分钟。

（3）注射器抽取冲洗液，套上钝性冲洗针头，嘱患者注视上方，操作者左手持棉球轻轻拉开下睑内眦部，充分暴露下泪小点，右手持注射器，将冲洗针头垂直插进泪小点 1～2 mm，然后向鼻侧转至水平方向，沿下泪小管走行方向将针头推进 4～6 mm，缓慢注入冲洗液，并询问患者有无液体流入鼻腔或咽喉，同时注意推注时有无阻力、上下泪小点处有无液体反流、反流物的性质和量。根据冲洗情况判断泪道是否通畅。

（4）冲洗结束后，滴抗生素滴眼液预防感染。

（5）详细记录冲洗情况，包括：进针部位、推注冲洗液时有无阻力、针头是否碰到骨壁、冲洗液流通情况（包括患者感觉）、有无分泌物反流。如有分泌物应记录分泌物的量和性状。

（三）泪道冲洗结果判断

（1）泪道通畅：冲洗无阻力，液体顺利流入鼻腔或咽部，患者有吞咽动作，冲洗液无反流。

（2）鼻泪管狭窄：冲洗时有阻力，需加压才有少量冲洗液流入鼻腔，上下泪点有少量液体反流。

（3）鼻泪管阻塞：从下泪小点进针，可碰到骨壁，冲洗液从上泪小点流出，无冲洗液流入咽喉部，无伴分泌物。

（4）鼻泪管阻塞合并慢性泪囊炎：从下泪小点进针，可碰到骨壁，冲洗液自上泪小点反流，同时有黏液脓性分泌物，无冲洗液流入咽喉部。

（5）泪小管阻塞：从下泪小点进针，碰不到骨壁，冲洗液完全从原路返回，鼻腔或咽部无液体流入，改从上泪小点进针，冲洗通畅，为下泪小管阻塞。

（6）泪总管阻塞：自下泪小点进针，碰不到骨壁，冲洗液从上泪小点射出，鼻腔或咽部无液体流入。

（四）注意事项

（1）对不合作的患者，为保证安全，冲洗时必须固定头部。

（2）泪小点狭小者，先用泪点扩张器扩张泪小点后再进行冲洗。

（3）操作动作要轻、稳、准确，以免损伤周围组织。如进针遇阻力，切不可强行推进，以免损伤泪道。

（4）推注冲洗液时，观察下睑有无肿胀。如出现皮下肿胀，说明针头误入皮下，形成假道，应立即停止冲洗，酌情给予抗生素治疗，防止发生蜂窝织炎。

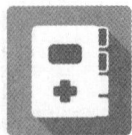

（5）对于急性结膜炎、急性泪囊炎、慢性泪囊炎急性发作期的患者严禁冲洗泪道，禁止挤压泪囊区。

第四节 结膜下注射

结膜下注射是将药物注射到球结膜与巩膜间的疏松间隙内，以提高药物在眼内的浓度，增强药物作用及延长药物作用时间，或由于注射液的刺激及渗透压的改变，促进血液循环，达到消炎和促进吸收的作用。常用药物有：抗生素、皮质类固醇、散瞳药物或自身血清。

（一）适应证

（1）角膜炎、虹膜睫状体炎、眼球化学伤、巩膜炎等各种眼病患者。

（2）角膜异物取出术后或内眼手术后预防感染。

（3）眼部手术的局部浸润麻醉。

（二）操作方法

（1）常规核对患者的姓名、眼别、药物的名称。

（2）患者取坐位或仰卧位，患眼滴表面麻醉剂（如 0.5% 丁卡因滴眼液），每 3～5 分钟 1 次，共 2～3 次。

（3）嘱患者向鼻上方注视，操作者一手持装好药物的注射器，另一手拉开患者下睑，暴露颞下方穹窿球结膜。如注射部位在颞上方球结膜，向上牵拉上睑，嘱患者向鼻下方注视。注射器针尖斜面朝上，与眼球壁成 $10°～15°$，避开血管，在距角膜缘 5～6 mm 处进针，将针头（$4\frac{1}{2}$ 号针头）刺入球结膜下，轻轻挑起球结膜，看清针头是否在球结膜下，贴着巩膜表面推进 3～5 mm，缓慢注入药液，可见结膜呈泡状隆起。注射药量一般为 0.3～0.8 mL，不超过 1 mL。

（4）注射完毕后拔出针头，滴抗生素滴眼液，嘱患者闭眼休息 3～5 分钟，观察患者有无异常反应。嘱患者勿揉搓患眼，必要时患眼涂眼膏，用眼垫包眼后嘱患者离开。

（三）注意事项

（1）对于不合作或眼球震颤的患者，可用开睑器或固定镊固定眼球后再注射。

（2）注射时嘱患者勿转动眼球，以防误伤角膜。

（3）进针时针头不能对着角膜方向或垂直眼球进针，以免划伤角膜或刺入眼内。针头刺入球结膜下时阻力小，并可透过结膜看到针头斜面，确定针尖斜面在结膜下方可推注药物。如遇到阻力，可能刺入巩膜表层，切不可强行进针，以免刺穿眼球。

（4）进针时要避开血管，以免引起结膜出血。注射后如有出血，可用棉签轻压出血部位，待出血停止后用滴眼液滴眼，用眼垫包眼。同时对患者进行解释，不必惊恐，出血停止后局部热敷可促进结膜下出血吸收。

（5）如注射药物为散瞳剂，注射位置应选在虹膜粘连方位的近角膜缘的球结膜处，以便更好地拉开虹膜后粘连。

（6）多次注射时应更换注射部位，避免在同一部位多次注射，造成结膜下出血、瘢痕及粘连。

（7）结膜有明显感染者、眼球穿通伤伤口未缝合者不宜行结膜下注射。

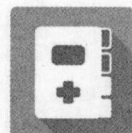

Note

第五节　眼部冷热敷

（一）眼部热敷

眼部热敷可使眼周温度升高，局部毛细血管扩张，促进眼部周围血液循环，加快新陈代谢，起到促进热敷部位组织活血化瘀、消炎、止痛及瘢痕组织软化等作用，还可降低末梢神经的兴奋性，减轻疼痛和刺激症状。

1. 适应证

（1）眼睑、泪囊及眼前段的急性炎症，如睑腺炎、急性泪囊炎、角膜炎、巩膜炎及虹膜睫状体炎等。

（2）非急性期眼部外伤，局部肿胀且无皮肤破溃的患者。

2. 方法

（1）汽热法：在盛满开水的保温瓶瓶口蒙一层无菌纱布，嘱患者将患眼由远到近逐步靠近瓶口，并用双手围成筒状，使热气集中于眼部。

（2）湿热法：将无菌敷料放入沸水中，取出拧至半干，待温度适宜（以患者能够耐受为宜），敷于患眼。为保持有效温度，建议隔3～5分钟更换一次。热敷完毕后，用干毛巾将热敷部位的皮肤擦干。

（3）干热法：用热水袋或玻璃器皿盛装热水，水温40～50 ℃，敷在垫有2～3层无菌敷料的患眼上。

3. 注意事项

（1）热敷时间一般为每次15～20分钟，每日2～4次。

（2）热敷温度不宜过高，以患者能够耐受为宜，避免烫伤眼睑皮肤。热敷前可在眼睑周围皮肤上涂少许凡士林软膏以避免烫伤皮肤。

（3）有出血倾向、急性结膜炎、急性闭角型青光眼、病灶已化脓及眼睑皮肤湿疹者不宜热敷。

（二）眼部冷敷

眼部冷敷可使眼局部毛细血管收缩，减少出血量，降低血管壁的通透性，使渗出物减少，减轻水肿，还可缓解局部神经传递速度，减弱疼痛感。具有降温、止血、止痛及防止肿胀等作用。

1. 适应证　急性结膜炎、眼睑外伤小于48小时、出血或急性炎症剧痛的患者。

2. 方法

（1）湿冷敷：将无菌毛巾置于冰块或冷水中浸湿致冷，覆盖于盖有消毒敷料的眼部，为保持湿冷需随时更换。冷敷完毕后，用干毛巾将冷敷部位的皮肤擦干。

（2）干冷敷：用干毛巾包裹冰袋或盛有冰水的塑料瓶，置于眼部。

3. 注意事项

（1）冷敷时间一般为每次20分钟，每日2～3次。

（2）为避免冻伤皮肤，冷敷前可在眼睑周围皮肤上涂少许凡士林软膏。

（3）做冷敷时，询问患者的感觉，注意观察患处皮肤的反应。如果患者有感到不适或疼痛，皮肤发灰，出现紫斑或水疱时，应立即停止冷敷。

（4）有角膜炎和虹膜睫状体炎的患者，严禁冷敷，以免加重病情。

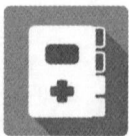

Note

第六节　角膜异物剔除术

（一）适应证

各种原因引起的角膜表层或深层存在异物。

（二）操作方法

（1）患者取仰卧位，滴表面麻醉剂（如0.5％丁卡因），每隔3分钟1次，滴2～3次。

（2）对于附着于角膜表面的异物，可用无菌生理盐水冲洗或用蘸有无菌生理盐水的无菌棉签轻轻拭去。

（3）如不能除去，嘱患者睁开双眼，注视一固定目标，在光线充足或聚光灯照射下，操作者用左手拇指和食指分开患者的上、下眼睑，右手持消毒异物针，用针尖在异物旁边轻轻将其向上剔除。如异物小而深，可在裂隙灯显微镜下取出。

（4）异物取出后涂抗生素眼膏，包眼，告知患者术后可有轻微疼痛、异物感，嘱患者次日复查。

（三）注意事项

（1）必须在无菌条件下操作，所有器械和药品都应严格消毒，以免引起感染。

（2）剔除异物时，针头的方向不要对着角膜中央。

（3）如为铁质异物，取异物时须将铁锈环一并剔除，但不可勉强。

（4）对于深层或不易剔除的角膜异物，切勿强行剔除，避免引起角膜穿孔。可待异物周围组织水肿减轻、异物逐渐前移至表面后再剔除。

（5）术后第一天必须复查，检查异物是否有残留、角膜伤口愈合情况、是否有感染。

（6）对于角膜异物，如爆炸伤引起的碎屑或粉尘状异物，可分期取出，先将角膜表面的异物取出，对于嵌入角膜深层的异物，可待异物逐渐前移至表面后再陆续剔除。必要时应在手术室于显微镜下取出。

小　结

　　通过本章内容的学习，掌握滴滴眼液、涂眼膏、结膜囊冲洗、泪道冲洗、眼部冷热敷的操作方法和注意事项；熟悉角膜异物剔除术的操作方法和注意事项；了解结膜下注射的操作方法，让学生具备进行眼科常用诊疗操作的能力。

（余青松）

能力检测
及答案

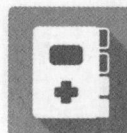

Note

第四章　眼睑病与泪器病

教学PPT

学习目标

1. 掌握:睑腺炎、睑板腺囊肿、睑缘炎、慢性泪囊炎、急性泪囊炎和新生儿泪囊炎的临床表现和治疗原则。

2. 熟悉:眼睑位置异常的临床表现和治疗原则。

3. 具有能正确诊断和治疗睑腺炎、睑板腺囊肿、睑缘炎、慢性泪囊炎、急性泪囊炎和新生儿泪囊炎的能力。

案例导入

患者,男性,15岁,因右眼上睑肿痛1天就诊。查体:右眼上睑红肿明显,扪及一大小约2 mm×3 mm包块,压痛明显,无脓头,体温36.5 ℃。

1. 该患者的诊断是什么? 应与什么疾病相鉴别?

2. 治疗措施是什么?

第一节　眼　睑　病

一、睑腺炎

睑腺炎是化脓性细菌侵入眼睑腺体而引起的一种急性炎症。若为睫毛毛囊或其附属的皮脂腺或变态汗腺感染,称为外睑腺炎,又称为麦粒肿;若为睑板腺感染,称为内睑腺炎。

（一）病因

大多为葡萄球菌,特别是金黄色葡萄球菌感染眼睑腺体而引起。

（二）临床表现

外睑腺炎的炎症反应主要位于睫毛根部的睑缘处,开始时红肿范围较弥散,触诊时发现硬结,压痛明显,可有同侧耳前淋巴结肿大和压痛。脓点常破溃于皮肤面。

内睑腺炎的炎症常局限于睑板腺内,肿胀较局限,疼痛和压痛均较外睑腺炎剧烈,有硬结,脓点多向结膜囊内破溃。

在年老体弱者,当致病菌毒力强烈时,睑腺炎可在眼睑皮下组织扩散,发展为蜂窝组织炎,此时整个眼睑红肿,可波及同侧颜面部,眼睑不能睁开,压痛明显,触之较硬,球结膜可高度水肿暴露于睑裂之外,可伴发热、头痛等全身症状。 如不及时处理,可引起败血症或海绵窦血栓

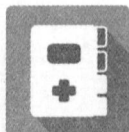

等危及生命。

（三）治疗

早期局部热敷，每次 10～15 分钟，3～4 次/天，局部滴抗生素滴眼液或涂抗生素眼膏 4～6 次/天，重症或合并全身症状者，全身应用有效抗生素。

当脓肿形成后，应切开排脓：外睑腺炎的切口在皮肤面，切口与睑缘平行，内睑腺炎的切口常在睑结膜面，切口与睑缘垂直。

当脓肿尚未形成时不宜切开，更不能挤压排脓，否则会使感染扩散，导致眼睑蜂窝织炎，甚至海绵窦脓毒血栓或败血症而危及生命。一旦发生这种情况，应尽早全身使用足量的以抑制金黄色葡萄球菌为主的广谱抗生素，并对脓液或血液进行细菌培养或药敏试验，以选择更敏感的抗生素。同时要密切观察病情，早期发现眼眶与颅内扩散和败血症的症状，进行适当处理。

二、睑板腺囊肿

睑板腺囊肿是因睑板腺分泌物潴留引起的特发性无菌性慢性肉芽肿性炎症，通常称为霰粒肿。

（一）病因

可能由于慢性结膜炎或睑缘炎而致睑板腺出口阻塞，腺体的分泌物潴留在睑板内，对周围组织产生慢性刺激而引起。

（二）临床表现

多见于青少年或中年人，可能与其睑板腺分泌功能旺盛有关。表现为眼睑皮下圆形肿块大小不一，进展缓慢，可以上、下眼睑或双眼同时发生单个或多个，亦可反复发作。一般无疼痛、压痛。小的囊肿可无明显自觉症状，需仔细触摸才能发现；较大的囊肿可使眼睑皮肤隆起，但与皮肤无粘连，睑结膜面略呈紫红色或灰红色隆起。小的囊肿可自行吸收，但多数长期不变，或逐渐长大，质地变软；也可自行破溃，排出胶样内容物，在睑结膜面形成肉芽肿，加重摩擦感。如继发感染时，则形成急性化脓性炎症。

（三）治疗

小而无症状的睑板腺囊肿无须治疗，待其自行吸收；如不能消退，应在局麻下手术切除；对于反复发作或老年人睑板腺囊肿，应将切除标本送病理检查，以排除睑板腺癌的可能。

三、睑缘炎

睑缘炎是指睑缘表面、睫毛毛囊及其腺组织的亚急性或慢性炎症。主要分为鳞屑性、溃疡性和眦部睑缘炎三种。

（一）鳞屑性睑缘炎

鳞屑性睑缘炎为发生于睑缘皮肤、黏膜的慢性炎症。

1. 病因 患部常可发现卵圆皮屑芽胞菌，它能将脂类物质分解为有刺激性的脂肪酸。此外，屈光不正、视疲劳、营养不良和长期使用劣质化妆品也可能为其诱因。

2. 临床表现 睑缘充血、潮红，睫毛和睑缘表面附着上皮鳞屑，睑缘表面有点状皮脂溢出，皮脂集于睫毛根部，形成黄色蜡样分泌物，干燥后结痂。去除鳞屑和痂皮后，暴露出充血的睑缘，但无溃疡或脓点。睫毛容易脱落，但可再生。患者自觉眼痒、刺痛和烧灼感。如长期不愈，可使睑缘肥厚，后唇钝圆，使睑缘不能与眼球紧密接触，泪点肿胀外翻而导致泪溢。

3. 治疗 尽量避免刺激因素，去除诱因，此外还应注意营养和体育锻炼，增强抵抗力。局部用生理盐水或 3% 硼酸溶液清洁睑缘，拭去鳞屑或痂皮后涂抗生素眼膏，2～3 次/天。痊愈后可减少至 1 次/天,至少持续 2 周,防止复发。

(二)溃疡性睑缘炎

溃疡性睑缘炎为睫毛毛囊及其附属腺体的慢性或亚急性化脓性炎症。

1. 病因 大多为金黄色葡萄球菌感染引起,也可由鳞屑性睑缘炎感染后转变为溃疡性睑缘炎。

2. 临床表现 多见于营养不良、贫血或全身慢性疾病的儿童。与鳞屑性睑缘炎一样,患者也有眼痒、刺痛和烧灼感等,但更为严重。睑缘有更多的皮脂,睫毛根部散布小脓疱,有痂皮覆盖,睫毛常被干痂粘结成束。去除痂皮后露出睫毛根端和浅小溃疡。

睫毛毛囊因感染而被破坏,睫毛容易随痂皮脱落,且不能再生,形成秃睫。溃疡愈合后,瘢痕组织收缩,使睫毛生长方向改变,形成睫毛乱生,如倒向角膜,可引起角膜损伤。如患病较久,可引起慢性结膜炎和睑缘肥厚变形,睑缘外翻,泪小点肿胀或阻塞,导致泪溢。

3. 治疗 比较顽固难治,最好进行细菌培养和药敏试验,选用敏感药物积极治疗。首先应去除各种诱因,注意个人卫生习惯;然后用生理盐水或 3% 硼酸溶液清洁局部,去除脓痂和松脱睫毛,清除毛囊中的脓液,再涂抗生素眼膏,4 次/天;炎症完全消退后,应持续治疗至少 2 周,以防复发。

(三)眦部睑缘炎

1. 病因 多数因莫-阿双杆菌感染引起。也可能与维生素 B_2 缺乏有关。

2. 临床表现 本病多为双侧,主要发生于外眦部。患者自觉眼痒、异物感和烧灼感。外眦部睑缘及皮肤充血、肿胀,并有浸润糜烂。邻近结膜常伴有慢性炎症,表现为充血、肥厚、有黏性分泌物。严重者内眦部也可受累。

3. 治疗 滴用 0.25%~0.5% 硫酸锌滴眼液,3~4 次/天;适当服用维生素 B_2 或复合维生素 B 可能有帮助;如有慢性结膜炎,应同时治疗。

四、眼睑位置异常

(一)睑内翻

睑内翻指眼睑特别是睑缘向眼球方向卷曲的位置异常。当睑内翻达到一定程度时,睫毛也倒向眼球,刺激角膜,因此睑内翻和倒睫常同时存在。

1. 分类与病因

(1)先天性睑内翻:多见于婴幼儿,大多由内眦赘皮、睑缘部轮匝肌过度发育或睑板发育不全所引起。如果婴幼儿较胖,鼻梁发育欠饱满,也可引起下睑内翻。

(2)痉挛性睑内翻:多发生于下睑,常见于老年人,又称老年性睑内翻。是由下睑缩肌无力,眶膈和下睑皮肤松弛、失去牵制睑轮匝肌的收缩作用,以及老年人眶脂肪减少,眼睑后面缺少足够的支撑所致。如果由于炎症刺激,引起睑轮匝肌特别是近睑缘的轮匝肌反射性痉挛,导致睑缘向内倒卷形成睑内翻,称为急性痉挛性睑内翻。

(3)瘢痕性睑内翻:上、下睑均可发生。由睑结膜及睑板瘢痕性收缩所致。沙眼引起者常见。此外结膜烧伤、结膜天疱疮等病之后也可引起。

2. 临床表现 先天性睑内翻常为双侧,痉挛性和瘢痕性睑内翻可为单侧。患者有畏光、流泪、异物感、刺痛、眼睑痉挛、摩擦感等症状。检查可见睑板尤其是睑缘部向眼球方向卷曲,摩擦角膜,角膜上皮可脱落,荧光素弥漫性着染。如继发感染,可发展为角膜溃疡。如长期不愈,则角膜有新生血管,并失去透明性,引起视力下降。

3. 治疗 先天性睑内翻随年龄增长,鼻梁发育,可自行消失,因此不必急于手术治疗。如果患儿已 5~6 岁,睫毛仍然内翻,严重刺激角膜,可考虑手术治疗,行穹隆部-眼睑皮肤穿线

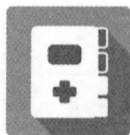

术,利用缝线牵拉的力量,将睑缘向外牵拉以矫正内翻。老年性睑内翻可行肉毒杆菌毒素局部注射。如无效,可手术切除多余的松弛皮肤和切断部分眼轮匝肌纤维。对急性痉挛性睑内翻应积极控制炎症。对瘢痕性睑内翻必须手术治疗,可采用睑板楔形切除术或睑板切断术。

（二）睑外翻

睑外翻是指眼睑向外翻转离开眼球,睑结膜常不同程度地暴露在外,下睑比上睑更常见。

1. 分类与病因

（1）瘢痕性睑外翻:眼睑皮肤面瘢痕性收缩所致。眼睑皮肤瘢痕可由创伤、烧伤、化学伤、眼睑溃疡、睑缘骨髓炎或睑部手术等引起。

（2）老年性睑外翻:仅限于下睑。老年人眼轮匝肌功能减弱,眼睑皮肤及外眦韧带也较松弛,使睑缘不能紧贴眼球,并因下睑重量使之下坠而引起。

（3）麻痹性睑外翻:也仅限于下睑。由于面神经麻痹,眼轮匝肌收缩功能丧失,又因下睑重量使之下坠而发生。

2. 临床表现 常有泪溢、畏光、疼痛等症状。轻者仅有眼睑后缘稍离开眼球,重者则眼睑外翻,部分或全部眼睑暴露在外,使睑结膜失去泪液的湿润,最初局部充血,久之干燥、粗糙,高度肥厚,呈现角化。

3. 治疗 对瘢痕性睑外翻须手术治疗,最常用的是游离植皮术;对老年性睑外翻也可行整形手术,做"Z"或"V-Y"形皮瓣矫正;对麻痹性睑外翻关键在于治疗面瘫,局部涂眼膏保护角膜、结膜,或做暂时性睑缘缝合。

（三）上睑下垂

上睑下垂是指上睑提肌或 Müller 平滑肌功能不全或丧失,导致上睑部分或全部下垂,即双眼平视前方时,上睑遮盖角膜超过 2 mm。轻者并不遮盖瞳孔,但影响外观。重者部分或全部遮盖瞳孔,影响视功能。

1. 病因

（1）先天性:主要由于动眼神经核或上睑提肌发育不良,可有遗传性,为常染色体显性或隐性遗传。

（2）获得性:因动眼神经麻痹、上睑提肌损伤、交感神经疾病、重症肌无力及机械性开睑运动障碍,如上睑的炎性肿胀或新生物。

2. 临床表现

（1）先天性:常为双侧,但两侧不一定对称,有时为单侧。常伴有眼球上转运动障碍。双眼上睑下垂较明显的患者眼睑皮肤平滑、薄且无皱纹。如瞳孔被眼睑遮盖,患者为克服视力障碍,额肌紧缩,形成较深的横行皮肤皱纹,牵拉眉毛向上呈弓形凸起,以此提高上睑缘位置;或患者仰头视物。

（2）获得性:多有相关病史或伴有其他症状,如动眼神经麻痹可能伴有其他眼外肌麻痹;上睑提肌损伤有外伤史;交感神经损害有 Horner 综合征;重症肌无力所致上睑下垂具有晨轻夜重的特点,注射新斯的明后明显减轻。

3. 治疗

（1）先天性:以手术治疗为主。如果遮盖瞳孔,为避免弱视应尽早手术,尤其是单眼患儿。

（2）获得性:因神经系统疾病,或其他眼部或全身性疾病所致的上睑下垂,应先进行病因治疗或药物治疗,如大量维生素 B 类药物、能量合剂、活血化瘀中药和理疗等,系统治疗半年以上无效再考虑手术。

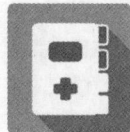

第二节 泪 器 病

一、慢性泪囊炎

(一) 病因

由鼻泪管狭窄或阻塞后,致使泪液滞留于泪囊之内,伴发细菌感染引起。常见致病菌为肺炎链球菌和白色念珠菌,用泪小点反流的分泌物做涂片染色可鉴定病原微生物。沙眼、泪道外伤、鼻炎、鼻中隔偏曲、下鼻甲肥大等因素与发病有关。

(二) 临床表现

主要症状为泪溢。检查可见结膜充血,下睑皮肤出现湿疹,用手指挤压泪囊区,有黏液或黏液脓性分泌物自泪小点流出。冲洗泪道时,冲洗液自上、下泪小点反流,同时有黏液脓性分泌物。由于分泌物大量潴留,泪囊扩张,可形成泪囊黏液囊肿。慢性泪囊炎是眼部的感染病灶。常有黏液或脓液反流入结膜囊,使结膜囊长期处于带菌状态。如果发生眼外伤或施行内眼手术,则极易引起化脓性感染,导致细菌性角膜溃疡或化脓性眼内炎。因此,应高度重视慢性泪囊炎对眼球构成的潜在威胁,尤其在内眼手术前,必须首先治疗泪囊感染。

(三) 治疗

1. 药物治疗 可用抗生素滴眼液滴眼,每日 4～6 次。滴眼前要先挤出分泌物,也可用抗生素药液冲洗泪道。药物治疗仅能暂时减轻症状。

2. 手术治疗 解除鼻泪管的阻塞是治疗慢性泪囊炎的关键。常用术式是泪囊鼻腔吻合术,术中将泪囊通过一个骨孔与鼻腔黏膜相吻合,使泪液从吻合口直接流入中鼻道。鼻内窥镜下鼻腔泪囊造口术或鼻泪管支架植入术,也可达到消除泪溢,根治慢性泪囊炎的目的。无法行吻合术或造口术时,如对于高龄患者,可考虑泪囊摘除术,以去除病灶,但术后泪溢症状依然存在。

二、急性泪囊炎

(一) 病因

大多在慢性泪囊炎的基础上发生,与侵入细菌毒力强大或机体抵抗力降低有关。最常见的致病菌为金黄色葡萄球菌或溶血性链球菌。

(二) 临床表现

患眼充血、流泪,泪囊区局部皮肤红肿、坚硬,疼痛、压痛明显,炎症可扩展到眼睑、鼻根和面颊部,甚至可引起眶蜂窝织炎,严重时可出现畏寒、发热等全身不适。数日后红肿局限,出现脓点,脓肿可穿破皮肤,脓液排出,炎症减轻。但有时可形成泪囊瘘管,经久不愈,泪液长期经瘘管溢出。

(三) 治疗

早期可行局部热敷,全身和局部使用足量抗生素控制炎症。炎症期切忌泪道探通或泪道冲洗,以免导致感染扩散,引起眶蜂窝织炎。如炎症未能控制,脓肿形成,则应切开排脓,放置橡皮引流条,待伤口愈合、炎症完全消退后按慢性泪囊炎处理。

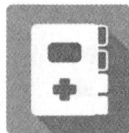

三、新生儿泪囊炎

（一）病因

鼻泪管下端先天残留膜阻塞所致，也可由于结膜炎，炎性分泌物堵塞鼻泪管，多表现为慢性。

（二）临床表现

一般在出生后数日或数周，家长发现患儿泪溢，或伴有分泌物多，检查压迫泪囊可见黏液脓性分泌物溢出。

（三）治疗

早期可以施行泪囊按摩治疗，用食指自泪囊上方向下方（鼻泪管方向）挤压，同时压住泪小管，使分泌物向下冲破先天残膜，挤压后滴入抗生素滴眼液，经多次按摩绝大多数均能获得成功。未成功者试采取加压冲洗或泪道探通术，要特别慎重，避免造成假道。

小　结

眼睑病和泪器病是眼科常见疾病，眼睑病主要包括眼睑的各种炎症，如睑腺炎、睑板腺囊肿、睑缘炎，以及眼睑的位置异常，如睑内翻、睑外翻和上睑下垂。眼睑疾病的治疗首先是针对病因治疗，如脓肿形成或保守治疗无效可采取手术治疗，手术时应注意眼睑的形态和位置，避免影响美观和功能。泪器病主要包括慢性泪囊炎、急性泪囊炎和新生儿泪囊炎。泪器病的治疗主要是抗感染、疏通泪道或重建泪道，在治疗过程中应注意避免形成假道，以及术后复诊，避免重建泪道的再次粘连。

（黄斯慧）

能力检测
及答案

Note

第五章 结 膜 病

学习目标

1. **掌握**：细菌性结膜炎、病毒性结膜炎及春季角结膜炎的临床表现及治疗；沙眼的临床表现、后遗症和并发症、诊断及治疗。

2. **熟悉**：过敏性结膜炎、泡性角结膜炎、睑裂斑、翼状胬肉的临床表现及治疗。

3. **了解**：结膜结石的临床表现及治疗。

4. 具备对结膜病患者进行病史采集和检查，并根据检查结果进行综合分析，做出诊断和治疗的能力。

案例导入

患者，男，出生5天。因家长发现患儿双眼红、流泪伴大量脓性分泌物2天就诊。家长诉患儿出生后第3天开始双眼眼红流泪，有大量黄色脓性分泌物。检查：双眼睑高度水肿，结膜充血水肿，结膜囊可见大量黄色脓性分泌物，角膜透明，余检查不配合。指测双眼眼压正常。

1. 患者可能的诊断是什么？
2. 还需做哪些检查？
3. 应该如何治疗和预防？

结膜是覆盖于眼睑后面和巩膜前面的一层半透明黏膜组织，由球结膜、睑结膜和穹窿结膜三部分构成。结膜大部分暴露于空气中，易受外界环境的刺激和微生物感染而致病，最常见的疾病是结膜炎症，其次为变性疾病。

结膜炎按致病原因分为：①微生物性：可为细菌、病毒、衣原体、真菌、寄生虫等。②非微生物性：包括外界的物理性刺激（如沙尘、紫外线等）和化学性损伤（如酸、碱、有毒气体等）。部分结膜炎的发生还与免疫性病变、全身相关疾病及邻近组织炎症等蔓延有关。

结膜炎眼部症状为有异物感、烧灼感、痒感，流泪、分泌物多等。如累及角膜还可出现畏光、疼痛及视力下降。

结膜炎体征主要有：①结膜充血：为急性结膜炎最常见的体征，其特点是充血愈近穹窿部愈明显，向角膜缘方向充血减轻；充血血管可随结膜机械性移动而移动，局部点用肾上腺素后充血减轻或消失。②结膜分泌物：为各种急性结膜炎的共有体征。细菌性结膜炎呈浆液、黏液或脓性；淋球菌性结膜炎为大量脓性分泌物；病毒性结膜炎的分泌物呈水样或浆液性；过敏性结膜炎呈黏稠丝状。③乳头增生：多见于睑结膜，由增生肥大的上皮层皱叠或隆凸形成，呈红色天鹅绒状细小隆起，裂隙灯下见中心有扩张的毛细血管到达顶端，并呈轮辐样散开（彩图1）。④滤泡形成：由淋巴细胞反应引起，呈外观光滑、半透明隆起的结膜改变。⑤真膜和假膜：由脱落的结膜上皮细胞、白细胞、病原体和富含纤维素性的渗出物混合而成。真膜是严重炎症反应渗出物在结膜表面凝结而成,强行剥除后易出血;假膜是上皮表面的凝固物,易剥离,去除后上皮仍保持完整。⑥球结膜水肿:血管扩张时的渗出液进入到疏松的球结膜下组织,导致结膜水肿。⑦耳前淋巴结肿大:为病毒性结膜炎的重要体征,还可见于衣原体性结膜炎、淋球菌性结膜炎。

临床上根据结膜炎的基本症状和体征做出诊断,但确诊病因尚需实验室检查。实验室检查包括细胞学检查和病原学检查。结膜分泌物涂片和刮片可确定有无细菌感染,必要时可做细菌和真菌的培养、药物敏感试验等;病原体的分离和培养因其技术复杂、价格昂贵且耗时长而临床上不常进行。

结膜炎的治疗原则为对因治疗,以局部给药为主,必要时全身用药,急性期禁忌包扎患眼。具体措施为:①冲洗结膜囊:当结膜囊分泌物较多时,用无刺激性冲洗液如生理盐水或3%硼酸溶液冲洗,以清除结膜囊内的分泌物,保持结膜囊清洁。②滴眼液滴眼:是治疗结膜炎最基本的给药途径。③眼膏涂眼:宜睡前使用,可发挥持续作用。④全身治疗:严重的结膜炎(如淋球菌性结膜炎和衣原体性结膜炎)在局部给药的同时还需全身使用抗生素。

结膜炎患者应注意个人卫生;提倡勤洗手洗脸,不用手或衣袖擦眼;传染性结膜炎患者应隔离,患者用过的用具或接触的医疗器械必须严格消毒;医务人员接触患者后要洗手消毒,防止交叉感染,必要时可佩戴防护眼镜。

第一节 细菌性结膜炎

一、淋球菌性结膜炎

淋球菌性结膜炎又称脓漏眼,由淋球菌引起,是一种传染性极强、破坏性很大的超急性细菌性结膜炎。其特征为潜伏期短,病情进展迅速,结膜充血水肿伴有大量脓性分泌物。成人主要是通过生殖器-眼接触传染,新生儿主要是因分娩时通过患有淋球菌性阴道炎的母体产道而感染。

新生儿淋球菌性结膜炎常双眼同时受累,导致畏光、流泪,眼睑肿胀,结膜高度充血水肿,严重者水肿的球结膜突出于睑裂外。分泌物由病初的浆液性很快转变为脓性,脓液量多,不断自睑裂流出,故称“脓漏眼”。常有耳前淋巴结肿大和压痛。严重者可并发角膜溃疡甚至眼内炎,还可并发其他部位的化脓性炎症,如关节炎、脑膜炎、肺炎、败血症等。

成人淋球菌性结膜炎临床表现与新生儿相似,但相对较轻。

二、急性或亚急性细菌性结膜炎

急性或亚急性细菌性结膜炎又称急性卡他性结膜炎,俗称“红眼病”。其传染性强,多见于春秋季节,可散发感染,也可流行于学校、工厂等集体生活场所。常见的致病菌为肺炎双球菌、金黄色葡萄球菌和流感嗜血杆菌等。发病急,潜伏期为1～3天。两眼同时或相隔1～2天发病。常有眼红、流泪、异物感和灼热感等症状,眼睑肿胀,结膜充血,结膜囊内有脓性或黏液脓性分泌物,也可有球结膜下出血、角膜浸润或角膜溃疡发生。眼分泌物多,晨起时糊住眼睛而致睁眼困难。

三、慢性细菌性结膜炎

慢性细菌性结膜炎可由急性细菌性结膜炎演变而来,或由毒力较弱的病原菌感染所致。

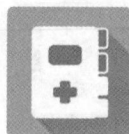

金黄色葡萄球菌和摩拉克菌是本病最常见的两种病原体。

慢性细菌性结膜炎进展缓慢,持续时间长,可单侧或双侧发病。自觉症状多种多样,主要表现为眼痒、干涩、烧灼感和视疲劳。结膜轻度充血,可有睑结膜肥厚,乳头增生,黏液性或白色泡沫样分泌物。可伴有外眦角溃疡或溃疡性睑缘炎。

四、细菌性结膜炎的治疗

未明确致病菌时先局部使用广谱抗生素,及时行实验室检查,确定致病菌属后给予敏感抗生素。禁忌包扎患眼,但可配戴太阳镜以减少光线的刺激。慢性细菌性结膜炎需长期治疗,治疗原则与急性细菌性结膜炎相似,疗效取决于患者对治疗方案的依从性。

(一)局部治疗

1. 冲洗结膜囊 分泌物多时用生理盐水或3%硼酸溶液冲洗结膜囊。

2. 局部使用对致病菌敏感的滴眼液和眼膏 革兰阳性菌所致者可使用15%磺胺醋酰钠、0.1%利福平、0.5%氯霉素等滴眼液和红霉素、杆菌肽等眼膏。革兰阴性菌所致者可选用氨基糖苷类或氟喹诺酮类药物,如0.3%庆大霉素、0.3%妥布霉素、0.3%环丙沙星、0.3%氧氟沙星等。慢性葡萄球菌性结膜炎对杆菌肽和红霉素反应良好。眦部感染者可用0.5%硫酸锌滴眼液。

(二)全身治疗

(1)淋球菌性结膜炎患者应全身及时使用足量的抗生素。成人大剂量肌注青霉素或头孢曲松钠,连续5天。青霉素过敏者可用大观霉素或喹诺酮类药物。此外,还可联合口服阿奇霉素、多西环素或喹诺酮类药物。新生儿用青霉素(10万 U/(kg·d))或用头孢噻肟钠(25 mg/kg),静脉滴注或肌注,连续7天。新生儿出生后常规用1%硝酸银滴眼液滴眼1次或涂0.5%四环素眼膏以预防新生儿淋球菌性结膜炎。

(2)流感嗜血杆菌感染而致的急性细菌性结膜炎或伴有咽炎、急性化脓性中耳炎的患者,局部用药的同时应口服头孢类抗生素或利福平。

(3)对慢性细菌性结膜炎的难治性病例和伴有酒糟鼻患者,口服多西环素100 mg,1~2次/天,持续数月。

第二节　病毒性结膜炎

病毒性结膜炎通常有自限性,可由多种病毒引起。临床常见的有流行性角结膜炎和流行性出血性结膜炎。

一、流行性角结膜炎

一种强传染性的接触性传染病,由腺病毒8、19、29和37型引起。潜伏期5~7天,起病急,症状重,双眼发病。主要症状有眼红、疼痛、畏光和水样分泌物。急性期眼睑水肿,结膜充血水肿,滤泡增生,结膜下出血,真膜或假膜形成。发病数天后角膜出现弥散的斑点状上皮损害,2周后发展为角膜中央上皮下浸润,影响视力,角膜敏感性正常。患者常出现耳前淋巴结肿大和压痛。儿童发病可伴发热、咽炎、中耳炎等症状。

二、流行性出血性结膜炎

由70型肠道病毒(偶由A24型柯萨奇病毒)引起的一种暴发流行的自限性眼部传染病。

Note

潜伏期 18~48 h,常见症状有眼痛、畏光、流泪、异物感等。眼睑水肿,结膜充血水肿,滤泡形成,结膜下出血呈点状或片状,从上方球结膜开始向下方球结膜蔓延(彩图 2)。伴有点状角膜炎和耳前淋巴结肿大。部分患者有发热及肌肉酸痛等全身症状。

三、病毒性结膜炎的治疗

以局部用药为主,病情重或伴全身症状者加用全身治疗。急性期使用的抗病毒药物有 0.1%阿昔洛韦、0.15%更昔洛韦、干扰素滴眼液等。若合并有细菌感染时加用抗生素治疗。出现严重的真膜或伪膜、上皮下角膜炎时可考虑使用糖皮质激素滴眼液,病情控制后应减少糖皮质激素滴眼液的滴眼频率。局部冷敷和使用血管收缩剂可减轻症状。

第三节 沙 眼

沙眼是由沙眼衣原体引起的一种慢性传染性角膜结膜炎,因在睑结膜表面形成粗糙不平的外观,形似沙砾,故名沙眼。沙眼感染率和严重程度同居住条件及个人卫生习惯密切相关。

(一)病因

由 A、B、C 或 Ba 抗原型沙眼衣原体感染所致。沙眼衣原体由我国汤非凡、张晓楼等人于 1955 年用鸡胚培养的方法在世界上首次成功分离。沙眼为双眼发病,通过直接接触或污染物间接传播。环境卫生不良、营养不良、酷热或沙尘气候为易感危险因素。

(二)临床表现

一般起病缓慢,多为双眼发病,潜伏期 5~14 天。幼儿感染后,症状隐匿,可自行缓解,不留后遗症。成人沙眼为急性或亚急性发病,早期即出现并发症,经过 1~2 个月急性期之后进入慢性期。慢性沙眼可反复感染,病程迁延数年至数十年。

急性期症状有畏光、流泪、异物感,黏液性或黏液脓性分泌物。检查见眼睑红肿,结膜充血,乳头增生,上下穹窿部结膜有大量滤泡,可合并弥漫性角膜上皮炎及耳前淋巴结肿大。

慢性期觉眼痒感、异物感、烧灼感、干涩等。结膜充血减轻,肥厚污秽,乳头及滤泡增生,病变以上睑结膜和上穹窿部结膜显著,可出现垂帘状角膜血管翳。睑结膜逐渐出现白色线状、网状、片状睑结膜瘢痕(彩图 3)。角膜缘滤泡发生瘢痕化改变(Herbert 小凹)。沙眼性角膜血管翳及睑结膜瘢痕为沙眼的特有体征。

沙眼的后遗症和并发症有睑内翻与倒睫、上睑下垂、睑球粘连、角膜混浊、实质性角结膜干燥症、慢性泪囊炎,可损害视力,严重者可失明。

(三)临床分期

我国在 1979 年制定了适合我国国情的沙眼分期方法:

Ⅰ期(进行活动期):上睑结膜乳头与滤泡并存,上穹窿组织模糊不清,有角膜血管翳。

Ⅱ期(退行期):上睑结膜自瘢痕开始出现至大部分变为瘢痕,仅残留少许活动性病变。

Ⅲ期(完全瘢痕期):上睑结膜活动性病变完全消失,代之以瘢痕,无传染性。

同时按活动性病变(滤泡和乳头)占上睑结膜总面积的多少制定了沙眼的分级标准:占1/3 面积以下者为轻(+),占 1/3~2/3 面积者为中(++),占 2/3 面积以上者为重(+++)。

知识链接 5-1

Note

（四）诊断

WHO 要求诊断沙眼时至少符合下述标准中的 2 条：①上睑结膜 5 个以上滤泡；②典型的睑结膜瘢痕；③角膜缘滤泡或 Herbert 小凹；④广泛的角膜血管翳。

（五）治疗

1. 局部治疗　常用滴眼液有 0.1% 利福平、0.5% 新霉素、15% 磺胺醋酰钠和 0.1% 酞丁安，晚上涂红霉素或四环素眼膏，疗程至少 10 周。

2. 全身治疗　急性期或严重的沙眼应全身应用抗生素治疗，口服多西环素（100 mg，2次/天）或红霉素（每天 1 g，分 4 次口服），一般疗程为 3～4 周。7 岁以下儿童和孕期妇女忌用四环素，避免产生牙齿和骨骼损害。

3. 并发症治疗　手术矫正倒睫和睑内翻，是防止晚期沙眼瘢痕形成导致失明的关键措施。

第四节　免疫性结膜炎

免疫性结膜炎亦称变态反应性结膜炎，是结膜对外界过敏原的一种超敏性免疫反应。

一、春季角结膜炎

春季角结膜炎又名春季卡他性结膜炎，是反复发作的双侧慢性眼表疾病。好发于儿童和青少年，男性多见，季节性发病，春夏季发病高于秋冬季。

（一）临床表现

主要症状是眼部奇痒，其他症状还有异物感、烧灼感、畏光、流泪和黏液丝样分泌物。严重者累及角膜，损害视力。

临床上将春季角结膜炎分为睑结膜型、角结膜缘型及混合型三种。睑结膜型的特点是上睑结膜巨大乳头呈铺路石样排列，乳头扁平，大小不一（彩图 4（a））。角结膜缘型重要的临床表现为角膜缘有一个或多个黄褐色或污红色胶样结节，以上方角膜缘明显，相应处球结膜充血（彩图 4（b））。混合型睑结膜和角膜同时出现上述两型表现。

各种类型春季角结膜炎均可累及角膜，角膜损害以弥漫性点状上皮角膜炎最常见，甚至形成"春季溃疡"（分布于中上 1/3 角膜的盾形无菌性上皮损害）。部分患者急性期可在角膜缘见到白色 Horner-Trantas 结节。

（二）诊断

根据春季角结膜炎的临床特点即可做出诊断，临床特点为：①男性青年好发，奇痒，季节性反复发作；②上睑结膜乳头增生，呈扁平的铺路石样，或角膜缘部有胶样结节；③显微镜下结膜刮片每高倍视野出现超过 2 个嗜酸性粒细胞。

（三）治疗

春季角结膜炎为自限性疾病，尚无根治方法，根据患者的症状和眼病病变严重程度选择治疗方法。

1. 物理治疗　冰敷，待在有空调的房间会令患者感觉更舒适。治疗效果不佳时，可考虑移居寒冷地区。

2. 药物治疗　短期用药可减轻症状，以局部用药为主，严重者可全身加用抗过敏药物。

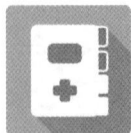

常用局部治疗药物有:①肥大细胞稳定剂:色甘酸钠、奈多罗米钠等,最好在接触过敏原前使用。②抗组胺药物:氮卓斯汀、富马酸依美斯汀等,起效较慢,与肥大细胞稳定剂联合使用效果好。③非甾体抗炎药:普拉洛芬、双氯芬酸钠等,对缓解眼部症状及体征均有一定的疗效。④糖皮质激素类滴眼液:能有效抑制多种免疫细胞的活化和炎性反应介质的释放,常用药物有可的松、地塞米松、氟米龙等。使用时间不宜过长(一般不超过 1 周),以免引起白内障、青光眼等并发症。⑤免疫抑制剂:2%环孢素 A 或 0.05%他克莫司(FK506),对顽固性春季角结膜炎有良好的治疗效果。

二、过敏性结膜炎

过敏性结膜炎是由于眼部组织对过敏原产生超敏反应所引起的炎症。本节专指那些由于接触药物或其他抗原而过敏的结膜炎,有速发型和迟发型两种。

(一) 临床表现

过敏性结膜炎速发型在接触致敏物数分钟后迅速发生,眼部奇痒、眼睑水肿、结膜充血及水肿。迟发型则在局部使用药物后 24～72 h 才发生,表现为眼睑皮肤急性湿疹、皮革样变、睑结膜滤泡形成、乳头增生。严重者可引起结膜上皮剥脱,下方角膜可见斑点样上皮糜烂。

(二) 诊断

根据有明显的过敏原接触史,脱离接触后症状消退;结膜囊分泌物涂片发现嗜酸性粒细胞增多等可以诊断。

(三) 治疗

查找过敏原,避免再次接触。局部使用糖皮质激素滴眼液、非甾体抗炎药、抗组胺药及细胞膜稳定剂。严重者可加用全身抗过敏药物(如非索非那定、氯雷他定、氯苯那敏、阿司咪唑等)或糖皮质激素。

三、泡性角结膜炎

泡性角结膜炎是由微生物蛋白质引起的迟发型免疫反应性疾病。常见致病微生物有结核分枝杆菌、金黄色葡萄球菌、白色念珠菌、球孢子菌属等。

(一) 临床表现

多见于女性、儿童及青少年,营养不良、体质瘦弱、偏食、卫生条件差等情况下好发。一般无自觉症状,少许异物感,累及角膜时刺激症状明显。泡性角结膜炎多发生于睑裂区球结膜,有红色或灰红色、直径 1～4 mm 隆起的结节,周围球结膜局限性充血。结节易破溃,顶端形成溃疡。随后上皮细胞由边缘长入,1～2 周内溃疡愈合,不留瘢痕。病变发生在角膜缘时,表现为单发或多发的灰白色、直径 1～2 mm 小结节,周围有局限性充血,病变愈合后角膜留有瘢痕,使角膜缘呈齿状,参差不齐。反复发作后疱疹可向中央进犯,新生血管也随之长入,称为束状角膜炎,痊愈后遗留一带状薄翳。

(二) 治疗

本病可自愈,但易复发,因此清除致敏原、改善全身状况以预防复发很重要。治疗上应局部和全身治疗并重。局部使用糖皮质激素滴眼液。相邻组织有细菌感染时要给予抗生素滴眼液治疗。角膜受累者,按角膜炎治疗。全身用药主要是补充各种维生素、钙剂,增加蛋白质,治疗全身疾病。注意锻炼身体,增加营养,增强体质,这对预防复发有帮助。

第五节　结膜变性疾病

一、睑裂斑

睑裂斑为睑裂区角巩膜缘连接处水平性的、灰黄色隆起的、三角形或椭圆形球结膜结节。同长期的紫外线或光化学性暴露有关。多为双侧性,鼻侧发生多于颞侧。

(一)临床表现

通常无症状。检查见睑裂部接近角膜缘处的球结膜出现三角形隆起的斑块,三角形基底朝向角膜。偶尔睑裂斑可能会充血,表面变粗糙,发生睑裂斑炎。

(二)治疗

一般无须治疗。发生睑裂斑炎时可给予非甾体抗炎药或作用较弱的糖皮质激素局部滴眼。严重影响外观、反复慢性炎症或干扰角膜接触镜的配戴时可考虑手术切除。

二、翼状胬肉

翼状胬肉是常见的结膜变性疾病,睑裂区球结膜及其下的纤维血管组织呈三角形向角膜侵入,因形似昆虫翅膀而得名。

(一)病因

病因不明,可能与长期紫外线照射、气候干燥和接触风沙等有关,多见于长期户外工作者,常在睑裂斑的基础上发展而成。

(二)临床表现

单眼或双眼发病,以鼻侧多见。一般无明显症状,或有轻度异物感,当病变接近瞳孔区时,因牵拉引起角膜散光或直接遮挡瞳孔区而引起视力下降。检查见睑裂区球结膜及其下纤维血管组织呈三角形向角膜侵入(彩图 5)。典型的翼状胬肉分为头、颈、体三部分,侵入角膜的部分为头部,角巩膜缘处为颈部,球结膜处为体部。按其病变进行情况可分为进展期和静止期,进展期胬肉充血肥厚,静止期胬肉颜色灰白,较薄,呈膜状。

(三)治疗

小而静止的胬肉一般无须治疗。当胬肉侵及瞳孔区影响视力或影响美观、致眼球运动受限时,可进行手术治疗,但有一定的复发率。显微镜下翼状胬肉切除后联合结膜瓣转移术、角膜缘干细胞移植术、羊膜移植术或局部使用丝裂霉素 C 等方法,均可减少复发。

三、结膜结石

结膜结石常见于慢性结膜炎患者或老年人,是脱落的上皮细胞和变性白细胞凝结在睑结膜表面形成的黄白色凝结物(彩图 6)。患者一般无自觉症状,无须治疗。如果结石突出于结膜表面引起异物感或角膜擦伤,可在表面麻醉下将结石剔除。

🔲 小　结

结膜大部分暴露于外界,易受微生物感染和外界环境刺激而致病,因此结膜病是常见

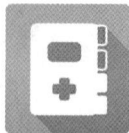

的眼科疾病之一,一些结膜病具有传染性,影响患者眼部外观和日常生活。结膜病的种类颇多,最常见的疾病是结膜炎,其次是变性疾病。本章阐述了有关结膜病的理论知识,通过本章的学习,具备对结膜病患者进行病史采集和检查,并根据检查结果进行综合分析,做出诊断和治疗的能力。对各种结膜病的治疗要根据病情,对症治疗,合理用药,减少并发症。

（余青松）

能力检测
及答案

Note

第六章　眼表疾病

学习目标

1. 掌握：眼表的解剖和生理，泪膜的组成及功能，干眼的临床表现及治疗原则。
2. 熟悉：睑板腺功能障碍的临床表现及治疗原则。
3. 能对干眼进行正确的诊断与治疗。

案例导入

患者，男，26 岁，从事 IT 行业，因双眼干涩不适一周就诊，检查：双眼视力 5.0，双眼上下眼睑未见明显异常，结膜无充血，角膜透明，前房清，虹膜纹理清，瞳孔直径 3 mm，对光反射灵敏。

1. 该患者为了进一步确诊，还需要做什么检查？
2. 该病的治疗原则是什么？

第一节　眼表概述

眼表解剖学含义指起始于上下眼睑缘灰线之间的眼球表面全部黏膜上皮，包括角膜上皮和结膜上皮。但是清晰视觉功能的获得和维持不仅要有健康的眼表上皮，还要求眼球表面必须覆盖一层稳定的泪膜。因此国际干眼指南（international dry eye workshop，DEWS）Ⅱ重新定义了眼表的含义，即眼表由泪膜、角膜、结膜、眼睑、睫毛、主泪腺、副泪腺、睑板腺及其之间的神经连接而构成。

正常眼表面覆盖着一层泪膜，因为泪膜-空气界面是光线进入眼内的第一个折射表面，保持一个稳定健康的泪膜是获得清晰视觉的重要前提。泪膜从外至内可分为脂质层、水样层和黏蛋白层。脂质层由睑板腺分泌，眼睑瞬目可促使睑板腺释放脂质，脂质层可减少泪液蒸发，保证闭睑时的水密状态。水样层由主、副泪腺分泌，富含盐类和蛋白质，维持眼表湿润。黏蛋白层位于泪膜的最内侧，含多种糖蛋白，黏蛋白也参与角结膜上皮的防御功能，抵抗病原微生物的黏附。泪道狭窄患者的泪道上皮黏蛋白表达减少，提示其可能还有促进泪液排出的作用。眼睑的非随意瞬目动作是形成稳定泪膜的重要条件之一，其作用在于将泪膜均匀地涂布于眼表，并且对眼表泪液的流量及蒸发速度进行相应调节，维持眼表泪膜的稳定性。

眼表健康的维持是通过为眼球表面提供稳定泪膜的外源性因素，和眼表上皮下的基质微环境等内源性因素，共同调控上皮干细胞的功能来实现。其中任何一个环节发生病变都将引起角、结膜表面或泪膜（即眼表）的异常。眼表疾病泛指损害角、结膜或眼表正常结构与功能的疾病，除了结膜病和角膜病，一些外眼病和泪器病也属于眼表疾病的范畴。

第二节　干　眼

干眼又称角结膜干燥症,是指任何原因引起的泪液质或量异常,或动力学异常导致的泪膜稳定性下降,并伴有眼部不适,和(或)眼表组织病变为特征的多种疾病的总称。2017 年国际泪膜与眼表协会结合近年对干眼的新发现,将干眼定义为以泪膜稳态失衡为主要特征并伴有眼部不适症状的多因素眼表疾病,泪膜不稳定、泪液渗透压升高、眼表炎性反应和损伤以及神经异常是其主要病理生理机制。流行病学统计发现干眼的发病率逐年升高,目前多数学者倾向认为患者仅具有干眼的症状,但无干眼的各种体征,尤其是没有眼表的损害,亦无引起干眼的局部及全身性原因,这类情况称之为干眼症;既有干眼症状又有体征者则称为干眼病;合并全身免疫性疾病者则称为干眼综合征。

(一) 病因与分类

干眼病因繁多,病理过程复杂,眼表面的病理性改变、基于免疫的炎症反应、细胞凋亡、性激素水平的降低以及外界环境的影响是干眼发生发展的主要因素。

将干眼根据泪液缺乏成分可分为以下五种类型:水样液缺乏性、黏蛋白缺乏性、脂质缺乏性,以及泪液动力学(分布)异常性和混合性。

(二) 临床表现

干眼病最常见的症状是眼疲劳、异物感、干涩感,其他症状有烧灼感、眼胀感、眼痛、畏光、眼红等。如果合并其他全身性疾病则具有相应疾病的症状,如口干、皮肤病损、关节痛等。干眼病的体征包括球结膜血管扩张,球结膜失去光泽、水肿增厚、皱褶,泪河变窄或中断,有时在下穹窿见微黄色黏丝样分泌物,睑裂区角膜上皮不同程度点状脱落。角膜上皮缺损区荧光素着染。干眼病早期轻度影响视力,病情发展后,可出现丝状角膜炎,症状演变为不能忍受,晚期出现角膜溃疡、变薄、穿孔,偶尔继发细菌感染。角膜瘢痕形成后,严重影响视力。

(三) 诊断

干眼的诊断目前尚无统一的标准,主要根据患者的症状、泪膜不稳定、眼表上皮细胞的损害、泪液的渗透压增加等进行诊断。检查项目包括泪膜破裂时间(BUT)、泪液分泌试验(Schirmer test)、泪液渗透压、眼表上皮活性染色、泪河宽度等。

1. 泪膜破裂时间(BUT)　正常值为 10～45 s,小于 10 s 为泪膜不稳定。

2. 泪液分泌试验(Schirmer test)　正常值为 10～15 mm/5 min,小于 10 mm/5 min 为低分泌,反复多次检查泪液分泌量<5 mm/5 min 提示为干眼。

3. 泪液渗透压　诊断干眼的标志性指标,泪液渗透压≥316 mOsm/L 提示有干眼可能。

4. 眼表上皮活性染色　荧光素染色阳性表示角膜上皮缺损。

5. 泪河宽度　正常值为 0.5～1.0 mm,小于或等于 0.35 mm 提示为干眼。

(四) 治疗

由于干眼由多种因素引起,明确并消除病因是治疗干眼的最佳方法,治疗的主要目标是缓解症状。根据干眼的不同类型,治疗方法也不尽相同。

1. 生成不足型干眼(ATD)

(1) 消除诱因:应尽量避免长时间使用电脑,少接触空调及烟尘环境等干眼诱因。

(2) 泪液成分的替代治疗:人工泪液是治疗干眼的主要药物,包括聚乙烯醇、玻璃酸钠、羟

Note

丙基甲基纤维素、右旋糖酐等。

（3）延迟泪液在眼表的停留时间：方法有配戴硅胶眼罩、湿房镜或潜水镜、治疗性角膜接触镜，安装泪小点栓子。

（4）促进泪液分泌：如使用必嗽平促进泪液分泌。

（5）局部抗炎与免疫抑制治疗：重度干眼患者可局部使用皮质类固醇和免疫抑制剂治疗，常用免疫抑制剂有 0.05%～0.1%环孢素 A 或 0.05%他克莫司。

（6）手术：如自体颌下腺移植术。

2. 蒸发过强型干眼　睑板腺功能障碍(MGD)是蒸发过强型干眼病的主要原因，MGD 的治疗详见第三节。

第三节　睑板腺功能障碍

睑板腺功能障碍(MGD)是因睑板腺分泌物的质和量的异常所引起的疾病。在油性皮肤及年老者中十分常见，是蒸发过强型干眼病的主要原因。它可以被广义的分为阻塞型和非阻塞型。

(一) 病因

尚不清楚，可能与以下因素有关：①解剖因素：随着年龄增加，睑板腺腺管上皮角化增加，管腔变得狭窄，使睑板腺分泌物排出不畅。②神经内分泌因素：雄激素促进睑板腺分泌，而肾上腺素抑制睑板腺分泌。③慢性细菌感染：最常见的为葡萄球菌，细菌产生的酶类分解睑板腺脂质，引起脂质分泌的质和量的异常。

(二) 临床表现

可有眼红、眼部烧灼感、异物感、干燥感、刺激感、痒、视疲劳、视力波动、流泪等症状。睑缘常增厚，可伴有红斑、过度角化等体征，睑缘后层出现自后向前的永久性血管扩张，睑板腺开口有白色角质蛋白堵塞而凸起变形，挤压后分泌物呈泡沫样、颗粒样或牙膏样。病变进展时睑板腺有黄色的黏液样分泌物。睑板腺炎症可持续多年，睑板腺广泛萎缩。

(三) 治疗

1. 眼睑的物理治疗　注意眼睑卫生，热敷、按摩、擦洗等。

2. 局部药物的应用　包括抗生素滴眼液、糖皮质激素滴眼液（短期使用）、不含防腐剂的人工泪液。如果患者存在脂溢性皮炎，可使用含抗脂溢药如二硫化硒或焦油的洗发剂清洁头部皮肤。

3. 口服抗生素　多西环素 100 mg，口服，2 次/天。需连续服用数周才起效，而且需维持数月。8 岁以下儿童、孕妇及哺乳期妇女慎用，改用红霉素或阿奇霉素。

小　结

　　眼表疾病是近年来提出的新概念，泛指损害角结膜眼表正常结构与功能的疾病。主要包括干眼和睑板腺功能障碍。干眼的病因繁多，治疗也需根据不同病因采取相应的方法。睑板腺功能障碍的发生与年龄、激素水平和慢性感染有关，需采取综合治疗的方法。

（黄斯慧）

能力检测
及答案

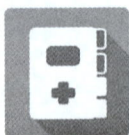

Note

第七章　角膜病与表层巩膜炎

![学习目标]

1. 掌握：角膜炎的病理过程及治疗原则；细菌性角膜炎、真菌性角膜炎、单纯疱疹病毒性角膜炎的临床表现及治疗原则。

2. 熟悉：角膜软化症的临床表现及治疗原则。

3. 了解：表层巩膜炎的临床表现及治疗原则。

4. 具有对角膜炎患者进行病史采集、运用裂隙灯显微镜进行角膜炎检查的能力；具有根据患者病史、体检及辅助检查结果进行综合分析的能力，具有对患者及家属提出角膜炎治疗原则的能力。

教学 PPT

案例导入

患者，男，35 岁。主诉因左眼不慎被植物叶子划伤后视力下降 3 天入院。检查：左眼视力为手动/眼前，左眼混合充血，结膜囊可见黄绿色脓性分泌物，角膜中央可见一直径约 4 mm 的环形溃疡灶，边缘呈灰白色浸润，溃疡表面大量黏稠分泌物附着，房水闪辉（＋＋）。

1. 该患者的诊断可能是什么？

2. 该患者还应做哪些检查？

第一节　角　膜　病

角膜位于眼球前部，和巩膜一起构成眼球的外壁，起到维持眼球形状和保护眼内组织的作用，同时又是屈光系统的重要组成部分。角膜病是主要的致盲性眼病之一。炎症、外伤、变性、营养不良等各种原因引起的角膜混浊是我国致盲的主要原因，其中以感染所致的角膜炎症为多见。

一、角膜炎总论

角膜是外界光线进入眼内的窗户，也是重要的屈光间质。组织学上可分为 5 层：上皮细胞层、前弹力层、基质层、后弹力层、内皮细胞层。角膜表面有丰富的三叉神经末梢，使角膜成为全身最敏感的组织。角膜没有血管，免疫学上处于相对的免疫赦免区域。角膜的营养主要来源于角膜缘的血管网、房水和泪膜。角膜抵抗力下降、外源性或内源性致病因素都可引起角膜组织炎症发生，统称为角膜炎。

Note

（一）病因

1. 外因 主要为细菌、真菌、病毒等侵袭角膜，特别是当角膜上皮细胞损伤时，更容易发生角膜炎。

2. 内因 指来自全身的内因性疾病，如自身免疫性疾病类风湿关节炎，可引起角膜病变。

3. 局部蔓延 由于胚胎学上的同源关系及解剖学上的连续性，邻近组织的炎症可蔓延到角膜，如严重的结膜炎可引起角膜炎。

（二）病理

致病因子侵袭角膜，引起角膜缘血管网充血、炎性渗出及炎症细胞浸入，形成局限性灰白色混浊病灶，称角膜浸润。经治疗后浸润可吸收，角膜能恢复透明；若病菌的毒力强或治疗不及时，浸润加重，向深部进行，组织坏死，坏死的角膜上皮和基质脱落形成角膜溃疡；如不及时治疗，溃疡继续发展向后部基质深层侵犯，致使角膜基质进行性溶解变薄，变薄区靠近后弹力层时，在眼压作用下后弹力层膨出，呈透明水珠状；继续发展，穿破后弹力层则角膜穿孔，此时前房变浅或消失，房水流出，虹膜可嵌顿在破溃口。若穿孔口位于角膜中央，则房水不断流出，导致穿孔区不能完全愈合，形成角膜瘘。角膜穿孔或角膜瘘极易引起眼内感染，最终可致失明、眼球萎缩。如及时治疗，患者自身的免疫反应抑制了致病因子对角膜的侵袭，溃疡将逐渐减轻、愈合。溃疡愈合后根据深浅不同，而遗留厚薄不等的瘢痕。浅层的瘢痕性混浊薄如云雾状，透过混浊部分仍能看清虹膜纹理者称角膜云翳；混浊较厚略呈白色，但仍可透见虹膜者称角膜斑翳；混浊很厚不能透见虹膜者称角膜白斑（彩图7）。如果角膜瘢痕中嵌顿有虹膜组织，便形成粘连性角膜白斑，提示角膜有穿孔史。若白斑面积大，虹膜又与之广泛粘连，则可能堵塞房角，使房水外流受阻，眼压升高，引起继发性青光眼。在高眼压作用下，混有虹膜组织的角膜瘢痕膨出形成紫黑色隆起，称为角膜葡萄肿。

内源性角膜炎常发生在角膜基质层，一般不引起角膜溃疡，修复后瘢痕亦位于深层，但在炎症消散和组织修复过程中，会有新生血管长入角膜。严重的角膜炎可引起虹膜睫状体炎。

（三）临床表现

角膜刺激症状表现为畏光、流泪、眼痛及眼异物感，重者伴有眼睑痉挛。睫状充血或混合充血。角膜水肿、浸润、溃疡及修复期的角膜瘢痕均可造成角膜混浊，不同程度地影响视力。角膜新生血管有促进损伤修复的作用，但同时也影响了角膜的透明性。前房反应从轻度的房水闪辉到前房积脓不等。房水混浊、瞳孔缩小、虹膜后粘连提示发生了虹膜睫状体炎。

（四）诊断

临床上根据角膜炎的基本症状和体征可做出诊断，但应强调病因诊断和早期诊断。采集病史时询问有无眼外伤、感冒、眼部用药及全身疾病等。根据眼部刺激症状、睫状充血、角膜浸润混浊或角膜溃疡的形态特征等即可做出诊断。在实验室检查中通过病原微生物检查或组织学检查寻找病原菌。

（五）治疗

原则是去除病因，控制感染，增强全身及局部抵抗力，促进炎症吸收和组织修复，减少瘢痕形成。

1. 抗感染 针对不同的致病微生物，选用敏感药物。可用滴眼液、眼膏，严重者加用球结膜下注射以及全身使用抗生素。

2. 散瞳 伴有虹膜睫状体炎时用1%阿托品滴眼液或眼膏散瞳，减轻炎症刺激，防止虹膜

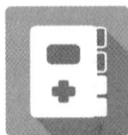

后粘连。老年人前房浅者宜用2%后马托品滴眼,以防诱发青光眼。

3. 糖皮质激素 严格掌握适应证。感染性角膜溃疡表面愈合后,为减少瘢痕的形成,可同时局部或全身慎用糖皮质激素。必须注意,角膜溃疡进行期、单纯疱疹病毒性角膜溃疡、真菌性角膜炎患者禁用。

4. 预防角膜穿孔 角膜溃疡近穿孔时,避免挤压眼球,安静休息,降低眼压;治疗便秘、咳嗽等;结膜囊涂抗生素及散瞳眼膏;用加压绷带包扎或结膜瓣遮盖,以保护创面,促进愈合。为了有效清除感染性病灶,缩短疗程,防止角膜溃疡穿孔,可考虑做治疗性角膜板层移植术。如已穿孔则做穿透性角膜移植术。

5. 其他 加强全身和局部营养,局部热敷,遮盖患眼,口服 B 族维生素、维生素 C 等,以促进炎症吸收及溃疡修复。

6. 后遗症治疗 角膜血管翳经一年以上的药物治疗视力仍低于 0.1 者,可根据具体情况考虑角膜移植或光学虹膜切除。粘连性角膜白斑继发青光眼时,应行抗青光眼手术。

二、细菌性角膜炎

细菌性角膜炎是由细菌引起的化脓性角膜炎,是常见的角膜炎之一。通常起病急,发展迅速,如得不到有效治疗,可发生角膜溃疡、穿孔,甚至眼内炎,最终眼球萎缩。

(一)病因

导致细菌性角膜炎的致病菌多种多样,常见的有葡萄球菌、铜绿假单胞菌、肺炎链球菌和大肠杆菌等。

细菌性角膜炎的诱发因素包括眼局部因素及全身因素。最常见的局部因素为角膜外伤或角膜异物剔除;干眼、慢性泪囊炎等患者一旦角膜上皮受损,也易发生此病。全身因素包括营养不良、糖尿病、长期应用免疫抑制剂等。

(二)临床表现

起病急,发展快,眼部疼痛、畏光、流泪、眼睑痉挛、视力下降等;睫状充血或混合充血、水肿。角膜首先出现灰白色或黄白色浸润点,边界不清,周围角膜组织水肿,浸润灶迅速扩大,不久发生坏死脱落形成溃疡,表面多有黄白色脓液附着。如溃疡未能控制,继续向四周及深部发展,坏死组织不断脱落,最终导致溃疡穿孔,虹膜脱出。由于细菌毒素不断渗入前房刺激虹膜睫状体,往往有前房积脓、角膜后沉着物等。革兰阳性菌感染所致溃疡常发生于已受损角膜,表现为圆形或椭圆形局灶性脓肿病灶(彩图 8)。革兰阴性菌特别是铜绿假单胞菌所致角膜溃疡,多发生于角膜异物剔除术后或配戴角膜接触镜后,也可见于使用了被铜绿假单胞菌污染的荧光素钠滴眼液或其他滴眼液,早期即出现难以忍受的眼痛、畏光、流泪及大量脓性分泌物,视力急骤下降。眼睑红肿,混合充血,球结膜高度水肿。由于铜绿假单胞菌产生蛋白溶酶,表现为快速发展的角膜液化性坏死,溃疡浸润灶及分泌物呈黄绿色,前房积脓严重,感染如未控制,几天内可引起角膜穿孔或眼内炎。

(三)治疗

(1)局部使用抗生素:为治疗细菌性角膜炎最有效的途径。急性期高浓度的抗生素滴眼液频繁滴眼(每 15～30 分钟 1 次),病情控制后逐渐减量。睡前涂抗生素眼膏。初诊患者治疗前从浸润灶刮取坏死组织做细菌培养和药物敏感试验,给予广谱抗生素治疗,然后根据实验室检查结果,调整为使用敏感抗生素。对病原体未明的革兰阳性菌感染,首选头孢菌素进行治疗。革兰阴性菌角膜炎的首选抗生素是氨基糖苷类药物,代表药物是妥布霉素滴眼液。对于多种细菌引起的角膜炎或革兰染色结果不明确者,推荐头孢唑啉与氨基糖苷类药物联用。

(2)急性期禁止使用糖皮质激素,慢性期可以酌情使用。

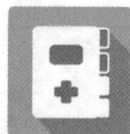

（3）如溃疡将穿孔或已穿孔者，结膜囊涂抗生素眼膏及阿托品眼膏，用绷带加压包扎，应及早考虑角膜移植。

（4）口服大量 B 族维生素、维生素 C 等。

（5）局部使用胶原酶抑制剂抑制溃疡发展，如半胱氨酸滴眼液、谷胱甘肽滴眼液等。

（6）必要时全身使用抗生素。

三、真菌性角膜炎

真菌性角膜炎是一种由致病真菌引起的致盲率极高的感染性角膜病。随着抗生素和糖皮质激素的广泛应用以及对本病认识和诊断水平的提高，其发病率不断升高。

（一）病因

发病大多与植物性外伤有关，因泥土、植物叶片等常附有真菌，当角膜上皮破损时真菌即可接种于角膜而致病。有的则发生于长期应用糖皮质激素或机体抵抗力下降者。主要致病菌为镰刀菌、曲霉菌和酵母菌属。

（二）临床表现

起病相对缓慢，亚急性经过，病程较长。角膜刺激症状较轻，无脓性分泌物，但体征较重。表现为角膜溃疡病灶呈乳白色，致密，其表面隆起，粗糙不平，常附有干燥"舌苔"样或"牙膏"样坏死组织，易刮除，溃疡边缘不清楚，呈"羽毛"状。在溃疡周围因胶原溶解而出现浅沟或抗原抗体反应形成免疫环，可见"卫星灶"或"伪足"样浸润病灶。角膜后有斑块状沉着物。常伴有严重的虹膜睫状体反应，出现前房积脓，其性状黏稠，不易移动，如长期不吸收，可在前房角、晶状体表面形成机化膜，甚至导致继发性青光眼。丝状真菌对角膜的穿透性强，可侵入眼内导致真菌性眼内炎（彩图 9）。

（三）诊断和鉴别诊断

根据植物性外伤病史、眼部表现及实验室检查进行诊断。做溃疡面坏死组织刮片检查，找到真菌菌丝或培养分离出真菌即可确诊，但需与细菌性角膜炎相鉴别（表 7-1）。角膜共焦显微镜作为非侵入性检查手段可在病变早期阶段直接发现病灶内的真菌病原体。

表 7-1　细菌性角膜炎与真菌性角膜炎鉴别

项　目	细　菌　性	真　菌　性
起病	较急，发展快	亚急性，发展缓慢
诱因	角膜外伤，慢性泪囊炎	植物性角膜外伤
症状	重	一般较轻
分泌物	脓性	黏液性
溃疡形态	常为圆形或椭圆形病灶，伴有边界明显灰白的基质浸润	乳白色，致密，粗糙，表面附有"牙膏"样坏死组织，免疫环、"伪足"和"卫星灶"
前房积脓	有	常有，黏稠，不易移动
刮片	细菌	真菌菌丝

（四）治疗

1. 抗真菌药物　常用局部药物有两性霉素 B、纳他霉素、氟康唑、咪康唑、氟胞嘧啶等滴眼液，目前 0.15% 两性霉素 B 和 5% 纳他霉素滴眼液是治疗真菌性角膜炎的一线药物。病情严重者可全身使用抗真菌药物，如氟康唑注射液 100 mg 静脉滴注。抗真菌药物起效慢、全身

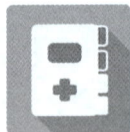

Note

使用对肝肾功能有损害,因此需仔细观察临床体征以评估疗效,治疗中注意肝肾功能及药物的眼表毒性,起效后药物治疗应至少持续 6 周。

2. 散瞳 用阿托品滴眼液或眼膏。

3. 预防穿孔 如药物不能控制病情、角膜溃疡即将或已经穿孔者,可行角膜移植术或结膜瓣遮盖术。

4. 禁忌 本病禁用糖皮质激素。

四、单纯疱疹病毒性角膜炎

单纯疱疹病毒(HSV)引起的角膜感染称单纯疱疹病毒性角膜炎(HSK),在角膜病中致盲率居第一位。本病反复发作,由于目前尚无有效控制复发的药物,多次发作后角膜混浊逐渐加重,常最终导致失明。

(一) 病因

主要由单纯疱疹病毒的血清Ⅰ型病毒引起,它是一种较大的 DNA 病毒,存在比较广泛。对于神经组织和来源于外胚叶的上皮细胞有亲和力。少数人为 HSV-Ⅱ型致病。分为原发感染和复发感染。绝大多数成年人都接触过 HSV,但大部分没有引起任何临床症状。原发感染后 HSV 潜伏在三叉神经节。复发性 HSV 感染是由潜伏病毒的再活化所致。

(二) 临床表现

原发感染和复发感染表现不一。

1. 原发感染 病毒初次侵犯人体,多见于 6 个月~5 岁的婴幼儿,唇部或皮肤疱疹有自限性,眼部可引起急性滤泡性结膜炎、假膜性结膜炎或树枝状角膜炎,伴有全身发热、耳前淋巴结肿大。原发感染后 HSV 潜伏在三叉神经节。

2. 复发感染 原先病变终结后病毒常潜伏于三叉神经节内,在一些非特异性刺激下,如感冒、发热、疲劳、使用类固醇激素或免疫抑制剂后,潜伏的病毒被激活,沿三叉神经到达角膜,导致角膜炎复发。临床上见到的单纯疱疹病毒性角膜炎几乎都是复发感染,主要见于成人,有四种类型:

(1) 上皮型:树枝状或地图状角膜炎,为病毒直接侵犯角膜上皮所致。初起角膜上皮出现灰白色、针尖样隆起的小疱,点状或排列成串,很快破溃,融合成树枝状表浅溃疡,称为树枝状角膜炎(彩图 10)。树枝状分支的末端结节样扩大,病灶中央沟状凹陷,荧光素钠染色阳性。病变区角膜知觉减退,有角膜刺激症状及睫状充血。病情持续 1~3 周,经治疗后一般不留瘢痕。但如久治不愈或反复发作,病变可向四周及深部发展,树枝状溃疡逐渐融合、扩大、加深,其边缘呈锯齿状,外观形似地图,称地图状角膜炎(彩图 11)。

(2) 基质型:根据临床表现不同可分为免疫性和坏死性两种亚型。

①免疫性基质型角膜炎:最常见的是盘状角膜炎,绝大多数为 HSV 的直接侵犯或由此引起的局部的免疫反应所致。其临床过程缓慢而持久,可无充血,角膜中央出现圆盘状基质水肿、增厚,伴有后弹力层皱褶和内皮水肿,一般上皮层完整。病灶区角膜知觉减退,角膜刺激症状轻或无,视力明显减退。若伴有虹膜睫状体炎,则在水肿区域角膜内皮面出现沉积物。慢性或复发性单纯疱疹病毒性角膜炎可发生大泡性角膜病变、角膜瘢痕形成或变薄、新生血管长入及脂质沉积。

②坏死性基质型角膜炎:表现为角膜基质内单个或多个黄白色坏死浸润灶、胶原溶解坏死以及上皮广泛性缺损。常诱发基质层新生血管,角膜可变薄或穿孔。

(3) 角膜内皮炎:可分为盘状、弥漫性和线状 3 种类型。盘状角膜内皮炎是最常见的类型,通常表现为角膜中央或旁中央基质水肿,角膜失去透明呈毛玻璃样外观,在水肿区可见角

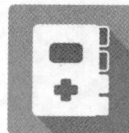

膜后沉着物(KP),伴有轻、中度虹膜睫状体炎。角膜内皮功能通常在炎症消退后数月方可恢复,严重者导致角膜内皮失代偿,发生大泡性角膜病变。

（4）神经营养性角膜病变:多发生在 HSV 感染的恢复期或静止期,溃疡一般呈圆形或椭圆形,多位于睑裂区,多局限于角膜上皮及基质浅层,边缘光滑,浸润轻微。

（三）诊断和鉴别诊断

根据病史、角膜树枝状或地图状溃疡灶,或盘状角膜基质炎等体征可诊断,实验室检查有助于诊断,如角膜病灶分离到 HSV 等。

（四）治疗

1. 抗病毒治疗　常用 0.1%阿昔洛韦滴眼液和 3%阿昔洛韦眼膏,0.15%更昔洛韦滴眼液和眼膏等。急性期每 1～2 h 1 次,睡前涂抗病毒眼膏。有报道认为阿昔洛韦与高浓度干扰素联合使用效果较佳。病情严重、反复发作或角膜移植术后的患者,需口服阿昔洛韦、更昔洛韦等抗病毒药物,用药时间一般不少于 2 周。

2. 糖皮质激素的使用　盘状角膜炎可同时使用糖皮质激素滴眼液,以减轻病毒所引起的免疫反应。但树枝状、地图状角膜炎禁用,否则可导致炎症扩散。

3. 散瞳　伴有虹膜睫状体炎时,用阿托品滴眼液或眼膏及时充分散瞳。

4. 手术治疗　已穿孔的病例可行治疗性穿透性角膜移植,但手术宜在静止期进行。

5. 减少复发　口服阿昔洛韦 400 mg,2 次/天,持续 1 年,可降低复发率。控制诱因对降低复发率也很重要。

五、角膜软化症

角膜软化症由维生素 A 严重缺乏所致。偏食、喂养不当、吸收不良、慢性腹泻、消耗过多或肝胆疾病等是发病的常见原因。

（一）临床表现

多见于婴幼儿,双眼缓慢起病。患儿不愿睁眼,早期出现夜盲,但不易被家长发现。以后结膜干燥失去光泽和弹性,眼球转动时球结膜产生许多与角膜缘平行的皱纹,睑裂区内外侧球结膜上出现典型的基底朝向角膜缘的三角形泡沫状上皮角化斑,称为 Bitot 斑。初起角膜上皮干燥失去光泽,呈雾状混浊。后期角膜呈灰白色混浊,进而坏死脱落,常合并感染,出现前房积脓。如不及时处理,整个角膜软化、坏死、穿孔,甚至眼内容脱出。

（二）治疗

治疗原则:改善营养,补充维生素 A,防止严重并发症。病因治疗是关键措施,迅速大量补充维生素 A,同时加强原发全身病的治疗。眼部滴用鱼肝油滴剂,适当给予抗生素滴眼液及眼膏以防止和治疗继发性感染。如能在角膜穿孔前得到控制,预后良好。

（三）预防

对家长宣传喂养常识,纠正偏食习惯,患儿不应无原则地"忌口",积极治疗慢性病。

知识链接 7-1

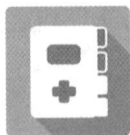

第二节　表层巩膜炎

巩膜为眼球壁最外层,质地坚韧,呈瓷白色。在巩膜疾病中以炎症最为常见,其次为变性。本节只介绍较为多见的表层巩膜炎。

表层巩膜炎是一种复发性、暂时性、自限性巩膜表层组织的非特异性炎症。好发于青壮年女性,患者可表现为眼红,但无明显刺激症状。炎症常累及巩膜赤道前,多见于角膜缘至直肌附着点的区域内,并以睑裂暴露部位最常见。表层巩膜炎可反复发病、持续数年。根据临床表现不同,可分为结节性表层巩膜炎和单纯性表层巩膜炎。

表层巩膜炎应与结膜炎鉴别。结膜炎充血弥漫,且多伴分泌物;而表层巩膜炎多局限在角膜缘至直肌附着点的区域内,不累及睑结膜,充血血管呈放射状垂直从角膜缘向后延伸,这是结膜炎与表层巩膜炎的鉴别要点。

表层巩膜炎多有自限性,通常在 1~2 周内自愈,几乎不产生永久性眼球损害,一般无须特殊处理。若患者感觉疼痛,可局部滴 0.1% 地塞米松滴眼液,必要时可全身用糖皮质激素或非甾体抗炎药。

小　结

本章对角膜病与表层巩膜炎进行了阐述,着重对细菌性角膜炎、真菌性角膜炎、单纯疱疹病毒性角膜炎进行了论述。需要掌握角膜炎的病理过程及治疗原则,细菌性角膜炎、真菌性角膜炎、单纯疱疹病毒性角膜炎的临床表现、诊断、鉴别诊断和治疗。熟悉角膜软化症的临床表现及治疗原则。了解表层巩膜炎的临床表现及治疗原则。通过本章内容的学习,能在带教老师的指导下对角膜炎患者进行病史采集,并能运用裂隙灯显微镜进行角膜炎检查,具有根据患者病史、体检及辅助检查结果进行综合分析的能力,具有对患者及家属提出角膜炎治疗原则的能力。

（刘院斌）

能力检测
及答案

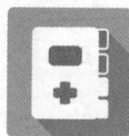

第八章　葡萄膜病

学习目标

1. 掌握：前葡萄膜炎的临床表现、诊断及鉴别诊断和治疗。
2. 熟悉：各类葡萄膜炎的病因和分类。
3. 了解：中间葡萄膜炎、后葡萄膜炎的临床表现及治疗；交感性眼炎的概念、诊断及处理原则。
4. 具有对葡萄膜炎患者进行病史采集、运用裂隙灯显微镜进行检查的能力；具有根据患者病史、体检及辅助检查结果进行综合分析的能力，具有对患者及家属提出葡萄膜炎治疗原则的能力。

案例导入

患者，男，60岁，左眼红痛伴视力下降5天，伴头痛和畏光、流泪，无眼分泌物，曾在外院治疗，无明显好转。眼部检查：左眼视力0.3，左眼结膜混合性充血，角膜后有羊脂状KP，房水闪辉阳性，瞳孔小，对光反射迟钝。右眼未见异常。

1. 该患者的诊断可能是什么？
2. 该患者还应做哪些检查？

第一节　葡萄膜炎总论

葡萄膜又称色素膜，是眼球壁的组成部分，富含色素和血管，起到营养眼球的作用，且血流缓慢，许多全身疾病可通过血流影响葡萄膜而使其致病，因此葡萄膜病是常见眼病，其中最多见的是葡萄膜炎。葡萄膜炎是指发生在葡萄膜、视网膜、视网膜血管以及玻璃体的炎症，是常见的严重眼病，多发于青壮年，常反复发作，治疗棘手，为致盲的主要原因之一。

（一）葡萄膜炎的病因

1. 外因性

（1）感染性因素：如眼球穿通伤、眼内异物、内眼手术、角膜溃疡穿孔等，使细菌或真菌等病原体直接进入眼内，引起葡萄膜炎症。

（2）非感染性因素：眼球受到机械伤、化学烧伤及动植物毒素刺激等引起，眼内铜或铁等异物长期化学反应也可引起。

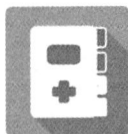

2. 内因性

（1）感染性内因：包括细菌、病毒、真菌、寄生虫等。

（2）非感染性内因：病原体不明，往往伴有全身病或免疫异常。

3. 继发性

（1）继发于眼球本身的炎症：如角膜炎、巩膜炎、视网膜炎等。

（2）继发于眼球附近组织的炎症：如眼眶脓肿、副鼻窦炎、脑膜炎等。

（二）葡萄膜炎的发病机制

葡萄膜炎发病机制复杂，主要为免疫因素，其次是炎症介质。

1. 免疫因素

（1）眼组织特点：葡萄膜是免疫应答的好发部位，葡萄膜血流缓慢，小血管多，通透性强，容易使各种免疫成分和抗原沉着，使组织致敏，当再与相应抗原接触可在葡萄膜引起免疫反应。

（2）葡萄膜炎与超敏反应：葡萄膜炎主要由Ⅰ、Ⅱ、Ⅲ、Ⅳ型超敏反应引起，其中Ⅲ、Ⅳ型超敏反应与葡萄膜炎的关系更加密切。

（3）葡萄膜炎与免疫遗传：已发现多种类型的葡萄膜炎与特定的 HLA 抗原相关。

2. 炎症介质 前列腺素、组胺、羟色胺、激肽等炎症介质可以引起葡萄膜炎，其中前列腺素是主要的。

3. 自由基 人体代谢过程中能不断产生自由基，活性氧占多数。已经证实活性氧生成过多时可造成组织的损伤，葡萄膜炎组织损伤也与此有关。

（三）葡萄膜炎的分类

1. 按炎症部位分类 可分为前、后、中间葡萄膜炎和全葡萄膜炎。前葡萄膜炎包括虹膜炎和睫状体炎；后葡萄膜炎包括脉络膜炎、视网膜炎、脉络膜视网膜炎、视网膜脉络膜炎和视网膜血管炎；中间葡萄膜炎即周边葡萄膜炎或睫状体扁平部炎；全葡萄膜炎包括眼内炎和过敏性或中毒性炎症等。

2. 按病因分类 按病因分类是理想方法，可分为外因性、内因性和继发性葡萄膜炎。

3. 按炎症性质分类 按照炎症性质可分为化脓性和非化脓性葡萄膜炎。后者又可分为肉芽肿性和非肉芽肿性炎症。

（四）按病程特点分类

按照病程特点可分为急性和慢性葡萄膜炎，病程不到 3 个月称为急性葡萄膜炎，超过 3 个月的称为慢性葡萄膜炎。

第二节　前葡萄膜炎

前葡萄膜炎包括虹膜炎和睫状体炎，二者常同时发生，又称虹膜睫状体炎，是最常见的葡萄膜炎。急性前葡萄膜炎是眼科常见病、多发病。

（一）临床表现

1. 症状 眼痛、畏光、流泪，前房出现大量纤维蛋白渗出或黄斑视乳头水肿时可引起视力显著下降。发生继发性青光眼和并发性白内障时也可引起视力严重下降。

2. 体征

（1）睫状充血或混合充血：睫状充血指位于角膜缘周围的表层巩膜血管的充血，是急性前

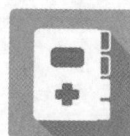

葡萄膜炎的一个常见体征。

（2）角膜后沉着物：指炎症细胞、渗出物或色素等沉积于角膜后表面（彩图12），又称为KP，是前葡萄膜炎的重要体征。常见的有：①粉尘状KP：微小白点呈粉尘状，常见于急性或过敏性非肉芽肿性炎症。②羊脂状KP：白色小球状，常见于肉芽肿性炎症。如结核病、交感性眼炎等。③色素性KP：细小色素颗粒，附着在角膜内皮上或陈旧性细胞性KP表面，见于陈旧性炎症。

（3）房水混浊：出现前葡萄膜炎症时，炎症细胞、纤维蛋白渗入前房，使房水混浊不清。裂隙灯观察房水时，裂隙灯强点状光或短光带照射时可见一深灰或淡灰色光束，如阳光透过充满灰尘的空气形成的光柱，这种现象称为房水闪辉，即Tyndall征阳性。房水混浊是炎症活动期的重要体征。若房水中大量炎症细胞沉积于前房下方形成液平面，称为前房积脓。

（4）虹膜改变：虹膜因充血水肿而纹理不清，色泽晦暗。虹膜与晶状体前表面的纤维蛋白性渗出物黏附在一起，称为虹膜后粘连；虹膜与角膜的黏附则称为虹膜前粘连。炎症时虹膜表面会出现结节，常见有Koeppe结节、Busacca结节和虹膜肉芽肿。

（5）瞳孔改变：炎症时因睫状肌痉挛和瞳孔括约肌的持续性收缩，可以引起瞳孔缩小、瞳孔对光反射迟钝；虹膜发生后粘连时，散瞳后瞳孔呈梅花状、梨状或不规则状外观。若虹膜发生360°粘连，则称为瞳孔闭锁；若纤维膜覆盖整个瞳孔区，则被称为瞳孔膜闭。

（6）晶状体改变：前葡萄膜炎时，色素可沉积于晶状体前表面，在新鲜的虹膜后粘连被拉开时，晶状体前表面可遗留下色素。

（7）玻璃体及眼后段改变：前葡萄膜炎时，炎症导致房水混浊，直接引起玻璃体的代谢异常，出现不同程度的点状、絮状和条状混浊。一般眼底正常，偶尔可见黄斑囊样水肿和视乳头水肿。

（二）并发症

1. 并发性白内障 前葡萄膜炎反复发作或长期迁延，晶状体营养代谢受到影响，导致并发性白内障，表现为晶状体后囊下混浊。其次，由于在治疗中长期使用糖皮质激素，也导致晶状体后囊下混浊。

2. 继发性青光眼 前葡萄膜炎时眼压升高同以下因素有关：①纤维素样渗出、炎症细胞、色素颗粒等堵塞小梁网。②虹膜粘连、瞳孔闭锁或瞳孔膜闭引起房水引流不畅，引起眼压升高，严重者视力丧失。

3. 低眼压及眼球萎缩 前葡萄膜炎发病早期睫状充血水肿，长期睫状体炎症使睫状体分泌房水功能障碍，均使房水分泌减少，导致眼压降低，眼球缩小，最终导致眼球萎缩。

（三）诊断与鉴别诊断

诊断主要是依据临床表现，检查有睫状充血、KP、房水闪辉、瞳孔缩小、虹膜粘连、瞳孔闭锁等体征即可明确诊断。

急性前葡萄膜炎、急性结膜炎和急性闭角型青光眼发作期的鉴别见表8-1。

表8-1 急性前葡萄膜炎、急性结膜炎和急性闭角型青光眼发作期的鉴别

鉴别点	急性前葡萄膜炎	急性结膜炎	急性闭角型青光眼发作期
自觉症状	疼痛较轻，畏光流泪	轻，无眼痛	虹视、眼痛，伴恶心、呕吐
视力	视力减退	正常	视力骤降
充血	睫状充血	结膜充血	混合充血
角膜	透明、灰白色或羊脂状KP	正常	上皮水肿、少量色素性KP
前房	深浅正常、前房闪辉（＋）、有渗出	正常	明显变浅、前房闪辉（－）

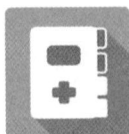

续表

鉴别点	急性前葡萄膜炎	急性结膜炎	急性闭角型青光眼发作期
瞳孔	缩小,常有虹膜后粘连	正常	放大,呈垂直椭圆形
眼压	正常、稍低或稍升高	正常	明显升高

(四)治疗

治疗原则是立即散瞳,迅速控制炎症,预防并发症发生。

1. 局部治疗

(1)散瞳:一旦确诊,应立即散瞳以解除睫状肌痉挛,减轻充血、水肿和疼痛。同时可以使虹膜和晶状体前囊膜分离,防止或拉开虹膜后粘连。

(2)糖皮质激素:常用制剂有0.5%可的松滴眼液、0.1%地塞米松滴眼液,每日滴眼4~8次,炎症减轻后逐渐减少滴眼次数。一般不主张频繁糖皮质激素结膜下注射。

(3)非甾体抗炎药:可给予吲哚美辛、双氯芬酸钠等滴眼液滴眼,一般不需要口服治疗。

2. 全身治疗

(1)糖皮质激素:用地塞米松3~4 mg或泼尼松30~50 mg,每天清晨餐后顿服,根据病情的变化逐步调整用量。在病情较急、受累范围较大的情况下也可以配合静脉滴注治疗。

(2)非甾体抗炎药:病情较严重的情况下可以适量口服吲哚美辛25 mg,3次/天;或口服阿司匹林0.5g,3次/天。

(3)抗生素:由感染因素所引起的,应给予抗感染治疗。

(4)免疫抑制剂:应用激素治疗不佳,反复发作或病情严重者,可应用免疫抑制剂如环磷酰胺、环孢素A等治疗,但要注意定期查肝功能及血常规。

3. 并发症治疗

(1)继发性青光眼:可使用降眼压药物治疗,效果不理想者可行虹膜周边切除或滤过手术。

(2)并发性白内障:在炎症控制的情况下行白内障摘除术联合人工晶状体植入术。

第三节 中间葡萄膜炎

知识链接 8-1

中间葡萄膜炎指发生在睫状体平坦部与眼底周边部的炎症,又称为睫状体平坦部炎、周边葡萄膜炎等。该病多发于40岁以下的青年,常累及双眼,可同时或先后发病。

(一)临床表现

1. 症状 轻者,初发可无明显症状,仅有眼前黑影飘动、雾视或一过性近视。重者,出现中心视力及周边视力显著下降。

2. 体征 眼前段一般正常,少数可以有羊脂状或粉尘状KP,轻度前房闪辉。用三面镜或间接检眼镜检查可发现玻璃体基底部呈大小一致的灰白色雪球状混浊;睫状体扁平部有灰白色隆起的雪堤样改变;下方周边部视网膜炎、视网膜血管炎、周边部视网膜脉络膜炎。

(二)并发症

黄斑囊样水肿最为常见,并发性白内障主要表现为后囊下混浊,还可并发视网膜新生血管、玻璃体积血、增生性视网膜病变、视乳头水肿、视神经萎缩等。

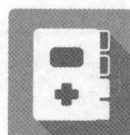

Note

（三）诊断

用三面镜或间接检眼镜检查可见典型的玻璃体雪球状混浊、睫状体雪堤样改变以及下方周边部视网膜血管炎等改变即可做出诊断。

（四）治疗

对于视力大于 0.5、病情轻者，无须治疗，但应定期观察。对于视力低于 0.5 并且有明显活动性炎症者，须及时治疗。一般给予糖皮质激素局部或全身使用。炎症难以控制的，可以给予免疫抑制剂治疗。药物效果不佳，可以行睫状体扁平部冷凝；出现视网膜新生血管可行激光光凝治疗。药物治疗无效，出现玻璃体增殖、玻璃体积血、牵引性视网膜脱离时，可行玻璃体切割术。

第四节　后葡萄膜炎

后葡萄膜炎指由各种原因引起的玻璃体后部、脉络膜、视网膜、视网膜血管的炎性病变总称。

（一）临床表现

1. 症状　主要取决于炎症受累部位、炎症类型和严重程度，可有眼前黑影、闪光、暗点、视物模糊或下降；合并全身疾病者，可有相应的全身症状。

2. 体征　常见的体征有玻璃体内炎症细胞和混浊；局灶性脉络膜视网膜浸润病灶，大小不一，晚期可形成瘢痕病灶；视网膜或黄斑水肿；视网膜血管炎出现血管鞘、血管闭塞和出血；还可发生渗出性视网膜脱离、增殖性视网膜病变、玻璃体积血等。

（二）诊断

根据典型的临床表现即可诊断。FFA 能够帮助判断视网膜、视网膜血管及脉络膜色素上皮病变。

（三）治疗

常使用类固醇激素治疗，对于感染因素所致者还应给予抗感染治疗；由免疫因素引起的炎症应当使用免疫抑制剂。治疗过程中应定期监测肝肾功能及血常规。

第五节　交感性眼炎

交感性眼炎是指发生于一眼穿通性外伤或内眼手术后的双侧肉芽肿性葡萄膜炎，受伤眼被称为诱发眼，另一眼则称为交感眼。病情严重未及时进行有效治疗，常致双眼失明。

（一）临床表现

可发生于外伤或手术后 5 天或 56 年内，大多数在 2 个月以内发病。发病隐匿，为肉芽肿性炎症，可表现为前葡萄膜炎、中间葡萄膜炎、后葡萄膜炎、全葡萄膜炎，其中以前葡萄膜炎为多见。视乳头充血，后极部视网膜水肿，可出现晚霞样眼底和 Dalen-Fuchs 结节，也可出现一些眼外病变，如毛发变白、脱发、听力下降、脑膜刺激征等。

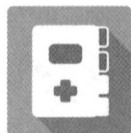

（二）诊断

眼球穿通伤和内眼手术史对该病的诊断有重要价值，也是与 Vogt-小柳-原田病相鉴别的重要依据。

（三）治疗

前段受累者应用睫状肌麻痹剂和糖皮质激素滴眼治疗，后葡萄膜炎和全葡萄膜炎者应用糖皮质激素口服和免疫抑制剂治疗。

（四）预防

眼球穿通伤后要及时修复伤口，恢复视功能，避免葡萄膜嵌顿、预防感染、应用糖皮质激素控制葡萄膜炎等措施对本病可能有预防作用。对于修复无望、抢救无效的眼球要谨慎行眼球摘除术。

小 结

本章对葡萄膜病进行了阐述，着重对葡萄膜炎、交感性眼炎进行了论述。需要掌握前葡萄膜炎的临床表现、诊断、鉴别诊断和治疗。熟悉葡萄膜炎的病因和临床分类。了解中间葡萄膜炎、后葡萄膜炎的临床表现及治疗；交感性眼炎的概念、诊断及处理原则。通过本章内容的学习，能在带教老师的指导下对葡萄膜炎患者进行病史采集，并能运用裂隙灯显微镜进行葡萄膜炎检查。具有根据患者病史、体检及辅助检查结果进行综合分析的能力，具有对患者及家属提出葡萄膜炎治疗原则的能力。

（田秀蓉）

能力检测
及答案

Note

第九章　青　光　眼

学习目标

1. 掌握：原发性急性闭角型青光眼的病因、临床表现、诊断和治疗；原发性开角型青光眼的临床表现、诊断及治疗原则。

2. 熟悉：原发性慢性闭角型青光眼的临床表现、诊断及治疗原则。

3. 了解：继发性青光眼、先天性青光眼的治疗原则。

4. 具备对青光眼患者进行病史采集和检查，并根据病史、检查及辅助检查结果进行综合分析，做出初步诊断和正确治疗的能力。

案例导入

患者，女，60岁，右眼红、胀痛、视力下降伴头痛、恶心、呕吐12小时入院。患者1天前因家庭琐事与儿子吵架后夜间无法入睡，早晨起床后感右眼胀痛、视物不清，伴右侧头痛、恶心、呕吐。眼部检查：右眼视力手动/50 cm，左眼视力0.8，右眼混合充血，角膜雾状混浊，前房极浅，周边前房几近消失，房水清，虹膜纹理欠清，瞳孔散大呈竖椭圆形，约5 mm×6 mm，对光反射消失，晶状体尚透明，玻璃体及眼底窥不清。左眼周边前房稍浅，余眼部检查未见明显异常。右眼眼压56 mmHg，左眼眼压16 mmHg。

1. 该患者还需做哪些进一步的检查？
2. 该患者的诊断可能是什么？
3. 应如何治疗？

第一节　青光眼概述

(一) 青光眼的定义

青光眼是全球第二位的不可逆性致盲眼病，是一组以特征性视神经萎缩和视野缺损为共同特征的疾病，病理性眼压增高是其主要危险因素。当眼压超过眼球所能承受的限度时，造成眼球内各组织特别是视神经的损害，进而损害视功能。

(二) 眼压与青光眼

眼压是指眼球内容物对眼球壁的压力。眼压的高低主要取决于房水循环中的三个因素：睫状突生成房水的速率、房水通过小梁网排出的阻力、上巩膜静脉压。生理性眼压的稳定性，有赖于房水生成量与排出量的动态平衡。一旦平衡失调，眼压将出现变化。眼压升高是造成青光眼视神经损害的主要因素,多数青光眼是因房水外流阻力增加所致。

正常人眼压范围为 10～21 mmHg,有双眼眼压对称、昼夜压力相对稳定的特点,一般双眼眼压差异≤5 mmHg ,24 小时眼压波动≤8 mmHg。若眼压变化超过上述范围,则怀疑其处于病理状态,需要做进一步检查,以做出正确判断。

（三）青光眼的分类

根据前房角形态结构(开角或闭角)、病因机制(明确或不明确)以及发病年龄这三个主要因素,一般将青光眼分为原发性、继发性和先天性三大类。

（四）青光眼的临床检查和诊断

青光眼最基本的检查项目有眼压、房角、视野和视盘检查。

1. 眼压测量　测量方法主要有三种:①Schiotz(修氏)眼压计;②Goldmann 眼压计;③非接触式眼压计。目前公认 Goldmann 眼压计的准确性相对较好。

2. 房角检查　房角的开放或关闭是诊断青光眼为开角型或闭角型的主要依据。常用方法有三种:①前房角镜检查;②超声生物显微镜检查(UBM);③眼前节光学相干断层成像术(OCT)。

3. 视野检查　定期视野检查对于青光眼的诊断和随访十分重要,目前自动视野计已成为评价青光眼视野的标准检查。

4. 视盘检查　青光眼的视盘改变是诊断青光眼的客观依据。常用的检查方法有直接检眼镜、眼底照相、光学相干断层成像(OCT)等。

知识链接 9-1

第二节　原发性青光眼

原发性青光眼是指发病机制尚未完全阐明的一类青光眼,有遗传倾向,一般系双眼发病,但发病可有先后,严重程度也常不相同。根据眼压升高时前房角的状态,分为原发性闭角型青光眼和原发性开角型青光眼。

一、原发性闭角型青光眼

原发性闭角型青光眼(primary angle-closure glaucoma,PACG)是由于原发性房角关闭所致的急性或慢性眼压升高,伴有或不伴有青光眼性视盘改变和视野损害,是我国最常见的青光眼类型。根据眼压升高是骤然发生还是逐渐发展,分为原发性急性闭角型青光眼和原发性慢性闭角型青光眼两种。

（一）原发性急性闭角型青光眼

原发性急性闭角型青光眼是因前房角的急性闭塞导致房水排出障碍,引起眼压急剧升高并伴有相应症状和眼前节组织改变的眼病。有遗传倾向,双眼先后或同时发病。发病年龄多在 50 岁以上,女性多见,男女发病比例约为 1∶2。

1. 病因

1) 内因:眼球局部解剖结构的异常被认为是主要的发病因素,包括眼轴较短、角膜较小、前房较浅(彩图 13)、房角较窄、晶状体相对较大较厚且位置相对靠前。

2) 外因:情绪波动、精神创伤、过度疲劳、暗处停留时间过久、气候变化、滴用散瞳剂等。

2. 临床表现及分期　典型的原发性急性闭角型青光眼可分为 6 个不同临床分期,不同分期的特征及治疗原则有所不同。

Note

1) 临床前期:包括 2 种情况:①有明确的一眼急性闭角型青光眼发作病史,另一眼即使没有临床症状也可诊断为临床前期。②没有闭角型青光眼发作史,但具备急性闭角型青光眼的前房浅、房角狭窄等解剖特征,暗室激发试验阳性,部分患者有明确的青光眼家族史。这些眼均被认为处于临床前期,存在着急性发作的潜在危险。

2) 先兆期(前驱期):一过性或反复多次的小发作,发作时雾视、虹视,患侧眼眶、额部或鼻根部轻度酸胀。眼部无明显充血,角膜轻度雾状混浊,眼压升高。发作时间短暂,休息后可自行缓解或消失,一般不留永久性组织损害。

3) 急性发作期:

(1) 症状:剧烈眼痛,同侧偏头痛,视力急剧下降,可降至手动或光感,虹视,常伴有恶心、呕吐等全身症状。

(2) 体征:①睫状充血或混合充血;②角膜雾状混浊,角膜后色素沉着;③前房极浅,周边前房几乎消失;④房水混浊;⑤瞳孔中等散大,呈竖椭圆形,对光反射迟钝或消失;⑥眼底常因角膜混浊而难以窥清;⑦眼压急剧升高,达 50～80 mmHg,指测眼压时眼球坚硬如石;⑧房角镜检查可见房角大部甚至全部关闭。

急性发作高眼压缓解后,症状减轻或消失,视力好转,但眼前段却留下永久性组织损伤:①角膜后色素沉着;②虹膜节段性萎缩及色素脱落;③青光眼斑(晶状体前囊下白色斑片状混浊,彩图 14)。角膜后色素沉着、虹膜节段性萎缩及色素脱落、青光眼斑为急性闭角型青光眼三联征,提示曾有过急性闭角型青光眼急性发作,有诊断意义。

4) 间歇期(缓解期):指小发作或急性发作经治疗或自行缓解,房角重新开放或大部分开放,小梁网未遭受严重损害,不用药或仅用缩瞳剂眼压就可稳定在正常范围。此期持续时间长短不一,个别患者甚至数日内再次急性发作。

5) 慢性期:急性大发作或反复小发作后,房角形成广泛粘连(通常>180°),小梁网功能严重受损,眼压中度升高,单用缩瞳剂不能控制眼压,眼底可见青光眼性视盘凹陷,并有相应青光眼性视野缺损。

6) 绝对期:眼压持续性升高,视力完全丧失。症状轻重不一,部分患者可因眼压过高或反复出现角膜大泡或上皮剥脱而有明显疼痛等刺激症状。而部分患者可耐受高眼压,自觉症状不明显或仅有轻度眼胀头痛。

3. 诊断与鉴别诊断 依据急性闭角型青光眼典型的发作病史、眼压升高、眼前节解剖结构特征性异常(如浅前房、窄房角等),可做出诊断。

但临床上应注意:①与急性结膜炎、急性虹膜睫状体炎相鉴别。②与胃肠道疾病、颅脑疾病或偏头痛等疾病相鉴别。由于急性发作期患者常伴有头痛、恶心、呕吐等全身症状,这些症状可掩盖眼痛及视力下降,极易被误诊为胃肠道系统疾病、颅脑疾病或偏头痛,以致延误治疗,甚至有可能因误诊为胃肠道系统疾病,而给予阿托品、山莨菪碱等解痉药治疗,使病情恶化。

4. 治疗 原发性急性闭角型青光眼发病迅速,病情重,导致眼部不可逆性损害,24～48 小时可失明,属眼科急症,故应紧急处理。治疗原则是首选手术,术前应先用药物综合治疗迅速降眼压,待眼压下降后及时手术。

1) 缩小瞳孔:常用毛果芸香碱滴眼液,为治疗原发性急性闭角型青光眼的一线药。通过收缩瞳孔括约肌使瞳孔缩小,拉紧虹膜,解除周边虹膜对小梁网的堵塞,开放房角,降低眼压。开始时每 5 分钟滴眼 1 次,待眼压降低或瞳孔缩小后改为每 1 小时 1 次或 4 次/天。

2) 联合用药降眼压治疗:

(1) β肾上腺素能受体阻滞剂:通过抑制房水生成而降低眼压。常用药物有噻吗洛尔、卡替洛尔和倍他洛尔滴眼液,1～2 次/天。房室传导阻滞、窦性心动过缓和支气管哮喘者禁用。

（2）碳酸酐酶抑制剂：通过减少房水生成降低眼压。常用醋甲唑胺，口服，25～50 mg，2次/天。不良反应为唇面部及四肢麻木感，长期服用诱发尿路结石、肾绞痛、低血钾等不良反应，可同时口服碳酸氢钠和氯化钾，以减少不良反应的发生。局部使用碳酸酐酶抑制剂全身副作用很少，常用布林佐胺滴眼液，2次/天。

（3）高渗脱水剂：通过提高血浆渗透压使眼球内组织脱水来降低眼压。降眼压作用起效快，但维持时间短。常用药物有20％甘露醇注射液、山梨醇、甘油等。

3）视神经保护性治疗：通过改善视神经血液供应和控制节细胞凋亡来保护视神经。常用药物有钙通道阻滞剂（如倍他洛尔、尼莫地平、硝苯地平）、抗氧化剂（如维生素 C、维生素 E）、神经保护剂（如甲钴胺、胞磷胆碱）、中药（如葛根素、银杏叶等）等。

4）辅助治疗：局部滴用糖皮质激素滴眼液减轻充血及炎症反应。全身症状严重者可给予止呕、镇静、安眠等药物对症治疗。

5）手术治疗：

（1）周边虹膜切除术或激光周边虹膜切开术：适用于原发性急性闭角型青光眼的临床前期、先兆期、急性发作期经过治疗后房角开放或者房角粘连范围＜1/3 周、眼压稳定在21 mmHg 以下者。

（2）滤过性手术：适用于房角粘连已达2/3 周、应用缩瞳剂眼压仍超过 21 mmHg 者。最常用的手术为小梁切除术（彩图 15）。

（3）减少房水生成的手术：本类手术破坏睫状体及其血管，减少房水生成，从而达到降低眼压、控制症状的目的，手术方法有睫状体冷凝术、透热术和光凝术，适用于疼痛症状较为显著的绝对期患者。

（二）原发性慢性闭角型青光眼

原发性慢性闭角型青光眼是指由于周边虹膜与小梁网逐渐发生粘连，使小梁网功能逐步受损，房水外流受阻，眼压逐步升高，最终导致视神经损害和视野缺损的一类青光眼。

1. 病因　原发性慢性闭角型青光眼也存在浅前房、窄房角等的解剖特点，但其程度较原发性急性闭角型青光眼要轻。导致周边虹膜逐步与小梁网发生粘连的因素可能是多方面的，房角狭窄是一个基本条件。

2. 临床表现　由于房角粘连和眼压升高都是逐步进展的，患者多无明显症状，直到晚期视功能明显受损时才被发现。一些患者可有视物模糊、发作性虹视及轻微眼胀痛等症状。眼部无明显充血，前房浅，房角狭窄，部分或大部分关闭，瞳孔轻度散大，对光反射正常或迟钝，眼压中度升高（很少超过 50 mmHg）。视神经在持续高眼压的作用下逐渐萎缩，形成青光眼性视盘凹陷，视野也随之发生进行性损害，出现青光眼视野缺损。

3. 诊断　根据以下几点做出诊断：①周边前房浅，中央前房深度略浅或接近正常；②房角为中度狭窄，有程度不同的虹膜周边前粘连；③眼压中度升高，常在 40～50 mmHg；④典型的青光眼性视盘凹陷；⑤伴有不同程度的青光眼性视野缺损。

4. 治疗　药物控制眼压后手术，对房角粘连范围不大的病例可采用周边虹膜切除术和氩激光周边虹膜成形术。若房角已发生广泛粘连，需行滤过性手术。

二、原发性开角型青光眼

原发性开角型青光眼（primary open-angle glaucoma，POAG）又称慢性单纯性青光眼，其特点是眼压升高时前房角始终开放。多为双眼发病，进展缓慢，发病隐蔽，不易察觉，患者就诊时视功能常已明显受损，危害性很大。

（一）病因

病因尚不完全明了，可能与遗传有关。一般认为房水外流受阻于小梁网及 Schlemm 管系统。

（二）临床表现

1. 症状 发病隐蔽,早期多无明显自觉症状,少数患者在眼压升高时出现轻微眼胀、头痛、雾视和虹视。晚期双眼视野严重受损时,患者出现行动不便和夜盲。中心视力一般不受影响,部分晚期管状视野的患者仍可保持良好的中心视力。

2. 体征

（1）眼压:早期眼压不稳定,眼压波动幅度增大,24 小时眼压测量有助于发现眼压升高或昼夜波动增大。眼压日差异＞8 mmHg 为病理性。随病情进展,眼压逐渐升高,多为中等程度升高,少有超过 60 mmHg 者。

（2）眼前节:多无明显异常,前房深浅正常或较深,虹膜平坦,房角开放。在视神经和视野损害程度较重的患者可有相对性传入性瞳孔障碍表现,即瞳孔轻度散大,对光反射迟钝。

（3）眼底:眼底特征性视神经损害是诊断原发性开角型青光眼必需的指标。主要表现为:①视盘凹陷进行性扩大和加深;②视盘上下方局限性盘沿变窄,或形成切迹,垂直径 C/D 值（视杯/视盘,即视杯直径与视盘直径的比值）≥0.6;③双眼视盘凹陷不对称,C/D 差值＞0.2;④视盘或盘周可见浅表线状出血;⑤视网膜神经纤维层缺损（彩图 16）。

3. 辅助检查

（1）视野缺损:诊断青光眼和评估病情严重程度的重要指标。早期表现为孤立的旁中心暗点和鼻侧阶梯;随着病情进展,旁中心暗点逐渐扩大、加深和融合,出现与生理盲点相连的弓形暗点、扇形暗点、环形暗点及鼻侧象限性缺损,同时周边视野亦向心性缩小;晚期仅残存管状视野和颞侧视岛。

（2）其他检查结果:OCT 检查视网膜神经纤维层厚度异常;ERG 及 VEP 图形潜伏期延长,振幅下降等。

（三）诊断与鉴别诊断

眼压升高、视盘损害和视野缺损三大诊断指标,其中二项为阳性,房角检查属开角,诊断即可成立。

原发性开角型青光眼主要与原发性慢性闭角型青光眼相鉴别,在高眼压状态下,房角开放无粘连为原发性开角型青光眼的主要特征。

（四）治疗

治疗原则:以药物治疗为主,对药物治疗不能控制病情进展或不能耐受的患者,采用激光治疗;如果仍不能将眼压控制在不引起视神经损害进一步发展的水平（即目标眼压）,考虑手术治疗。

1. 降眼压治疗

（1）降眼压药物:①前列腺素衍生物:为治疗原发性开角型青光眼的一线用药,其降眼压机制为增加房水经葡萄膜巩膜外流通道的排出。常用药物有拉坦前列素滴眼液、曲伏前列素滴眼液、贝美前列素滴眼液、他氟前列素滴眼液,每天傍晚 1 次。②肾上腺素能受体激动剂:包括 α_2 受体激动剂酒石酸溴莫尼定滴眼液和 β_2 受体激动剂地匹福林滴眼液。③β 肾上腺素能受体阻滞剂:常用药物有噻吗洛尔滴眼液、卡替洛尔滴眼液等。④碳酸酐酶抑制剂:布林佐胺滴眼液。⑤拟副交感神经药:毛果芸香碱滴眼液。

（2）药物使用原则及注意事项:药物治疗以视神经损害不再进展为治疗标准,以浓度最低、次数最少、效果最好为原则。根据患者目标眼压的需要,先从低浓度开始,眼压不能控制者改用高浓度;若眼压仍不能控制者,换用另一种作用机制的药物。如单一药物仍不能达到目标眼压,可不同作用机制的药物联合使用。常用前列腺素衍生物或碳酸酐酶抑制剂＋β 肾上腺

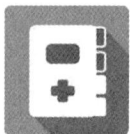

Note

素能受体阻滞剂。

2. 视神经保护性治疗 改善视神经血液供应和控制节细胞凋亡。

3. 激光治疗 药物治疗不理想者可行氩激光小梁成形术,可作为进行滤过性手术前的治疗方法。

4. 手术治疗 药物治疗仍不能将眼压控制在不引起视神经损害进一步发展的水平者,需做滤过性手术,常用的手术方法是小梁切除术。

第三节 继发性青光眼

继发性青光眼是由于其他眼部疾病、全身性疾病或药物引起的一组特殊类型的青光眼。一般无家族史,病因明确,多单眼发病。

一、青光眼睫状体炎综合征

发病机制不明,好发于 20~50 岁青壮年男性,多单眼发病,可反复发作,偶有双眼受累。

(1)临床表现:发病急,无明显眼痛,发作时雾视、虹视,视力轻度下降。轻度睫状充血,角膜后大小不等的羊脂状 KP(彩图 17),前房深,房水无明显混浊,房角开放,无虹膜粘连。眼压呈急性发作性升高,可达 50 mmHg 以上。一般数天内能自行缓解,预后较好,视盘及视野一般不受损害,但易复发。长期反复发作后,可出现视盘损害和视野损害。

(2)治疗:发作期局部滴用糖皮质激素和非甾体抗炎药控制炎症,缩短病程;眼压升高时需降眼压治疗以减轻高眼压对视神经的损伤。常用的降眼压药物有 0.25%~0.5%噻吗洛尔滴眼液、1%布林佐胺滴眼液、醋甲唑胺等。

二、继发于虹膜睫状体炎的青光眼

虹膜睫状体炎可因以下因素引起继发性青光眼:①炎症细胞、纤维蛋白渗出以及组织碎片阻塞小梁网;②周边虹膜前粘连或小梁网的炎症,使房水外流受阻;③瞳孔闭锁或瞳孔膜闭使房水无法通过瞳孔进入前房,房水在后房积聚,致眼压升高。

治疗以控制炎症为主,配合降眼压治疗。按虹膜睫状体炎治疗原则给予睫状肌麻痹剂、糖皮质激素滴眼液、非甾体抗炎药治疗,同时给予噻吗洛尔滴眼液和(或)布林佐胺滴眼液降眼压治疗,必要时联合口服碳酸酐酶抑制剂或静脉滴注甘露醇注射液治疗。缩瞳剂可加重虹膜睫状体炎,故不宜使用。对有瞳孔阻滞者应在积极抗炎治疗下,尽早行激光虹膜切开术或周边虹膜切除术。如房角发生不可逆性粘连,药物治疗不能控制眼压,可在炎症控制后行滤过性手术。

三、糖皮质激素性青光眼

(一)临床表现

糖皮质激素性青光眼是因长期眼局部或全身应用糖皮质激素所导致的一种药源性青光眼,近年来有逐渐增多的趋势。易感者多在局部滴用糖皮质激素后 2~6 周内出现眼压升高,临床表现与原发性开角型青光眼类似,眼压升高时间、幅度及视功能损害程度和糖皮质激素的用量正相关。

(二)诊断

有明确的眼局部或全身使用糖皮质激素药物的病史;眼局部可出现糖皮质激素所致的其

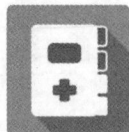

Note

他损害如后囊下混浊的并发性白内障;排除了其他继发性青光眼;停用药物后眼压逐渐恢复正常。

（三）治疗

多数患者在停用糖皮质激素后眼压可以逐渐恢复正常;对于少数眼压仍持续升高的患者,可以按原发性开角型青光眼的处理原则进行治疗。为预防糖皮质激素性青光眼的发生,应严格掌握糖皮质激素的适应证,尽量不用或少用糖皮质激素,对临床需要长期使用糖皮质激素治疗的患者,应密切监测眼压情况。

第四节　先天性或发育性青光眼

先天性青光眼是由于胚胎期和发育期,前房角发育异常,小梁网及 Schlemm 管系统的功能异常,房水排出受阻,导致眼压升高的一类青光眼。根据发病年龄早晚分为婴幼儿型青光眼、青少年型青光眼、合并其他眼部或全身发育异常的先天性青光眼。

一、婴幼儿型青光眼

婴幼儿型青光眼是由于先天性小梁网或前房角发育不良而形成,见于新生儿或婴幼儿时期,是先天性青光眼中最常见的类型。多在出生后一年内发病,男性多见,双眼累及者约 70%。

（一）临床表现

1. 症状　畏光、流泪、眼睑痉挛是三大特征性症状。

2. 体征　①眼球扩大,呈轴性近视;②角膜横径增大（角膜横径>12 mm）,角膜上皮水肿混浊;角膜后弹力层破裂,典型的表现为角膜深层水平或同心圆分布的条纹状混浊（Habb 条纹）;③巩膜变薄,呈浅蓝色外观;④前房加深;⑤眼底可见青光眼性视盘凹陷,出现早且进展较快,可随眼压正常化而逆转。⑥眼压升高:眼压升高的程度差异较大,应在全麻或熟睡时测量眼压。

（二）治疗

药物治疗无明显效果,原则上一经确诊应尽早行房角切开术或小梁切开术,晚期病例行小梁切除术或引流阀植入手术。加强术后视功能的恢复治疗,如屈光不正、弱视的矫正等。

二、青少年型青光眼

青少年型青光眼一般指 3 岁后、30 岁以前发病的先天性青光眼,与遗传有关。通常无畏光流泪、角膜增大、眼球增大等改变,但由于巩膜仍富有弹性,可使眼轴加长,表现为进行性近视。其临床过程与原发性开角型青光眼相似,但眼压波动较大,发展到一定程度时可出现虹视、眼胀、头痛、恶心等症状。由于发病隐匿,多数患者为近视多发的学生,临床上极易将青光眼造成的相关症状和视功能损害误认为是近视发生及进展的结果,导致漏诊及误诊。视野改变、眼压描记和青光眼激发试验有助于诊断。

治疗:用药物控制眼压。如出现进行性视盘及视野损害,则应尽早手术,可行小梁切开术或小梁切除术。

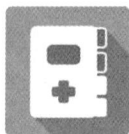

三、合并其他眼部或全身发育异常的先天性青光眼

这一类青光眼均有明显的眼部和(或)全身发育异常,多以综合征的形式表现出来。常见的有:伴有颜面部血管病和脉络膜血管瘤的青光眼(Sturge-Weber 综合征);伴有骨骼、心脏及晶状体形态或位置异常的青光眼(Marfan 综合征、Marchesani 综合征)等。

治疗方案为通过手术控制眼压,但其他眼部或全身的先天异常,给控制眼压添加了许多困难与不利因素,预后往往不良。

小　结

青光眼是全球第二大致盲眼病,可造成不可逆的视神经的永久性损害,严重威胁着人类的视觉健康。本章阐述了青光眼的理论知识,重点阐述原发性急性闭角型青光眼、原发性慢性闭角型青光眼、原发性开角型青光眼的临床表现、诊断及治疗原则。原发性急性闭角型青光眼发病急骤,24～48 小时可失明,需多种药物联合降眼压治疗,待眼压下降后及时手术。原发性慢性闭角型青光眼和原发性开角型青光眼患者多无明显症状,直到晚期视功能明显受损时才被发现,危害性很大。对原发性慢性闭角型青光眼患者给予药物控制眼压后进行手术治疗,原发性开角型青光眼患者以药物治疗为主,对药物治疗不能控制病情进展或不能耐受者采用激光或手术治疗。早期发现、早期诊断、正确治疗、定期复查对青光眼患者保存视功能非常重要。

能力检测
及答案

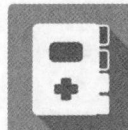

(余青松)

第十章 晶状体病与玻璃体病

🕂 学习目标

1. 掌握：白内障的常见病因及临床表现，年龄相关性白内障的临床类型，皮质性白内障的分期及各期特点。

2. 熟悉：白内障常用的几种手术方式，糖尿病性白内障、先天性白内障的病因及临床表现。

3. 了解：晶状体异位的临床表现，常见玻璃体病的表现。

4. 具备归纳总结、分析晶状体疾病特点的能力，提高概括问题的思维能力。

案例导入

患者，男，68岁。因"双眼视力逐渐下降3年"来我院就诊。患者近3年来双眼视力逐渐下降，无眼痛及头痛病史。未述其他不适。既往身体健康，无高血压、糖尿病病史。否认外伤史。检查：右眼视力0.1，左眼视力0.25。双眼角膜清，前房深，房水清亮，瞳孔圆，对光反射灵敏，晶状体皮质不均匀混浊，晶状体核大，呈黄褐色，眼底模糊，未见明显异常。

1. 该患者可能的诊断是什么？
2. 为明确诊断和选择正确治疗方案，还需做何检查？
3. 你认为最佳治疗方案是什么？

晶状体为双凸面、有弹性、无血管的透明组织，其营养主要来源于房水。它是眼屈光间质重要的组成部分。晶状体透明度下降和形态位置的改变，都会引起严重视力障碍，以白内障最多见。

第一节 白 内 障

晶状体混浊称为白内障。许多因素，如老化、遗传、代谢异常、外伤、辐射、中毒、局部营养障碍等，均可引起晶状体囊膜损伤，使其渗透性增加和丧失屏障作用，或导致晶状体代谢紊乱，使晶状体蛋白发生变性，造成混浊。白内障的主要症状是视力障碍，其程度与晶状体混浊程度和部位有关。只有当白内障引起视力下降时才有临床意义。

白内障可按不同方法进行分类：①按病因分为年龄相关性、外伤性、并发性、代谢性、中毒性、辐射性、发育性和后发性等白内障。②按发病时间分为先天性和后天获得性白内障等。③按晶状体混浊形态分为点状白内障、花冠状白内障和板层白内障等。④按晶状体混浊部位

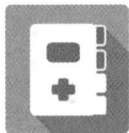

分为皮质性、核性和后囊下性白内障等。

一、年龄相关性白内障

年龄相关性白内障又称老年性白内障,是中老年时期开始发生的晶状体混浊,是最常见的白内障类型。多见于中老年人,随着年龄增加,患病率明显增高,80岁以上的老年人,白内障的患病率为100%。在我国,西藏地区发病率最高。

（一）病因

较为复杂,可能是环境、营养、代谢和遗传等多种因素对晶状体长期综合作用,导致晶状体发生退行性改变的结果。流行病学研究表明,年龄、紫外线照射、过量饮酒、吸烟、营养、心血管疾病、高血压、糖尿病等与年龄相关性白内障的形成有关。

（二）临床表现

常双眼患病,但发病可有先后,严重程度也不一致。主要症状为渐进性、无痛性视力减退。根据晶状体开始出现混浊的部位不同,临床上分为皮质性、核性和后囊下性三类。

1. 皮质性白内障 最为常见,按其发展过程分为四期。

（1）初发期:晶状体周边部皮质形成放射状楔形混浊,尖端向着晶状体中心,基底位于赤道部。多从鼻下方开始,逐渐向两边和上方发展,形成轮辐状。散瞳后,应用检眼镜彻照法,可在眼底红光反射中看到轮辐状混浊的阴影(彩图18)。此时未累及瞳孔区的晶状体,一般不影响视力。晶状体混浊发展缓慢,可经数年才发展至下一期。

（2）膨胀期:又称未熟期。晶状体混浊继续加重时,渗透压改变,在短期内有较多水分积聚,晶状体急剧肿胀,体积变大,将虹膜向前推移,前房变浅,可诱发急性闭角型青光眼的发作。晶状体呈不均匀的灰白色混浊,在裂隙灯下可看到皮质内的空泡、水裂和板层分离。用斜照法检查,投照侧虹膜在深层混浊皮质上形成月牙形阴影,称虹膜投影。视力明显减退至眼前指数。

（3）成熟期:经膨胀期后,晶状体内水分和分解产物从囊膜溢出,晶状体又恢复到原来体积,前房深度恢复正常,晶状体囊膜与核之间的皮质全部混浊。虹膜投影消失。患眼视力降至眼前手动或光感。眼底不能窥入。从初发期到成熟期可经10多个月,甚至数十年不等。

（4）过熟期:如果成熟期未手术,持续时间过长,经数年后晶状体内水分继续丢失,体积缩小,囊膜皱缩,前房加深,虹膜震颤。晶状体纤维分解液化,呈乳白色,棕黄色的晶状体核沉于囊袋下方,可随体位变化而移动,上方前房进一步加深,称为Morgangnian(莫干)白内障。当晶状体核下沉后,视力可突然提高。

过熟期白内障囊膜变性,通透性增加或出现细小的破裂。当液化的皮质漏出时,可诱发晶状体过敏性葡萄膜炎;长期存在于房水中的晶状体皮质可沉积于前房角,也可被巨噬细胞吞噬,堵塞前房角,引起晶状体溶解性青光眼。当患眼受到剧烈震动时,可使晶状体囊膜破裂,晶状体核脱入前房或玻璃体内,引起继发性青光眼。晶状体悬韧带发生退行性改变,易发生晶状体脱位。

2. 核性白内障 较皮质性白内障少见,发病年龄较早,进展缓慢。混浊多开始于胎儿核,逐渐发展到成人核完全混浊。初期晶状体核呈黄色混浊,以后逐渐变为棕黄色或棕黑色。由于屈光力增加,可发生近视。远视力的减退较慢,可保持有用视力达数年甚至更久而不需手术。可同时有皮质混浊,但不易成熟。

3. 后囊下性白内障 后囊膜下浅层皮质出现棕黄色混浊,为许多致密小点组成,其中有小空泡和结晶样颗粒,外观似锅巴状。由于混浊位于视轴,所以早期即明显影响视力。此类白内障进展缓慢,后期合并晶状体皮质和核混浊,最后发展为完全性白内障。

Note

（三）诊断

根据患者的年龄、典型的病史、晶状体混浊的形态,排除引起白内障的其他原因如糖尿病、葡萄膜炎等,即可诊断。当视力减退与晶状体混浊程度不相符合时,应进一步检查,寻找其他病变,避免因晶状体混浊而漏诊其他眼病。

（四）治疗

1. 药物治疗 目前尚无疗效肯定的药物预防和延缓年龄相关性白内障的发生和发展。初发期可试用谷胱甘肽等滴眼液。

2. 手术治疗 手术是治疗白内障主要而有效的方法。目前治疗白内障的主要手术方式为现代白内障囊外摘除(包括超声乳化术)联合人工晶状体(intraocular lens, IOL)植入术(详见本节白内障手术内容)。

3. 白内障术后的视力矫正 白内障摘除后的无晶状体眼呈高度远视状态,一般达 $+8 \sim +12$ D,须采取措施矫正视力。

(1) IOL 植入术:摘除白内障后在眼内植入 IOL。后房型 IOL 仅使物像放大 1%~2%。术后可迅速恢复视力、双眼单视和立体视觉,无环形暗点,周边视野正常。IOL 植入术为无晶状体眼屈光矫正的最好方法,已得到普遍应用。

(2) 眼镜:采用高度正球面镜片进行矫正。比较方便、经济,但戴用后可产生环形暗点,视野受限,且有球面像差。它可使物像放大 20%~35%。可用于双眼白内障摘除术后,不能用于单眼白内障术后,因单眼配戴,双眼物像不等,不能融合而发生复视。

(3) 角膜接触镜:改变角膜前表面的屈折力,使其接近正视。物像放大率为 7%~12%,无球面差,无环形暗点,周边视野正常,可用于单眼无晶状体眼,但需经常戴上取出,老年人操作困难。

二、其他类型白内障

（一）先天性白内障

先天性白内障是指出生时即已存在或出生后第一年内逐渐形成的先天遗传或发育障碍导致的晶状体混浊。先天性白内障是儿童常见眼病,是造成儿童失明和弱视的重要原因。可为家族性或散发性。许多先天性白内障患儿常合并其他眼病或异常,如斜视、眼球震颤、先天性小眼球、晶状体脱位、先天性无虹膜、瞳孔残膜、圆锥角膜等。

1. 病因 各种影响胎儿晶状体发育的因素,都可能引起先天性白内障。

(1) 遗传:约 1/3 患者与遗传有关。常为常染色体显性遗传,少数为隐性遗传。

(2) 病毒感染:母亲怀孕前 3 个月宫内感染病毒,如风疹病毒、单纯疱疹病毒、腮腺炎病毒、麻疹病毒、水痘病毒等,可引起胎儿的晶状体混浊。这是由于此时晶状体囊膜尚未发育完全,不能抵御病毒侵犯,而且晶状体蛋白合成活跃,对病毒感染敏感所致。

(3) 其他:母亲怀孕期,特别是怀孕前 3 个月内应用一些药物,如全身应用糖皮质激素、某些抗生素,特别是磺胺类药物;或暴露于 X 线;或母亲怀孕期患有代谢性疾病,如糖尿病、甲状腺功能不足、营养和维生素极度缺乏等。

2. 临床表现 可为单眼或双眼。多数为静止性,少数出生后继续发展,直至儿童期才影响视力。先天性白内障一般根据晶状体混浊部位、形态和程度分类,常见类型有:

(1) 前极白内障:表现为晶状体前囊膜中央局限性混浊。多为圆形,大小不等,可伸入晶状体皮质内,或表面突出于前房内。由于混浊范围局限,对视力影响不大。

(2) 后极白内障:为晶状体后囊膜中央局限性混浊,边缘不齐,可呈盘状、核状或花蕾状。多为双眼发生,多数为静止性。由于混浊位于眼屈光系统的结点附近,对视力有一定影响。

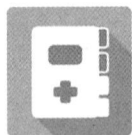

（3）花冠状白内障：晶状体皮质深层周边部可见圆形、椭圆形、短棒状、哑铃状混浊，呈花冠状排列。晶状体中央部及周边部透明。为双眼发生，静止，很少影响视力。

（4）点状白内障：晶状体皮质见白色、蓝色或淡色细小点状混浊。发生在出生后或青少年期。多为双眼发生，多数为静止性，一般不影响视力。

（5）绕核性白内障：混浊位于透明晶状体核周围的层间，又称板层白内障。常为双眼发生，静止性，视力可明显减退。

（6）核性白内障：较常见的先天性白内障。胚胎核和胎儿核均受累，呈致密的白色混浊，但皮质完全透明。多为常染色体显性遗传，少数为隐性遗传，也有散发性。多双眼发病。瞳孔缩小时视力障碍明显，瞳孔散大时视力显著增加。

（7）全白内障：以常染色体显性遗传最为多见。晶状体全部或近于全部混浊，有时囊膜增厚、钙化，皮质浓缩。可在出生时已经发生，或出生后逐渐发展，至 1 岁内全部混浊。多为双眼发生，视力障碍明显。

3. 治疗 目标是提高视力，减少或避免弱视和盲的发生。

（1）手术：对视力影响不大的，如前极、花冠状和点状白内障，一般不需手术；对明显影响视力的全白内障、绕核性白内障，可选择晶状体摘除术或晶状体吸除术。手术愈早，获得良好视力的概率愈大。

（2）术后视力矫正：白内障术后无晶状体眼需进行屈光矫正和视力训练，以防止弱视发生，促进融合功能的发育。常用的矫正方法有：①眼镜矫正：简单易行，容易调整更换，适用于双眼患者；②角膜接触镜：适用于大多数单眼无晶状体的患儿，但经常取戴较麻烦，容易发生角膜上皮损伤和感染；③IOL 植入：由于显微手术技术的发展和 IOL 质量的提高，施行儿童 IOL植入手术已成熟，对单眼患者尤其适合。目前认为，一般 IOL 植入最早在 2 岁进行。

（二）糖尿病性白内障

糖尿病性白内障为糖尿病的常见并发症之一，可分为两种类型：真性糖尿病性白内障和糖尿病患者的年龄相关性白内障。

1. 病因 正常情况下，晶状体内不产生过多的山梨醇，但糖尿病时血糖增高，晶状体内葡萄糖增多，醛糖还原酶的作用活化，葡萄糖转化为山梨醇。山梨醇不能透过晶状体囊膜，在晶状体内大量积聚，使晶状体内渗透压增加，吸收水分，纤维肿胀变性，导致混浊。

2. 临床表现 真性糖尿病性白内障多发生于 30 岁以下、病情严重的幼年型糖尿病患者。常为双眼发病，进展迅速，晶状体可能在数天、数周或数月内全混浊。糖尿病患者的年龄相关性白内障较多见，与无糖尿病的年龄相关性白内障相似，但发生较早，进展较快，容易成熟。

3. 治疗 积极治疗糖尿病是防止发生糖尿病性白内障的关键。在糖尿病性白内障早期，严格控制血糖，晶状体混浊可能会部分消退。当白内障明显影响视力、妨碍工作和生活时，可在血糖控制下行白内障摘除术和 IOL 植入术。

（三）外伤性白内障

眼球钝挫伤、穿通伤和爆炸伤等引起晶状体混浊称外伤性白内障。多见于儿童或年轻人，多单眼发生。由于外伤的性质和程度不同，引起的晶状体混浊也不同，可为局限性或完全性混浊，晶状体囊膜可完整或破裂。钝挫伤还可引起前房出血、前房角后退、晶状体脱位、继发性青光眼等。

治疗上，对视力影响不大的晶状体局限混浊，可随诊观察。明显影响视力者，应行白内障摘除术。晶状体破裂、皮质进入前房，导致眼压升高时，可用糖皮质激素和降眼压药物治疗，病情控制后，手术摘除白内障；当皮质接触角膜内皮时，应尽早手术，以免角膜内皮损伤而发生角膜水肿。因外伤性白内障多为单眼，白内障摘除术后应尽量植入 IOL。

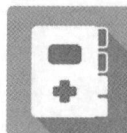

Note

（四）并发性白内障

并发性白内障是指由于眼部疾病（炎症或退行性病变）使晶状体营养或代谢发生障碍，导致晶状体混浊。常见于葡萄膜炎、视网膜色素变性、视网膜脱离、青光眼、高度近视等。

1. 临床表现　患者有原发病的表现。常为单眼。由眼前部疾病如角膜、虹膜的疾病引起的多由前皮质开始；由眼后部疾病如视网膜脱离、视网膜色素变性、葡萄膜炎及脉络膜视网膜炎等引起者，则晶状体后极部囊膜及囊膜下皮质先出现颗粒状灰黄色混浊，逐渐扩展至晶状体核中心部及周边部。青光眼并发的白内障，多由前皮质和核开始。高度近视多并发核性白内障。

2. 治疗　①治疗原发病；②手术治疗，已影响工作和生活的并发性白内障，检查患眼视功能，如光定位准确，红绿色觉正常，可行白内障手术。对葡萄膜炎引起的白内障，应在眼部炎症控制后手术摘除白内障；手术前后，局部或全身应用糖皮质激素。

（五）药物及中毒性白内障

长期使用或接触对晶状体有毒性作用的药物或化学药品可导致晶状体混浊，称为药物及中毒性白内障。常见的药物有糖皮质激素、氯丙嗪、缩瞳剂等，化学药品有三硝基甲苯、二硝基酚、萘和汞等。

1. 临床表现　患者有药物或化学药品的接触史。白内障的发生与用药剂量和时间有密切关系，用药剂量大、时间久，发生白内障的可能性大。糖皮质激素所致的白内障在后囊膜下出现散在点状、条状混浊，逐渐向皮质发展；缩瞳剂所致的白内障混浊位于前囊膜下，呈玫瑰花或苔藓状，一般不影响视力，停药后可逐渐消失；三硝基甲苯所致的白内障首先在晶状体周边部出现密集的小点混浊，以后逐渐进展为尖端指向中央的楔形混浊，并连接成环形，重者混浊致密，呈花瓣状或盘状，或发展为全白内障。

2. 治疗　应注意合理用药。早期发现后及时中止接触或停止用药。当白内障明显影响工作和生活时，可手术摘除白内障和植入 IOL。

（六）后发性白内障

后发性白内障是指白内障囊外摘除术后，或外伤性白内障部分皮质吸收后形成的晶状体后囊膜混浊。

1. 临床表现　白内障囊外摘除术后易发生后囊膜混浊，可高达 50%，儿童期白内障术后几乎均发生后囊膜混浊。临床表现为在晶状体后囊膜出现厚薄不均的机化组织和 Elschnig 珠样小体。常伴有虹膜后粘连。对视力的影响程度取决于后囊膜混浊程度和厚度。

2. 治疗　当后发性白内障明显影响视力时，可用 Nd:YAG 激光将瞳孔区的后囊膜切开。如无条件施行激光治疗或囊膜过厚时，可手术将瞳孔区的后囊膜剪开或切除。术后用糖皮质激素滴眼。

三、白内障手术

手术是治疗白内障主要而有效的方法。由于显微手术和人工晶状体植入技术的显著进步，手术时间的决定并不以某一特定的视力水平为标准，而是根据患者希望达到的活动能力是否已显著受到影响而定。因白内障影响工作和生活时，即可考虑手术治疗。目前治疗白内障的主要手术方式为现代白内障囊外摘除（包括超声乳化术）联合人工晶状体（intraocular lens，IOL）植入术。在某些情况下也可行白内障囊内摘除术，术后给予眼镜或角膜接触镜矫正视力。

（一）白内障囊内摘除术（intracapsular cataract extraction，ICCE）

将包括囊膜在内的晶状体完整摘除。术后瞳孔区透明，不会发生后发性白内障。但可发

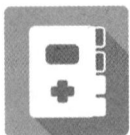

生玻璃体脱出和视网膜脱离等并发症。

（二）白内障囊外摘除术（extracapsular cataract extraction，ECCE）

摘除白内障，但保留晶状体后囊膜，可减少玻璃体脱出、视网膜脱离和黄斑囊样水肿等严重并发症，并为后房型人工晶状体的植入准备了条件；现代 ECCE 在手术显微镜下、用显微手术器械完成，现多采用 7 mm 以下小切口白内障囊外摘除术。由于保留后囊膜，术后可能发生后发性白内障。

（三）超声乳化白内障吸除术（phacoemulsification）

采用小至 3.2 mm 的角巩膜或角膜切口进行手术，应用超声乳化仪将硬的晶状体核粉碎成乳糜状后吸出。其手术切口小，术后伤口愈合及术后全身康复较快；角膜散光小，视力恢复快；眼部的损伤小，术后炎症反应轻，眼部并发症的发生率低；切口小，减少了眼部瘢痕区域，为以后行其他的内眼手术如抗青光眼的滤过性手术提供了方便。

（四）超声乳化白内障吸除术联合人工晶状体植入术

白内障显微手术的重大进展，已成为世界公认的、先进而成熟的手术方式。其手术是采用小的角巩膜或角膜切口，应用超声乳化仪将硬的晶状体核粉碎成乳糜状后吸出，同时保持前房充盈，然后植入人工晶状体。由于此手术切口小，伤口愈合快，视力恢复迅速，为目前治疗白内障的首选术式。

第二节 晶状体脱位

正常情况下，晶状体由晶状体悬韧带悬挂于睫状体上。如果晶状体悬韧带部分或全部断裂或缺损，可使悬挂力减弱和不对称，导致晶状体的位置改变，称晶状体脱位。

（一）病因

1. 先天性 悬韧带发育不全或松弛无力。

2. 外伤 引起悬韧带断裂。

3. 眼内病变 如巩膜葡萄肿、牛眼或眼球扩张使悬韧带机械性伸长；眼内炎症，如睫状体炎使悬韧带变性，均能导致晶状体脱位或半脱位。

（二）临床表现

外伤性晶状体脱位者，有眼部挫伤史和其他眼部损伤体征。先天性晶状体脱位多为遗传病，多见于 Marfan 综合征、Marchesani 综合征和同型胱氨酸尿症。

1. 晶状体全脱位 晶状体悬韧带全部断裂。包括：①晶状体脱位至前房：晶状体多沉入前房下方，虹膜被脱位的晶状体挤压，影响到前房角，房水外流受阻，致眼压急性升高。②晶状体脱入玻璃体腔：晶状体呈一透明的球状物，早期尚可活动，晚期会固定于下方，并与视网膜粘连。日久晶状体变混浊，可导致晶状体过敏性葡萄膜炎和继发性青光眼。③晶状体嵌于瞳孔区：房水循环受阻而致眼压急性升高。④晶状体脱位至眼球外：严重外伤时角巩膜缘破裂，晶状体可脱位至球结膜下，甚至眼外。当晶状体全脱位离开瞳孔区后，患眼视力为无晶状体眼视力，可见前房加深，虹膜震颤。

2. 晶状体半脱位 悬韧带部分断裂，瞳孔区可见部分晶状体（彩图 19）。Marfan 综合征的晶状体常向上移位，Marchesani 综合征和同型胱氨酸尿症的晶状体常向下移位。前房深浅不一致，虹膜震颤。可产生单眼复视。

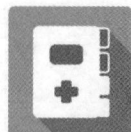

Note

（三）治疗

1. 晶状体全脱位　晶状体脱入前房内和嵌于瞳孔区应立即手术摘除。脱入玻璃体腔者，如果发生并发症，如晶状体过敏性葡萄膜炎、继发性青光眼或视网膜脱离时，则需将晶状体取出。如脱于结膜下，应手术取出晶状体并缝合角巩膜伤口。

2. 晶状体半脱位　如晶状体透明，且无明显症状和并发症时，可不必手术。可试用镜片矫正屈光不正，提高视力。如半脱位明显，有发生全脱位危险时，应考虑手术摘除晶状体。

第三节　玻璃体病

一、飞蚊症

飞蚊症是指眼前有飘动的小黑影，常呈细点状、丝状或网状，尤其看白色明亮背景时症状更明显，还可能伴有闪光感。临床上常见到的"飞蚊"症状，经仔细检查，并未发现明显玻璃体病变，为生理性飞蚊症。病理性飞蚊症的主要原因是玻璃体液化和玻璃体后脱离，约70%的患者由此引起，另有25%的患者可能具有威胁视力的病变，如视网膜裂孔形成。对主诉有飞蚊症的患者，应散瞳仔细检查眼底，包括三面镜检查，尤其注意周边视网膜有无变性、牵拉或裂孔等。仅有玻璃体液化和后脱离的患者无须特殊治疗，对有危害视力的病变如视网膜裂孔等，应按有关治疗原则及时处理。

二、玻璃体积血

玻璃体积血是一种常见的玻璃体病变，多因眼内血管性疾病或外伤、手术损伤引起血液进入玻璃体而形成。

（一）病因

1. 视网膜血管性疾病　如糖尿病性视网膜病变、视网膜静脉阻塞、视网膜静脉周围炎等，病变血管或新生血管出血进入玻璃体内。

2. 眼外伤或手术　眼球穿通伤、眼球钝挫伤、眼内异物及内眼手术等致视网膜及葡萄膜血管破裂而出血。

3. 其他眼底病　如视网膜裂孔形成时致其表面较大血管破裂所致。

（二）临床表现

1. 少量积血　有飞蚊症，自诉眼前有黑影飘动，视力下降。检查可发现原发病变，玻璃体内可见细小混浊点或漂浮物。

2. 大量积血　视力急剧减退，甚至仅存光感，自觉黑影遮挡。检查可见玻璃体内大量弥散性出血呈红色血块或黑色混浊，眼底检查无红光反射或仅见微弱的红光反射，看不见视盘和视网膜血管。大量或反复出血可引起增殖性病变，造成牵拉性视网膜脱离，甚至继发性青光眼等并发症。

3. 其他　引起玻璃体积血的原发病的相应表现。

（三）治疗

（1）治疗原发病。

（2）出血量少者，保守治疗，可使用活血化瘀等药物，促进其出血的吸收。

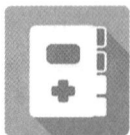

（3）出血量大，3个月仍不吸收，有发展为增殖性玻璃体视网膜病变者，或已合并视网膜脱离者，宜及早行玻璃体切割术及视网膜脱离手术。

小　结

　　本章讲述了晶状体病与玻璃体病。晶状体病以白内障最常见，是致盲的主要原因。引起白内障的病因很多，通常按病因不同，白内障可分为年龄相关性白内障、先天性白内障、外伤性白内障、并发性白内障、中毒性白内障等多种类型。最常见的白内障类型为年龄相关性白内障，约占80%。根据晶状体混浊部位的不同，分为皮质性、核性和后囊下性三类。皮质性白内障根据其发展过程分为初发期、膨胀期、成熟期和过熟期四期，膨胀期和成熟期视力下降明显，到一定程度时即可采取手术治疗，过熟期白内障易引起晶状体过敏性眼内炎和晶状体溶解性青光眼而致不可逆性视功能损害。先天性白内障是导致儿童失明的主要病因，对明显影响视力、阻碍患儿视觉发育的先天性白内障宜及早手术，术后进行屈光不正的矫正和弱视训练以提高视功能。玻璃体积血是重要的玻璃体病变，对于大量积血应积极治疗，防止严重并发症的发生。

能力检测
及答案

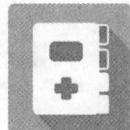

（杨传武）

Note

第十一章 视网膜病与视神经病

学习目标

1. 掌握：视网膜动脉阻塞、视网膜静脉阻塞的临床表现、诊断和治疗原则。

2. 熟悉：中心性浆液性脉络膜视网膜病变的临床表现、诊断和处理原则；年龄相关性黄斑变性的临床表现、分型；视网膜色素变性、视网膜脱离的诊断要点和处理原则。

3. 了解：视神经炎、视神经萎缩的基本概念、诊断要点及治疗原则。

4. 具备对视网膜与视神经疾病患者进行病史采集，运用检眼镜等眼科设备进行眼底检查，能根据病史、体检及辅助检查结果进行综合分析，提出有效治疗原则的能力。

案例导入

患者，男，60岁，右眼突发无痛性视力下降1小时。查体：右眼光感/30 cm，左眼0.8，右眼瞳孔中等散大，对光反射迟钝，视网膜动脉节段状或串珠状粗细不均、变细，全视网膜呈灰白色水肿，黄斑樱桃红斑改变，其附近有小点片状出血。左眼眼前节（一），眼底无明显变化。

1. 接诊后应如何询问病史？
2. 患者还应做哪些检查？

第一节　视网膜血管病

视网膜是人眼接受光刺激并将其转换成视觉神经冲动的关键所在，又是全身唯一可在活体上观察血管及其分布形态的组织，是了解眼病和某些全身疾病病情的重要窗口。因此了解视网膜及其疾病有非常重要的意义。

一、视网膜动脉阻塞

视网膜动脉阻塞（retinal artery occlusion，RAO）是急性发作、严重损害视力的疾病。阻塞发生时，会造成病变动脉供给营养的视网膜由于缺血、缺氧而水肿，视细胞迅速死亡，从而出现不同范围或程度的视力损害。患者多为患有心脑血管疾病的老年人，年轻患者少见，常单眼发病。

（一）病因

主要致病因素为各种栓子栓塞、血管壁的改变、血流动力学的改变及血管受压等。

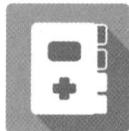

（二）临床表现

因阻塞部位不同，症状各异。重点介绍视网膜中央动脉阻塞（central retinal artery occlusion，CRAO）和视网膜分支动脉阻塞（branch retinal artery occlusion，BRAO）。

1. 视网膜中央动脉阻塞 表现为一眼突发无痛性视力急剧下降，常降至手动或光感。有些患者发病前有一过性黑蒙，数分钟后视力可恢复正常，可反复发生多次，最后发生阻塞，视力不能恢复。常见体征有：瞳孔散大，直接对光反射迟钝，间接对光反射存在，眼底检查示视网膜弥漫性灰白色水肿，尤其以后极部明显，因黄斑区视网膜较薄，可透见其深面的脉络膜橘红色反光，形成特征性的黄斑樱桃红斑改变（彩图20）。视乳头色淡、水肿、边界模糊。视网膜动脉明显变细并且管径不均，严重者呈节段状或串珠状。数周后视网膜水肿消退，但视乳头苍白，视网膜动脉变细呈白线状，视网膜萎缩。眼底荧光血管造影检查示视网膜动脉充盈延迟，动静脉循环时间延长。

2. 视网膜分支动脉阻塞 视网膜中央动脉四支主干均可发生阻塞，但以颞上支最为常见，鼻侧支较少见。视力损伤程度和眼底表现根据阻塞部位和程度而定。患者常表现为眼前有黑影或视野某一区域出现遮挡感。眼底检查示阻塞支视网膜动脉血管变细，相应区域的视网膜呈扇形灰白色水肿（彩图21），如波及黄斑也可出现樱桃红点。

（三）治疗

视网膜中央动脉阻塞者，应做急诊处理，尽快改善血液循环状态，以减少视功能的损害。应尽快使用血管扩张剂，如硝酸甘油片含服或亚硝酸异戊酯吸入，球后注射妥拉苏林 25 mg 或 12.5 mg，罂粟碱 30～60 mg 加入 250～500 mL 生理盐水或 10% 的葡萄糖注射液静脉滴注，1 次/天，还可以口服烟酸 50～100 mg，3 次/天。同时可以通过按摩眼球、前房穿刺或口服乙酰唑胺以降低眼压。也可吸入 95% 氧气和 5% 二氧化碳混合气体，以增加脉络膜血管氧含量，缓解视网膜缺氧状态。另外还需积极查找病因，对因治疗，预防另一只眼发病。视网膜分支动脉阻塞的治疗可参考视网膜中央动脉阻塞，其视力预后一般较好。

二、视网膜静脉阻塞

视网膜静脉阻塞（retinal vein occlusion，RVO）较视网膜动脉阻塞更多见，是仅次于糖尿病性视网膜病变的第二位视网膜血管病。多见于患有动脉硬化、高血糖、高血压的老年人，或患有静脉炎症的青壮年。临床上一般分为视网膜中央静脉阻塞（central retinal vein occlusion，CRVO）与视网膜分支静脉阻塞（branch retinal vein occlusion，BRVO）。

（一）病因及发病机制

各种原因导致血管壁内皮受损，血液流变学、血流动力学的改变，以及眼压和眼局部受压等多种因素均可致静脉阻塞。发病率随年龄的增长而增高，可能与糖尿病、高血压、动脉硬化、心脑血管疾病等危险因素密切相关。眼局部因素与开角型青光眼相关。

（二）临床表现

1. 视网膜中央静脉阻塞 多为单眼发病，视力不同程度下降。眼底检查见各象限视网膜静脉迂曲、扩张，沿视网膜静脉满布大小不等的视网膜出血斑，视乳头和视网膜水肿，黄斑区尤为明显，可形成黄斑囊样水肿。根据临床表现、眼底荧光血管造影（FFA）、预后分为非缺血型和缺血型。

（1）非缺血型：轻中度视力下降，视乳头和视网膜轻度水肿，视网膜静脉轻度迂曲、扩张，FFA 无或少量无灌注区。

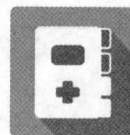

（2）缺血型：视力下降明显，常在 0.1 以下。眼底检查：各象限视网膜广泛出血水肿，视网膜静脉高度迂曲、扩张，呈腊肠样或节段状，常出现棉绒斑、黄斑囊样水肿。FFA 大片毛细血管无灌注区。新生血管和新生血管性青光眼是最常见的并发症。

2. 视网膜分支静脉阻塞　颞上支阻塞最常见，其次为颞下支阻塞，鼻侧支阻塞少见。视力有不同程度的下降，可有相应的视野缺损。眼底见阻塞支静脉明显迂曲、扩张，受累静脉区视网膜水肿、出血、棉绒斑。颞侧支阻塞常使黄斑受累，黄斑水肿和出血或有局限性囊样水肿。数月后，水肿消退，出血吸收，阻塞的血管呈白线状。

（三）治疗

积极查找病因，针对全身疾病进行病因治疗。不可用止血剂，可应用活血化瘀中药以改善视网膜微循环，促进出血吸收。为降低血液黏稠度，可用低分子右旋糖酐静脉滴注或每日小剂量服用阿司匹林。如有血管炎症，可使用糖皮质激素治疗。近年来玻璃体腔注射曲安奈德治疗黄斑水肿疗效明显，但部分患者易复发。视网膜存在大量毛细血管无灌注区或新生血管时，应行全视网膜光凝术，用以防止新生血管及新生血管性青光眼发生或促使新生血管萎缩消退。已发生玻璃体积血、经保守治疗仍不吸收或已发生牵拉性视网膜脱离者应行玻璃体切割术。

三、早产儿视网膜病变

早产儿视网膜病变（retinopathy of prematurity，ROP）常发生于孕期 36 周以下、低出生体重、较长时间持续吸氧的早产儿，常双眼发病，与性别无关。

（一）病因

视网膜血管发育受到影响，未完全血管化的视网膜对氧产生血管收缩和血管增殖而引起。此期内暴露于高浓度氧，引起毛细血管内皮细胞损伤，血管闭塞，刺激纤维血管组织增生。

（二）分期

早产儿视网膜病变国际分类法如下所示。

（1）部位：

Ⅰ区：以视乳头为中心，视乳头到黄斑中心凹距离的 2 倍为半径的圆内区域。

Ⅱ区：从Ⅰ区向前到鼻侧锯齿缘距离的圆形范围。

Ⅲ区：余下的颞侧周边视网膜。

（2）范围：按累计的钟点数目计。

（3）严重程度：

第 1 期：视网膜后极部有血管区与周边无血管区存在分界线。

第 2 期：分界线进一步增高变宽，形成高于视网膜表面的嵴。

第 3 期：嵴隆起更加明显，呈粉红色，此期伴纤维增生，并进入玻璃体。

第 4 期：部分视网膜脱离，分 A 类、B 类。A 类中心凹不累积，B 类中心凹累积。

第 5 期：视网膜全脱离，呈漏斗状，可分为宽漏斗、窄漏斗、前宽后窄、前窄后宽 4 种。

除此之外，视网膜后极部血管扭曲、扩张，表示病情急性进展，称为"附加"病变。

（三）治疗

对 37 周以下的早产儿及时检查，对低体重、有吸氧史等高危者每周检查。第 2～3 期可行冷凝或激光治疗；第 4～5 期可行玻璃体手术切除增殖的纤维血管组织，同时做光凝。

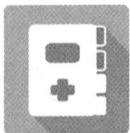

第二节　黄 斑 疾 病

一、年龄相关性黄斑变性

年龄相关性黄斑变性又称为老年性黄斑变性(aging macular degeneration,AMD),多见于50岁以上的中老年人,发病率随年龄增长而升高,双眼先后发病或同时发病,视力呈进行性损害,已成为老年人主要致盲原因之一。分为干性和湿性两型。

(一) 临床表现

1. 干性 AMD 又称萎缩性或非新生血管性 AMD,起病缓慢,视力缓慢下降,可有视物变形,晚期一旦累及黄斑中心凹,视力下降严重。病程早期眼底可见后极部视网膜散在、大小不一的、黄白色类圆形玻璃膜疣;黄斑部色素紊乱,黄斑中心凹反光减弱或消失。晚期视网膜和脉络膜毛细血管萎缩,出现色素上皮地图样萎缩,可见到裸露的脉络膜大血管。

2. 湿性 AMD 又称渗出性或新生血管性 AMD,特点为有脉络膜新生血管膜存在,从而导致黄斑区发生一系列渗出、出血及瘢痕改变。患眼视力突然减退、视物变形或有中央暗点,视力下降程度较干性更严重。眼底可见黄斑区不规则灰白色、黄白色病灶,病灶表面或周围有出血,出血水肿区的边缘或外围常见黄色硬性渗出、玻璃膜疣、色素上皮脱失及增生。晚期病灶机化形成瘢痕,中心视力丧失。

(二) 治疗

由于病因未明,尚无特效药物治疗,重在早期发现、早期治疗。含叶黄素的抗氧化剂长期口服有延缓病变发展的作用。湿性 AMD 视网膜下新生血管位于黄斑中心凹 200 μm 以外者,可使用激光光凝治疗以封闭新生血管膜,以免病变不断发展。对黄斑中心凹下脉络膜新生血管可选择光动力学疗法(PDT)。近年来包括抗血管生成药物和糖皮质激素药物的抗新生血管药物疗法日趋普及,展现了良好的发展前景。抗血管生成药物通过抑制血管内皮生长因子(VEGF)发挥作用,代表药物有雷珠单抗、康柏西普等。糖皮质激素类药物用于抑制新生血管的代表药物有曲安奈德、醋酸阿奈可他。

二、中心性浆液性脉络膜视网膜病变

中心性浆液性脉络膜视网膜病变(central serous chorioretinopathy,CSC)简称中浆,好发于健康男性,年龄多为 20～50 岁,可单眼或双眼受累。特点为后极部类圆形视网膜神经上皮下透明液体集聚。本病有自限性,一般在 3～6 个月多自行痊愈,预后良好,但可复发,多次复发后可致永久性视力障碍。

(一) 病因及发病机制

确切病因不明,主要发病机制在于视网膜色素上皮屏障功能被破坏,脉络膜毛细血管的渗漏液经损伤区进入视网膜神经上皮下积存,引起神经上皮的浆液性脱离。

(二) 临床表现

1. 症状 多为单眼发病,视物模糊、变色、变形、变小,并出现中心暗点。

2. 体征 患眼视力轻度下降,眼前节无任何炎症表现。眼底检查黄斑部有 1～3 PD 大小的盘状浆液性视网膜浅脱离区,周围有反光晕,黄斑中心凹反光消失(彩图 22)。发病数周

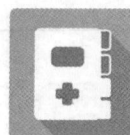

Note

脱离区视网膜有细小黄白色沉着物和轻度色素紊乱。Amsler 表可检查出视物变形。中心视野检查出现相对中心暗点。FFA 检查见静脉期病变区内一个或多个强荧光点渗漏,随着时间推移,渗漏点呈墨渍样向四周扩散或呈炊烟状上升。OCT 检查可见黄斑区神经上皮层脱离。

(三)治疗

无特效药物,向初次发病者解释本病有自限性,应该积极消除可能的诱因,待其自行恢复。禁止使用糖皮质激素。对黄斑中心凹 200 μm 以外渗漏点,可用激光光凝治疗,经 3～4 周有明显疗效。

第三节　视网膜色素变性

视网膜色素变性(retinitis pigmentosa,RP)是一种进行性损害视细胞的遗传性眼病,属于光感受器细胞及色素上皮营养不良性退行性病变,临床主要表现为夜盲、视野逐渐缩小、视网膜上出现骨细胞样色素沉着。

(一)病因

为严重的遗传疾病,有多种遗传方式,通常为常染色体显性遗传、性连锁隐性遗传、常染色体隐性遗传 3 种类型。常染色体显性遗传占多数,其眼底损害较轻,病程较长;常染色体隐性遗传出现率次之,眼底损害较前者严重;性连锁隐性遗传最少见,眼底损害最重,出现最早。临床上还有部分散发病例找不到遗传依据。

(二)临床表现

多为双眼发病,偶见单眼,男性多于女性,一般在 30 岁以前发病,发病年龄越小,进展越迅速。夜盲为最早期表现,并呈进行性加重。典型的眼底表现有:视乳头萎缩,颜色蜡黄,边缘清楚,视网膜血管一致变细,动脉尤为显著。视网膜色素上皮斑驳状,视网膜赤道部血管旁骨细胞样色素沉着(彩图 23),随着病情进展逐步向周边和后极部扩展。早期视野有环形暗点,逐渐向中心和周边扩展,表现为视野进行性缩小,晚期仅残留中央管状视野,虽然保持较好的中心视力但行动困难。视网膜电图(ERG)在病变早期即显著异常(振幅降低及潜伏期延长),甚至呈无波型。

(三)治疗

无特效疗法。可用血管扩张剂及能量合剂,以改善血液循环,减缓视网膜功能进一步损害。低视力者可以配戴助视器。

第四节　视网膜脱离

视网膜脱离(retinal detachment,RD)指视网膜神经上皮层和色素上皮层的分离。根据形成原因分为孔源性(原发性)、牵拉性以及渗出性(继发性)三类。临床上孔源性视网膜脱离最为常见,本节重点介绍孔源性视网膜脱离。

(一)病因与发病机制

孔源性视网膜脱离是在视网膜裂孔形成的基础上,液化的玻璃体通过裂孔进入神经上皮

知识链接 11-1

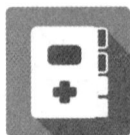

Note

视网膜下,是视网膜神经上皮与色素上皮的分离。多见于高度近视、年老、人工晶状体眼、无晶状体眼及眼外伤等患者。

（二）临床表现

初发时有眼前漂浮物、闪光感及某一方位有黑影遮挡,并逐渐变大。累积黄斑时视力显著下降,眼压偏低。眼底检查可见脱离的视网膜呈蓝灰色波浪状隆起,其上有暗红色的视网膜血管(彩图 24)。玻璃体有后脱离及液化,含有烟尘样棕色颗粒。散瞳后,用间接检眼镜或三面镜仔细检查,多可找到视网膜裂孔,裂孔多见于颞上象限,裂孔口呈红色,与周围脱离的蓝灰色网膜对比明显。有些裂孔形成时致视网膜血管破裂,引起玻璃体积血,眼底检查困难,需行 B 超检查。

（三）治疗

孔源性视网膜脱离的治疗原则是手术封闭裂孔。应详细查找所有视网膜裂孔并准确定位,然后手术封闭裂孔,使视网膜尽快复位。手术方法有巩膜外垫压术、巩膜环扎术,复杂病例选择玻璃体切割术。视力预后取决于黄斑是否脱离及脱离时间的长短。牵拉性视网膜脱离一般行玻璃体切割术来解除牵拉以复位视网膜,同时控制原发病。渗出性视网膜脱离的治疗原则是治疗原发病,通常不需要手术。

第五节 视神经病

视神经病包括视乳头至视交叉以前的视神经病。常见的病因有炎症、血管性疾病、肿瘤。中老年患者应首先考虑血管性疾病,青年人则应考虑炎症、脱髓鞘疾病。

一、视神经炎

视神经炎泛指各种病因导致的视神经本身的炎症。根据解剖部位,在球内段者称为视乳头炎,在球后段者称为球后视神经炎。视乳头炎多见于儿童,球后视神经炎多见于青壮年。

（一）病因

1. 炎性脱髓鞘 某些前驱因素如上呼吸道感染或消化道病毒感染、精神打击、预防接种等引起机体的自身免疫反应,产生自身抗体攻击视神经的髓鞘,导致髓鞘脱失,使得视神经的视觉电信号传导明显减慢,从而致病。

2. 感染 全身和局部的感染均可累及视神经而导致感染性视神经炎。

（1）全身感染:急慢性传染病,如白喉、猩红热、结核病、流行性感冒、麻疹、腮腺炎、脑膜炎、脑炎;中毒,如铅、烟酒等中毒;代谢失调,如恶性贫血、糖尿病、妊娠等。

（2）局部感染:眼内、眶内、鼻窦、中耳、口腔、颅内感染等邻近组织感染蔓延均可引起视神经炎。

3. 自身免疫性疾病 如系统性红斑狼疮、干燥综合征、Behcet 病、结节病等可引起视神经的非特异性炎症。

4. 不明原因 临床上约 1/3 的患者查不出病因。

（二）临床表现

视力突然急剧下降,严重者视力降至光感甚至丧失,伴有眼眶痛,眼球转动时疼痛。瞳孔

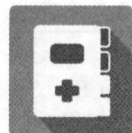

不同程度散大,直接对光反射迟钝或消失,间接对光反射存在。视乳头炎眼底表现为视乳头充血,轻度水肿,边界模糊,视乳头表面或周围有小的出血点,但渗出物很少。视网膜静脉变粗,动脉一般无改变。球后视神经炎眼底无明显异常改变。视野检查可见中心或旁中心暗点,或哑铃形暗点。有时可有向心性缩小。视觉诱发电位(VEP)潜伏期延长,振幅降低。

(三)治疗

应积极寻找病因,针对病因治疗。患者需做全身及局部病症检查,如头颅 X 线或 CT 或 MRI 检查,尤其要做神经系统检查。临床主要采用以糖皮质激素为主的抗炎治疗、营养神经治疗,还可以使用抗生素、血管扩张剂、能量合剂等药物治疗。

二、视神经萎缩

视神经萎缩指任何原因引起的视神经发生退行性变,致使视乳头颜色变淡或苍白,视功能严重障碍或丧失,是各种严重视网膜和视神经疾病的最终结局。临床上分为原发性和继发性两大类。

(一)病因

视网膜及视神经病变、颅内高压或颅内炎症、肿瘤等多种病变均可引起视神经萎缩。

(二)临床表现

1. 原发性视神经萎缩 又称为下行性视神经萎缩,为筛板以后的视神经、视交叉、视束以及外侧膝状体以前的视路损害,眼底见视乳头色淡或苍白,边界清楚,凹陷中可见筛板,视网膜血管一般正常。

2. 继发性视神经萎缩 又称为上行性视神经萎缩,其原发病变在视乳头、视网膜或脉络膜。眼底表现为视乳头色灰白、晦暗、边界不清、生理凹陷消失。视网膜动脉变细,血管旁有白鞘,可伴有原发疾病的表现。多见于长期的视乳头水肿和视神经炎患者。

(三)治疗

尽早寻找病因,积极治疗原发疾病,争取保留有用视力。可以试用神经营养剂、血管扩张剂、维生素、中药、高压氧等治疗。

(四)预后

一般预后较差。继发性者预后较好,但是也取决于病程和病因的治疗。

小 结

本章对视网膜与视神经疾病进行了阐述。需要掌握视网膜中央动脉阻塞、视网膜中央静脉阻塞的临床表现、诊断和治疗原则。熟悉中心性浆液性脉络膜视网膜病变的临床表现、诊断和处理原则;年龄相关性黄斑变性的临床表现、分型;视网膜色素变性、视网膜脱离的诊断要点和处理原则。了解视神经炎、视神经萎缩的基本概念、诊断要点及治疗原则。能在带教老师指导下对视网膜与视神经疾病患者进行病史采集,并能运用检眼镜等眼科设备进行眼底检查,了解眼底荧光血管造影,能根据病史、体检及辅助检查结果进行综合分析,提出有效治疗原则。

(田秀蓉)

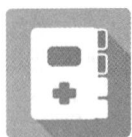

第十二章 屈光不正与老视

1. 掌握：屈光不正的种类、分类标准、临床表现、矫正方法和临床处理，老视的概念、临床表现和矫正方法。
2. 熟悉：调节与集合的联动关系。
3. 了解：远视和老视的鉴别诊断。

教学 PPT

案例导入

患者，男，8岁，家长诉患儿视物不清，平时经常眯眼和歪头看东西。裸眼视力：右眼 0.2。左眼 0.5。眼前节和眼底检查均未发现明显异常。

1. 应该做些什么检查？
2. 该患者可能的诊断是什么？

第一节 眼 球 光 学

一、眼的屈光

人的眼球是一个复杂的光学系统，眼屈光系统成像从总体上说是凸透镜成像，外界光线经过一系列的折射和反射作用，最终成像在视网膜黄斑部，使人眼能够看清外界的物体，这种现象称为眼的屈光。眼的光学系统的主要成分由外向里依次是角膜、房水、晶状体、玻璃体。眼球总屈光力在调节静止状态下为 58.64 D，最大调节时为 70.57 D，角膜和晶状体为眼球中最主要的屈光成分，其中角膜占总眼球屈光力的 2/3，约为 43 D，晶状体屈光力约 19 D。

二、眼的调节与集合

正视眼看远时，晶状体不发生调节，入射的平行光线，通过眼球的屈光系统后恰好成像于视网膜上而被看清；看近时，物距变小，射入眼的平行光线呈散开状态，无法成像在视网膜上，为了看清物体，睫状肌随即发生反射性收缩，晶状体悬韧带放松，晶状体通过本身的弹性曲率增大，从而增加眼的屈光力，使近处目标能够清晰成像在视网膜上，这种为看清近物而改变眼的屈光力的生理功能叫作眼的调节（图12-1）。当看近的目标距离越近时所需要的调节就越大。人眼动

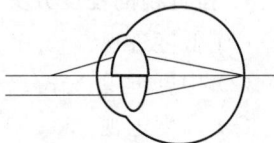

图 12-1 调节发生的机制

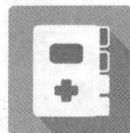

Note

81

用最大调节力所能看清的最近一点叫作近点。人眼在调节放松时所能看清的最远一点称为远点。远点和近点之间的距离称为调节范围。

当双眼在看近处时,为了保持双眼单视,双眼还会同时内转,称为集合。调节越大,集合也就越大,调节和集合一般会保持密切的协同关系,两者的协调关系如果破坏就会引起视觉疲劳症状。调节同时还会伴随瞳孔收缩,生理学上把调节、集合、瞳孔缩小这一系列的联动反应称为同步性视近反射调节,简称视近反射或眼的三联动现象。

第二节 正视与屈光不正

一、正视

调节处于静止状态时,来自外界无穷远处(一般认为来自 5 m 以外)的平行光线经眼的屈光系统后恰好成像在视网膜黄斑中心凹处,这种屈光状态称为正视(图 12-2)。临床上基本上认为人的正视眼的标准为 $-0.25\sim+0.50$ D。反之,当眼调节状态静止时,外界平行光线不能在视网膜上形成焦点,则称为非正视眼,也称屈光不正。

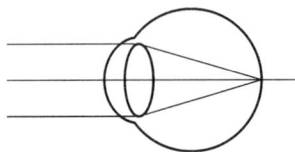

图 12-2　正视眼

二、近视

在调节静止状态下,外界平行光线经过眼屈光系统之后成像在视网膜之前的屈光状态,称作近视(图 12-3),是屈光不正的一种类型。近视眼的远点在眼前有限距离处,近视度数越高,远点到眼节点的距离就越短。

图 12-3　近视

在青少年近视中,由于过度使用眼睛调节使睫状肌持续性痉挛,表现为近视状态,用睫状肌麻痹药物扩瞳检查近视消失,称作假性近视。临床研究表明,假性近视只是近视进程中一个相对短暂的过程,一旦出现假性近视就要及时预防,延缓其转变为近视。

(一) 病因

近视眼的发病机制较为复杂,主要与遗传、环境等多种因素综合作用有关。

(二) 分类

1. 按近视的程度分类

(1) 低度近视:-3.00 D 及以下。

(2) 中度近视:$-3.25\sim-6.00$ D。

(3) 高度近视:-6.00 D 以上。

2. 按屈光成分分类

(1) 屈光性近视:眼轴基本在正常范围内,由于眼各屈光成分异常(如角膜或晶状体曲率

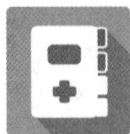

Note

过大等)或各成分组合异常,屈光力增大而形成的近视。

(2)轴性近视:由于眼轴延长,平行光线进入眼内聚焦于视网膜之前,而眼其他屈光成分基本正常。见于病理性近视眼及大多数单纯性近视眼。眼轴长度每增长 1 mm,近视度数增长约−3.00 D。

3. 按照病程进展和病理变化分类

(1)单纯性近视:眼球在发育基本稳定之后发展的近视,屈光度一般在−6.00 D 之内。其中绝大多数眼底正常,用适当的镜片即可将视力矫正至正常。

(2)病理性近视:多与遗传因素有关,病程呈进行性,成年以后仍在继续发展,屈光度一般在−6.00 D 以上,并合并眼部组织一系列病理性变化,如眼轴长、豹纹状眼底、视盘颞侧近视弧形斑、视网膜周边部格子样变性或囊样变性、黄斑变性、黄斑出血等。

(三)临床表现

1. 视力 远距视物模糊,近距视力良好,近视初期常有远距视力波动,视远时习惯眯眼;近视度数较高者,还常伴有夜间视力差、飞蚊症、漂浮物、闪光感等。

2. 视疲劳 调节和集合不协调导致眼胀痛、头痛等视疲劳症状。

3. 眼位偏斜 由于视近时不用或者少用调节,集合功能就会相应减弱,易引起外隐斜或外斜视。

4. 眼球改变 高度近视眼轴变长,导致眼球前凸、前房变深、瞳孔偏大且对光反射迟钝等。

5. 眼底改变 低度近视眼底一般无变化,高度近视会出现不同程度眼底退行性改变,常有玻璃体液化、混浊和后脱离,豹纹状眼底及视盘颞侧弧形斑,黄斑出血、色素紊乱、变性或Fuchs 斑,周边部视网膜变性、视网膜裂孔,严重者可发生视网膜脱离;后巩膜葡萄肿等。因此,对于这类患者建议定期检查眼底。

(四)治疗

1. 屈光矫正 应采用合适的凹透镜,使平行光线发散,进入眼屈光系统后聚焦在视网膜上(图 12-4)。矫正的目标是清晰的视力、舒适的用眼、持久的阅读,该矫正目标的实现受个体的多种因素影响,如屈光度大小、年龄、敏感性的差异、用眼习惯和要求等,同时与双眼的调节和集合状态有关。

(1)框架眼镜(图 12-5)是矫正近视最普及和简便的方法,框架眼镜的特点是安全、简便、经济,但改变了自然面容。

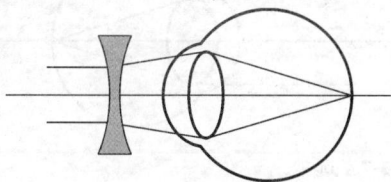

图 12-4 近视眼的矫正

图 12-5 框架眼镜

(2)角膜接触镜(图 12-6)与角膜或巩膜直接接触,常见的角膜接触镜主要有软性接触镜和硬性透气性接触镜(RGP)。角膜接触镜与框架眼镜相比,视野更大,视轴始终与角膜接触镜光学中心一致,矫正的屈光度更高,放大率小,能有效避免视物变形等光学缺陷,有利于促进双眼高级视觉功能的改善,保留自然外观面貌,尤其适合近视、屈光参差、不愿戴框架眼镜、职业要求不戴框架眼镜者配戴。由于角膜接触镜与眼表直接接触,容易

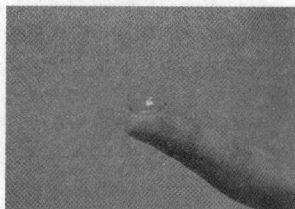

图 12-6 角膜接触镜

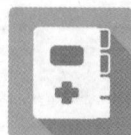

Note

影响眼表正常生理,因此对眼部的检查、验配和护理的要求更高。

2. 角膜塑形镜 角膜塑形镜又称 OK 镜,是一种反转几何设计的高透氧硬性接触镜(一般为夜戴型),通过机械压迫作用及泪液的液压作用改变角膜整体形态,使中央光学区变平坦,达到提高裸眼视力,控制近视发展的目的(彩图 25)。一旦停止配戴镜片,由于角膜的可恢复性,近视度数将回复。角膜塑形镜验配较复杂,使用不当易引起严重并发症,应严格控制使用,须在医疗机构中由专业医疗人员进行规范验配。

3. 屈光手术 屈光手术主要有角膜屈光手术和眼内屈光手术两类。角膜屈光手术是在角膜上施行手术以使角膜前表面变平,从而改变眼的屈光状态。目前多采用准分子激光作为主流的角膜切削手段,主要有 PRK、LASIK、SBK、LASEK、Epi-LASIK 、ReLEx、ICR/ICRS 等手术形式。眼内屈光手术是在晶状体和前房施行手术以改变眼的屈光状态,根据手术时是否保留晶状体又分为两类:一类摘除晶状体,如白内障摘除联合人工晶状体植入术、透明晶状体摘除联合人工晶状体植入术;另一类不摘除晶状体,前房型有晶状体眼人工晶状体植入术、后房型有晶状体眼人工晶状体植入术。

（五）预防

近视眼的病因比较复杂,主要与遗传、环境等多种因素综合作用有关,近视眼发生和发展的规律性目前仍不明确,因此近视的预防必须采取多元化措施,包括减少近距离用眼时间、养成良好的用眼习惯、改善视觉环境、增加户外活动时间、注重饮食营养、定期检查视力等。

另外,还要注意预防近视眼的并发症,如视网膜病变和青光眼等,要求患者在注意视力变化的同时,还应重视眼部出现的任何其他异常现象,如闪光感、飞蚊症、视野缺损等。对于已经出现并发症的患者要同时关注另一眼的情况,定期检查。

三、远视

在调节静止状态下,外界平行光线经过眼屈光系统之后成像在视网膜之后的屈光状态,称作远视(图 12-7),是屈光不正的一种类型。远视眼的近点应该在眼前或眼后的某一位置,具体位置因人而异,受年龄、个人调节功能差异影响。远点为一虚像点,在眼后的某处,也可以理解为在比无穷远还远的地方。因此,典型的远视者视远不清、视近更不清。

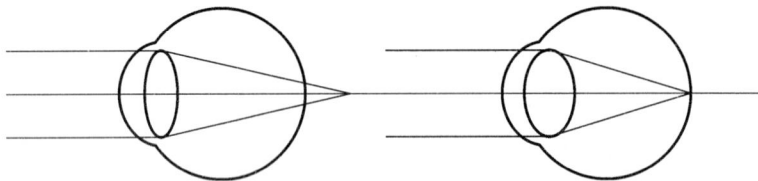

图 12-7 远视

（一）病因

常见的原因是眼轴相对较短或者眼球屈光成分的屈光力下降。可以是生理性的原因,如婴幼儿的远视;也可以是一些疾病导致远视,如眼内肿瘤、眼眶肿瘤、球后新生物、球壁水肿、扁平角膜、无晶状体眼等。

（二）分类

1. 按远视的程度分类

(1) 低度远视:+3.00 D 以下。

(2) 中度远视:+3.00～+5.00 D。

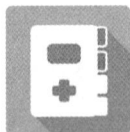

（3）高度远视：+5.00 D以上。

2. 按屈光成分分类

（1）轴性远视：指眼屈光力正常，眼轴相对缩短所造成的远视。常见于儿童或眼球发育不良。刚出生的婴儿眼轴平均长度为16 mm，而正常成年人的眼轴平均长度为24 mm，从眼轴长短来看，婴幼儿几乎都为远视眼，但这种远视为生理性的，随着年龄的增长，眼轴逐渐变长，如果生长发育受到影响，眼轴不能达到正常长度，即为轴性远视。

（2）屈光性远视：指由眼球屈光成分的屈光力下降所造成的远视。大多数原因是屈光间质成分的屈光指数下降或屈光间质表面的曲率半径增大，从而造成眼球的屈光力下降所致的远视，如扁平角膜；屈光成分的缺如（如无晶状体眼）或屈光成分的替代置换（植入人工晶状体后）后未能达到相应的屈光力。

3. 按调节状态分类

（1）隐性远视：指在无睫状肌麻痹验光过程中不被发现的远视，这部分远视被调节所掩盖。使用睫状肌麻痹药后这部分远视会表现出来。

（2）显性远视：指在无睫状肌麻痹验光过程中表现出来的远视。

（3）全远视：指显性远视与隐性远视的总和，是睫状肌麻痹状态下所能接受的最大正镜的度数。

（4）绝对性远视：指调节所无法代偿的远视，即超出调节幅度范围的远视，只能通过镜片矫正。绝对性远视等于无睫状肌麻痹验光过程中矫正至正视的最小正镜的度数。

（三）临床表现

1. 视力 轻度远视表现为远近视力都正常；中度远视可能表现为远视力正常，近视力下降；高度远视可能表现为远近视力都下降。

2. 视疲劳 由于远视眼动用了过多的调节，患者常常觉得眼球、眼眶和眉弓部胀痛，阅读或近距离工作后更加明显。

3. 眼位偏斜 内斜视远视眼动用过多的调节，相应伴随过多的集合，因而易产生内隐斜或内斜视。

4. 眼底 高度远视患者眼底视盘小、色红，有时边缘欠清，稍隆起，貌似视盘炎或水肿。

5. 其他 常伴有小眼球、前房浅、房角窄，易引发闭角型青光眼。中高度远视易发生弱视。

（四）治疗

远视的矫正可以通过框架眼镜、角膜接触镜或者屈光手术治疗。应采用合适的凸透镜，使平行光线会聚，进入眼屈光系统后聚焦在视网膜上，以达到矫正的目的（图12-8）。轻度远视没有视疲劳症状者可以不矫正，轻度远视伴有内斜视患者即使度数较低也要全矫正，高度远视患者应戴镜矫正以增进视力，消除视疲劳症状，防止眼位变化。值得注意的是，婴幼儿的远视要及早诊断和治疗，以获得清晰的视觉刺激，预防弱视的发生。

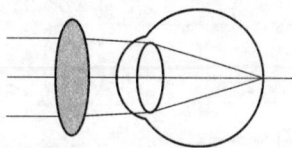

图12-8 远视的矫正

四、散光

散光是指在调节静止状态下，由于眼球在不同子午线上屈光力不同，外界平行光线经过眼屈光系统之后成像并非一个焦点，而是在空间不同位置的两条焦线的一种屈光状态（彩图26）。

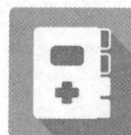

（一）病因

散光主要来源于角膜、晶状体各屈光成分在视轴上的不对称排列及屈光指数的改变等。中高度的散光则主要来源于角膜曲率的异常。

1. 曲率原因 可能影响眼球各屈光成分曲率的因素就必然会影响到眼球的屈光状态，而当这种变化在眼球各子午线方向不等时，就会产生散光。可以分为生理性因素、病理性因素。

（1）生理性因素：正常人出生后一般表现为顺规性散光，但角膜微量的顺规散光通常会被晶状体逆规散光所平衡。随着年龄的增长，由于眼睑的压力，顺规散光量逐渐增加，至老年时，眼睑松弛，逐渐变为逆规散光。

（2）病理性因素：凡是可以影响到角膜曲率的病变，都有可能诱发散光，如圆锥角膜、睑板腺囊肿、肿瘤等。

2. 眼球各屈光成分偏斜 晶状体位置偏斜、视网膜倾斜可引起散光，如晶状体脱位、高度近视形成的后巩膜葡萄肿、视网膜脱离后手术填压。

（二）分类

临床上，可根据散光的规则程度来分为规则散光和不规则散光，规则散光又可以按照两主子午线聚焦位置与视网膜的位置关系、高屈光力子午线方向等进行分类。

1. 规则散光 最大屈光力和最小屈光力主子午线相互垂直者。

1）按两主子午线聚焦位置与视网膜的位置关系分为以下 5 种类型：

（1）单纯近视散光：屈光力高的子午线聚焦在视网膜之前，屈光力低的子午线聚焦在视网膜上（图 12-9）。

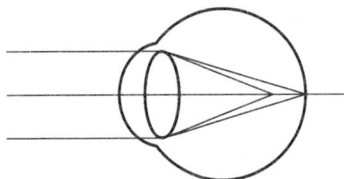

（2）单纯远视散光：屈光力高的子午线聚焦在视网膜上，屈光力低的子午线聚焦在视网膜之后（图 12-10）。

图 12-9　单纯近视散光　　　　　　　图 12-10　单纯远视散光

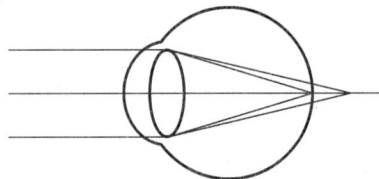

（3）复合近视散光：两条主子午线均聚焦在视网膜之前（图 12-11）。

（4）复合远视散光：两条主子午线均聚焦在视网膜之后（图 12-12）。

图 12-11　复合近视散光　　　　　　　图 12-12　复合远视散光

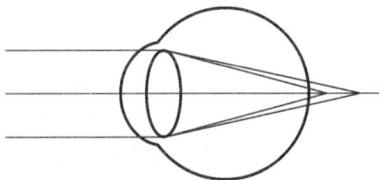

图 12-13　混合散光

（5）混合散光：屈光力高的子午线聚焦在视网膜之前，屈光力低的子午线聚焦在视网膜之后（图 12-13）。

2）按照子午线方向又可分为：

（1）顺规散光：指最大屈光力主子午线位于 $90°\pm30°$，即 $60°\sim120°$。

（2）逆规散光：指最大屈光力主子午线位于 $180°\pm30°$，

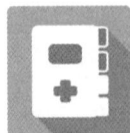

即 $180°\sim30°$ 或 $150°\sim180°$。

（3）斜轴散光：指最大屈光力主子午线位于角膜高屈光力子午线,位于 $30°\sim60°$ 之间或 $120°\sim150°$ 之间。

2. 不规则散光 眼球各屈光力子午线的屈光力不相同,同一子午线上各部分屈光力也不同,最大屈光力子午线和最小屈光力子午线不互相垂直者。通常是继发性改变,如角膜瘢痕、翼状胬肉、圆锥角膜、角膜钝挫伤、虹膜粘连、晶状体脱位或者白内障手术术后等。

（三）临床表现

1. 视力 伴有不同程度的视力下降,视力下降的程度与散光的轴向和度数都有关系,散光度数越高,视力下降越严重。同样度数的散光,顺规散光对视力的影响最小,逆规散光其次,斜轴散光影响最大。

2. 视疲劳 表现为头痛、眼胀、看近物不持久、视物变形、视物重影等现象。

3. 眯眼 表现为看远看近均眯眼。

4. 代偿头位 因未获得清晰视力而通过歪头或斜颈自我调节。

5. 散光性弱视 婴幼儿高度散光易引发弱视。

6. 眼底改变 视盘小,呈垂直椭圆形,边缘模糊,通常不能用同一屈光度清晰地看清眼底全貌。

（四）治疗

1. 规则散光 可以通过柱镜、散光软镜、球面 RGP、环曲面 RGP 矫正,准分子激光手术通常可以矫正 6.00 D 以内的规则散光。

2. 不规则散光 不能用柱镜矫正,可以用 RGP 矫正。

五、屈光参差

双眼在一条或者两条子午线上的屈光力存在差异,称为屈光参差。

（一）病因

屈光参差的发展受遗传因素的影响,但其确切机制尚不明了。双眼从远视发展为近视过程中进度不同,就可能引起屈光参差;常见眼病如斜视、上睑下垂等导致双眼视异常也是引起屈光参差很重要的因素;一些手术可造成人为的屈光参差,如人工晶状体的植入、角膜移植、放射状角膜切开术（RK）等。

（二）临床表现

1. 视疲劳 正常人可以最大耐受 2.50 D 的屈光参差,超过的时候因双眼物像大小不同而出现融像困难,导致眼胀、恶心、头晕等视疲劳症状。

2. 弱视 婴幼儿、儿童时期如果出现屈光参差,影响视力发育,容易出现单眼弱视。

3. 交替视力 看远用一眼,看近用一眼,也可出现只用一只眼睛,另外一只眼睛不用。

（三）治疗

通常将屈光参差的处理分为儿童患者和成年患者来讨论。

1. 儿童患者 儿童屈光参差应尽早全部矫正治疗。幼年时期是视觉发育的关键时期,一旦缺乏有效的视觉刺激,很容易产生弱视,并影响双眼视功能的发育,而且随着年龄的发展,双眼视力矫正的难度通常会增加。目前,临床上可采用的方法有:框架眼镜、角膜接触镜、人工晶状体植入等。人工晶状体主要适用于单眼无晶状体眼的矫正。

2. 成年患者 成年人的屈光参差临床表现多变,处理方法应因人而异,综合考虑视力、视功能和主观感受等情况,首选屈光矫正方法为角膜接触镜矫正,因其不会受放大率和棱镜效应的影响,患者视觉矫正效果较为理想。

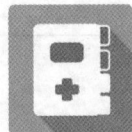

Note

第三节　老　视

老视又称老花,随着年龄的增长,人眼生理性调节能力逐渐下降,出现阅读等近距离工作困难,这种由于年龄增长所致的生理性调节减弱称为老视。老视是一种生理现象,不是病理状态,也不属于屈光不正,是人们步入中老年后必然出现的视觉问题,一般在 40～45 岁开始出现。

（一）病因

老视的发生和发展与年龄直接相关,随着年龄的增长,晶状体弹性减弱,使眼的调节力减弱,近点逐渐移远。其发生的迟早和严重程度还与个人基础屈光状态、用眼习惯、职业、爱好及全身状况等有关。

（二）临床表现

1. 视近困难　看近处物体或者阅读困难,常将目标放得远一些才能够看清。

2. 视疲劳　近距离工作或阅读时需要增加调节,过度集合容易引起眼胀、头痛等视疲劳症状。

3. 阅读需要更强的照明　近距离工作和阅读时需要更强的照明,更强的照明可以增加对比度、使瞳孔缩小以提高视力。

4. 出现时间　远视患者出现老视较早,近视患者出现较晚,高度近视可能没有明显的老视症状。

（三）治疗

1. 近附加　给予凸透镜近附加镜片,近附加镜片屈光度一般不超过＋3.00 D,用以改善患者视近功能。常见的框架眼镜矫正方式包括单光眼镜矫正、双光眼镜矫正、渐变多焦点眼镜矫正等方式。患者有屈光不正的应先矫正屈光不正,再验配近附加镜片。

2. 屈光手术　巩膜扩张术以及射频传导性角膜成形术等。

小　结

屈光不正是眼睛常见的疾病,主要包括近视、远视、散光三大类,由于两眼屈光状态不同还存在屈光参差,屈光不正目前没有较好的治疗方法,只能进行功能性矫正,主要包括通过框架眼镜、角膜接触镜和屈光手术进行矫正。老视主要是一种生理现象,老视和远视有着本质的区别。

（李毓强）

能力检测
及答案

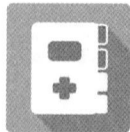

Note

第十三章　斜视与弱视

学习目标

1. 掌握：共同性斜视和非共同性斜视的临床表现、治疗，弱视的定义、分类、临床表现和治疗。
2. 熟悉：共同性斜视和非共同性斜视的区别。
3. 了解：斜视的手术方式。

案例导入

患者，男，4 岁，家长诉发现患儿"斗鸡眼"半年，有时特别明显，有时不明显，遂来就诊。

1. "斗鸡眼"会不会影响视力？
2. "斗鸡眼"会不会越来越难看？如何解决？

第一节　斜　　视

一、概述

斜视是指两眼不能同时注视同一目标，一眼视轴指向目标，另一眼的视轴偏离目标的异常眼位。斜视是与视觉发育、解剖发育、双眼视觉功能和眼球运动功能密切相关的一组疾病，发病率约为 3%。能够被双眼融合机制控制的潜在眼位偏斜称为隐斜视。大部分人都有隐斜视的存在，当融像功能不能代偿隐斜视的大小时，隐斜视就会转变为显性斜视。

（一）斜视的分类

目前，临床尚无完善的斜视分类。通常有以下几种分类方法：

1. 根据融合功能对眼位偏斜的控制状况分类

（1）隐斜视：眼位偏斜能够被融合机制控制。

（2）间歇性斜视：部分时间可被融合机制控制的眼位偏斜，为隐斜视与恒定性斜视之间的过渡形式。

（3）恒定性斜视：不能被融合机制控制为正位的持续性眼位偏斜。

2. 根据眼球运动及斜视角有无变化分类

（1）共同性斜视：眼球运动协调，各诊断眼位斜视角无明显改变。

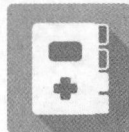

（2）非共同性斜视：眼球运动有不同程度障碍或限制,各诊断眼位斜视角随注视方向的改变而变化。

（3）A-V性斜视：在垂直方向斜视角有明显变化的水平斜视。

3. 根据眼球偏斜的方向分类

（1）水平斜视：包括内斜视和外斜视。

（2）垂直斜视：垂直斜视均为非共同性的。

（3）旋转斜视：角膜垂直子午线上端斜向鼻侧为内旋转斜视,斜向颞侧为外旋转斜视。

（4）混合型斜视：眼球偏斜含有两种或多种成分。

（二）斜视的检查

1. 病史询问 了解患者发病年龄、偏斜眼位、斜视性质、家族史以及治疗史等。

2. 一般情况检查 观察眼位偏斜情况、面部是否对称、睑裂是否等大、有无内眦赘皮、有无代偿头位。

3. 视力检查 检查双眼远、近视力,裸眼视力与矫正视力。

4. 屈光检查 为斜视的常规检查,准确检查屈光不正的类型及度数,15 岁以下青少年儿童需要进行睫状肌麻痹验光。常用的睫状肌麻痹剂有 1% 阿托品眼膏、1% 环戊通滴眼液、1% 托吡卡胺滴眼液。

5. 眼位检查

（1）遮盖试验：分为遮盖-去遮盖试验和交替遮盖试验。

①遮盖-去遮盖试验：遮盖一眼,观察对侧眼是否有眼球移动,如果有移动表明对侧眼存在显斜；无移动,则表明对侧眼无显斜存在。去除遮盖,观察被遮盖眼有无眼球移动,如果无移动,表明该眼无斜视,有移动表明该眼有隐斜。遮盖-去遮盖试验可以判断是否有斜视。

②交替遮盖试验：遮眼板从一眼迅速移动到对侧眼再迅速移回来,反复多次,观察是否有眼球移动。如果有移动,说明有眼位偏斜存在。交替遮盖试验可以判断是否存在眼位偏斜,交替遮盖联合三棱镜可以测量出斜视或隐斜视的大小。

（2）角膜映光法：一种相对简便的斜视定量检查方法,让患者注视正前方 33 cm 处手电筒的光源,观察光源映照在角膜上的反光点位置。反光点位于瞳孔缘者,眼位偏斜约 15°；反光点位于瞳孔缘与角膜缘中间时,眼位偏斜约 30°；反光点位于角膜缘时,眼位偏斜约 45°。

（3）同视机法：用同时知觉画片检查,在刻度盘上直接读取斜视度数。此结果为他觉斜视角（客观斜视角）。通过对各诊断眼位斜视角的定量检查,可以分析判断麻痹性斜视的受累肌肉,有助于诊断和手术设计。

（4）马氏杆检查法：在右眼前加马氏杆镜片（彩图 27）,根据点和线的位置关系判断斜视的类型,再加三棱镜进行中和,测量出斜视的大小。

（5）其他方法：如 Von Grafe 法、歪头试验等,可以确定斜视的性质或鉴别斜肌和上下直肌的麻痹。

6. 眼球运动检查 确定眼球运动是否受限,眼肌是否亢进。

二、共同性斜视

眼外肌及其支配神经均无器质性病变,由于某对拮抗肌力量不平衡引起眼位偏斜,各方向注视时斜视程度（斜视角）保持恒定,眼球运动无障碍,称为共同性斜视（彩图 28）。

（一）病因

（1）屈光不正：引起调节与集合失调,如远视眼多需要较大调节与集合力,逐渐促使内直肌力量大于外直肌而产生内斜视；反之,近视眼多引起外斜视。

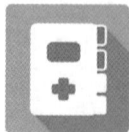

（2）神经支配异常、双眼屈光参差导致融合功能障碍、眼外肌力量不平衡、遗传或解剖等因素。

（二）临床表现

（1）眼位偏斜：一眼注视时，另一眼视线偏离目标，偏斜方向为眼外肌肌力强的作用方向。

（2）眼球运动正常，没有复视，无代偿头位。

（3）第一斜视角等于第二斜视角：即患眼注视时健眼斜视角（第二斜视角）与健眼注视时的患眼斜视角（第一斜视角）相等。

（4）少数可有弱视。

（三）治疗

（1）矫正屈光不正：儿童要进行睫状肌麻痹验光，完全矫正所有屈光不正，配戴足矫眼镜。

（2）弱视治疗。

（3）正位视训练。

（4）手术治疗：对于斜视角已稳定，或经过非手术治疗后仍有偏斜，手术目的是使双眼视轴平行，恢复双眼视功能。

三、非共同性斜视

非共同性斜视包括麻痹性斜视和限制性斜视两种。麻痹性斜视是由于炎症、肿瘤、外伤、感染等因素，使眼外肌或支配眼外肌运动的神经核或神经发生病变，引起眼外肌麻痹而发生的眼位偏斜。限制性斜视是由于粘连、嵌顿等机械性限制引起。麻痹性斜视分先天性和后天性两种。

（一）病因及分类

1. 麻痹性斜视　由于炎症、肿瘤、外伤、感染等因素，使眼外肌或支配眼外肌运动的神经核或神经发生病变引起。包括先天性和后天性两种。

2. 限制性斜视　由于粘连、嵌顿等机械性限制引起。

（二）临床表现

1. 眼位偏斜　眼位向麻痹肌作用力相反方向偏斜。

2. 眼球运动受限　向麻痹肌作用力方向运动时受限。

3. 斜视角不等　患眼注视时健眼斜视角（第二斜视角）大于健眼注视时的患眼斜视角（第一斜视角）。

4. 有代偿头位　转向麻痹肌作用方向。

5. 其他　复视、头晕、恶心、呕吐、步态不稳等症状，遮盖一眼，症状可消失。

（三）治疗

1. 去除病因　去除病因治疗。

2. 药物治疗　肌注维生素 B_1、维生素 B_{12}、三磷腺苷等营养神经药物。炎症引起的麻痹性斜视可以用糖皮质激素、抗生素等。

3. 三棱镜矫正　三棱镜可用于矫正斜视，消除复视。

4. 手术　先天性麻痹性斜视以手术治疗为主。对病因清楚、经药物治疗病情稳定半年后仍有斜视的后天性麻痹性斜视考虑手术治疗。主要通过加强受累肌本身肌力、减弱其拮抗肌或配偶肌肌力，使其各眼外肌肌力产生新的相对平衡。

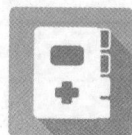

Note

第二节　弱　　视

弱视是指眼部无明显器质性病变,在视觉发育期由异常视觉经验(单眼斜视、未矫正的屈光参差、高度屈光不正及形觉剥夺)引起的单眼或者双眼最佳矫正视力下降。儿童视力是逐步发育成熟的,视觉发育的关键期为 0～3 岁,敏感期为 0～12 岁。因此弱视越早发现、越早治疗,预后越好。不同年龄段儿童正常视力参考:3 岁为 0.5,4～5 岁为 0.6,6～7 岁为 0.7,7 岁以上为 0.8。

（一）分类

1.按照病因分类

（1）斜视性弱视:最常见的弱视类型,为单眼弱视。单眼斜视患者双眼不能同时注视目标,物像不能落在双眼视网膜对应点上,产生复视和视觉混淆,视觉皮层主动抑制由斜视眼传入的视觉冲动,导致该眼黄斑部功能长期被抑制,从而形成了弱视。

（2）屈光参差性弱视:为单眼弱视。双眼屈光参差相差较大时,致双眼黄斑上的物像大小与清晰度差别较大,融合困难,所以大脑视皮质长期抑制屈光不正度数大的眼,使视觉得不到有效刺激而发生弱视。

（3）屈光不正性弱视:因未及时矫正的屈光不正(多为高度远视、散光)无法使物像清晰聚焦在视网膜上,使得视觉细胞不能得到充分的刺激,引起视觉发育障碍,从而引起弱视。为双眼性弱视,多见于未配戴屈光矫正眼镜的高度屈光不正患者,双眼最佳矫正视力相等或相近。

（4）形觉剥夺性弱视:由于先天性或出生后早期的各种因素(如屈光间质混浊、上睑下垂遮盖瞳孔或患眼过度遮盖),致使光线不能充分进入眼内,剥夺了黄斑接受正常光刺激的机会,从而产生视觉障碍而形成弱视。

2.按照注视性质分类

（1）中心注视性弱视:患者弱视眼是以黄斑中心凹为注视点的称为中心注视性弱视(彩图 29)。

（2）偏心注视性弱视:患者弱视眼不是以黄斑中心凹为注视点,而是以黄斑中心凹以外的区域为注视点则称为偏心注视性弱视。

（二）临床表现

1.视力减退　最佳矫正视力达不到同年龄阶段的最低视力下限或两眼最佳矫正视力相差 2 行以上。7 岁以上患者矫正视力 0.6～0.8 者为轻度弱视;0.2～0.5 者为中度弱视;小于 0.1 者为重度弱视。

2.拥挤现象　对单个视标的分辨能力比排列成行的视标分辨能力要高得多,对比敏感度显著降低。

3.存在致病因素　常伴有斜视、屈光不正、屈光参差和形觉剥夺等因素。

4.立体视下降　双眼单视功能障碍,立体视降低或消失。

5.注视性质改变　正常人是中心注视,弱视眼固视能力不良,多为偏心注视。

（三）诊断

（1）符合弱视的定义及临床表现。

（2）存在可能导致弱视的因素:如斜视性弱视,屈光不正性弱视、屈光参差性弱视和形觉剥夺性弱视等。

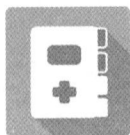

（3）排除眼睛器质性病变导致的视力不良：如视网膜病变、视神经病变等。

（4）弱视的发生和视觉敏感期有关。

（四）治疗

弱视治疗的原则为消除抑制，提高视力，矫正眼位，改变注视性质，恢复双眼视功能。治疗的关键在于开始治疗的时间，治疗效果取决于患者年龄、注视性质、弱视程度、原发疾病对视觉影响程度、患儿对治疗的依从性。年龄越小，治疗效果越好，12 岁之后治疗效果不是特别显著；中心注视者效果较好，旁中心固视较差。

1. 消除病因 早期治疗先天性白内障、上睑下垂等因素。

2. 矫正屈光不正 准确地验光配镜，矫正屈光不正。

3. 遮盖治疗 目前治疗弱视最有效的方法。遮盖治疗主要适用单眼弱视，通过遮盖健眼，强迫弱视眼注视和促进被抑制的视觉皮层细胞的优势轴转换，提高弱视眼的固视能力和视力。遮盖治疗包括全天遮盖和部分遮盖，遮盖方法包括眼罩遮盖和眼贴遮盖。要注意防止健眼发生遮盖性弱视，还要关注遮盖治疗对患者生活质量和心理健康的影响，提高患者的依从性。

4. 压抑疗法 通过麻痹健眼睫状肌和配戴不完全矫正眼镜产生离焦视网膜像，从而降低优势眼视力，刺激弱视眼使用，从而提高弱视眼的注视能力和视力。

5. 光刺激疗法 主要用于治疗旁中心注视，可通过后像、红色滤光片、海丁格刷等治疗方法将偏心注视转变为中心注视。

6. 弱视训练 通过手-眼协调训练、精细家庭作业训练等提高弱视眼尤其是偏心注视性弱视眼的视力。

7. 综合疗法 弱视的治疗大多采用综合疗法，提高疗效，缩短疗程。如在戴矫正眼镜的基础上结合遮盖治疗、配合视刺激疗法及弱视训练等。

🔲 小　结

斜视与弱视是眼睛常见的功能性疾病，斜视主要分为共同性斜视和非共同性斜视，眼球运动协调，双眼能够协调运动的斜视即为共同性斜视；其中一只眼睛运动受限的斜视为非共同性斜视。弱视是一个典型的排除性诊断疾病，需要排除眼睛的器质性病变，找到产生弱视的原因，才能根据弱视的定义进行弱视诊断，弱视的遮盖疗法是最简单最有效的治疗手段。

能力检测
及答案

（李毓强）

Note

第十四章 眼 外 伤

教学PPT

学习目标

1. 掌握：眼钝挫伤的临床表现；结膜、角膜异物的临床处理，眼球穿通伤的临床表现及处理；化学性眼外伤和电光性眼炎的急症处理。

2. 熟悉：眼外伤预防的重要性；结膜、角膜异物的症状及体征；化学性眼外伤的病因及发病机制。

3. 了解：眼部辐射伤的种类及其临床表现、治疗。

4. 具有对各种眼外伤进行现场急救的能力，能够运用所学的知识阐明如何预防各种眼外伤。

案例导入

患者，男，40岁，自诉在化工厂工作时不慎双眼溅入碱液，立即出现双眼红痛、畏光、流泪、视物模糊伴头痛，立即前往附近医院就诊。

1. 该患者临床诊断可能是什么？
2. 该患者应做哪些急救治疗？

第一节 眼外伤概述

外环境中的机械性、物理性和化学性等因素直接作用于眼部，引起眼的结构和功能损害，称为眼外伤。由于眼的位置暴露，结构极为精细脆弱，所以眼外伤很多见，患者多为男性，儿童和青壮年发病率高，往往会造成视力障碍、失明甚至眼球丧失。因此，预防和正确处理外伤，对于保护和挽救视力具有重要的临床和社会意义。

（一）眼外伤分类

一般根据眼外伤的致伤因素，可分为机械性和非机械性眼外伤两大类。机械性眼外伤包括钝挫伤、穿通伤、异物伤等，非机械性眼外伤包括热烧伤、化学伤、辐射伤、毒气伤等。

（二）检查与处理原则

1. 眼外伤的检查 应根据眼外伤的轻重缓急，在不延误急救、不增加损伤、尽量减少患者痛苦的前提下进行。询问致伤原因、部位、时间，是否经过处理，以往的视力状况及眼病史，有无全身性疾病等；检查时首先要注意有无重要脏器及其他器官损伤，有无休克及出血，必要时由有关专科首先检查和处理；应尽可能准确地记录视力，记录眼睑、结膜、泪器和眼肌等损伤的部位、范围、程度、并发症等情况,眼球位置、突出度,有无眼球破裂,有无异物,角膜和巩膜情况,前房深度,有无眼内出血及眼内结构损伤,眼底情况等。条件许可时测眼压。行影像学检查及其他辅助检查,如超声波、CT 或 MRI 等检查,以确定球内或眶内有无异物存留,有无眼球后部破裂、眶骨骨折等。

2. 急救原则

(1)有休克和重要脏器损伤时,应首先抢救生命。

(2)对化学伤,应分秒必争地用大量的水冲洗。

(3)对眼球穿通伤,切忌挤压,眼球上的异物和血痂,不应随便清除,滴抗生素滴眼液后,包扎双眼,送眼科进行专科处理。

(4)对开放伤应注射破伤风抗毒素。

(三)预防

大多数眼外伤是可以预防的。加强卫生安全的宣传教育,制定各项操作规章制度,完善防护措施,能够有效地减少眼外伤。对儿童应重点预防,禁止儿童玩弄危险玩具、锋利的用具和物品等。

第二节　眼钝挫伤

钝挫伤是机械性钝力引起的外伤,常见由钝器打击或由爆炸产生的气浪冲击所造成。眼钝挫伤根据受伤部位不同而有各种表现,眼球和附属器均可受损,产生相应症状和体征。

一、眼睑挫伤

眼睑因组织松弛、富有血管,皮肤薄而柔软,这些组织特点决定它受损后容易引起皮下出血、水肿,出血可引起疼痛、睁眼困难。如果没有伤口,眼睑的挫伤性水肿和出血多数可以自行吸收,可在伤后 48 小时之内给予局部冷敷,使血管收缩,有利于止血,以后改为热敷,促进出血吸收。如果眼睑有明显裂伤,修复时不仅要恢复功能,还要注意尽量不影响美观。新鲜伤口应尽早清创缝合,如发现明显出血点则先行止血再行缝合。上睑提肌断裂时应给予修复,伴有泪小管断裂时行泪小管吻合术,术后常规局部或全身使用抗生素预防感染。

二、结膜挫伤

受挫伤后可出现结膜水肿、出血、裂伤。应仔细检查排除巩膜裂伤。创口长度小于3 mm,不需缝合,一般 2 周左右可以修复。创口长度大于3 mm,需进行连续缝合手术,缝合时要先用无齿镊把创口两侧对齐再缝。

三、角膜挫伤

由于角膜位于眼球前面,是最容易损伤的部位,故临床上角膜挫伤较为常见。角膜挫伤患者可有不同程度的视力下降、疼痛、畏光、流泪等症状。角膜挫伤最常见的情况为:

(1)角膜上皮剥脱:荧光素染色阳性,可给予涂抗生素眼膏后包扎,使用促进角膜修复的滴眼液滴眼。

(2)角膜基质层水肿混浊:可滴用糖皮质激素滴眼液减轻水肿,必要时散瞳。

（3）角膜裂伤：伤口小可不需处理，如伤口长度大于 3 mm 者，需手术缝合。术后结膜下注射抗生素，加压包扎。

四、虹膜睫状体挫伤

（一）外伤性瞳孔散大

瞳孔括约肌损伤时可造成外伤性瞳孔散大，多为中度散大，瞳孔不圆，对光反射迟钝或消失，可有单眼复视，严重时可有虹膜根部离断，瞳孔可以呈现"D"字形（彩图 30）。如全部离断可造成外伤性无虹膜。如睫状肌或支配神经受损，可出现调节麻痹，近视力障碍。

外伤性瞳孔散大患者，轻者能恢复或部分恢复，重者不能恢复，可以手术行瞳孔成形术。虹膜根部离断时，可以行虹膜根部缝合术。调节麻痹者，可以配戴眼镜矫正近视力。

（二）外伤性前房积血

主要因虹膜睫状体血管破裂出血引起，多可自行吸收，少量出血仅在房水中见红细胞，出血较多时血液积于前房呈一液平面，严重者前房充满血液，可引起继发性青光眼、角膜血染等严重并发症。

患者应半坐卧位卧床休息，包扎双眼，适当应用镇静剂、止血剂；有虹膜炎症的，用糖皮质激素和散瞳剂治疗。注意观察眼压，如升高，及时使用降眼压药。观察积血吸收情况，对于积血吸收慢、眼压经药物治疗效果不佳的，行前房冲洗术治疗以避免角膜血染。

（三）房角后退

睫状体挫伤导致环行纤维和纵行纤维分离，虹膜根部向后移位使房角加宽、加深，可使小梁受损，房水排出受阻致眼压升高引起继发性青光眼，称为房角后退性青光眼。

眼压正常者可观察，眼压增高时按开角型青光眼处理，无效者需行滤过手术。

五、晶状体挫伤

（一）晶状体脱位或半脱位

因钝力致晶状体悬韧带全部或部分断裂导致。悬韧带不全断裂时悬挂晶状体的力量不平衡，产生晶状体部分脱位，在瞳孔区可见部分晶状体的赤道部，虹膜震颤。出现视力下降、近视、散光、调节减退、单眼复视等症状。如晶状体悬韧带完全断裂可致晶状体全脱位（彩图31），可脱入前房或嵌顿于瞳孔区，引发继发性青光眼，眼压急剧升高，出现急性青光眼症状，需急诊手术摘除晶状体；如向后脱入玻璃体则出现前房变深、虹膜震颤和高度远视，晶状体漂浮在玻璃体内。此时如无症状可不处理，有症状者手术摘除晶状体。

（二）晶状体混浊

钝力可使晶状体发生局限性混浊或全部混浊。局限性混浊多不需处理，可在几周后自行吸收，但可留下永久性混浊而影响视力。严重的全部混浊则需手术摘除晶状体。

六、玻璃体积血

玻璃体挫伤常与眼部其他组织合并受损，亦可单独受损。挫伤引起睫状体、脉络膜和视网膜血管通透性增高，血管内的纤维素及血细胞渗入玻璃体内，导致玻璃体混浊。如血管破裂，可引起玻璃体变性，血块机化产生牵拉作用使视网膜脱离。玻璃体积血时间短者先冷敷，24小时后改为热敷，亦可适当用一些止血剂。大量出血者不合并视网膜脱离时可以等候 3 个月，不吸收时再行玻璃体切割术；合并视网膜脱离时要尽早行玻璃体切割术。

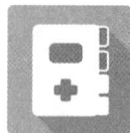

Note

七、视网膜震荡与挫伤

眼球钝挫伤的致伤力常可冲击相应的后极部视网膜出现视网膜震荡,出现一过性视网膜水肿,视网膜呈灰白色,黄斑中央反射消失,视力下降。一般3～4周水肿消退后,视力恢复较好。有些患者光感受器受损,视力明显减退,黄斑部色素紊乱,称为视网膜挫伤,严重挫伤可致视网膜出血以及脱离。

视网膜震荡者可以用糖皮质激素、血管扩张药、神经营养药及维生素类药物治疗。伴发视网膜出血者需卧床休息,应用维生素C和止血药物,后期使用促进积血吸收的药物。如发生视网膜脱离,应及时手术治疗。

第三节　眼球穿通伤

眼球穿通伤是因锐器的刺入、切割造成眼球壁全层裂开,以刀、针、剪刺伤等常见。可分为眼球穿通伤(致伤物在眼球壁上只有一个入口而没有出口)和贯穿伤(致伤物在眼球壁上既有入口亦有出口)。

（一）分类

按照伤口部位,可以分为角膜穿通伤、角巩膜穿通伤、巩膜穿通伤3大类。

（二）临床表现

1. 角膜穿通伤　较常见,自觉眼部疼痛、流泪和不同程度视力下降。伤口较小者可自行闭合,伤口较大者多伴发虹膜脱出、嵌顿,前房变浅或消失,前房积血,可有晶状体或眼后段的损伤。

2. 巩膜穿通伤　少见。较小的由于伤口表面有结膜下出血,容易被忽略。大的伤口常有脉络膜、玻璃体和视网膜的损伤和出血,愈后往往较差。

3. 角巩膜穿通伤　伤口累及角膜和巩膜,可引起虹膜睫状体、晶状体、玻璃体的损伤、脱出及眼内出血,伴随有明显视力下降。

（三）治疗

需要急诊处理。治疗原则:手术缝合伤口,恢复眼球的完整性,防止感染和并发症,必要时行二期手术。

1. 伤口处理　单纯角膜伤口,对合良好,前房存在,可不缝合,加压包扎伤眼。创口大于3 mm,伴有虹膜脱出及嵌顿,伤后24小时内者,用抗生素溶液冲洗后将虹膜放回眼内,虹膜损伤较重不能还纳者应剪除脱出的虹膜,缝合角膜伤口,切除脱出的晶状体和玻璃体,并恢复前房。对角巩膜伤口,应先固定缝合角巩膜缘1针,再缝合角膜,最后缝合巩膜。对巩膜伤口,应分开结膜组织后边暴露边缝合。

2. 抗感染治疗　局部及全身应用抗菌药物和糖皮质激素。注意眼内炎、交感性眼炎等的发生。常规注射破伤风抗毒素。

3. 复杂病例　对较重病例的治疗原则是:初期及时清创,缝合伤口,防治伤后感染和并发症;后期根据并发症选择合适的手术。

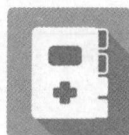

第四节　眼异物伤

一、眼表异物

在临床上较为常见,根据异物性质可分为金属性异物与非金属性异物两类。金属异物包括那些有磁性的异物如铁、钢、钴、镍等,也有非磁性的如铜、铅、锌、银、金等。非金属性的可以有玻璃、碎石、植物的刺、动物性异物等。根据异物所在位置,眼表异物又分为眼睑异物、结膜异物、角膜异物。

(一) 眼睑异物

多见于爆炸伤时,可使上、下眼睑布满细小的火药渣、尘土及沙石,对较大的异物可用镊子夹出。

(二) 结膜异物

常见为灰尘、煤屑、飞虫、睫毛等。自觉眼部异物感、流泪,异物量大者可冲洗结膜囊,结膜囊内的细小异物可在表面麻醉下,用无菌湿棉签擦拭,然后滴抗生素滴眼液。

(三) 角膜异物

以爆炸物、煤屑、铁屑多见。有异物感、疼痛、畏光、流泪、眼睑痉挛等。浅层异物可在表面麻醉后用生理盐水湿棉签拭去。深层异物可以用无菌注射针头行异物剔除术或异物拔除术。多个异物可以分期取出,先把比较暴露的浅层异物取出来,不易取出的深层异物可先不去处理,先把炎症控制下来后再取。对于异物较大已穿入前房的,行异物摘出术,异物取出后滴抗生素滴眼液或眼膏包扎伤眼,促进角膜愈合,防止化脓性角膜溃疡的发生。对于异物大部分进入前房,仅角膜深层留有异物末端的,缩瞳后试取异物,必要时显微镜下行角巩膜缘切口取出异物。术后包扎伤眼,抗感染治疗。

二、眼内异物

(一) 分类

根据异物性质可分为两类:金属异物与非金属异物,金属异物又分为有磁性异物(如铁、钢、钴、镍等)和非磁性异物(如铜、铝、钼等),非金属异物如石块、水泥、木刺、玻璃等。

(二) 临床表现

眼内异物严重威胁视力,异物的损伤作用包括异物对眼内组织结构的机械性破坏、化学及毒性反应、诱发感染以及由此造成的后遗症,例如,异物穿过角膜、晶状体可引起角膜穿孔、色素膜嵌顿、角膜混浊及白内障;穿过色素膜或视网膜可造成眼内出血。铁质异物在眼内溶解氧化,对视网膜有明显的毒性作用。氧化铁与组织蛋白结合形成不溶性含铁蛋白,沉着于各组织,表现为棕色沉着物,称为眼铁质沉着症,症状为夜盲、向心性视野缺损,严重者可造成视力丧失。含铜量80%以上的异物会引起急性无菌性化脓性炎。铜在眼内组织沉着可引起铜锈症,在角膜后弹力层有棕黄色色素沉着,房水有绿色颗粒,虹膜呈黄绿色,晶状体前囊上可出现葵花状混浊。异物带入致病微生物,可引起眼内感染,造成失明。眼内异物的临床表现往往与以上各种因素有关。

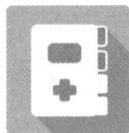

（三）诊断

1. 外伤史 如敲击金属史、爆炸伤等。少数患者可有无自觉的外伤史。

2. 临床表现 常伴有眼球穿通伤的症状和体征。根据异物的大小、性质和致伤情况，就诊的早晚，临床表现可为多种多样。

3. 影像学或电磁学方法检查 采用 X 线摄片、超声波、CT 扫描或磁共振成像等，可以检查出不同性质的异物。这几种方法各有优点，可根据条件选用。对磁性异物，还可用电声异物定位器帮助诊断。

（四）治疗

眼内异物一般应及早摘除。应该强调的是，手术摘除必须以重建和恢复视功能为目的，因此要考虑伤眼功能、患者双眼和全身情况。

1. 前房及虹膜异物 经靠近异物的方向或在相对方向做角膜缘切口取出，可用电磁铁吸出（磁性异物）或用镊子夹出（非磁性异物）。

2. 晶状体异物 若晶状体大部分透明，可不必立即手术。若晶状体已混浊，可将混浊的晶状体连同异物一起摘除。

3. 玻璃体内或球壁异物 应根据异物大小、位置，有无磁性，有无玻璃体及视网膜并发症，可采用巩膜外磁铁法或玻璃体手术方法摘除，同时处理并发症。对位于后极部的球壁异物，采取玻璃体手术方法对视网膜损伤较小。

三、眶内异物

常见的眶内异物有金属弹片、汽枪弹，或木、竹碎片。可有局部肿胀、疼痛。若合并化脓性感染时，可引起眶蜂窝组织炎或瘘管。由于眶内金属异物多被软组织包裹，加上眶深部有精细的神经、血管和肌肉等组织结构，因此对眶深部的此类异物可不必勉强摘除。植物性异物会引起慢性化脓性炎症，应尽早完全取出。

第五节 眼酸碱化学伤

眼酸碱化学伤指由化学物品的溶液、粉尘或气体接触眼部所致损伤。多发生于化工厂、实验室或施工场所。损伤程度与致伤物的浓度、种类及接触时间等有关。最常见的为酸性和碱性物质烧伤。

（一）致伤原因和特点

1. 酸烧伤 对蛋白质有凝固作用，酸性溶液浓度较低时，仅有刺激作用，强酸可使组织蛋白凝固坏死，在角结膜表面形成一个凝固层，可阻止酸性物质继续向深部渗透，故与碱烧伤相比组织损伤相对较轻。

2. 碱烧伤 渗入眼内的碱可溶解蛋白质与脂肪，发生皂化反应，形成胶状溶于水的化合物，不能阻挡碱的继续渗透，而使碱性物质可以很快渗透到组织深层和眼内，使细胞分解坏死，导致角膜溃疡、穿孔及眼内炎症，故碱烧伤多较重。

（二）临床表现

根据损伤程度，可将酸碱烧伤分为轻、中、重三级。

1. 轻度 眼睑、结膜轻度充血及水肿，角膜上皮部分脱落，数日后上皮即可修复，基本无

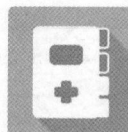

Note

并发症,视力多无影响。

2. 中度　眼睑皮肤有水疱,结膜充血水肿,部分坏死,角膜上皮完全脱落,角膜混浊,治愈后留有角膜瘢痕,影响视力。

3. 重度　结膜大片苍白坏死,角膜全层变白,可有角膜溃疡、白斑、穿孔、角膜葡萄肿、青光眼、白内障等并发症。

（三）急救与治疗

1. 急救　伤后争分夺秒地在现场彻底冲洗眼部,为处理酸碱烧伤的最重要一步。冲洗时应翻转眼睑、暴露穹窿部、转动眼球,将结膜囊内的化学物质彻底冲洗干净。应至少冲洗 30 分钟。必要时切开结膜行结膜下冲洗或行前房穿刺术。

2. 治疗

（1）控制感染:局部和全身应用抗生素。每日应用阿托品散瞳避免虹膜后粘连。应用胶原酶抑制剂,防止角膜穿孔。

（2）防止睑球粘连,可安放隔膜,或行自体球结膜、口腔黏膜移植。角膜溶解变薄,可行角膜、羊膜、口腔黏膜等的移植。

（3）后期治疗:针对并发症手术治疗。如矫正睑外翻、睑球粘连等,出现继发性青光眼时应用药物降眼压,药物治疗效果不佳者行青光眼手术等。

第六节　眼部热烧伤与辐射伤

一、眼部热烧伤

高温液体如铁水、沸水、热油等溅入眼内,直接引起组织的热烧伤称接触性热烧伤。战时由凝固汽油弹、火焰喷射等引起的烧伤称火焰性热烧伤。沸水、沸油的烧伤一般较轻。眼睑发生红斑、水疱,结膜充血水肿,角膜轻度混浊。眼部热烧伤严重时,如铁水溅入眼内,可引起眼睑、结膜、角膜和巩膜的深度烧伤,组织坏死。组织愈合后可出现眼睑瘢痕性外翻,闭合不全,角膜瘢痕,睑球粘连,甚至眼球萎缩。

眼部热烧伤的处理原则为防止感染,促进创面愈合,预防睑球粘连等并发症。对轻度眼部热烧伤,局部点用散瞳剂及抗生素。对重度眼部热烧伤应去除坏死组织,点用抗生素。晚期根据病情诊疗并发症。

二、眼部辐射伤

眼部辐射伤包括电磁波谱中各种辐射线造成的损伤,如微波、紫外线、可见光、红外线、X线、γ线等。中子或质子束照射也能引起这类损伤。

（一）紫外线损伤（电光性眼炎）

可因工业电焊、紫外线灯的紫外线被角膜等眼部组织吸收,产生光化学反应,引起眼部损伤,也可由高原、雪地及水面反光造成。多在受照射后 6～8 小时发病。主要表现为双眼异物感,疼痛,畏光,流泪,结膜充血、水肿,角膜上皮点状或片状剥脱。症状轻者不需要处理,剧痛者可滴表面麻醉剂滴眼液、抗生素滴眼液,局部冷敷,包扎。如无感染,6～8 小时后缓解,24～48 小时完全消退。

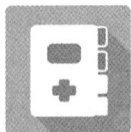

（二）红外线损伤

由玻璃加工时熔化的玻璃和高温环境产生的大量红外线引起，对眼部的损伤主要是热作用。其中短波红外线（波长 800～1200 nm）可被晶状体和虹膜吸收，造成白内障。红外线透过屈光间质可造成黄斑裂孔，导致视力下降，出现中心暗点。接触红外线人员应戴含氧化铁的特制防护眼镜。

（三）可见光损伤

太阳光或强烈的光照射，通过热和光化学作用引起黄斑损伤。对中心视力有不同程度的影响，严重者有中心暗点、视物变形、头痛。眼底检查可见黄斑中心凹附近有黄白色小点和色素紊乱。在强光下应戴有色镜。

（四）离子辐射性损伤

X线、γ线、中子或质子束可引起放射性白内障、放射性视网膜病变或视神经病变，角膜炎或虹膜睫状体炎等。表现为视力下降，角膜表面无光泽，感觉减退，严重者出现角膜溃疡，甚至穿孔，晶状体混浊。眼底检查可见微动脉瘤、出血及渗出，无灌注区以及新生血管形成。

（五）微波损伤

微波波长为 300～300000 MHz，频率较低，穿透性较强，可能引起白内障或视网膜出血，应配戴防护眼镜。

小　结

本章对各种眼外伤进行了阐述，着重对眼钝挫伤、眼酸碱化学伤进行了论述。需要掌握眼钝挫伤的临床表现；结膜、角膜异物的临床处理，眼球穿通伤的临床表现及处理；化学性眼外伤和电光性眼炎的急症处理。需要熟悉：眼外伤预防的重要性；结膜、角膜异物的症状及体征；化学性眼外伤的病因及发病机制。需要了解：眼部辐射伤的种类及其临床表现、治疗。通过本章内容的学习，具有对各种眼外伤进行现场急救的能力，能够运用所学的知识阐明如何预防各种眼外伤。

（刘院斌）

能力检测
及答案

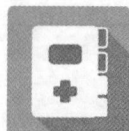

Note

第十五章 全身疾病的眼部表现

教学PPT

学习目标

1. 掌握：高血压性视网膜病变与糖尿病性视网膜病变的分型与分期。

2. 熟悉：动脉硬化性视网膜病变、高血压性视网膜病变、糖尿病性视网膜病变的临床表现和治疗；甲状腺相关眼病的临床诊断。

3. 了解：甲状腺相关眼病的处理原则。

4. 能在带教老师指导下对有全身疾病的患者进行病史采集，运用检眼镜等设备进行眼底检查，能看懂眼底荧光血管造影结果，并能根据病史及辅助检查结果进行综合分析并提出合理的治疗原则。

案例导入

患者，女，46岁，双眼视力逐渐下降3天。查体：血压170/100 mmHg，右眼0.3，左眼0.2，双眼眼前节未见明显异常。散瞳检查眼底见视盘水肿和视网膜水肿，视网膜血管显著缩窄，视网膜广泛水肿，眼底可见多处片状出血、大片棉绒斑。

1. 接诊后应如何询问病史？

2. 患者应做哪些检查？

3. 患者最可能的诊断是什么？

第一节 动脉硬化、高血压与糖尿病性视网膜病变

视网膜血管是全身唯一能用检眼镜看到的血管，又是循环系统的末梢部分，许多全身性疾病如高血压、动脉硬化、动脉阻塞等，或血液病，如贫血、白血病等，以及代谢性疾病，如糖尿病、高脂血症等，均可在不同程度上使眼的血管受到侵犯。

一、动脉硬化性视网膜病变

动脉硬化性视网膜病变是指老年性动脉硬化和小动脉硬化所致的视网膜血管所发生的病理改变，一般包括老年性动脉硬化、动脉粥样硬化和小动脉硬化等。视网膜中央动脉是脑循环系统的一部分，视网膜动脉所显示的动脉硬化程度，在一定程度上反映了脑血管和全身其他血管系统的情况。

（一）临床表现

眼底表现主要为视网膜动脉弥漫性变细、颜色变淡、血管走行平直；管壁反光增强，呈铜丝状或银丝状外观，血管弯曲度增加；在动静脉交叉处可见静脉遮蔽和静脉陡坡现象，视网膜后极部可见渗出和出血，一般不伴有水肿。

（二）治疗

预防各种诱发因素，如高血压、高血脂等。

二、高血压性视网膜病变

高血压性视网膜病变与年龄、血压升高的程度以及病程有关，按照高血压病程的缓急，分为慢性（良性）和急性（恶性）高血压性视网膜病变。

（一）临床表现

1. 急性高血压性视网膜病变　急性高血压性视网膜病变常见于妊娠高血压综合征、嗜铬细胞瘤等。患者多为 40 岁以下青壮年，短期内突发急剧的血压升高，主要眼底改变为视盘水肿和视网膜水肿，视网膜血管显著缩窄，视网膜多处片状出血、大片棉绒斑。常伴有心脏及肾功能损害。如果血压得到及时控制，早期眼底病变将会逐渐消退。若未得到及时有效的治疗，动脉血管可完全闭塞，视盘和视网膜新生血管，黄斑区星芒状渗出和浆液性视网膜脱离。

2. 慢性高血压性视网膜病变　长期持续的高血压，可使视网膜小动脉痉挛，管径粗细不均。随着病情进展，动脉管壁硬化，管腔变小，反光增强，呈铜丝状或银丝状外观。病情严重，可出现视网膜水肿、出血、棉绒斑、硬性渗出和视盘水肿。

（二）分级

临床上将高血压性视网膜病变分为四级。Ⅰ级：视网膜小动脉轻度普遍变细，小动脉管径均匀，无局部狭窄。Ⅱ级：明显的小动脉狭窄，局部管径不规则，动静脉交叉征阳性，动静脉管径之比从正常的 2：3 可减小为 1：2。Ⅲ级：小动脉明显狭窄，管腔不规则，合并视网膜出血、渗出和棉绒斑。Ⅳ级：在Ⅲ级基础上加视盘水肿和视网膜水肿。该分级对判断高血压性视网膜病变的预后有一定意义，据统计，Ⅰ级病变 5 年生存率约为 70%，而Ⅳ级者仅为 1%。

（三）治疗

查找高血压原因，进行病因治疗。注意饮食，限制钠盐、脂肪摄取。有视网膜出血者可口服碘剂促进渗出物和积血的吸收。除此之外，还可口服镇静剂、维生素 C、维生素 E、路丁等对症治疗。

三、糖尿病性视网膜病变

糖尿病性视网膜病变（diabetic retinopathy，DR）是糖尿病的眼部重要并发症和 50 岁以上人群主要致盲眼病之一。我国糖尿病的发病率约 4%，其中糖尿病性视网膜病变的患病率达 44%～51.3%。如果糖尿病病史在 20 年以上，99% Ⅰ型糖尿病患者、60% 以上Ⅱ型糖尿病患者发生糖尿病性视网膜病变。病变早期，一般无眼部自觉症状。随着病情进展，可引起不同程度的视力下降、视物变形、眼前黑影飘动及视野缺损等症状，最终可致失明。

（一）临床分期

1984 年全国眼底病学术会议，将 DR 分为单纯性糖尿病性视网膜病变和增殖性糖尿病性视网膜病变两型，共 6 期（表 15-1）。

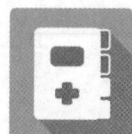

Note

表 15-1　糖尿病性视网膜病变的分期和分型标准

分　　型	分　　期	眼底检查所见
单纯性	Ⅰ	有微动脉瘤或小出血点
	Ⅱ	出现黄白色硬性渗出及出血斑
	Ⅲ	出现白色软性渗出及出血斑
增殖性	Ⅳ	眼底有新生血管或有玻璃体积血
	Ⅴ	眼底有新生血管和纤维增殖
	Ⅵ	眼底有新生血管和纤维增殖,并发牵拉性视网膜脱离

(二) 治疗

积极治疗原发病,严格控制血糖。眼部的治疗要根据实际病情,单纯性糖尿病性视网膜病变应定期做眼底检查,必要时做眼底荧光血管造影检查,观察有无大面积毛细血管闭塞区,采用局部或全视网膜光凝。糖尿病性视网膜病变晚期产生新生血管性青光眼则可做视网膜冷冻治疗。有玻璃体积血及纤维增殖而牵拉视网膜脱离时可行玻璃体切割手术联合眼内激光光凝治疗,以挽救视力。

第二节　甲状腺相关眼病

甲状腺相关眼病(TRO)是成年人最常见的眼眶病,是一种器官特异性自身免疫性疾病。

(一) 临床表现

甲状腺相关眼病波及眶内各级软组织,临床上主要表现为两种类型:一种是伴随眼部症状的出现,实验室检查发现甲状腺功能亢进,影像显示眼外肌肿大不明显,患者多为成年女性,眼部炎症表现突出。一种是眼部发病时无甲亢,甲状腺功能正常或轻度异常,影像显示眼外肌肿大,成年男性多见,眼部炎症表现不突出。

眼部主要临床表现:①眼睑征:眼睑退缩(睑裂开大,暴露上方部分巩膜)和上睑迟落(眼球下转时上睑不能随之下落,暴露上方巩膜)是 TRO 最常见眼征。②眼球突出。③眼球运动障碍及复视。④结膜和角膜病变:结膜充血水肿,严重者结膜突出于睑裂之外,眼睑闭合不全者致暴露性角膜炎、角膜溃疡,患者出现明显眼痛、畏光、流泪。⑤视神经病变:由于眼外肌肿大,在眶尖部压迫视神经,从而引起视神经萎缩和视力减退。

(二) 诊断

1. 典型临床表现　甲状腺肿胀及震颤,眼睑退缩及上睑迟落。

2. 实验室检查　包括血清中 T_3、T_4、TSH 水平,甲状腺[131]I,T_3 抑制试验和 TRH 兴奋试验。需要注意的是部分患者实验室检查是正常的,只存在眼部表现。

3. 影像诊断　B 超、CT、MRI 均显示两侧眼眶多条眼外肌一致性肿大,CT 还可发现眶尖密度增高。

(三) 治疗

1. 全身治疗　针对甲状腺功能异常进行治疗。

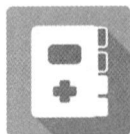

2. 眼部治疗 包括药物治疗、放射治疗和手术治疗。

给予皮质类固醇口服、球后注射或静脉滴注,易引起并发症。烷化剂、植物生物碱、抗生素类抗癌药也有一定疗效。免疫抑制剂对急性、亚急性 TRO 效果显著,对慢性眼外肌改变和眼球突出疗效不明显。眼睑闭合不全引起角膜病变者,及时使用抗生素滴眼液或眼膏。药物治疗无效或有禁忌证的患者,可采用放射治疗。手术治疗有眼外肌腱后徙术、睑裂缝合术、上睑提肌延长术、眼眶减压术。

小 结

通过本章内容的学习,掌握高血压性视网膜病变与糖尿病性视网膜病变的分型与分期。熟悉动脉硬化性视网膜病变、高血压性视网膜病变、糖尿病性视网膜病变的临床表现和治疗;甲状腺相关眼病的临床诊断。了解甲状腺相关眼病的处理原则。能在带教老师指导下对有全身疾病的眼病患者进行病史采集,并能运用检眼镜等设备进行眼底检查,能看懂眼底荧光血管造影结果,并能根据病史及辅助检查结果进行综合分析并提出合理的治疗原则。

能力检测
及答案

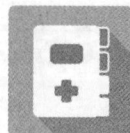

(田秀蓉)

Note

第十六章　防盲与治盲

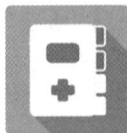

学习目标

1. 掌握:盲和视力损伤的标准。
2. 熟悉:常见致盲眼病的防治措施。

案例导入

患者,女,35 岁,矫正视力:右眼 0.02,左眼 0.1,中国残联(中国残疾人联合会)对其认定为 3 级视力残疾。

1. 中国残联的认定是否准确?
2. 中国残联认定其为 3 级视力残疾依据的标准是什么?

第一节　盲和视力损伤的标准

(一) 世界卫生组织 1973 年制定的标准

由于各国社会经济发展水平不同,各国采用的盲和视力损伤标准和方法也不一致,这对防盲治盲工作开展和国际交流造成了困难。世界卫生组织(WHO)1973 年提出了盲和低视力的分级标准(表 16-1)。

表 16-1　盲和低视力的分级标准(世界卫生组织,1973 年)

类别	级别	最好矫正视力(双眼中好眼)	
		低于	等于或优于
低视力	1	0.3	0.1
	2	0.1	0.05(指数/3 m)
盲	3	0.05	0.02(指数/1 m)
	4	0.02	光感
	5	无光感	—

注:以注视点为中心,视野半径<10°但>5°为 3 级盲,视野半径<5°为 4 级盲。

(二) 世界卫生组织 2009 年制定的标准

前述的盲和低视力的分级标准是采用最好矫正视力来判断的。这有利于以统一的、可比较的方式收集以人群为基础的盲和视力损伤的资料。但是制定这一标准时没有考虑到未矫正的屈光不正也是视力损伤的重要原因。因此,2003 年世界卫生组织制定了新的盲和视力损伤的分级标准。2009 年 4 月第六十二届世界卫生大会(World Health Assembly,WHA)通过了"预防可避免的盲症和视力损伤的行动计划",认可了新的盲和视力损伤的分级标准(表 16-2),该标准将"日常生活远视力"作为判定依据。

表 16-2 盲和视力损伤的分级标准(世界卫生组织,2009 年)

类别	级别	日常生活远视力	
		低于	等于或优于
轻度或无视力损害	0	—	0.3
中度视力损害	1	0.3	0.1
重度视力损害	2	0.1	0.05
盲	3	0.05	0.02
盲	4	0.02	光感
盲	5	无光感	—

(三) 我国视力残疾的分级标准

视力残疾是指各种原因导致双眼视力低下或视野缩小,并且不能矫正,以致影响其日常生活和社会参与。视力残疾包括盲和低视力。我国于 2011 年公布了视力残疾的国家标准(表16-3)。这一视力残疾的分级标准是根据我国目前的社会经济发展状况,并参考了世界卫生组织有关视力损伤和残疾分类标准而制定的,作为我国残疾人的评定标准。

表 16-3 我国视力残疾的分级标准

级 别	视力或视野
1 级	无光感～<0.02;或视野半径小于 5°
2 级	0.02～<0.05;或视野半径小于 10°
3 级	0.05～<0.1
4 级	0.1～<0.3

第二节 常见致盲眼病的防治

一、白内障

目前全球因白内障致盲人数已经达到 2500 万人,预计到 2025 年将达到 4000 万人。我国盲人有一半的致盲原因是白内障,而且每年新增白内障盲人约 40 万,随着人口增加和老龄化,这一数字还会增加。通过手术,大部分的白内障患者可以恢复到接近正常的视力,今后应该坚持大力开展白内障摘除联合人工晶状体植入术,使白内障致盲患者能够恢复视力。

二、未矫正的屈光不正

未矫正的屈光不正或不适当的矫正是盲和视力损伤的主要原因之一,但是长期没有引起

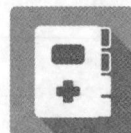

Note

重视。我国近视眼患病率在总人群中约 30％，学龄前儿童为 3.9％～9.1％，小学生约为 35％，中学生约为 50％，大学生约为 70％。远视眼约占屈光不正总数的 10％。目前尚无有效的方法来预防屈光不正，通过开发眼视光专业人力资源、生产物美价廉的眼镜、普及验光配镜设施、提供方便可及和准确的视光服务，可以有效改善未矫正屈光不正致盲和视力损伤的情况。

三、青光眼

青光眼是一种常见的不可逆转的致盲性眼病，是全世界致盲的第二位原因，也是引起盲和视力损伤的第三位原因。预计到 2020 年，全球青光眼致盲人数将达到 1120 万人。现阶段青光眼的发生难以预防，但只要早期发现、合理治疗、定期随诊，绝大多数患者可以终生保持有用的视功能。开展对青光眼的研究，特别是视神经保护的研究，将有助于青光眼防治。

四、角膜病

角膜病引起的角膜混浊是主要的致盲原因，角膜移植是治疗角膜病致盲的有效手段，因此防治角膜病致盲，需要开拓供体角膜材料，健全器官移植法规，加强科普宣传，鼓励身后捐献眼球，加强眼库建设，提高眼库效率，积极开展人工角膜等方面的研究。

五、糖尿病性视网膜病变

糖尿病的眼部并发症，如糖尿病性视网膜病变(DR)是常见的致盲性眼病。早期发现糖尿病高风险患者、积极治疗糖尿病、严格控制血糖是有效控制 DR 的根本措施。DR 患者应定期检查眼底，根据 DR 所处阶段采取适当治疗。视网膜激光光凝治疗对 DR 疗效明确。

六、儿童盲

儿童盲是全球性的重要公共卫生问题，主要致盲眼病有早产儿视网膜病变、新生儿结膜炎、维生素 A 缺乏、麻疹、先天性或遗传性眼病等。防治儿童盲主要依靠加强宣教、干预近亲结婚、提倡优生优育、孕期进行合理卫生保健、加强初级眼保健服务、开展手术治疗服务和建立视光学服务设施、预防儿童眼外伤的发生。

附　眼科常用药物

一、抗细菌药物

氧氟沙星或左氧氟沙星

【适应证】用于治疗细菌性结膜炎、角膜炎、角膜溃疡、泪囊炎等外眼感染以及用于眼科围手术期的无菌化治疗。

【用法和用量】滴眼液滴眼，一日 3～5 次；眼用凝胶或眼膏涂于结膜囊内，一日 3 次。

【注意事项】偶尔有轻微似蜇样的刺激症状；长期使用可诱发耐药菌或真菌感染。

环丙沙星

【适应证】用于敏感菌引起的外眼感染，如结膜炎、角膜炎等。

【用法和用量】滴眼液滴眼，一日 3～5 次；眼膏涂于结膜囊内，一日 1～2 次。

【注意事项】偶有局部一过性刺激症状，眼睑水肿、流泪、畏光、视力减低、过敏反应等。使用过程中若出现皮疹等过敏表现或其他严重不良反应，应当立即停药。不宜用于小儿及青少年。孕妇禁用。哺乳期妇女慎用，用药期间应暂停哺乳。

妥布霉素

【适应证】用于敏感细菌所致的外眼及附属器的局部感染。

【用法和用量】滴眼液滴眼,一日 3～5 次,重度感染者可一小时 1 次;眼膏涂于结膜囊内,一日 2～3 次。

【注意事项】偶有眼局部刺激,如眼睑发痒与红肿、结膜充血。对本品及其他氨基糖苷类抗生素过敏者禁用。

庆大霉素

【适应证】用于治疗葡萄球菌属(金黄色葡萄球菌及凝固酶阴性葡萄球菌中甲氧西林敏感株)及敏感革兰阴性杆菌,如大肠杆菌、克雷伯菌属、变形杆菌属、肠杆菌属、沙雷菌属、铜绿假单胞菌等所致的结膜炎、角膜炎、泪囊炎、眼睑炎、睑板腺炎等感染。

【用法和用量】滴眼,一日 3～5 次。

【注意事项】滴眼后可能出现轻微刺激感。偶见过敏反应,出现眼红、眼痒和水肿等,对本品或其他氨基糖苷类抗生素过敏者禁用。

氯霉素

【适应证】用于由大肠杆菌、流感嗜血杆菌、克雷伯菌属、金黄色葡萄球菌、溶血性链球菌和其他敏感菌所致的结膜炎、角膜炎、睑缘炎、沙眼等。

【用法和用量】滴眼液滴眼,一日 3～5 次;眼膏涂于结膜囊内,一日 3 次。

【注意事项】偶见眼睛疼痛、视力改变、持续性发红或有刺激感。偶见儿童使用后出现再生不良性障碍性贫血。长期使用(超过 3 个月)可引起视神经炎或视乳头炎(特别是小儿)。长期应用本品的患者,应事先做眼部检查,并密切注意患者的视功能和视神经炎的症状,一旦出现,应立即停药。同时服用维生素 C 和 B 族维生素。

红霉素

【适应证】用于沙眼、结膜炎、角膜炎、睑缘炎、麦粒肿等感染。

【用法和用量】眼膏涂于结膜囊内,一日 2～3 次,最后 1 次宜在睡前使用。

【注意事项】偶见眼痛、视力改变、持续性眼红或刺激症状。对本品任何成分过敏者禁用。

孕妇及哺乳期妇女应在医师指导下使用。

金霉素

【适应证】用于细菌性结膜炎、麦粒肿及细菌性眼睑炎、沙眼、角膜炎。

【用法和用量】眼膏涂于结膜囊内,一日 1～2 次,最后 1 次宜在睡前使用。

【注意事项】轻微刺激感。偶见过敏反应,出现充血、眼痒、水肿等症状。对本品或大环内酯类药物过敏者禁用。

利福平

【适应证】主要用于治疗细菌性外眼感染,如沙眼、结核性眼病及某些病毒性眼病。

【用法和用量】滴眼,一日 4～6 次。使用前请将滴丸放入缓冲液中,摇动使其完全溶解。治疗沙眼的疗程为 10～12 周。

【注意事项】

(1) 滴眼后有眼局部刺激症状、泪液呈橘红色或红棕色等不良反应,还可引起皮肤发红、皮疹、瘙痒等。

(2) 可能引起白细胞和血小板减少,导致齿龈出血和感染、伤口延迟愈合等。严重肝功能不全患者禁用。

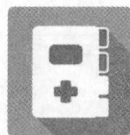

Note

复方硫酸新霉素滴眼液

【适应证】用于结膜炎、角膜炎、虹膜炎、巩膜炎、葡萄膜炎、白内障、青光眼、角膜移植术后及眼部机械或化学损伤的处理。

【用法和用量】滴眼,一日 4~8 次,根据临床症状的改善状况逐渐减少用药的频率。

【注意事项】滴眼后有眼局部刺激症状。长期频繁滴用后可引起青光眼、白内障、眼部真菌感染。角膜、巩膜溃疡者滴用后可能会引起穿孔。真菌性角膜溃疡、树枝状及地图状角膜炎禁用。

妥布霉素地塞米松滴眼液及眼膏

【适应证】

(1)用于对糖皮质激素敏感的眼科炎性病变,如眼睑炎、结膜炎、巩膜炎、角膜炎、葡萄膜炎等炎症,可以减轻水肿和炎症反应。

(2)用于化学性、放射性、灼伤性及异物穿透性角膜病变。

【用法和用量】

(1)滴眼液:滴眼,每 4~6 小时用 1 次。在最初 1~2 日剂量可增加至每 2 小时 1 次。根据临床症状的改善状况逐渐减少用药的频率。

(2)眼膏:涂于结膜囊内,一日 2~3 次。

【注意事项】

(1)滴眼后可出现眼睑刺痒、水肿、结膜充血。

(2)对氨基糖苷类抗生素过敏的患者对本品有可能过敏。如果用药后发生过敏反应,应当停用。

(3)长期滴用可致青光眼、白内障或眼部真菌感染。使用过程中应当监测眼压。

四环素可的松眼膏

【适应证】用于沙眼、结膜炎等眼病。

【用法和用量】涂于结膜囊内,一日 1~2 次。

【注意事项】长期应用可引起青光眼、白内障和眼部真菌感染。角膜、巩膜溃疡者滴用后可能会引起穿孔。

二、抗真菌药物

纳他霉素

【适应证】用于对本品敏感的真菌性眼睑病、结膜炎和角膜炎。

【用法和用量】滴眼,一日 6~8 次,重症每 1~2 小时 1 次,连用 14~21 日,或者一直持续到活动性炎症消退。

【注意事项】

(1)滴眼后有可能引起过敏反应,导致球结膜水肿和充血。

(2)如果使用本品 7~10 日后,角膜炎仍无好转,则提示引起感染的微生物对本品不敏感,应根据临床情况和实验室其他检查结果决定是否继续治疗。

氟康唑

【适应证】用于治疗白色念珠菌、烟曲霉菌、隐球菌及球孢子菌属等引起的真菌性角膜炎。

【用法和用量】滴眼液滴眼,一日 4~6 次,重症者每 1~2 小时 1 次;眼膏涂于结膜囊内,一日 3 次。

【注意事项】偶见眼部刺激反应和过敏反应。对其他咪唑类药物过敏者,对本品也可能过敏。肝、肾功能严重障碍者慎用。

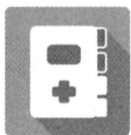

两性霉素 B

【适应证】广谱抗真菌药,对各种真菌性角膜炎有效。

【用法和用量】滴眼,一日 4～6 次,重症每 1～2 小时 1 次。

【注意事项】有一定的眼部刺激反应和过敏反应。妊娠妇女、肝肾功能严重障碍者慎用。

三、抗病毒药物

利巴韦林

【适应证】用于单纯疱疹病毒性结膜炎、角膜炎。

【用法和用量】滴眼液滴眼,每小时 1 次,病情好转后每 2 小时 1 次;眼膏涂于结膜囊内,一日 2～4 次。

【注意事项】偶见眼部轻微的刺激症状。长期大量使用本品可能会产生与全身用药相似的不良反应,如肝功能和血常规异常。

阿昔洛韦(无环鸟苷)

【适应证】用于单纯疱疹性结膜炎、角膜炎。

【用法和用量】滴眼液滴眼,每 2 小时 1 次;眼膏涂于结膜囊内,一日 2～3 次。

【注意事项】偶见眼局部轻微疼痛和烧灼感。滴眼液中如有结晶或粉末状物析出,温热溶解后使用。

更昔洛韦

【适应证】用于单纯疱疹病毒性结膜炎、角膜炎。

【用法和用量】滴眼液滴眼,每 2 小时 1 次;眼膏或眼用凝胶涂于结膜囊内,一日 2～3 次。

【注意事项】滴眼后可以发生短暂的眼痒、灼热感、针刺感和轻微的视物模糊。偶见白细胞下降。

四、眼用抗炎药

(一) 糖皮质激素药物

泼尼松龙

【适应证】

(1) 用于需要抗炎治疗的眼部疾病,如非化脓性结膜炎、睑缘炎、巩膜炎、角膜内皮炎、泪囊炎。

(2) 用于在眼科手术后、异物去除后、化学伤或热烧伤、擦伤、裂伤或其他眼部创伤时做预防性治疗。

【用法和用量】滴眼,开始治疗的 24～48 小时可酌情增量至每小时 2 滴,应逐步减量停药。

【注意事项】

(1) 可诱发眼部的真菌和病毒感染,在一些角膜及巩膜变薄的患者长期使用时,还可导致眼球穿孔。

(2) 有单纯疱疹病毒性角膜炎病史患者、急性化脓性感染患者慎用。

(3) 长期应用本品可能导致非敏感菌过度生长、后囊膜下白内障。

(4) 本品可引起眼压升高,一般停用后眼压会恢复正常,建议使用该药期间应监测眼压。

氟米龙

【适应证】用于对糖皮质激素敏感的外眼、眼前节组织的炎症,如睑缘炎、结膜炎、角膜炎等。

【用法和用量】滴眼,开始治疗的 24～48 小时内可酌情增量至每小时 2 滴,或根据患者年龄、病情适当增减。应逐步减量停药。

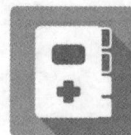

Note

【注意事项】可能引起眼压升高,甚至药物性青光眼,偶致视神经损害、后囊膜下白内障、继发性感染、眼球穿孔和延缓伤口愈合。

可的松

【适应证】用于虹膜睫状体炎、虹膜炎、角膜炎、过敏性结膜炎等。

【用法和用量】滴眼液滴眼,一日3~4次。用前摇匀;眼膏涂于结膜囊内,一日1次,睡前用。

【注意事项】长期频繁用药可引起青光眼、白内障。青光眼患者应在眼科医师指导下使用。眼部细菌性或病毒性感染时应与抗菌药物或抗病毒药物联合使用。

地塞米松

【适应证】用于虹膜睫状体炎、虹膜炎、角膜炎、过敏性结膜炎、泪囊炎等。

【用法和用量】滴眼,一日3~4次。

【注意事项】长期频繁用药可引起青光眼、白内障,诱发真菌性眼睑炎。

(二)非甾体抗炎药

双氯芬酸钠

【适应证】

(1)用于治疗结膜炎、角膜炎、巩膜炎、葡萄膜炎。

(2)用于治疗眼内手术后、激光滤帘成形术后或各种眼部损伤的炎症反应。

(3)用于准分子激光角膜切削术后止痛及消炎。

(4)用于预防和治疗白内障、人工晶状体术后炎症及黄斑囊样水肿,以及青光眼滤过术后促进滤过泡形成等。

【用法和用量】滴眼,一日4~6次。眼科手术术前3、2、1和0.5小时各1次;白内障术后24小时开始用药,一日4次,持续2周;角膜屈光手术术后15分钟即可用药,一日4次,持续用药3天。

【注意事项】滴眼后有短暂烧灼感、刺痛、流泪等,极少数人可有结膜充血、视物模糊。少数人出现乏力、困倦、恶心等全身反应。

普拉洛芬

【适应证】用于睑缘炎、结膜炎、角膜炎、巩膜炎、虹膜睫状体炎、术后炎症等外眼及眼前部炎症的对症治疗。

【用法和用量】滴眼,一日4次,根据症状可以适当增减次数。

【注意事项】滴眼后有刺激感、结膜充血、瘙痒感、眼睑发红、肿胀、眼睑炎、分泌物、流泪、弥漫性表层角膜炎、异物感、结膜水肿。对本品的成分有过敏史的患者禁用。本品只用于对症治疗而不是对因治疗。对于感染引起的炎症使用本品时,一定要仔细观察,慎重使用。

(三)抗过敏药

洛度沙胺

【适应证】

(1)用于各种过敏性眼病,如春季卡他性角结膜炎、卡他性结膜炎、巨大乳头性睑结膜炎、过敏性或特异反应性角结膜炎,包括那些病因不明,但一般由空气传播的抗原及隐形眼镜引起的过敏反应。

(2)用于由Ⅰ型(速发型)变态反应(或肥大细胞)引起的炎症性眼病。

【用法和用量】滴眼,一日4次。

【注意事项】轻微短暂的眼部不适感,如灼热、刺痛、眼痒、流泪。用药后症状(如不适、痒感、异物感、畏光、刺痛、流泪、发红及肿胀等)改善通常需数日,有时需持续治疗达4周。用药

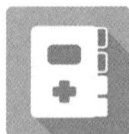

后若症状减轻,应坚持用药至进一步改善,必要时可与糖皮质激素类药物同用。

奥洛他定

【适应证】用于治疗过敏性结膜炎。

【用法和用量】滴眼,一日 2 次。

【注意事项】患者可出现视力模糊、烧灼或刺痛感、眼干、异物感、眼睑水肿、结膜充血、角膜炎、头痛、乏力、感冒综合征、恶心、咽炎、瘙痒、鼻炎、鼻窦炎等不良反应。相当一部分的不良反应和疾病本身的症状相似。

色甘酸钠

【适应证】用于预防春季过敏性结膜炎。

【用法和用量】滴眼,一日 4 次,必要时一日 6 次。

【注意事项】滴眼后偶有刺痛感和过敏反应。过敏体质及严重肝肾功能不全患者慎用。

马来酸非尼拉敏盐酸萘甲唑啉滴眼液

【适应证】用于缓解因尘埃、感冒、过敏、揉眼、佩戴角膜接触镜、游泳以及眼睛疲劳等引起的眼睛充血、瘙痒、灼热感以及其他刺激症状。

【用法和用量】滴眼,每 3～4 小时 1 次。可根据症状缓解情况减少滴药次数。

【注意事项】

(1)偶见滴眼后瞳孔散大,眼压升高。

(2)长期使用可能产生全身反应,如高血压、心律失常及高血糖等,停药后可恢复。患有严重心血管疾病的老年患者、孕妇和哺乳期妇女以及高血压未控制好的患者、糖尿病患者慎用。

五、散瞳剂和睫状肌麻痹剂

硫酸阿托品

【适应证】

(1)用于眼底检查及验光前的散瞳,眼科手术术前散瞳、术后防止粘连。

(2)用于治疗角膜炎、虹膜睫状体炎。

【用法和用量】滴眼液滴眼,一日 3 次,或病情需要时用;眼用凝胶或眼膏涂于结膜囊内,每晚 1 次,或病情需要时用。

【注意事项】

(1)散瞳作用持续约 2 周,因瞳孔散大,可出现畏光、调节抑制、视近模糊。

(2)用药后可能产生皮肤及黏膜干燥、发热、面部潮红、心率加快等。

(3)少数人出现眼睑发痒、红肿、结膜充血等过敏表现。

(4)阿托品类散瞳药对正常眼压无明显影响,但对眼压异常或窄房角、浅前房眼患者,应用后可使眼压明显升高而有激发青光眼急性发作的危险。故对这类病例和 40 岁以上的患者禁用阿托品散瞳。

(5)滴眼后用手指压迫泪囊部 1 分钟,减少药液的全身吸收。

氢溴酸后马托品

【适应证】用于 12 岁以上、40 岁以下患者的散瞳验光和眼底检查。

【用法和用量】滴眼,每 10 分钟 1 次,连用 1 小时。

【注意事项】

(1)滴时按住泪囊部,以免药液流入鼻腔,被黏膜吸收后引起不良反应。

(2)不良反应表现为共济失调、兴奋不安、幻觉等。其余不良反应和注意事项同硫酸阿托品。

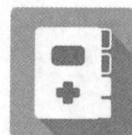

环喷托酯

【适应证】用于散瞳和调节麻痹。

【用法和用量】滴眼,一日1次。

【注意事项】用药后眼部可产生烧灼感,可使青光眼患者的眼压升高。全身吸收后可能引起儿童中枢神经系统的紊乱,如运动失调、幻视和语无伦次。这些不良反应主要由滴眼后吸收入体内所致,因此滴眼时需压迫泪囊部以防止药物流入鼻腔而吸收。

托吡卡胺滴眼液、复方托吡卡胺滴眼液

【适应证】用于散瞳和调节麻痹。

【用法和用量】散瞳检查时滴眼,间隔5分钟滴第2次。屈光检查时每5分钟滴眼一次,连续滴4次,40分钟后可做屈光检查。考虑残余调节力的存在,故不太适用于12岁以下的少年儿童散瞳验光。

【注意事项】

(1)本药为短效散瞳剂,有作用强、起效快、持续时间短的特点,散瞳作用持续5～6小时,瞳孔散大期间可出现畏光、调节抑制、近距离阅读困难的现象。

(2)为避免药物经鼻黏膜吸收引起不良反应,滴眼后应压迫泪囊部2～3分钟。

(3)可使闭角型青光眼患者眼压急剧升高。有眼压升高因素的前房角狭窄、浅前房者慎用,必要时测量眼压或用缩瞳药,出现眼压升高应停用。

(4)如出现口干、颜面潮红等阿托品样毒性反应应立即停用,必要时给予拟胆碱类药物解毒。

(5)由于残余调节力的存在,不适合用于12岁以下的少年儿童散瞳验光。

六、抗青光眼药物

(一)β肾上腺素能受体阻滞剂

噻吗洛尔、卡替洛尔(美开朗)、左布诺洛尔(贝他根)

【适应证】非选择性β_1和β_2受体阻滞剂,用于原发性开角型青光眼、高眼压症、无晶状体性青光眼、部分原发性闭角型青光眼、某些继发性青光眼。

【用法和用量】滴眼,一次1滴,一日1～2次,如眼压已控制,可改为一日1次。如原用其他药物,在改用本品治疗时,原药物不宜突然停用,应自滴用本品的第二天起逐渐停用。如本品尚不足以控制患者眼压时,可联合使用毛果芸香碱滴眼液或服用碳酸酐酶抑制剂(如乙酰唑胺)等。

【注意事项】

(1)见局部不良反应,包括出现暂时性眼烧灼刺痛感及流泪、视物模糊、畏光、结膜充血、浅层点状角膜病变。全身不良反应有心率减慢、呼吸困难、无力、头痛、头晕。

(2)对本品过敏者禁用。有支气管哮喘或有支气管哮喘史、严重慢性阻塞性肺部疾病、窦性心动过缓、Ⅱ度以上房室传导阻滞、明显心力衰竭、心源性休克者禁用。

(3)可能会掩盖低血糖、甲状腺功能亢进患者的临床症状,故糖尿病、甲亢患者慎用。

倍他洛尔

【适应证】选择性β_1受体阻滞剂,用于慢性开角型青光眼和高眼压症。

【用法和用量】滴眼,一次1滴,一日2次。如本品尚不足以控制患者眼压时,可联合使用毛果芸香碱、肾上腺素或服用碳酸酐酶抑制剂(如乙酰唑胺)等。

【注意事项】同噻吗洛尔,呼吸道方面的副作用较轻。

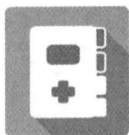

（二）前列腺素衍生物

拉坦前列素、曲伏前列素、贝美前列素

【适应证】用于原发性开角型青光眼、高眼压症。

【用法和用量】滴眼，每日傍晚1次。

【注意事项】

（1）剂量不能超过每日1次，因为频繁使用会降低药物的降眼压效应。

（2）用药后局部可产生短暂性烧灼感、刺痛和结膜充血，长期使用可使虹膜色素增加、睫毛增长、眼周皮肤色素沉着。

（3）无晶状体患者、晶状体后囊膜破裂的人工晶状体患者或有黄斑水肿危险因素的患者慎用。

（三）肾上腺素能受体激动剂

酒石酸溴莫尼定

【适应证】用于原发性开角型青光眼、高眼压症。

【用法和用量】滴眼，一日2次。

【注意事项】

（1）滴眼后眼部可出现轻微烧灼感、刺痛感、视物模糊、额痛、结膜滤泡增生、结膜充血、结膜角膜色素沉着。眼部不良反应包括轻微烧灼感、刺痛、眼痒、视物模糊、结膜充血、结膜滤泡增生、浅层点状角膜炎。此外还有高血压、头痛、抑郁、口干、疲劳。

（2）严重心血管疾病、脑或冠状动脉供血不足、肢端动脉痉挛综合征、直立性低血压、抑郁症、肝肾功能不全患者禁用。

地匹福林

【适应证】用于原发性开角型青光眼、高眼压症、闭角型青光眼虹膜切除后的残余性青光眼。

【用法和用量】滴眼，一日1～2次。

【注意事项】

（1）滴眼后可出现轻微眼部烧灼感、刺痛感、视物模糊、结膜滤泡增生、结膜充血、结膜角膜色素沉着。

（2）无晶状体青光眼、高血压、心功能不全、甲状腺功能亢进患者慎用。

（四）碳酸酐酶抑制剂

乙酰唑胺

【适应证】用于各种类型青光眼的急性发作时的辅助治疗。

【用法和用量】口服，一次125～250 mg，一日2～3次。

【注意事项】

（1）久服可引起口唇面部及四肢末端麻木、肾绞痛、肾结石、血尿、乏力、胃肠功能紊乱（如食欲缺乏、恶心、呕吐、腹泻等）、困倦、粒细胞缺乏、再生障碍性贫血等副作用，加重低钾血症、低钠血症、电解质紊乱及代谢性酸中毒等，故不宜长期服用，尽量使用较小的剂量使患者眼压得到控制。

（2）对本品或磺胺类药物过敏者、妊娠妇女禁用。肺功能障碍、心力衰竭、糖尿病、代谢性酸中毒、低钾血症、肝功能不全及肾功能不全患者慎用。

醋甲唑胺

【适应证】用于各种类型青光眼的急性发作时的辅助治疗。

【用法和用量】口服，一次25～50 mg，一日2～3次。

【注意事项】同乙酰唑胺。

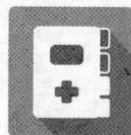

Note

布林佐胺

【适应证】用于开角型青光眼和高眼压症。可以作为对 β 肾上腺素能受体阻滞剂无效的治疗药物或者作为 β 肾上腺素能受体阻滞剂的协同治疗药物。

【用法和用量】滴眼，一日 2 次，必要时一日 3 次。可单独使用，或与其他降眼压药物联合使用。

【注意事项】

(1) 与口服碳酸酐酶抑制剂相关的全身副作用很少发生，滴药后可有眼部刺痛和烧灼感、眼部充血、过敏性结膜炎、浅层点状角膜病变、味觉障碍；少见眼干、眼分泌物增多、流泪、眼疲劳、视力异常、角膜糜烂等。

(2) 对本品或磺胺类药过敏者禁用。严重肾功能不全和高氯性酸中毒者禁用。

(五) 拟副交感神经药(缩瞳剂)

毛果芸香碱

【适应证】

(1) 用于原发性闭角型青光眼、原发性开角型青光眼、继发性青光眼等。本品可与 β 肾上腺素能受体阻滞剂、碳酸酐酶抑制剂或高渗脱水剂联合用于治疗青光眼。

(2) 用于检眼镜检查后，用本品滴眼缩瞳以抵消睫状肌麻痹剂或扩瞳药的作用。

【用法和用量】

(1) 滴眼液滴眼。①急性闭角型青光眼急性发作期时：每 5 分钟 1 次，3 次后改为每 1 小时 1 次，眼压下降或瞳孔缩小后改为一日 4 次。②慢性闭角型青光眼、开角型青光眼：一日 1～4 次。

(2) 眼膏或眼用凝胶，每晚 1 次。

【注意事项】

(1) 眼部不良反应包括眼部烧灼感、眼痒、刺痛、视力模糊、眉弓疼痛、结膜充血、近视加深、调节痉挛等副作用。

(2) 缩瞳剂引起的睫状肌痉挛会导致头痛和偏头痛，在滴用缩瞳剂的最初 2～4 周较为严重。流涎、出汗、胃肠道反应和支气管痉挛等全身性不良反应罕见。为避免吸收过多引起全身不良反应，滴眼后需用手指压迫泪囊部 1～2 分钟。如过多吸收出现全身中毒反应，应使用阿托品类抗胆碱药进行拮抗治疗。

(六) 高渗药

甘露醇

【适应证】用于治疗闭角型青光眼急性发作和某些有急性眼压增高的继发性青光眼，或一些内眼手术前后需要降低眼压时。

【用法和用量】20% 注射液静脉滴注，1～2 g/kg，一般在 30 分钟内滴完。如需重复使用，两次用药间隔时间不得少于 8 小时。

【注意事项】甘露醇是渗透性利尿剂，具有强烈的脱水作用，注射后能增加血容量，对心脏负担较重，又不能被机体代谢吸收，只能由肾脏排出体外，大量排尿导致明显的电解质丢失。常见副作用有：①水和电解质紊乱；②心力衰竭，稀释性低钠血症及偶然的高钾血症；③不适当的过度利尿导致的血容量减少，加重少尿；④颅内压降低，出现头痛、恶心等症状。故心力衰竭、高钠血症、严重脱水、无尿、对其成分过敏者禁用，使用后宜平卧休息。

甘油氯化钠、异丙醇

【适应证】可治疗各种类型的青光眼。

【用法和用量】口服，一次 40～50 mL，一日 1～3 次。

【注意事项】同甘露醇。糖尿病患者慎用。

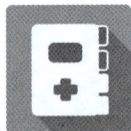

七、眼用表面麻醉剂

丁卡因、丙美卡因、奥布卡因

【适应证】用于眼科表面麻醉,如测量眼压、眼部手术及拆线、角膜异物剔除、前房角镜检查、三面镜检查等需要表面麻醉的操作。

【用法和用量】滴眼,3分钟1次,共2～3次。

【注意事项】

(1) 滴眼后有短暂烧灼感。

(2) 对角膜上皮有轻度损伤,频繁使用影响创伤角膜上皮再生,不宜长期使用。

(3) 有发生过敏的可能,有过敏史者禁用。

八、人工泪液

【适应证】滋润眼球,对于泪液分泌减少或异常所引起的慢性眼部不适和干燥性结膜角膜病变有较好的作用。

【常用药物】羟丙甲纤维素滴眼液、玻璃酸钠滴眼液、聚乙烯醇滴眼液、复方硫酸软骨素滴眼液、复方右旋糖酐70滴眼液、透明质酸钠滴眼液、羧甲基纤维素钠滴眼液、聚丙烯醇滴眼液。

【用法和用量】滴眼,一日3次,或根据病情需要滴用。

【注意事项】

(1) 在极少数人中可能会引起眼部不适,如眼睛疼痛,视力模糊,眼球持续发红或出现刺激。如使用后眼部的上述症状持续超过3天,则应停止使用该药,必要时去医院检查。

(2) 含有防腐剂的人工泪液长期滴用会造成眼表角结膜上皮细胞和泪膜的损害,配戴软性隐形眼镜时不宜使用。

九、促进角膜修复药物

【适应证】用于各种病因引起的角膜溃疡、角膜损伤、化学伤引起的角膜灼伤、神经麻痹性角膜炎、点状角膜病变、大泡性角膜病变、角膜擦伤、轻中度干眼病、角膜和结膜变性、角膜手术及术后愈合不良。

【常用药物】重组人表皮生长因子滴眼液、重组牛碱性成纤维细胞生长因子滴眼液及凝胶、小牛血去蛋白提取物眼用凝胶。

【用法和用量】滴眼液滴眼,一日4～6次;凝胶涂于结膜囊内,一日2次,早晚各1次。

【注意事项】

(1) 本品为蛋白类药物,应避免高温或冰冻环境,2～8 ℃冷藏。

(2) 对感染性或急性炎症期角膜病者,须同时局部或全身使用抗生素或抗炎药。

十、眼部诊断用药

荧光素钠

【适应证】用于眼底荧光血管造影检查和角膜荧光素染色检查。

【用法和用量】

(1) 角膜荧光素染色检查:滴眼液滴入结膜囊内。

(2) 眼底荧光血管造影:荧光素钠注射液3～5 mL缓慢静脉注射。

【注意事项】

(1) 静脉注射后可出现恶心、头痛、胃肠道不适、晕厥、呕吐、低血压以及过敏反应,严重者甚至出现过敏休克。故注射荧光素钠前需常规做过敏试验。有过敏或支气管哮喘者静脉注射荧光素钠时应特别注意,应备有急救物品。

(2) 静脉注射荧光素钠后皮肤会暂时暗黄,可在6～12小时消退。尿液也呈黄色,可在24～36小时后恢复正常。

(3) 静脉注射荧光素钠时应避免药液外渗。如有外渗可发生皮肤坏死脱落、浅层静脉炎、

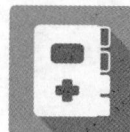

皮下肉芽肿、肘前区域的中毒性神经炎,并可引起长达数小时的手臂剧烈疼痛。如有药液外渗,应及时停止注射,采取措施治疗损伤组织,解除疼痛。

吲哚菁绿

【适应证】用于脉络膜血管造影,确定脉络膜疾病的位置。

【用法和用量】脉络膜血管造影时,25 mg 吲哚菁绿用灭菌注射用水 2 mL 溶解,迅速地经肘静脉注射。

【注意事项】

(1) 过敏性体质者慎用。用药前应预先备抗休克急救药和器具。

(2) 用灭菌注射用水溶解吲哚菁绿,并使其完全溶解。本品不完全溶解时,使用后可能发生恶心、发热、休克等反应。

小　结

防盲治盲工作是一项长期的、持续的但是有意义的工作,目前防盲治盲工作已经引起了全世界的各种组织、机构和政府的高度重视,而且都分别制定了各自的防盲治盲行动指南。当前环境下,防盲治盲工作还任重而道远。相信在全世界人民的共同努力下,未来人类一定能够根治可避免盲。

(李毓强　杨传武)

能力检测
及答案

Note

第二篇

耳鼻咽喉科学

ERBIYANHOUKEXUE

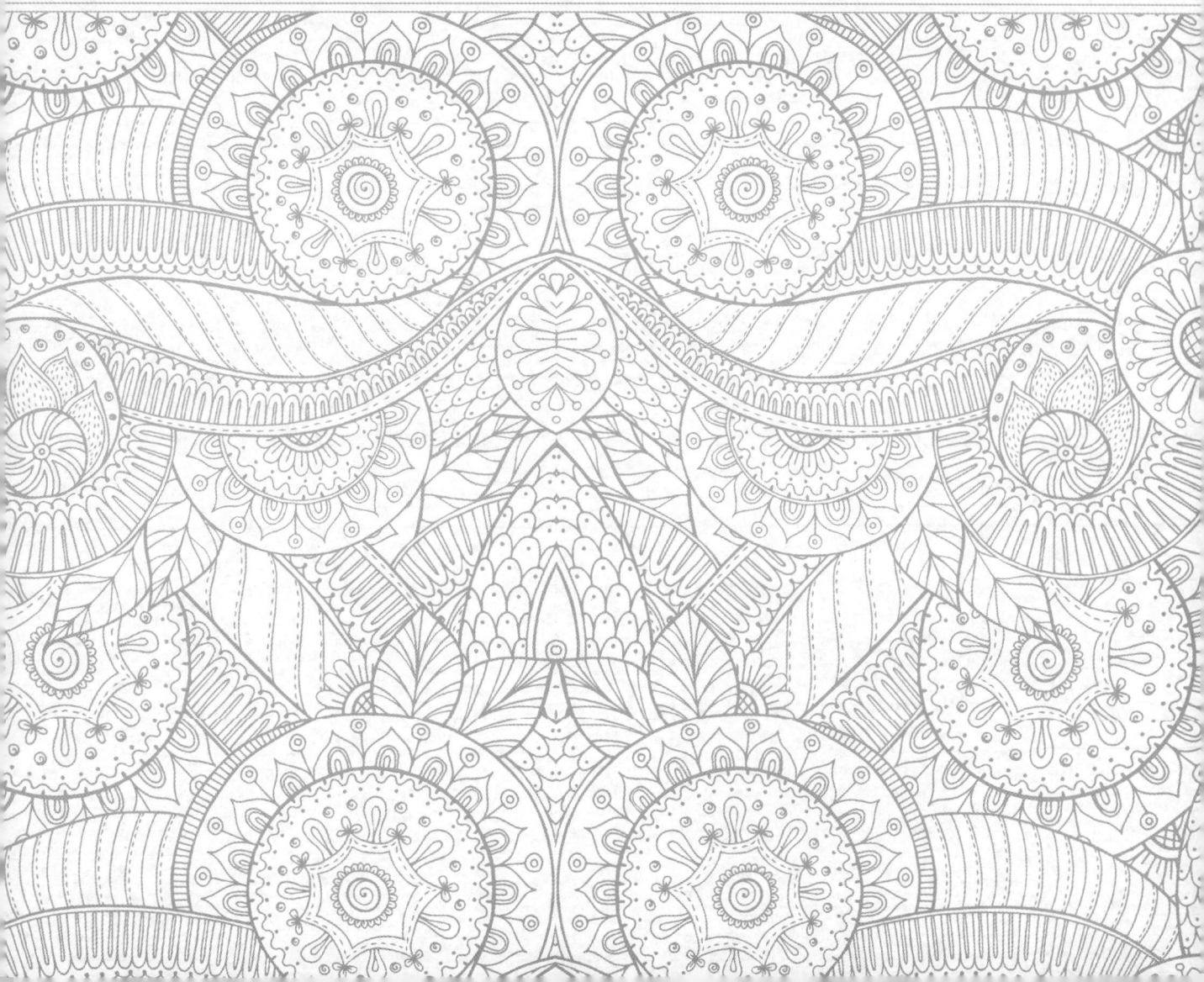

绪　　论

　　耳鼻咽喉科学是研究听觉、平衡、嗅觉诸感官与吞咽、呼吸、发音诸运动器官的解剖、生理和疾病诊断、防治规律的一门临床医学学科，包括耳科学、鼻科学、咽科学、喉科学、气管食管科学及颈科学。

　　耳鼻咽喉科学的发展与演变是中华民族悠久文明史的组成部分。在中国古代，对耳鼻咽喉头颈外科疾病最早的描述见于商代甲骨文中。在秦汉时代，《黄帝内经》《难经》等医籍中对耳、鼻、咽喉、头颈等部位的解剖、生理、病理与疾病的认识有了较为详细的论述。在唐朝，由政府开办的集医疗、教学于一体的太医署中专门设置了耳目口齿科。成书于明清时期的《本草纲目》《医宗金鉴》对耳鼻咽喉疾病治疗药物的叙述很详尽。19世纪中叶，西医传入我国，在1911年耳鼻咽喉科才成为一门独立的临床医学二级学科，但发展缓慢。在新中国成立后，耳鼻咽喉科才有了较快发展，尤其是近30年来，本学科得到了迅猛发展。随着专业领域的不断扩大，经中华医学会批准，学科分会正式更名为中华医学会耳鼻咽喉头颈外科学分会。目前，我国大多数县级以上医院建立了耳鼻咽喉科，部分已更名为耳鼻咽喉头颈外科。

　　耳鼻咽喉科涉及器官多、专业领域广，因此，疾病种类多而复杂，根据病因及临床特点，可以归为以下七类：

　　（1）先天性畸形：主要由遗传、环境因素引起。遗传因素引起的畸形系继发于染色体结构、数目变化及基因分子结构改变等遗传缺陷。较常见的基本遗传方式有常染色体显性遗传、常染色体隐性遗传和性连锁隐性遗传等。由环境因素引起畸形的致畸因素包括生物、物理、化学等因素。

　　（2）感染：耳鼻咽喉及相关头颈区是呼吸或消化必经通道，直接与外界相通，易受外界各种感染因素的侵袭。因此，耳鼻咽喉、气管、食管等易发生感染性疾病。

　　（3）异物：由于耳鼻咽喉、气管、食管解剖与功能的特殊性，易致异物的侵入与停留，且多突然发生。多见于儿童或老年人，一旦发生，多有明显的感觉异常，应及时检查和取出。

　　（4）肿瘤：耳鼻咽喉及头颈相关区域为肿瘤多发部位，常见良性肿瘤有听神经瘤、耳鼻咽喉乳头状瘤、颈部神经纤维瘤等；常见恶性肿瘤有鼻咽癌、喉癌、上颌窦癌、食管癌等。

　　（5）变态反应：变态反应是本科的常见疾病，如变应性鼻炎及鼻窦炎、自身免疫性中耳炎、外耳湿疹等。

　　（6）创伤：在外伤疾病中，耳鼻咽喉头颈部位是发生率较高的区域之一。和平时期致伤原因多为交通事故、跌倒、碰撞、打斗等；在战争时期，多由火器、爆震、火焰及化学毒剂等引起。

　　（7）全身疾病在耳鼻咽喉头颈的表现：耳鼻咽喉等头颈诸器官是人体的有机组成部分，与全身各系统在生理上相互联系，在病理上相互影响。因此，全身各系统疾病不可避免地在不同程度上反应于耳鼻咽喉头颈区域，通过发现耳鼻咽喉头颈的异常改变，可帮助发现和诊断全身系统性疾病。

　　由于耳鼻咽喉及相关头颈区各器官在解剖上结构复杂精细、孔小洞深，相互沟通；在生理

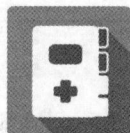

上相互联系,在病理上相互影响,在诊断上相互参考,在防治上相互辅助,并且与临床相关学科、现代医学相关学科及自然科学相关学科紧密联系。因此,学习本学科要注意从整体看局部,再从局部回顾整体,由一点考虑全面,再由全面联系各点,要扎实掌握相关基础理论及各种检查设备的应用。

（何文清）

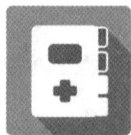

第十七章　耳鼻咽喉的应用解剖与生理

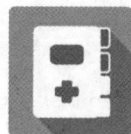

学习目标

1. 掌握：耳、鼻、咽、喉的应用解剖与生理特征。
2. 熟悉：气管、食管的应用解剖与生理特征。
3. 了解：颈部的应用解剖。
4. 能根据所学的解剖知识正确辨认耳、鼻、咽、喉、气管、食管标本或模型结构，能应用解剖结构知识正确分析、掌握各器官的生理功能。

教学 PPT

案例导入

患者，男，15岁。3天前鼻尖出现一疼痛的麦粒样红肿，听他人建议行热敷按摩1天后原病情加重，并出现寒战、高热、头痛、恶心、呕吐等症状。

1. 该患者最可能的诊断是什么？为什么易发生于鼻尖？
2. 为什么患者行热敷按摩后局部病情加重和出现全身症状？

第一节　鼻的应用解剖与生理

一、鼻的应用解剖

鼻由外鼻、鼻腔和鼻窦三部分构成。外鼻突出于颜面中央，鼻腔是位于面颅骨内的不规则腔隙，鼻窦是位于鼻腔两侧、上方及后上方的含气骨性空腔，并借窦口与鼻腔相通。

（一）外鼻

外鼻由皮肤、软骨和骨构成。外观形似一基底向下的三棱锥体，上窄下宽。前棱上端与额相连，称鼻根；下端向前突起，称鼻尖；鼻根与鼻尖之间为鼻梁，鼻梁两侧为鼻背，鼻尖两侧的弧形隆起为鼻翼。三棱锥体的底部为鼻底，在鼻底有一前后向的分隔为鼻中隔，鼻中隔前下方的游离缘称鼻小柱。由鼻翼的游离缘与鼻小柱共同构成左、右前鼻孔。鼻翼向外下与面颊交界处有一浅沟，为鼻唇沟，正常时左右对称，如面神经麻痹，则鼻唇沟变浅或消失（图17-1）。

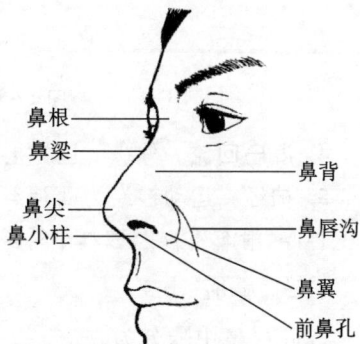

图 17-1　外鼻

1. 支架 外鼻以骨和软骨为支架。骨包括额骨鼻突、鼻骨、上颌骨额突及腭突,其中鼻骨呈不规则四边形,上厚窄、下薄宽,外伤易造成骨折。软骨支架主要由隔背软骨和大翼软骨组成,其中隔背软骨由两侧的鼻外侧软骨及鼻中隔软骨组成,大翼软骨呈马蹄形,有两脚,外侧脚构成鼻翼支架,两内侧脚夹鼻中隔软骨前下缘构成鼻小柱支架(图17-2)。

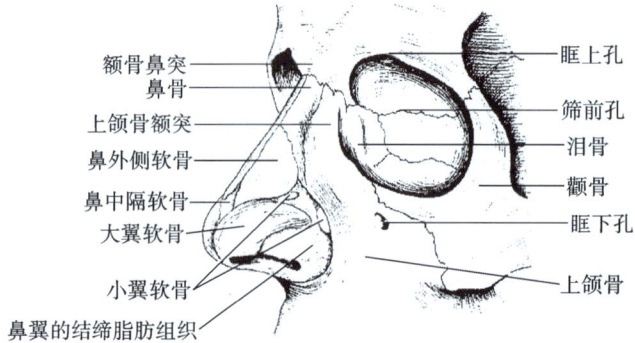

图17-2 外鼻的软骨和骨支架

2. 皮肤 鼻根及鼻背部皮肤薄而松弛。鼻尖及鼻翼皮肤较厚,与其下的脂肪纤维组织和软骨膜连接紧密且富含皮脂腺、汗腺,发炎时痛感明显,是痤疮、疖肿及酒渣鼻的好发部位。

3. 静脉回流 外鼻静脉血主要经内眦静脉、面静脉汇入颈内静脉,内眦静脉又经眼上、眼下静脉与海绵窦相通(图17-3),加之面部静脉无瓣膜,血液可逆向流动,鼻部皮肤感染可致危及生命的海绵窦血栓性静脉炎。临床上将鼻根部与上唇两侧口角连线所形成的三角形区域称为"危险三角区"。

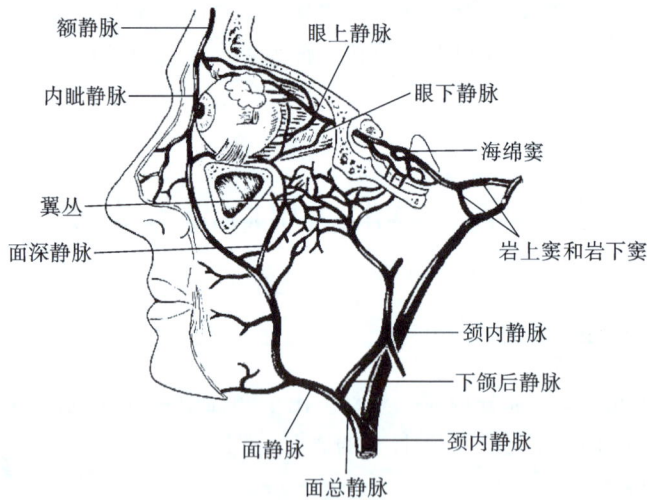

图17-3 外鼻静脉与眼静脉和海绵窦的关系

4. 淋巴回流 外鼻淋巴主要汇入腮腺淋巴结和下颌下淋巴结。

5. 神经 运动神经为面神经,感觉神经主要是眼神经和上颌神经的分支,即筛前神经、滑车上神经、滑车下神经和眶下神经。

(二)鼻腔

鼻腔由鼻中隔分为左右各一,顶窄底宽。每侧鼻腔为一前后开放的狭长腔隙,前起于前鼻孔,后止于后鼻孔,以鼻内孔(鼻翼内侧弧形的隆起,亦称鼻阈)为界分为鼻前庭和固有鼻腔。

1. 鼻前庭 位于前鼻孔(由鼻翼的游离缘、鼻小柱和上唇围绕而成)和鼻内孔之间,即由

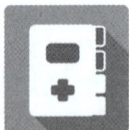

鼻小柱和鼻翼内表面所围成的空间。鼻前庭由皮肤覆盖,在鼻内孔处与固有鼻腔黏膜相延续,长有鼻毛,并富含皮脂腺和汗腺,易发生疖肿。由于皮肤与软骨连接紧密,一旦发生疖肿,疼痛明显。

2. 固有鼻腔 前界为鼻内孔,后界为后鼻孔,有内侧、外侧、顶、底四壁。

(1)内侧壁:鼻中隔,由鼻中隔软骨、筛骨正中板、犁骨和上颌骨腭突构成(图17-4)。在软骨膜和骨膜外覆有黏膜。

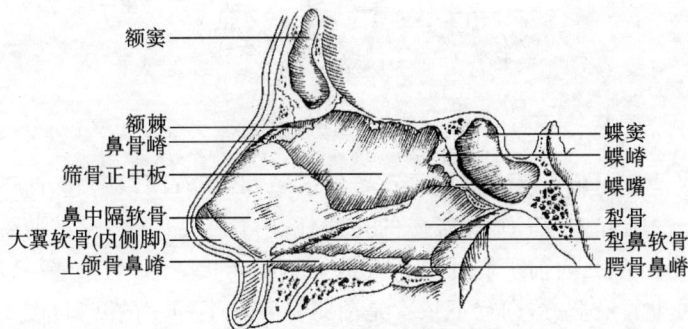

图 17-4 鼻中隔支架

(2)外侧壁:由上颌骨额突、鼻骨、泪骨、上颌窦内侧壁、筛骨、腭骨垂直部、下鼻甲骨和蝶骨翼突的内侧板等构成(图17-5)。鼻腔外侧壁从下向上有三个呈阶梯状排列的长条骨片,外覆盖骨膜和黏膜,分别称为下鼻甲、中鼻甲、上鼻甲,大小依次缩小约1/3,前端位置依次后移约1/3。每一鼻甲的下缘游离向下,悬垂于鼻腔,与对应的鼻腔外侧壁形成一间隙,由下向上依次称为下鼻道、中鼻道、上鼻道(图17-6)。

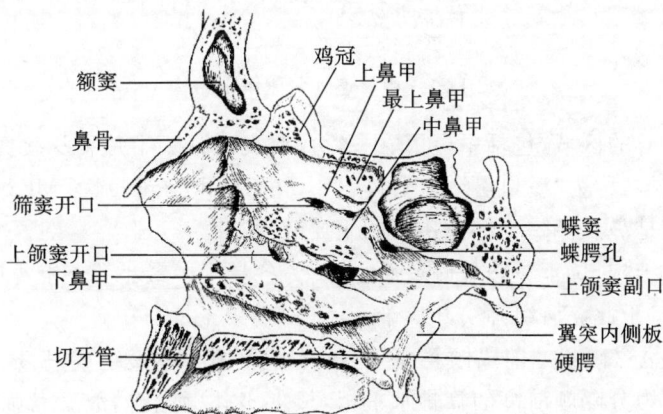

图 17-5 鼻腔外侧壁骨性结构

下鼻甲骨为单独呈水平状卷曲的薄骨,附着于上颌骨内侧壁和腭骨垂直板,是各鼻甲中最大者。下鼻甲后端距离咽鼓管咽口 1.0～1.5 cm,如下鼻甲肿大或肥大等均会直接影响咽鼓管的通气,出现耳鸣、耳闷及听力下降等症状;下鼻道的顶部有鼻泪管的开口;下鼻道外侧壁前部近下鼻甲附着处是上颌窦内侧壁骨质最薄处,为上颌窦穿刺的最佳进针部位。

中鼻甲骨属筛骨的一部分,是筛窦内侧壁的标志,分为前部和后部,其前端附着于筛窦顶壁和筛板交接处,后端在向后延伸的过程中附着处逐渐改变方位,向后下附着于纸样板的后部。中鼻甲从前上向后下倾斜形成的冠状位,称为中鼻甲基板,是前组筛窦和后组筛窦的分界。中鼻甲后端附着处的后上方,距后鼻孔上界上、后方约 12 mm 处的骨孔为蝶腭孔,有同名神经和血管通过。以中鼻甲前部下方游离缘水平为界,其上方鼻中隔与鼻甲之间的间隙称为嗅沟或嗅裂;在该水平以下,鼻甲与鼻中隔之间的不规则腔隙称总鼻道。

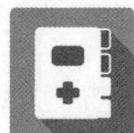

125

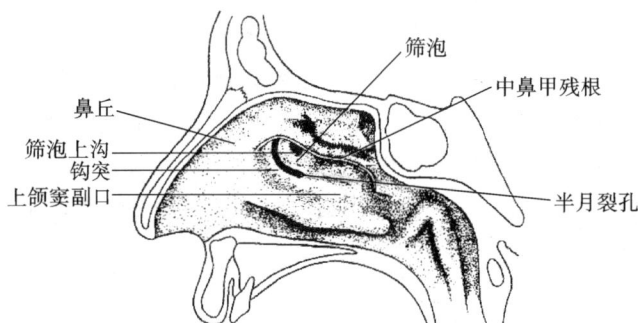

图 17-6　正常鼻腔外侧壁

　　中鼻道外侧壁是鼻内窥镜手术进路最重要的区域,其上有两个隆起,前下者呈弧形嵴状隆起,名钩突;其后上的隆起,名筛泡,属筛窦的一部分,内含 1~4 个气房。两者之间的半月形裂隙,名半月裂孔。半月裂孔向前下和外上逐渐扩大的漏斗状空间,名筛漏斗或筛隐窝。额窦经鼻额管开口于筛漏斗的最上方,向后下依次是前组筛窦和上颌窦的开口(图 17-7)。

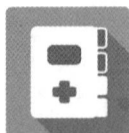

图 17-7　中鼻道外侧壁解剖结构

　　以筛漏斗为中心的区域,包括中鼻甲、中鼻道、钩突、筛泡、半月裂及额窦、前组筛窦和上颌窦的开口等解剖结构,称为"窦口鼻道复合体"(ostiomeatal complex,OMC)。现认为 OMC 解剖异常及病理改变是鼻及鼻窦炎症性疾病的主要病因。

　　上鼻甲属筛骨结构,位于鼻腔外侧壁后上方,为各鼻甲中最小者。上鼻甲后端的后上方为蝶筛隐窝,蝶窦开口于此。后组筛窦开口于上鼻道。

　　(3)顶壁:窄,呈穹窿状。前段倾斜向上,由鼻骨和额骨鼻突组成;后段倾斜向下,即蝶窦前壁;中段水平,即为分隔颅前窝的筛骨水平板,板上多孔(筛孔),故又名筛板,嗅神经穿过筛孔进入颅内。筛板菲薄而脆,易受损伤而导致脑脊液鼻漏。

　　(4)底壁:硬腭的鼻腔面,与口腔相隔。前 3/4 由上颌骨腭突、后 1/4 由腭骨水平部构成。

　　(5)后鼻孔:主要由蝶骨体(上)、蝶骨翼突内侧板(外)、腭骨水平部后缘(底)、犁骨后缘(内)围绕而成。

　　3. 鼻腔黏膜　分为嗅区黏膜和呼吸区黏膜,成人前者约占鼻黏膜的 1/3。

　　(1)嗅区黏膜:分布在鼻腔顶中部、上中鼻甲内侧面及与其对应的鼻中隔部分、鼻腔外侧壁上部等嗅裂区域。嗅区黏膜为假复层无纤毛柱状上皮,为由双极嗅细胞、支持细胞和基底细胞构成的特异性感觉上皮,即嗅器;其固有层中含有嗅腺,其分泌的浆液性液体能溶解到达该处气流中含有气味的物质颗粒,刺激嗅毛产生嗅觉。

　　(2)呼吸区黏膜:除嗅区以外的鼻腔黏膜,占鼻腔黏膜的绝大部分。鼻腔前 1/3 自前向后的黏膜上皮为鳞状上皮、移行上皮和假复层柱状上皮,鼻腔后 2/3 为假复层纤毛柱状上皮,后者由纤毛细胞、柱状细胞、杯状细胞和基底细胞组成。黏膜中具有丰富的黏液腺、浆液腺、混合型腺体及杯状细胞,能产生大量分泌物,在黏膜表面形成随纤毛运动而向后移动的黏液毯,有助于纤毛运动和保护纤毛。黏膜下层有丰富的毛细血管,血管内皮基膜不连续、小动脉壁缺乏弹力层,毛细血管与小静脉之间形成的海绵状血窦有利于反射性膨胀。此外,在黏膜固有层和黏膜下层有多种免疫活性细胞,如淋巴细胞、浆细胞、肥大细胞等。

4. 鼻腔血管 动脉主要来自颈内动脉系统的分支眼动脉和颈外动脉系统的分支上颌动脉。

眼动脉入眶后分为筛前动脉和筛后动脉,经筛前孔和筛后孔进入筛窦,紧贴筛顶横行于凹沟或骨管中,然后离开筛窦入颅前窝,沿筛板前行经鸡冠小缝入鼻腔。筛前动脉主要供应前组筛窦和额窦及鼻腔外侧壁和鼻中隔的前上部。筛后动脉主要供应后组筛窦及鼻腔外侧壁和鼻中隔的后上部。筛前动脉横行于筛窦顶骨管中,是鼻内窥镜鼻窦手术时筛顶的标志,其前即为额隐窝。

上颌动脉在翼腭窝分出蝶腭动脉、眶下动脉和腭大动脉供应鼻腔,其中主要由蝶腭动脉供应。蝶腭动脉经蝶腭孔入鼻腔,分出鼻后外侧动脉和鼻后中隔动脉,前者供应鼻腔外侧壁后部、下部和鼻腔底,后者供应鼻中隔后部和下部。鼻腭动脉、筛前及筛后动脉的鼻中隔支、上唇动脉和腭大动脉吻合成动脉丛,称为利特尔动脉丛,是鼻出血最常见的部位,此区称为利特尔区(Little area),亦称易出血区(图 17-8)。

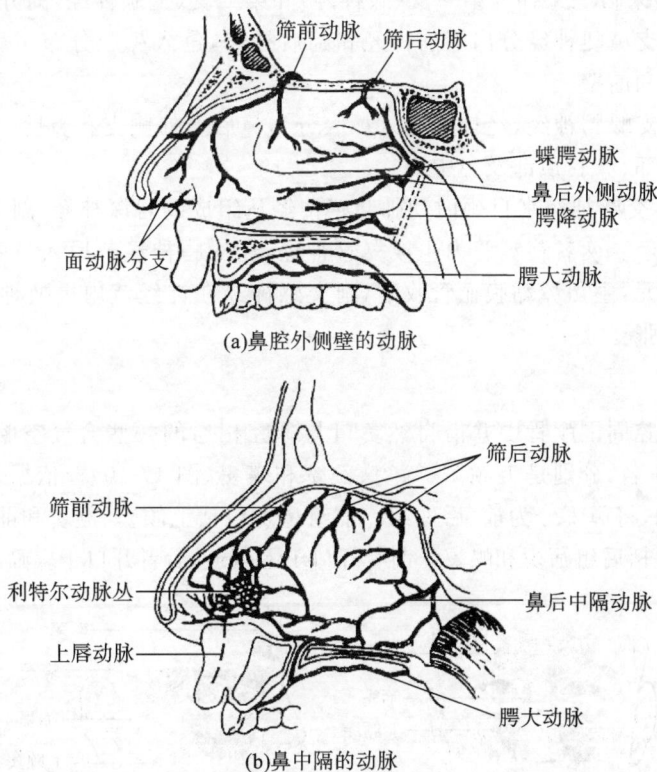

(a)鼻腔外侧壁的动脉

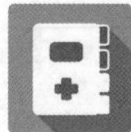

(b)鼻中隔的动脉

图 17-8 鼻腔动脉系统

鼻腔前、后及下部的静脉汇入颈内、外静脉,上部静脉经眼静脉汇入海绵窦或经筛前静脉汇入颅内的静脉和硬脑膜窦。鼻中隔前下部的静脉构成静脉丛,称为克氏静脉丛(Kiesselbach plexus),亦是该部位出血的重要来源。老年人下鼻道外侧壁后部近鼻咽处有表浅扩张的鼻后侧静脉丛,称为吴氏鼻-鼻咽静脉丛(Woodruff naso-nasopharyngeal venous plexus),是老年患

Note

者鼻出血常见的部位。

5. 鼻腔淋巴 鼻腔前 1/3 的淋巴管与外鼻淋巴管相连,淋巴汇入耳前淋巴结、腮腺淋巴结及下颌下淋巴结。鼻腔后 2/3 的淋巴汇入咽后淋巴结及颈深淋巴结上群(图 17-9)。

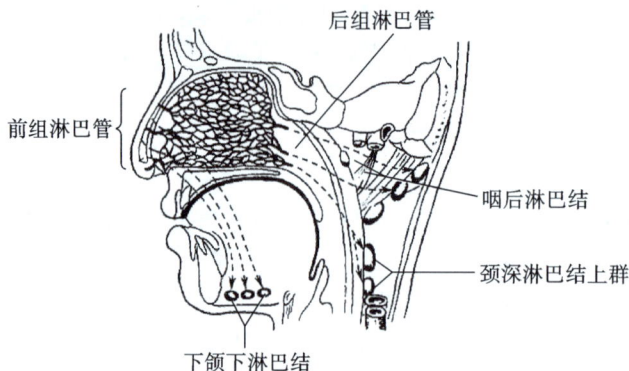

图 17-9 鼻腔淋巴引流

6. 鼻腔的神经 包括嗅神经、感觉神经和自主神经。

(1)嗅神经:分布于嗅区黏膜。嗅细胞中枢突汇集成多数嗅丝穿过筛孔到达嗅球。嗅神经鞘膜为硬脑膜的延续,嗅神经周围的空腔与蛛网膜下腔直接相通。损伤嗅区黏膜或继发感染,可引起鼻源性颅内并发症。

(2)感觉神经:来自三叉神经第一支(眼神经)和第二支(上颌神经)的分支。

眼神经由其分支鼻睫神经分出筛前神经和筛后神经,进入鼻腔分布于鼻中隔及鼻腔外侧壁上部的一小部分和前壁。

上颌神经的分支蝶腭神经,经蝶腭孔入鼻腔分为鼻后上外侧支和鼻后上内侧支,主要分布在鼻腔外侧壁的后部、鼻腔顶部及鼻中隔。

(3)自主神经:交感神经来自颈内动脉交感神经丛组成的岩深神经,副交感神经来自面神经分出的岩浅大神经。两者在翼管内组成翼管神经,经蝶腭神经节后入鼻腔。交感神经在神经节内不更换神经元,主司鼻黏膜血管收缩;副交感神经在神经节内更换神经元,主司鼻黏膜腺体分泌和血管扩张。

(三) 鼻窦

鼻窦是位于鼻腔周围颅骨中并借自然窦口与鼻腔相通的一些含气空腔。左右成对,共 4 对,依其所在颅骨命名,分别是上颌窦、筛窦、额窦和蝶窦(图 17-10)。依据各鼻窦的位置及窦口引流的位置、方向,将鼻窦分为前、后两组。前组鼻窦包括上颌窦、额窦和前组筛窦,均开口于中鼻道;后组鼻窦包括后组筛窦和蝶窦。前者开口于上鼻道,后者开口于蝶筛隐窝(图 17-11)。

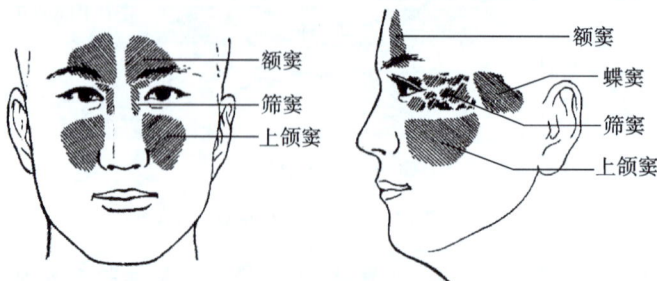

图 17-10 鼻窦位置

1. 上颌窦 居于上颌骨体内,为鼻窦中最大者,呈不规则的三角锥体形,锥底为鼻腔外侧

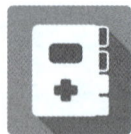

额窦开口
筛窦开口
蝶窦开口
上颌窦开口
鼻泪管 中鼻甲残缘
下鼻甲残缘

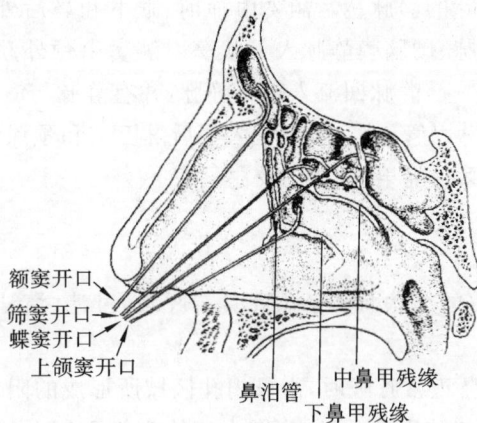

图 17-11 鼻窦的开口部位

壁,锥尖指向上颌骨颧突,共有 5 个壁。①前壁:亦称面壁,中央薄而凹陷,称为尖牙窝。在尖牙窝之上、眶下缘之下 12 mm 处有一孔,名眶下孔,为眶下神经及血管通过之处。②后外壁:与翼腭窝和颞下窝毗邻,又近翼内肌,故上颌窦恶性肿瘤侵及此肌可致张口困难。③上壁:眼眶底壁的内侧部。④底壁:牙槽突,为上颌窦各骨壁最厚者,常低于鼻腔底,与上颌第二前磨牙和第一、二磨牙的根部关系密切。⑤内侧壁:鼻腔外侧壁下部,有上颌窦自然窦口通中鼻道,窦口小、位置较高,不易引流,是上颌窦易发生炎症的原因之一。

2. 筛窦 又称筛迷路,是筛骨体内的含气空腔,呈蜂窝状,位于鼻腔外侧壁上部与眼眶之间、蝶窦之前、前颅底之下,借中鼻甲基板分为前、后两组筛窦,前组开口引流于中鼻道,后组开口引流于上鼻道,是四组鼻窦中解剖关系最复杂、自身变异最多的鼻窦,有 6 个壁。①外侧壁:眼眶内侧壁,由泪骨和纸样板构成,后者菲薄如纸,平均厚度仅 0.2 mm,手术损伤纸样板将出现眶内并发症。②内侧壁:鼻腔外侧壁上部,附有上鼻甲和中鼻甲。其内侧与筛骨水平板连接,外侧与眶顶延续,筛顶上方即为颅前窝。③顶壁:额骨眶板内侧部,是颅前窝底的一部分,即额骨的筛小凹,筛顶的外侧为额骨眶板外侧部,内侧与筛骨水平板连接,筛板常较筛顶略低。④下壁:中鼻道外侧壁结构,如筛泡、钩突及筛漏斗等。⑤前壁:由额骨筛切迹、鼻骨嵴和上颌骨额突构成,与额窦相接。⑥后壁:蝶筛板,与蝶窦前壁的外侧部相接,其外上方仅借一菲薄的骨壁与视神经管相隔,此壁的解剖变异较大。

3. 额窦 形似一底在下方、顶向上方的三棱锥体,位于额骨内、外板之间,左右各一,开口位于窦底,经鼻额管引流至额隐窝或直接经额隐窝引流至中鼻道,共有 4 个壁。①前壁:额骨外骨板,较厚。②后壁:额骨内骨板,较薄,为颅前窝前壁的一部分。③内侧壁:两侧额窦之中隔,多偏向一侧。④底壁:外 3/4 为眼眶顶壁,其余靠内侧部分为前组筛窦的顶壁。

4. 蝶窦 位于蝶骨体内,居后组筛窦的后、内和下方,由蝶窦中隔分为左、右两个窦腔,两侧蝶窦大小及形态多不对称。

每侧蝶窦共有 6 个壁:①外侧壁:与视神经管、颈内动脉、海绵窦和颅中窝毗邻,如损伤可致致命性大出血或失明。②内侧壁:骨性蝶窦的中隔,常偏向一侧。③前壁:参与构成鼻腔顶的后段和筛窦的后壁(蝶筛板),上方近鼻中隔处为蝶窦的自然开口。④后壁:骨质较厚,其后为颅后窝的脑桥及基底动脉。⑤顶壁:为颅中窝的底,呈鞍形,称之为蝶鞍,承托垂体。⑥下壁:为鼻后孔的上缘和鼻咽顶部。

5. 鼻窦的血管、淋巴及感觉神经

(1)血管:上颌窦由鼻后外侧动脉、上颌牙槽后动脉和眶下动脉等供应;静脉回流入蝶腭静脉。筛窦由筛前、筛后、眶上和鼻后外侧等动脉供应,静脉回流入筛前、筛后静脉,亦可回流

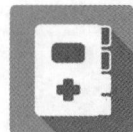

Note

129

到硬脑膜的静脉和嗅球、额叶的静脉丛。额窦由筛前、眶下和鼻后外侧等动脉供应,静脉回流入筛前静脉,亦有经板障静脉、硬脑膜静脉入矢状窦。蝶窦由颈外动脉的咽升动脉、上颌动脉咽支和蝶腭动脉小分支等供应,静脉回流入蝶腭静脉,并有静脉与海绵窦相通。

（2）淋巴:鼻窦内毛细淋巴管不多,主要汇入咽后淋巴结和颈深淋巴结上群。

（3）感觉神经:均由三叉神经第一、第二支主司。

二、鼻的生理

鼻腔与鼻窦及被覆上皮的结构赋予了鼻腔具有呼吸、过滤、清洁、加温、加湿、共鸣、反射、嗅觉等特殊功能。

1. 鼻阻力　鼻阻力是鼻正常呼吸时,由鼻内孔区域所形成的阻力。一定的鼻阻力有助于吸气时胸膜腔负压的形成,使肺泡充分扩张,增大气体交换面积,同时呼气时有助于使气体在肺泡内停留的时间延长,保证有足够的时间进行气体交换,从而实现肺泡气体的充分交换。鼻阻力的存在,减慢呼气时气流的流速,也有利于鼻腔对水和热量的回收。

2. 鼻反射　鼻反射主要有鼻肺反射和喷嚏反射。鼻肺反射是鼻阻力增高、鼻腔黏膜受冷热或化学物质刺激时引起支气管收缩,减少肺通气量的反射,此反射以三叉神经核及迷走神经核为其中枢核团,形成反射弧,是引起支气管病变的原因之一。喷嚏反射是一种保护性反射,是在鼻黏膜三叉神经受到刺激时,在深吸气之后,出现腭垂下降、舌压向软腭等改变,随之声门突然开放,使气体从鼻腔和口腔急速喷出,借以清除鼻腔中的异物或刺激物等。

3. 鼻周期　亦称生理性鼻甲周期,指正常人两侧下鼻甲黏膜内的容量血管呈交替性收缩与扩张,两侧鼻甲大小和鼻阻力呈相应交替性改变。此种改变间隔 2～7 小时出现一个周期,两侧鼻腔总阻力维持不变,对鼻呼吸无明显影响。鼻周期的生理意义一般认为是促使睡眠时反复翻身,有利于解除疲劳。

4. 鼻黏膜的免疫防御功能　鼻黏膜是局部黏膜免疫系统的重要组成部分,源于鼻黏膜的各种具有免疫防御功能的物质有两大类,即非特异性免疫物质和特异性免疫物质。非特异性免疫物质,有溶菌酶、蛋白分解酶等;特异性免疫物质,主要有免疫球蛋白 IgG、IgA、IgE。除此之外,正常鼻黏膜上皮细胞可产生多种细胞因子,这些细胞因子的变化可影响炎症细胞的聚积与活性水平。

因鼻窦与鼻腔黏膜相连续,鼻窦也具有鼻腔的一些功能,如细胞分泌、声音共鸣等,此外,鼻窦在减轻头颅重量、维持平衡等方面有其生理意义。

第二节　咽的应用解剖与生理

一、咽的应用解剖

咽是一漏斗状肌性器官,上宽下窄,前后扁平,位于第 1～6 颈椎前方,上起自颅底,向下于环状软骨下缘与食管口连接,成人长约 12 cm。前壁与鼻腔、口腔和喉相通,后壁与椎前筋膜相邻,两侧与颈部大血管和神经毗邻,为呼吸道和上消化道上端的共同通道。

（一）咽的分部

咽自上而下分为鼻咽、口咽和喉咽 3 个部分(图 17-12)。

1. 鼻咽　亦称上咽,位于颅底与软腭游离缘之间。前以后鼻孔为界,与鼻腔相通;顶为蝶

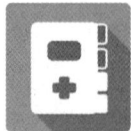

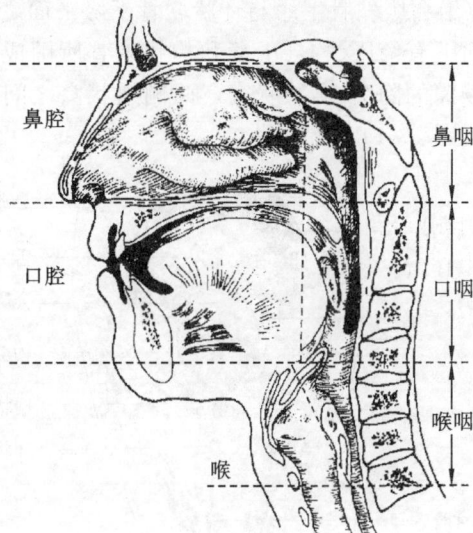

图 17-12　咽的矢状剖面分部

骨体及枕骨底部；后部平对第 1、2 颈椎；下方与口咽相通。顶部黏膜内有丰富的淋巴组织聚集，呈橘瓣状，称腺样体（adenoid），又称咽扁桃体。左右两侧有咽鼓管咽口及咽隐窝，咽鼓管咽口位于下鼻甲平面后端 1.0～1.5 cm 处，咽口周围有散在的淋巴组织，称咽鼓管扁桃体（tubal tonsil）。咽口上方有一隆起，称咽鼓管圆枕（torus tubalis），咽鼓管圆枕后上方与咽后壁之间有一凹陷区，称咽隐窝（pharyngeal recess），是鼻咽癌的好发部位。

2. **口咽**　亦称中咽，是口腔向后的延续部分，位于鼻咽以下、会厌上缘平面之上。后壁平对第 2、3 颈椎，黏膜下有散在的淋巴滤泡。前方经咽峡与口腔相通。咽峡系指上为腭垂（悬雍垂）与软腭游离缘、下为舌根、两侧为腭舌弓与腭咽弓共同构成的一个环状狭窄部分（图17-13）。侧壁由软腭向下分出两腭弓，居前者称腭舌弓，居后者称腭咽弓，两弓之间为扁桃体窝，内有腭扁桃体。在每侧腭咽弓的后方有纵行条索状淋巴组织，名咽侧索。在舌根与会厌之间有一正中矢状位的黏膜皱襞为舌会厌正中襞，左右各有两个浅凹陷称为会厌谷，常为异物停留之处。会厌谷的外侧是舌会厌外侧壁，它从舌根后部连至会厌外侧。舌根表面粗糙，有淋巴组织团块，称为舌扁桃体，是组成咽淋巴环的重要部分。

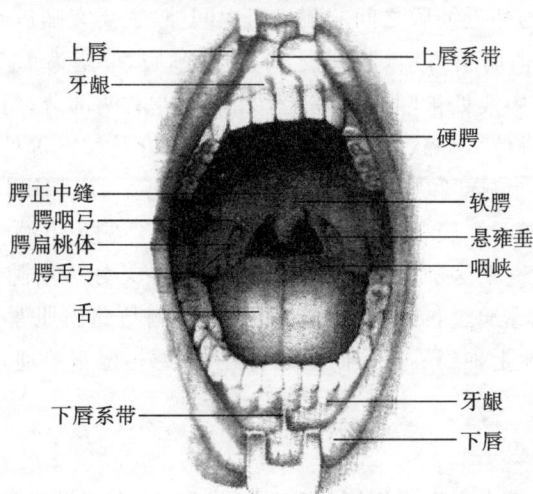

图 17-13　咽峡的结构

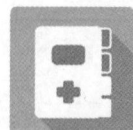

3. 喉咽 亦称下咽,位于会厌软骨上缘与环状软骨下缘平面之间,向下连接食管,后壁平对第3～6颈椎;前面自上而下有会厌、杓会厌襞和杓状软骨所围成的入口,称喉口,与喉腔相通。在喉口两侧各有两个较深的隐窝,名梨状窝。两侧梨状窝之间与环状软骨板后方的间隙称环后隙,其下为食管入口(图17-14)。

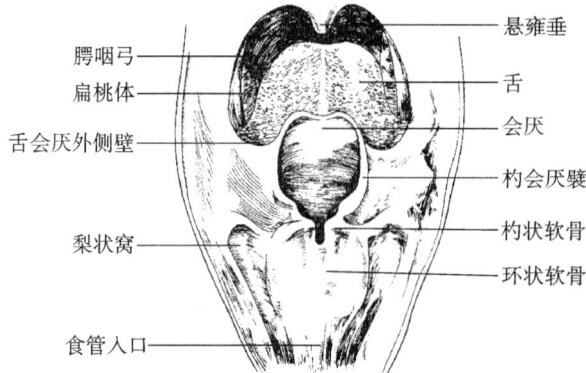

图 17-14 喉咽的结构

（二）咽壁的构造

咽壁由内至外有4层,即黏膜层、纤维层、肌肉层和外膜层。无明显黏膜下组织层,纤维层与黏膜紧密附着。

1. 黏膜层 咽的黏膜与咽鼓管、鼻腔、口腔和喉的黏膜相连续,鼻咽部的黏膜主要为假复层纤毛柱状上皮,口咽和喉咽的黏膜均为复层扁平上皮,黏膜下除含有丰富的黏液腺和浆液腺外,还有大量的淋巴组织聚集,与咽部的其他淋巴组织共同构成咽淋巴环。

2. 纤维层 亦称腱膜层,主要由颅咽筋膜构成。

3. 肌肉层 按其功能不同分为3组,即3对横行的咽缩肌、3对纵行的咽提肌和5对腭帆肌。

4. 外膜层 又称筋膜层,覆盖于咽缩肌之外,由咽肌层周围的结缔组织所组成,上薄下厚,系颊咽筋膜的延续。

（三）筋膜间隙

筋膜间隙是咽筋膜与邻近筋膜之间的疏松组织间隙,主要有咽后隙和咽旁隙。

1. 咽后隙 位于椎前筋膜与颊咽筋膜之间,上起颅底,下至第1、2胸椎平面,两侧仅以薄层筋膜与咽旁隙相隔,在中线处被咽缝分为互不相通的左右两部分,每侧咽后隙中有疏松结缔组织和淋巴组织。腭扁桃体、口腔、鼻腔后壁、鼻咽、咽鼓管及鼓室等处的淋巴引流至此。

2. 咽旁隙 位于咽外侧壁和翼内肌筋膜之间,左右各一,形如锥体。锥底向上至颅底,锥尖向下达舌骨。内侧以颊咽筋膜及咽缩肌与扁桃体相邻;外侧为下颌骨升支、腮腺的深面及翼内肌;后界为颈椎前筋膜。咽旁隙以茎突及其附着肌为界又分为前隙和后隙两部分。前隙较小,内有颈外动脉及静脉丛通过,内侧与扁桃体相邻,外侧与翼内肌紧密相连;后隙较大,内有颈内动静脉、舌咽神经、迷走神经、舌下神经、副神经、交感神经干等通过,另有颈深淋巴结上群位于此。

（四）咽的淋巴组织

咽的淋巴组织丰富,较大淋巴组织团块呈环状排列,称为咽淋巴环(Waldeyer 淋巴环),主要由咽扁桃体、咽鼓管扁桃体、腭扁桃体、咽侧索、咽后壁淋巴滤泡及舌扁桃体构成内环。内环淋巴流向颈部淋巴结,后者又互相交通,自成一环,称为外环,主要由咽后淋巴结、下颌角淋巴

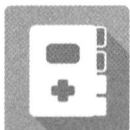

结、颌下淋巴结、颏下淋巴结等组成（图 17-15）。咽部淋巴均流入颈深淋巴结。

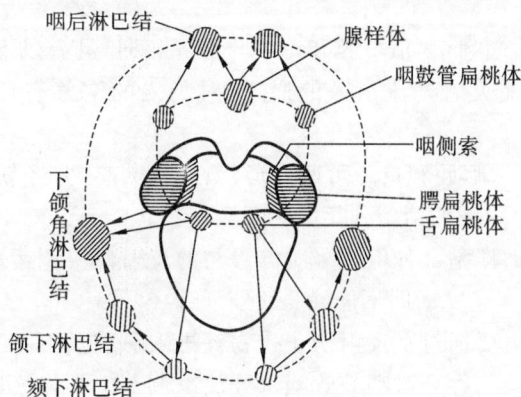

图 17-15 咽淋巴循环

1. 腺样体 又称咽扁桃体，位于鼻咽顶壁与后壁交界处，形似半个剥皮的橘子瓣，表面不平，有 5～6 条纵行沟隙，居中的沟隙最深，形成中央隐窝。腺样体在出生时即存在，6～7 岁时最显著，一般 10 岁以后逐渐退化萎缩。

2. 腭扁桃体 位于腭舌弓与腭咽弓围成的扁桃体窝内，为咽淋巴组织中最大者，习惯称扁桃体。

腭扁桃体是一对呈扁卵圆形的淋巴上皮器官，分为内侧面（游离面）、外侧面（深面）、上极和下极，除内侧面外，其余部分均由被膜所包裹。外侧与咽腱膜和咽上缩肌相邻，咽腱膜与被膜间有疏松结缔组织，形成扁桃体周间隙。内侧面朝向咽腔，表面有鳞状上皮黏膜覆盖，其黏膜上皮向扁桃体实质陷入，形成 6～20 个深浅不一的盲管，称为扁桃体窝，为细菌、病毒等存留繁殖，形成感染病灶的部位（图 17-16）。

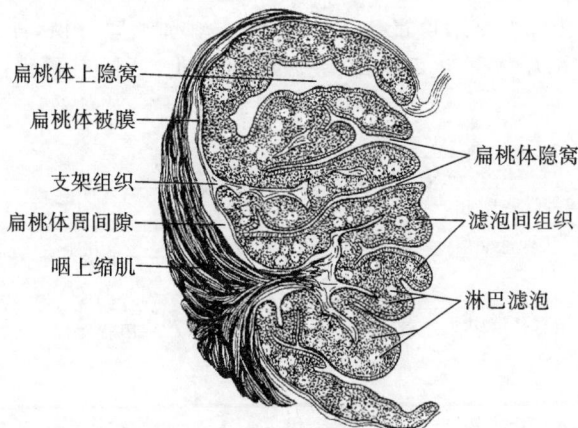

图 17-16 腭扁桃体剖面

（五）咽的血管和神经

1. 动脉 咽的血液供应来自颈外动脉的分支，有咽升动脉、甲状腺上动脉、腭升动脉、腭降动脉、舌背动脉等。

2. 静脉 咽部的静脉血经咽静脉丛与翼丛，流经面静脉，汇入颈内静脉。

3. 神经 咽部神经主要有舌咽神经、迷走神经和交感神经干的颈上神经节所构成的咽丛，司咽的感觉与有关肌肉的运动。

二、咽的生理

咽为呼吸与消化的共同通道,借鼻腔和口腔与外界相通,具有以下生理功能。

1. 呼吸功能 咽是呼吸时气流出入的通道,对吸入的空气有调节温度、湿度及清洁的作用。

2. 言语功能 发音时,咽腔和口腔可改变形状,产生共鸣,并经软腭、口、舌、唇、齿等协同作用,构成各种言语,其中软腭的活瓣作用尤为重要。

3. 吞咽功能 吞咽动作是一种由许多肌肉参与的反射性协调运动,分为三期:口腔期、咽腔期、食管期。吞咽动作一经发动即不能终止。

4. 防御保护功能 主要通过咽反射防止食物等进入鼻腔及下呼吸道。

5. 调节中耳气压功能 吞咽时咽鼓管咽口开放以调节中耳内气压,使中耳内气压与外界大气压相平衡,这是维持正常听力的重要条件之一。

6. 免疫功能 咽部丰富的淋巴组织是机体重要的周围免疫器官,尤其是扁桃体生发中心含有各种吞噬细胞,同时可制造具有天然免疫力的细胞和抗体,如 T 细胞、B 细胞、免疫球蛋白等,对从血液、淋巴或其他组织侵入机体的有害物质具有积极的防御作用。

第三节 喉的应用解剖与生理

一、喉的应用解剖

喉位于颈前正中,舌骨之下,上通咽喉,下连气管,其上端为会厌上缘,下端为环状软骨下缘,是下呼吸道的门户。成人喉的位置相当于第 3～5 颈椎平面,由软骨、肌肉、韧带、纤维结缔组织和黏膜等构成,前方为皮肤、皮下组织、筋膜及带状肌,两侧有颈鞘内容走行,后方是喉咽及颈椎(图 17-17)。

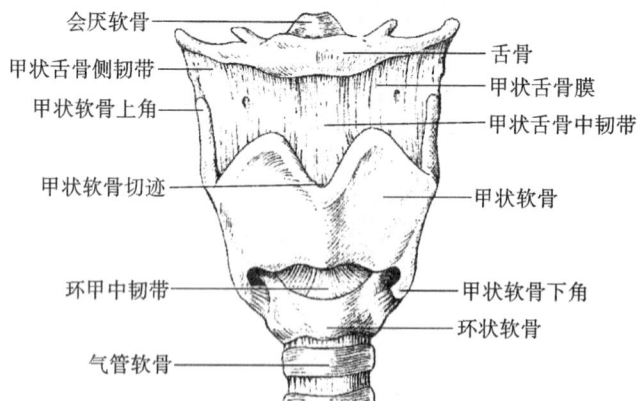

图 17-17 喉的位置及前面观

(一) 喉软骨

喉软骨构成喉的支架,主要有 6 块软骨。其中,单块软骨有甲状软骨、环状软骨和会厌软骨,成对的软骨为杓状软骨、小角软骨和楔状软骨(图 17-18)。

1. 甲状软骨 喉部最大的软骨,由左右两块对称的四边形甲状软骨板在前方正中线融合而成,与环状软骨共同构成喉支架的主要部分。在正中融合处的上方呈"V"形的切迹,称甲状

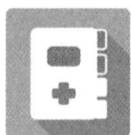

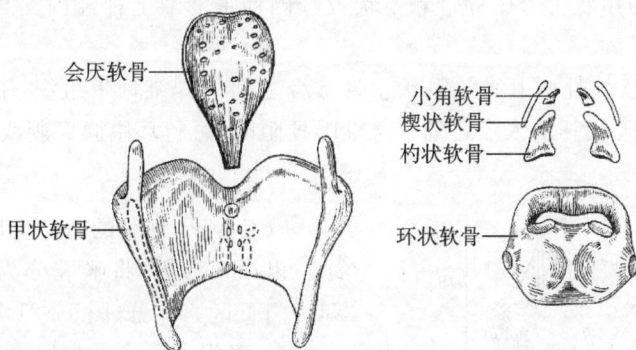

图 17-18 喉部软骨

软骨切迹。两个甲状软骨板在前缘融合形成一定角度,此角度男性较小,上端向前突出,称为喉结,为成年男性的特征之一;在女性近似钝角,故喉结不明显。甲状软骨板后缘向上下延伸,成一个角状突起,分别称为甲状软骨上角和下角。上角以韧带与舌角相连,下角内侧面与环状软骨的后外侧面形成环甲关节(图 17-19)。

2. 环状软骨 位于甲状软骨之下,第 1 气管环之上,形状如环,是喉部唯一呈完整环形的软骨,对保持呼吸道的畅通至关重要。环状软骨的前部较窄,为环状软骨弓;后部较宽,为环状软骨板,板的上缘与杓状软骨构成环杓关节,司声带的活动;每侧板弓相接处的外侧与甲状软骨下角形成环甲关节(图 17-20)。

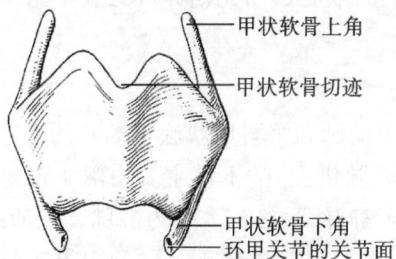

图 17-19 甲状软骨正面观

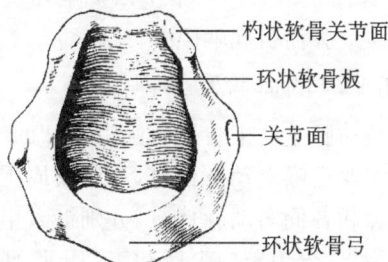

图 17-20 环状软骨

3. 会厌软骨 位于舌骨及舌根之后,喉入口之前,上宽下窄,呈叶片状,由后上向前下倾斜,下部较窄,称为会厌软骨茎,借甲状会厌韧带连接于甲状软骨交角内面。会厌软骨表面覆盖黏膜,构成会厌。会厌分为舌面和喉面,舌面组织疏松,感染时易出现肿胀。

4. 杓状软骨 一对三角锥体形软骨,位于环状软骨板两侧的上外缘,其底部与环状软骨构成环杓关节,司声带内收或外展。杓状软骨底部前端为声带突,有甲杓肌和声韧带附着;底部外侧为肌突,有环杓后肌、环杓侧肌及杓斜肌附着。

(二)喉肌

喉肌分为喉外肌和喉内肌。喉外肌位于喉的外部,上接舌骨、下颌骨,下连胸骨、肩胛骨,将喉与周围结构相连,起着升降与固定喉体的作用。喉内肌按其功能分为 5 组:①声带外展肌:为环杓后肌,收缩使声带外展,声门扩大。②声带内收肌:为环杓侧肌和杓肌,两者收缩使声带内收,声门闭合。③声带紧张肌:为环甲肌,收缩使声带紧张度增加。④声带松弛肌:为甲杓肌,收缩时使声带松弛。⑤会厌活动肌:有杓会厌肌及甲状会厌肌,前者收缩使喉入口关闭,后者收缩使喉入口开放。

(三)喉韧带与膜

1. 甲状舌骨膜 甲状软骨上缘与舌骨下缘及后面之间的弹性纤维韧带组织,中间和两侧

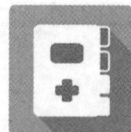

135

增厚的部分分别称为甲状舌骨中韧带和甲状舌骨侧韧带。喉上神经内支与喉上动、静脉从甲状舌骨侧韧带穿入喉内。

2. 环甲膜 环状软骨弓上缘与甲状软骨下缘之间的纤维韧带组织，中央部分增厚，称为环甲中韧带，为环甲膜切开术入喉之处。急性喉梗阻时，可行环甲膜穿刺或切开，进行急救。

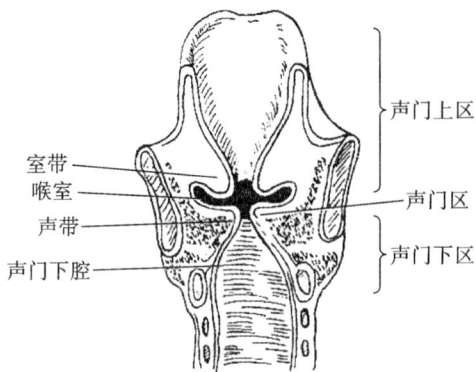

室带
喉室
声带
声门下腔

声门上区
声门区
声门下区

图 17-21　喉冠状切面后面观

（四）喉腔

喉腔上界为喉的入口，下界为环状软骨下缘。以声带为界，将喉腔分为声门上区、声门区和声门下区三部分（图 17-21）。

1. 声门上区 声带以上的喉腔，上通喉咽，其上界由会厌游离缘、两侧杓会厌襞和杓区及杓间区构成。在声带上方并与之相平行的隆起名室带，亦称假声带，左右对称。室带与声带之间的腔隙名喉室。

2. 声门区 两侧声带之间的区域，包括两侧声带、前连合、后连合及杓状软骨区域。声带左右各一，由黏膜、声韧带和声带肌组成。声带游离缘黏膜下有一潜在疏松的间隙，称为任克（Reinke）间隙，过度发声或喉炎时易在该处造成局限性水肿，形成声带息肉。双侧声带外展时声门区可出现一等腰三角形的裂隙，称为声门裂，简称声门，为喉最狭窄处。

3. 声门下区 声带下缘以下至环状软骨下缘以上的喉腔。幼儿期此区黏膜下组织疏松，炎症时易水肿而引起喉阻塞。

（五）喉的血管和淋巴

喉的动脉主要来自甲状腺上动脉的喉上动脉、环甲动脉和来自甲状腺下动脉的喉下动脉。喉上部主要由喉上动脉供血，环甲膜周围主要由环甲动脉供血，喉下部主要由喉下动脉供血。喉的静脉和各同名动脉伴行，分别汇入甲状腺上、中、下静脉，最终汇入颈内静脉。喉的淋巴以声门区为界，分为声门上区和声门下区两组：声门上区的淋巴管主要汇入颈深上淋巴结，有少数汇入颈深下淋巴结或副神经链淋巴结。声门区淋巴组织极少。声门下区组织中的淋巴管也较少，汇集入颈深下淋巴结。

（六）喉的神经

喉的神经包括喉上神经和喉返神经，两者均为迷走神经分支。

1. 喉上神经 在舌骨大角平面处分为内、外两支。内支为感觉神经，穿过舌甲膜入喉，分布于声门上区黏膜，司该处黏膜的感觉。外支为运动支，支配环甲肌的运动。

2. 喉返神经 迷走神经进入胸腔后在胸腔上部分出喉返神经，右侧喉返神经绕过锁骨下动脉，继而上行，在环甲关节后方入喉。左侧喉返神经绕过主动脉弓上行入喉，由于其径路较右侧长，损伤机会较多，因此临床左侧声带瘫痪较右侧多见。喉返神经为后喉的主要运动神经，支配除环甲肌以外的喉内各肌的运动，亦有感觉支分布于声门下区黏膜。

二、喉的生理

1. 呼吸功能 喉是呼吸通道的重要组成部分，声门裂是呼吸通道的最狭窄处。正常情况下中枢神经系统通过喉神经控制声带运动，调节声门裂的大小。吸气时声门相对增宽，以减少呼吸道的阻力，有利于吸入空气；呼气时声门相对变窄，以增加呼吸阻力，有利于肺泡内的气体交换。

2. 发声功能 喉是发声器官，人发声的主要部位是声带。发声时中枢神经系统通过喉神

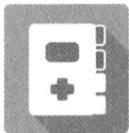

经使声带内收,再通过从肺呼出的气体使声带振动而形成声音,经咽、口、鼻的共鸣,舌、软腭、齿、颊、唇的运动而发出各种不同的声音和言语。音调的高低取决于声带振动的频率,声音的强弱取决于声带振幅的大小。

3. 保护下呼吸道功能 喉的构会厌襞、室带和声带,具有括约肌功能,能发挥保护下呼吸道的作用。吞咽时,喉被上提,会厌向后下盖住喉的入口,形成保护下呼吸道的第一道防线;两侧室带内收向中线靠拢,形成第二道防线;声带内收,声门闭合,形成第三道防线。吞咽时,这三道防线同时关闭,食管口开放,食物从梨状窝进入食管。

4. 屏气功能 声带内收、声门紧闭,即屏气。在吸气后声门紧闭,呼吸暂停,胸腔固定,膈肌下移,胸廓肌肉和腹部肌肉收缩,腹压增加,以完成咳嗽、排便、分娩、举重等活动。

第四节 耳的应用解剖与生理

一、耳的应用解剖

耳分为外耳、中耳和内耳三部分(图17-22)。

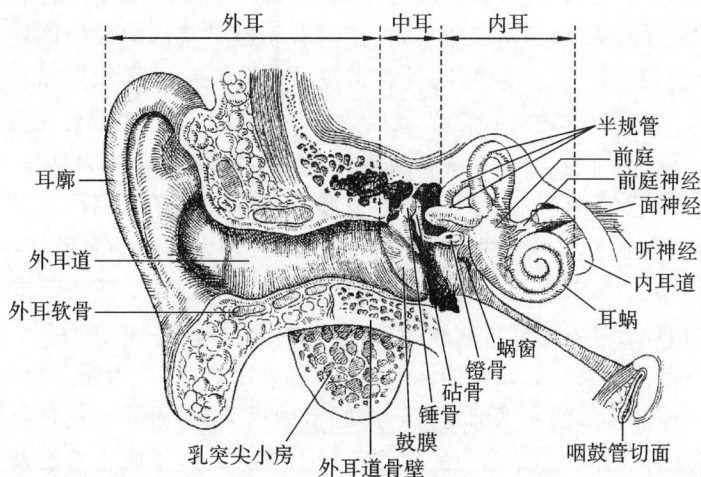

图 17-22 耳的组成

(一)外耳

外耳由耳廓和外耳道组成。

1. 耳廓 以软骨为支架,借韧带、肌肉和皮肤附着于头颅两侧,左右对称。其外缘略卷曲而突起,为耳轮,它起自外耳道口上方的耳轮脚。耳轮前方有一与其约相平行的弧形隆起,称为对耳轮,其前方的深窝为耳甲,被耳轮脚分为上、下两部,上部名耳甲艇,下部名耳甲腔。耳甲腔前方为外耳道口,外耳道口前方的突起为耳屏。耳屏与耳轮脚之间的凹陷名耳屏前切迹。对耳轮前下端与耳屏相对应的突起为对耳屏,其下端无软骨的部分为耳垂。耳廓后面较平整(图17-23)。

2. 外耳道 起自耳甲腔底,向内止于鼓膜,由软骨

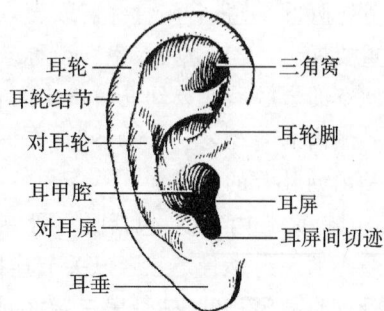

图 17-23 耳廓表面标志

知识链接 17-2

Note

137

部和骨部组成,约呈"S"形。成人外耳道外 1/3 为软骨部,内 2/3 为骨部。骨部的后上方由颞骨鳞部组成,前壁、下壁和大部分后壁由颞骨鼓部构成。

外耳道皮下组织少,皮肤与耳廓皮肤相连,与外耳道软骨膜、骨膜紧密相贴。软骨部皮肤相对较厚,富含耵聍腺、皮脂腺及毛囊,而骨部皮肤很薄,只含有少量的耵聍腺、皮脂腺及毛囊。

外耳道主要受两条神经支配:一是下颌神经的耳颞支,分布于外耳道前壁,故牙痛或舌痛可致反射性耳痛;二是迷走神经的耳支,分布于外耳道后壁,故刺激外耳道后壁皮肤可致反射性咳嗽。

外耳道的血供主要来源于颈外动脉的分支,静脉血最后主要汇流至颈外静脉。外耳淋巴引流入耳前淋巴结、腮腺淋巴结、耳后淋巴结、耳下淋巴结、颈浅淋巴结及颈深淋巴结。

(二) 中耳

中耳介于外耳与内耳之间,包括鼓室、咽鼓管、鼓窦及乳突 4 个部分。

1. 鼓室 颞骨内最大的不规则含气腔,位于鼓膜与内耳外侧壁之间。向前借咽鼓管与鼻咽部相通,向后经鼓窦入口与鼓窦及乳突气房相连。

(1) 鼓室六壁:鼓室近似一立方体,共有 6 个壁(图 17-24)。①外壁:由膜部及骨部构成。膜部较大,即鼓膜;骨部较小,即鼓膜以上的上鼓室外侧壁。鼓膜介于鼓室与外耳道之间,成人为一椭圆形半透明薄膜,高约 9 mm,宽约 8 mm,厚约 0.1 mm,分为紧张部和松弛部。紧张部为鼓膜的主要部分,其中央向内凹入,呈浅漏斗状,借纤维软骨环嵌于颞骨鼓部的鼓沟中。松弛部位于紧张部之上,较平坦,约呈三角形,直接附着于颞骨鳞部的鼓切迹处。鼓膜在组织学上分为 3 层:由外向内依次为上皮层(与外耳道皮肤相连)、纤维组织层和黏膜层。鼓膜的标志:鼓膜中心最凹处相当于锤骨柄的尖端,称为脐。自脐向前下达鼓膜边缘可见一个三角形的反光区,名光锥。为便于描述,临床上常将鼓膜分为 4 个象限,即沿锤骨柄作一假想直线,另经鼓膜脐部作一与之相垂直的假想直线,便将鼓膜分为前上、前下、后上、后下 4 个象限(图 17-25)。②内壁:内耳的外壁,表面凹凸不平。内壁中央较大的膨凸名鼓岬,系耳蜗底周所在处,其表面有舌咽神经的鼓室神经丛通过。在鼓岬后上方椭圆形小凹底部有一近似椭圆形的向内通向内耳前庭的窗孔,名前庭窗或卵圆窗,为镫骨底板及环韧带所封闭。鼓岬后下方小凹底部偏上方有一通向耳蜗鼓阶起始部的圆形窗孔,名蜗窗或圆窗,为膜所封闭,此膜称为圆窗膜或第二鼓膜。面神经管凸的水平部走行于前庭窗的后上方,而外半规管凸位于面神经管凸的后上方,乃迷路瘘管的好发部位。前庭窗的前稍上方为鼓膜张肌半管的鼓室端弯曲向外形成匙突,鼓膜张肌的肌腱绕过匙突向外到达锤骨柄颈部交界处的内侧。③前壁:颈动脉壁,其下部以极薄的骨板与颈内动脉相隔;其上部有两个开口:上为鼓膜张肌半管的开口,下为咽鼓管的鼓室口。④后壁:乳突壁,上宽下窄,面神经垂直段通过此壁的内侧。后壁上部有一小孔,名鼓窦入口,上鼓室借此与鼓窦相通。鼓窦入口内侧偏下方有外半规管凸,入口底部有一容纳砧骨短脚的小窝,名砧骨窝。鼓窦入口、砧骨窝、外半规管凸均是中耳手术中确定面神经位置的重要标志。⑤上壁:鼓室盖或称鼓室天盖,由颞骨岩部前面构成,将鼓室与颅中窝分开。位于此壁的岩鳞裂在婴幼儿时常未闭合,硬脑膜的细小血管经此裂与鼓室相通,可成为中耳感染进入颅内的途径之一。⑥下壁:亦称颈静脉壁,为一薄骨板,将鼓室与颈内静脉分隔,其前方即为颈内动脉管的后壁。

(2) 鼓室内容物:包括听小骨、肌肉、韧带及神经。①听小骨包括锤骨、砧骨和镫骨,为人体最小的一组小骨。三者以关节连接成链状,名"听骨链",借韧带悬吊于鼓室腔,其中锤骨以锤骨柄与鼓膜相贴,砧骨居三者之间,镫骨借镫骨底板与前庭窗相连。听小骨将鼓膜振动的能量传入内耳(图 17-26)。②肌肉:有鼓膜张肌和镫骨肌。鼓膜张肌收缩可增加鼓膜紧张度,减小鼓膜及听骨链振动幅度,防止强声损伤鼓膜及内耳;镫骨肌为人体最小的一块肌肉,其收缩

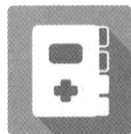

Note

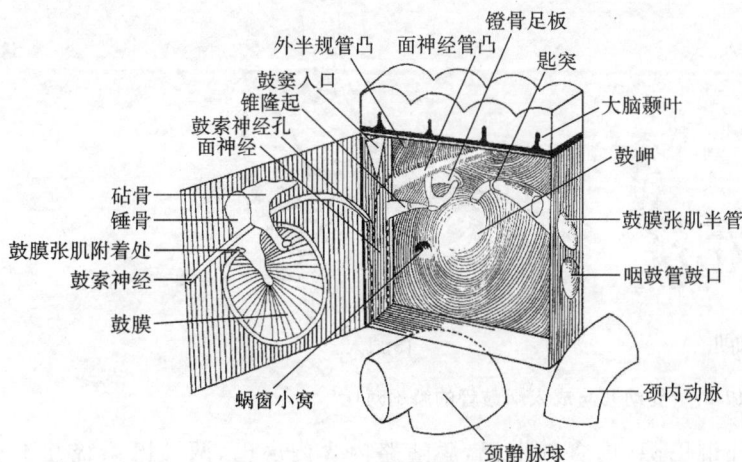

图 17-24 鼓室六壁模式图

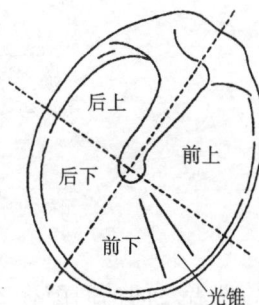

图 17-25 鼓膜 4 个象限(右耳)

使镫骨底板以其后端为支点向后外离开前庭窗,保护内耳及鼓膜。③韧带:共有 6 条,即锤骨上、前和外侧韧带,砧骨上和后韧带,镫骨环韧带。④神经:包括鼓室丛和鼓索神经。鼓室丛由舌咽神经的鼓室支、颈内动脉交感神经丛的颈鼓支组成,司鼓室和鼓膜的感觉;面神经分出的鼓索神经也走行于鼓室内,横过鼓室后与舌神经合并,司舌前 2/3 的味觉。

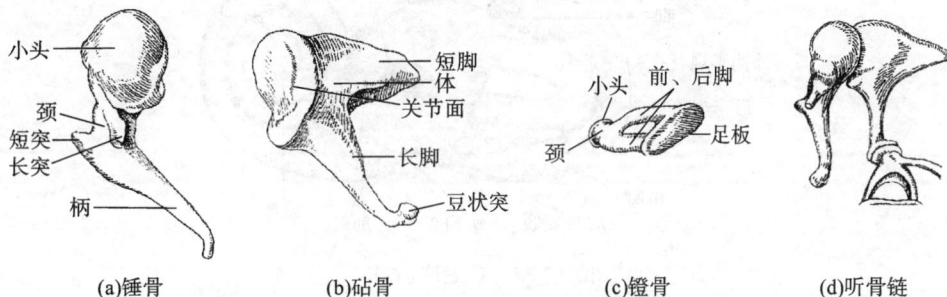

(a)锤骨　　(b)砧骨　　(c)镫骨　　(d)听骨链

图 17-26 听小骨及听骨链

2. 咽鼓管　沟通鼓室与鼻咽的管道,成人咽鼓管长约 35 mm,由骨部(外 1/3)和软骨部(内 2/3)构成。咽鼓管的鼓室口位于鼓室前壁,咽鼓管咽口位于鼻咽侧壁、咽隐窝之前,距下鼻甲后端 1.0～1.5 cm 处。两开口不在同一水平面,咽鼓管咽口低于鼓室口,成人低 15～25 mm。小儿咽鼓管在解剖学上与成人相比具有粗、短、直的特点,近乎水平位,因此婴幼儿易因鼻咽部的炎症经咽鼓管侵入鼓室而引起中耳炎(图 17-27)。咽鼓管在吞咽、张口及捏鼻鼓气时张开,使鼓室与外界气压保持平衡。咽鼓管功能异常,通气功能下降是形成卡他性中耳炎的主要原因。

3. 鼓窦　鼓室后上方一个较大的骨气腔,介于上鼓室与乳突气房之间。在鼓窦的前壁有一近似三角形的开口,称之为鼓窦入口,向前与上鼓室相通,在其前下方为外耳道后壁及面神经垂直段的起始部。鼓窦的形状不规则,与乳突的气化直接相关。

4. 乳突　位于颞骨的后下部,内含有许多相互交通的、有黏膜被覆的、大小不等的气腔,即乳突气房。根据气房发育的情况,可将乳突分为四型。①气化型:气房发育完全。②板障型:气房发育不良,小,数量少。③硬化型:乳突气房近乎未发育。④混合型:为以上三型中任何两型或三型同时存在的类型,以气化型最为多见,约占 65%。

(三) 内耳

内耳又称迷路,深居颞骨岩部,由骨迷路、膜迷路和淋巴组成。骨迷路在外,包裹着膜

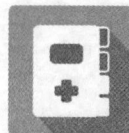

Note

139

(a)婴幼儿   (b)成人

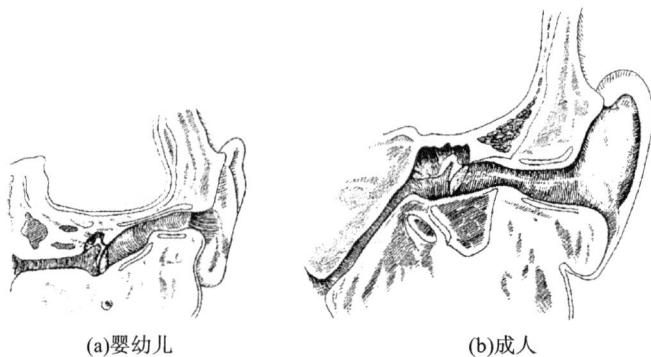

图 17-27　婴幼儿与成人咽鼓管的解剖对比

迷路,两者之间的间隙称之为外淋巴隙,内含外淋巴,膜迷路内含内淋巴,两淋巴系统互不相通。

1. 骨迷路 包括前庭、耳蜗和半规管三部分(图 17-28)。

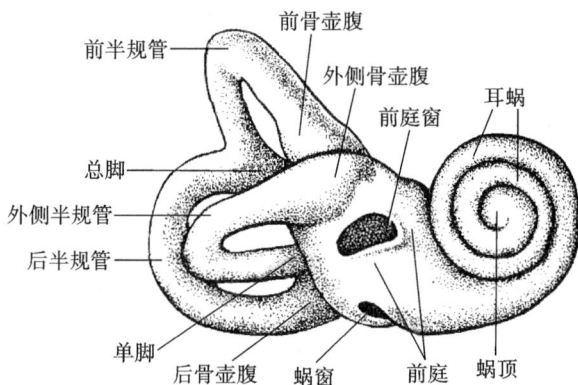

图 17-28　骨迷路(右)

(1)前庭:为不规则的椭圆形腔,居耳蜗与半规管之间,容纳椭圆囊和球囊。前庭向前与耳蜗的前庭阶相通,向后经 5 个小孔与骨半规管相通,前庭的外壁为鼓室内壁,上有前庭窗和蜗窗,内壁构成内耳道底(图 17-29)。

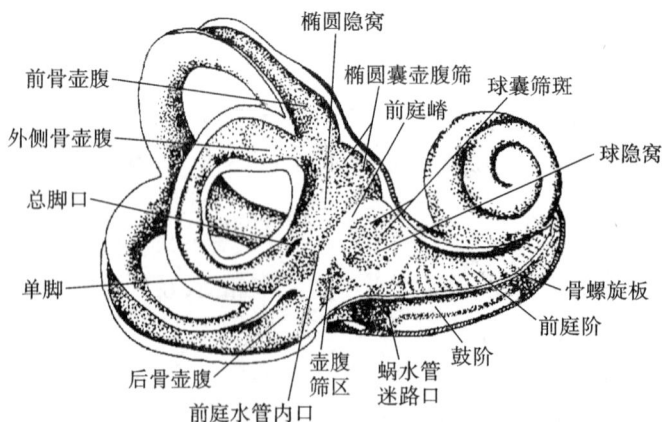

图 17-29　前庭剖面图

(2)耳蜗:位于前庭的前部,形如蜗牛壳的骨管,内含膜迷路,全长 31～33 mm,螺旋状,旋绕蜗轴 2.5～2.75 周,底部突出于鼓室内壁,形成鼓岬,蜗顶朝向前外下方,接近鼓膜张肌半管和咽鼓管鼓室口。围绕蜗轴突入管腔的螺旋状骨板,称之为骨螺旋板,与前外侧的基底膜相

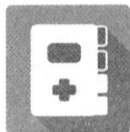

连,将骨蜗管分为上、下两腔,上腔又被前庭膜一分为二,故骨蜗管内有前庭阶、中阶和鼓阶3个管腔。其中前庭阶起自前庭窗,鼓阶起自蜗窗,中阶位于前庭阶内,属膜迷路(图17-30)。

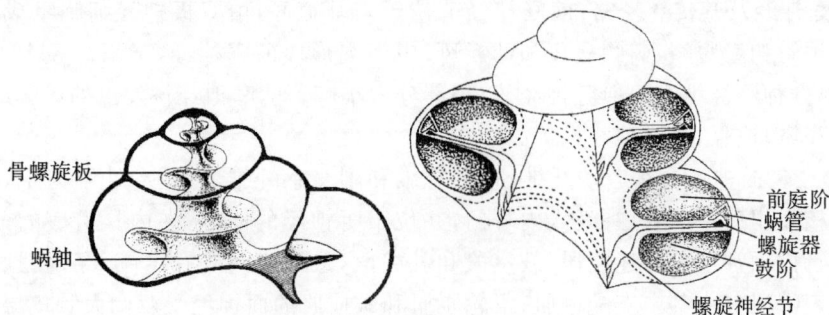

图 17-30　耳蜗剖面图

(3) 半规管:每侧共3个,均位于前庭的后上方。根据所在的位置,分为外半规管(水平半规管)、前半规管(上半规管)和后半规管(后垂直半规管),相互垂直。每个半规管均为2/3环的骨管,且一端膨大,称之为壶腹,前、后半规管的非壶腹端合成一总脚,外半规管的非壶腹端称为单脚。单脚、总脚和壶腹均开口于前庭。

2. 膜迷路　由膜管和膜囊组成,借纤维束固定于骨迷路内,悬浮于外淋巴中,膜迷路内充满着内淋巴,自成一封闭系统,称内淋巴系统。膜迷路分为椭圆囊、球囊、膜半规管及膜蜗管,各部分相互沟通(图17-31)。椭圆囊内有椭圆囊斑,球囊内有球囊斑,膜半规管内有壶腹嵴,均为位觉感受器,分布有前庭神经的末梢感受器。膜蜗管又名中阶,为一螺旋形膜性盲管,内含内淋巴,其横切面呈三角形,有上、下、外三壁:上壁为前庭膜,下壁为螺旋缘和基底膜,外壁为螺旋韧带。在基底膜上有由内毛细胞、外毛细胞、支持细胞及胶状盖膜等构成的螺旋器(Corti器),是听觉感受器的主要部分。

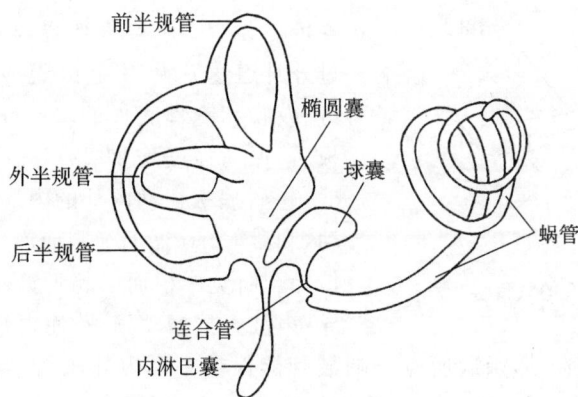

图 17-31　膜迷路(右)

3. 内耳的血管　内耳的血液主要由迷路动脉(内听动脉)供给。迷路动脉进入内耳后分为前庭前动脉和耳蜗总动脉。前庭前动脉分布在前、外半规管及两个囊斑上部,供血不足时可引起前庭症状。耳蜗总动脉发出分支供给后半规管、球囊及椭圆囊下部血液。这些动脉支都属终末动脉支,如发生阻塞,不能由其他动脉供血。内耳的静脉血流分别汇成迷路静脉、前庭水管静脉及蜗水管静脉,然后汇入侧窦或岩上窦及颈内静脉。

4. 位听神经及传导径路　位听神经分为蜗神经和前庭神经。

(1) 蜗神经及其传导径路:蜗神经节位于蜗轴与骨螺旋板连接处,由双极神经细胞组成,其周围突分布于螺旋器的毛细胞,中枢突在内耳道底形成蜗神经,其上行传导径路依次为蜗神

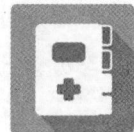

经背核和腹核、两侧上橄榄核、外侧丘系、下丘、内侧膝状体,经内囊到达大脑皮层的听区即上颞横回。

(2)前庭神经及其传导径路:前庭神经节位于内耳道底,由双极神经细胞组成,其周围突分布于膜半规管的壶腹嵴、椭圆囊斑和球囊斑;中枢突形成前庭神经,于蜗神经上方进入脑桥及延髓,大部分神经纤维止于前庭神经核,小部分入小脑。前庭神经核发出的第2级神经元分别到达小脑和第Ⅲ、Ⅳ、Ⅵ脑神经核等。

5. 面神经 面神经含有运动纤维、感觉纤维和副交感纤维,以运动纤维为主。面神经从脑桥面神经核发出后,伴随听神经入内耳门,并位于听神经的前方,在内耳道底的前上方进入面神经管。管内面神经分为迷路段、鼓室段和乳突段,最后经茎乳孔出颅,穿过腮腺呈扇形分布于面部的表情肌群。其中支配额肌、眼轮匝肌和皱眉肌的面神经受双侧大脑皮层控制,支配颜面下部肌肉的面神经仅受对侧大脑皮层控制。因此,一侧中枢性面神经损害,仅出现对侧颜面下部肌肉瘫痪,而皱眉及闭眼功能无明显障碍,此为周围性瘫和中枢性瘫的鉴别要点。

二、耳的生理

1. 听觉 听觉是由声音作用于听觉系统引起的感觉,而声音是由一定的能量作用于可振动物体而产生并由某种介质传播的机械振动波,能引起听觉的机械振动波就称为声波。声波的能量通过鼓膜、听骨链或颅骨传到内耳,迷路液引起 Corti 器毛细胞兴奋换能后以生物电的形式传到大脑听觉中枢而产生听觉。声波具有波长、振幅、频率(Hz)等特性,人耳能感觉到的声波频率在 20～20000 Hz 之间,对 1000～3000 Hz 的声波最敏感。声音的强弱称为声强,声强级以分贝(dB)为单位。刚能引起听觉的最小声强称听阈,人耳的听阈随声波频率的不同而异。

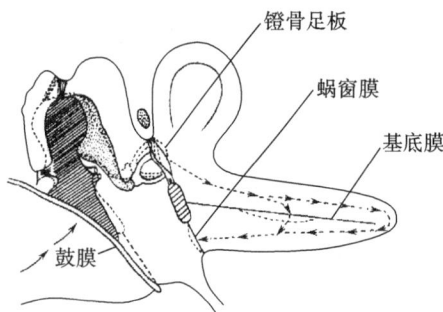

镫骨足板
蜗窗膜
基底膜
鼓膜

图 17-32 声波的气传导

声波通过两种途径传入内耳,一种是空气传导,另一种是通过颅骨传导。在正常情况下,以空气传导为主。①空气传导:声波经耳廓集音后,通过外耳道达鼓膜,引起鼓膜-听骨链振动,由于听骨链、鼓膜和镫骨底板的增压作用,声波传到镫骨底板后,振动强度增加 22.1 倍,相当于声强级 27.6 dB,镫骨底板振动内耳的内、外淋巴,引发基底膜振动,刺激 Corti 器毛细胞而产生神经冲动,经听神经传导至听觉中枢而引起听觉(图 17-32)。②颅骨传导:声波直接振动颅骨,使内耳淋巴产生波动,从而激动耳蜗 Corti 器产生冲动,引起听觉。咽鼓管能保持中耳内外压力平衡,引流鼓室黏液,同时咽鼓管通常处于关闭状态,从而防止呼吸音、说话音传入中耳,且可吸收因蜗窗膜及鼓膜振动所致的鼓室内的声波,故有防音及消音的作用。另外,咽鼓管软骨段黏膜对防止呼吸道分泌物、感染病灶及异物进入中耳有一定作用。

2. 平衡 人体维持平衡主要依靠前庭、视觉及本体感觉三个系统的相互协调,以前庭系统最为重要。前庭系统各部分功能如下。①半规管:主要感受正负角加速度的刺激。当头部承受角加速度作用时,膜半规管的内淋巴因惯性作用发生反旋转方向流动,刺激壶腹嵴产生神经冲动,传入各级前庭中枢,引起综合反应,维持身体平衡。②椭圆囊斑和球囊斑:主要感受直线加速运动刺激,这种刺激作用于毛细胞产生神经冲动,经前庭神经传入各级前庭中枢,感知头位各种变化,维持人体静态平衡。③前庭神经核:既能将来自前庭外周感受器的电信号上传至大脑皮层的平衡中枢,引起位置及平衡感觉,也与中枢其他核团有密切联系,参与反射性眼球运动和肢体运动调节,并引起自主神经系统反应。

第五节 气管、支气管和食管的应用解剖与生理

一、气管、支气管、食管的应用解剖

(一) 气管

气管是由弹性透明软骨、平滑肌、黏膜和结缔组织构成的管腔,始于环状软骨下缘,通过胸腔入口入上纵隔,在第5胸椎上缘水平分为左、右主支气管。气管以马蹄形软骨为支架,其中软骨占管腔的前2/3,称为软骨部;后1/3无软骨,为纤维结缔组织和平滑肌构成的膜性结构,与食管前壁紧密相连,称为膜部。气管共有16～20个气管环,分为颈部气管与胸部气管。成人气管长10～12 cm,左右径2～2.5 cm,前后径1.5～2 cm。颈部气管位于颈前正中,上起于环状软骨下缘,下至胸骨上窝,有7～8个气管环,位置表浅,第2～4气管环前面为甲状腺峡部,是气管切开术的重要解剖标志。胸部气管有9～12个气管环,位于胸部中纵隔内,稍向右偏斜,前方有胸腺、左头臂静脉、主动脉弓,后方紧贴食管。

(二) 支气管

支气管结构与气管相似,由软骨环、黏膜、平滑肌及结缔组织构成。从气管权开始分为左、右主支气管,进入肺门后继续分支,如树枝状。自上而下依次分为主支气管、肺叶支气管、肺段支气管、细支气管、终末细支气管,最终以呼吸性细支气管与肺泡管和肺泡相接。

(三) 食管

食管是一富有弹性的肌性管道,上起于环咽肌下缘,下通胃的贲门处。成人食管入口位于第6颈椎平面,贲门位于第11胸椎平面。食管存在4处生理性狭窄,是食管易受损伤和异物易停留的部位。第1狭窄是食管入口,距上切牙的距离约16 cm,由环咽肌收缩而致,是食管最狭窄处,异物易嵌顿于此。第2狭窄相当于第4胸椎平面,为主动脉弓压迫食管左侧所致,距上切牙约23 cm。第3狭窄相当于第5胸椎平面,为左主支气管压迫食管前壁所致,距上切牙约27 cm。由于第2、3狭窄位置邻近,临床上常合称为第2狭窄。第4狭窄相当于第10胸椎平面,距上切牙约36 cm,为食管穿过横膈的裂孔所致(图17-33)。

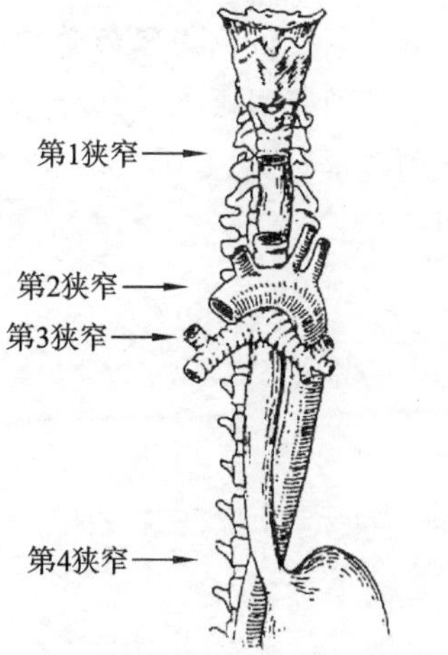

第1狭窄→
第2狭窄→
第3狭窄→
第4狭窄→

图17-33 食管的4个生理性狭窄

二、气管、支气管、食管的生理

(一) 气管、支气管的生理

1. 通气与呼吸调节功能 气管、支气管具有吸入氧气、呼出二氧化碳的功能,是外界气体与肺进行气体交换的主要通道,并具有调节呼吸的功能。

2. 清洁功能 气管、支气管黏膜上皮中每个纤毛细胞顶部伸出约200根、长约5 μm的纤毛,与杯状细胞和黏膜下腺体分泌的黏液及浆液在黏膜表面形成黏液纤毛传输系统。随空气吸入的尘埃、细菌及其他微粒沉积在黏液层上,纤毛通过节律性拍击式摆动,使黏液层由下而

Note

上产生波浪式运动,移向喉部而被咳出。

3. 免疫功能　包括非特异性免疫和特异性免疫。非特异性免疫包括黏液纤毛传输系统的清洁功能、黏膜内巨噬细胞吞噬和消化入侵微生物以及非特异性可溶因子的抗感染作用。特异性免疫包括体液免疫和细胞免疫。

4. 防御性咳嗽和屏气反射　气管、支气管黏膜下富含主要来自迷走神经的感觉传入神经末梢,机械性或化学性刺激沿此神经传入延髓,再经传出神经支配声门及呼吸肌,引起咳嗽反射。此外,当突然吸入冷空气或刺激性化学气体时,可反射性引起呼吸暂停,声门关闭和支气管平滑肌收缩,称屏气反射,它能使有害气体不易进入,保证下呼吸道不受伤害。

（二）食管的生理

食管是将咽下的食团和液体输送到胃的通道。平时食管入口呈闭合状态,当食团和液体到达喉咽部时,引起吞咽反射,环咽肌反射性地一过性松弛,食管入口开放,食团进入食管并刺激食管黏膜内感受器,引起副交感神经兴奋,传入冲动至延髓,反射性地引起管壁平滑肌按顺序收缩,形成食管由上而下的蠕动,把食团逐渐推向贲门。在正常情况下,无论人体处于何种姿势,无论胸腔和腹腔内压如何,食管均能将咽下的食团和液体输送到胃,并能阻止反流。

食管同时具有分泌功能,管壁黏液腺分泌黏液,起润滑、保护作用。食管下段黏液腺、混合腺更丰富,分泌更多黏液以保护食管黏膜免受反流胃液的刺激和损害。

📖 小　　结

　　耳鼻咽喉各器官结构精细、功能复杂,掌握正常解剖和生理是学习耳鼻咽喉疾病病因、病理、临床表现、诊断、治疗等临床知识的基础。

　　通过本章内容的学习,掌握耳、鼻、咽、喉的应用解剖及生理特征,熟悉气管、支气管及食管的应用解剖及生理,了解颈部应用解剖。能应用解剖结构知识正确分析、理解各器官的生理功能。

（何文清）

能力检测
及答案

Note

第十八章 耳鼻咽喉检查法

学习目标

1. **掌握**:耳鼻咽喉专科常用检查器械的用途,基本使用方法和原则。
2. **熟悉**:耳鼻咽喉各部位基本检查方法及临床意义。
3. **了解**:耳鼻咽喉各部位影像学检查方法和临床意义;气管、支气管和食管基本检查方法及临床意义。
4. 具备进行耳鼻咽喉科基本检查和常用检查仪器设备维护的能力。

案例导入

患者,男,31 岁,因右侧鼻塞、流脓涕 4 个月,伴嗅觉减退及左侧头痛就诊。

1. 接诊后应如何询问病史?
2. 患者应做哪些检查? 检查时需使用什么器械?

第一节 常用检查设备

耳鼻咽喉及头颈区域相关器官位于颅面深处,其腔洞狭小曲折,难以直接观察,需要使用专门的检查器械和要求特殊的检查条件才能完成检查,以下为常用的检查器械(图 18-1)。

一、检查室的设置与设备

室内宜稍暗,具备光源(多为 100 W 白炽灯)、检查椅、转椅、检查器械、消毒器械、器械盛盘、痰盂、敷料及药品等。现临床上多使用耳鼻咽喉头颈外科诊疗综合工作台,它将常用器械、基本设备集中于一体,并可根据需要配置耳鼻咽喉内镜系统、图像显示及处理系统,提高了临床检查的工作效率和准确性。

二、额镜的使用与常用检查器械

1. 额镜的使用 额镜为中央有一小孔的圆形聚光凹面镜,其直径一般为 8 cm,焦距为 25 cm,中央窥视孔约 1.4 cm,借额带固定于头部的额前,镜面可灵活转动(图 18-2)。检查时,光源一般置于被检者耳后上方 10～20 cm 处。调整镜面使之贴近检查者的左眼或右眼,并使投射于额镜面上的光线反射后聚焦于被检部位,单眼视线向前方通过镜孔观察被检部位,保持检查者瞳孔、镜孔、反光焦点和被检部位成同一直线,检查者两眼同时睁开检查(图 18-3)。

2. 常用检查器械 传统上常用的检查器械有耳镜、手持式电耳镜、鼓气耳镜、前鼻镜、后

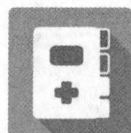

教学 PPT

Note

图 18-1 耳鼻咽喉科常用检查器械

1—鼓气耳镜;2—膝状镊;3—枪状镊;4—耳镜;5—电耳镜;6—后鼻镜;7—喷壶;8—间接喉镜;
9—音叉;10—角形压舌板;11—叮聍钩;12—前鼻镜;13—棉拭子

鼻镜(间接鼻咽镜)、间接喉镜、音叉、叮聍钩、膝状镊、枪状镊、角形压舌板、简易喷雾器、棉拭子
等(图 18-1)。

三、检查者和被检者的位置

被检者坐在专用诊查椅上,检查鼻腔、咽部和喉部时,检查者面对被检者,距离 25～40 cm
为宜。进行耳部检查时,检查者和被检者头部应在同一平面上,检查过程中可根据需要调整被
检者头位。对于检查不合作的小儿,应耐心、轻柔,尽量避免使患儿受到惊吓,由家长或护士抱
患儿坐在大腿上,将患儿双腿夹紧,一手固定其上肢和身体,另一手固定头部(图 18-4)。

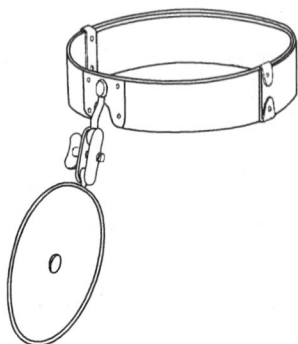

图 18-2 额镜

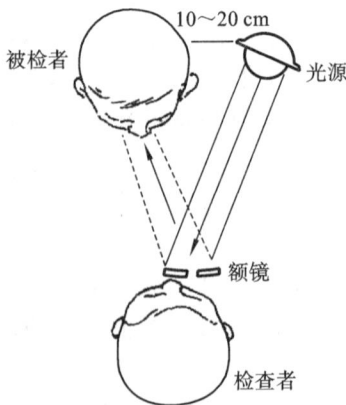

图 18-3 对光方法

图 18-4 小儿被检时体位

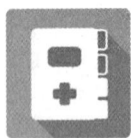

第二节 鼻部检查法

一、鼻部常规检查

（一）外鼻检查

观察外鼻的形状（如有无畸形、缺损、肿胀、新生物等）、颜色、活动（如面神经瘫痪时鼻翼塌陷及鼻唇沟变浅）等。有时需做必要的触诊，检查鼻部皮肤有无触痛、增厚、变硬，鼻骨有无塌陷或骨摩擦，鼻窦炎时的压痛点、鼻窦囊肿时的乒乓球样弹性感等。还需注意患者有无开放性或闭塞性鼻音等。

（二）鼻腔检查

1. 鼻前庭检查 嘱被检查者头稍后仰，检查者以拇指将其鼻尖抬起并左右活动，观察鼻前庭皮肤有无红肿、糜烂、溃疡、皲裂、结痂、肿块和鼻毛脱落等。对鼻孔狭窄、鼻翼塌陷者，可借助前鼻镜检查。

2. 前鼻镜检查 通常以左手持前鼻镜，右手扶持被检者面颊部，以调整头位。将前鼻镜两叶合拢，使之与鼻底平行，缓缓伸入鼻前庭，勿超过鼻阈，然后将前鼻镜的两叶轻轻上下张开以扩大前鼻孔（图 18-5），按三种头位顺序连续由低向高逐渐检查（图 18-6）。第一头位：被检者头面部呈垂直位或头部稍低，观察鼻腔底、下鼻甲、下鼻道、鼻中隔前下部及总鼻道下段。第二头位：被检者头稍后仰，与鼻底成 30°，检查鼻中隔中段、中鼻甲、中鼻道和嗅裂中后部。第三头位：被检者头部继续后仰 30°，检查鼻中隔上部、中鼻甲前端、鼻丘、嗅裂与中鼻道的前下部。

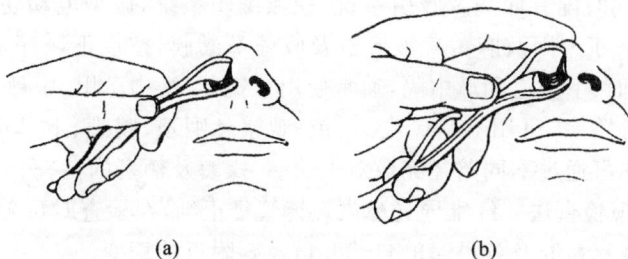

(a)　　　　　　　(b)

图 18-5　前鼻镜使用方法

3. 后鼻镜检查 见第三节鼻咽部检查。

（三）鼻窦检查

1. 一般检查 检查尖牙窝、内眦及眶内上角有无压痛、皮肤有无红肿、局部有无弹性或硬性膨隆，有无眼球移位或运动障碍，有无视力障碍等。

2. 前、后鼻镜检查 观察鼻道中有无分泌物及分泌物的颜色、性质、量、引流方向，各鼻道内有无息肉或新生物，鼻甲黏膜有无肿胀或息肉样变。钩突及筛泡肥大是慢性鼻窦炎常见的体征之一。

3. 体位引流检查 通过判断鼻腔分泌物的来源，确定患者是否有鼻窦炎及发病部位。用1%麻黄素液充分收缩中鼻道与嗅裂附近鼻黏膜，使各窦口通畅。嘱患者固定于所要求的位置15分钟后进行检查。若疑为上颌窦积脓，则头前倾 90°或侧卧低头位，患侧向上，观察中鼻道后部分泌物引流情况；如疑为额窦积脓，则头位直立；如疑为前组筛窦积脓，则头位稍向后仰，如疑为后组筛窦积脓，则头位稍向前俯；如疑为蝶窦积脓，则须低头，面向下将额部或鼻尖抵于

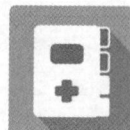

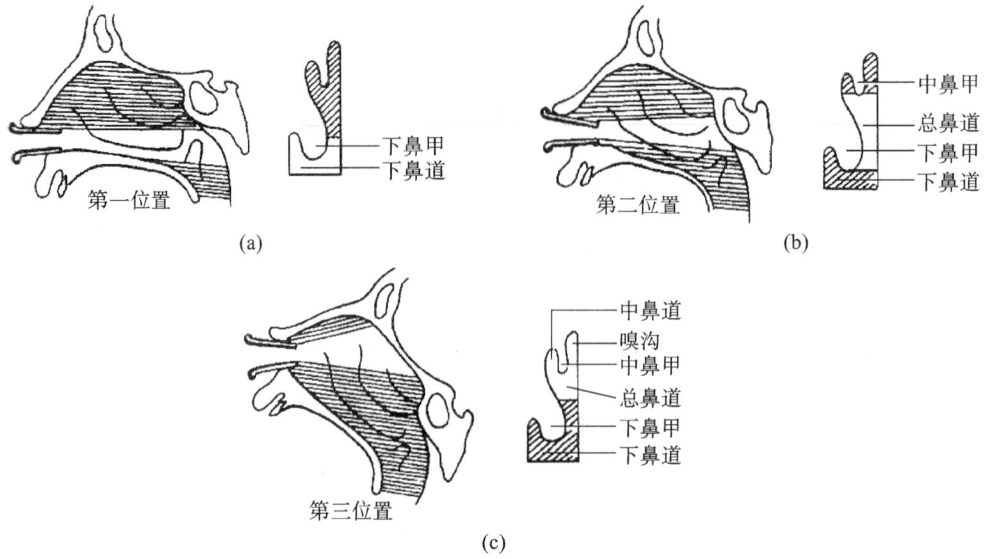

第一位置　(a)　第二位置　(b)

下鼻甲
下鼻道

中鼻甲
总鼻道
下鼻甲
下鼻道

第三位置　(c)

中鼻道
嗅沟
中鼻甲
总鼻道
下鼻甲
下鼻道

图 18-6　前鼻镜检查的三种位置

某一平面。亦可取头低位引流法：患者取坐位，下肢自然分开，屈身，头垂抵膝，10 分钟后坐正检查鼻腔，观察有无脓液流入鼻道。

4. 上颌窦穿刺冲洗术　是诊断及治疗上颌窦疾病的常用方法之一，主要用于上颌窦内病变的和分泌物的冲洗。

二、鼻内窥镜检查

1. 硬质鼻内窥镜检查法　一套完整的鼻内窥镜检查系统包括 0° 和侧斜 30°、70°、90° 及 120° 等多种视角镜，同时配有冲洗及吸引系统，视频编辑系统，微型电动切割器等。被检者可坐位或仰卧位，用 1‰ 丁卡因及麻黄素液麻醉及收缩鼻黏膜，按以下顺序逐一检查：观察下鼻甲前端、下鼻甲全表面、下鼻道和鼻中隔，通常使用 0° 镜；观察中鼻甲、中鼻道、鼻咽侧壁及咽鼓管咽口、咽隐窝、蝶筛隐窝，可用 0°、30° 或 70° 镜；观察鼻咽顶、嗅裂、上鼻甲、上鼻道，使用 70° 镜。硬性鼻内窥镜亦可通过不同路径完成对上颌窦、蝶窦及额窦的检查。

2. 软管鼻内窥镜检查法　纤维导光鼻内窥镜管径很细，在检查时可随需要将内镜的末端弯曲，进入各鼻道，观察鼻腔及各鼻窦的自然开口及其附近的病变。

三、鼻功能检查

1. 鼻通气功能检查法　用于检查患者鼻通气量、鼻阻力、鼻气道狭窄部位等，以此评估病情和确定治疗方案。主要检查方法包括鼻测压计法和声反射鼻测量计法两种。

2. 鼻自洁功能检查法　主要检查方法是糖精试验，通过观察糖精从鼻腔排到咽部的时间的长短来评估鼻黏液纤毛传输系统对鼻腔的自洁能力。成人正常值为 $3.85 \sim 13.2$ mm/s，平均为 7.82 mm/s。

3. 嗅觉功能检查法　常选用主观检查法，检查有无嗅觉。将醋、香油、樟脑油、煤油等作为嗅剂，以水作为对照剂，分别装于颜色、大小、式样完全相同的有色小瓶中，嘱被检者选取其中任意一瓶，以手指堵住一侧鼻孔，以另一侧鼻孔嗅之，依次检查完毕，再以同法施于对侧鼻孔。全部嗅出者为嗅觉良好，仅能嗅出其中数种者为嗅觉减退，全部不能嗅出者为嗅觉丧失。

四、鼻部影像学检查

1. X 线检查　常用鼻颏位和鼻颏位摄片体位，借以发现及确诊某些鼻窦疾病。

2. CT 和 MRI 检查 如常规 X 线检查不能确诊,考虑选用 CT 扫描或 MRI 检查。CT 扫描能清晰显示病变及相关结构,是诊断鼻腔鼻窦疾病和鼻内窥镜术前最常用和首选的影像学检查方法。MRI 对软组织辨识度高于 CT,它可准确判断鼻、鼻窦与颅内或眶内有关病变的改变,及其与周围软组织、淋巴结等的解剖关系。

知识链接 18-1

第三节　咽部检查法

咽喉部检查包括口咽部、鼻咽部及喉咽-喉部检查。进行检查前,需详细询问病史,并注意观察被检者的面容、表情及全身情况,然后再分别对口咽、鼻咽、喉咽和喉进行检查。

一、口咽部检查

嘱被检者端坐,放松,自然张口呼吸。检查者用压舌板轻压舌前 2/3 处,观察口咽黏膜有无充血、溃疡或新生物;软腭有无下塌或裂开,双侧运动是否对称;悬雍垂是否过长、分叉;双侧扁桃体、腭舌弓及腭咽弓有无充血、水肿、溃疡;扁桃体表面有无瘢痕,隐窝口是否有脓栓或干酪样物;咽后壁有无淋巴滤泡增生、肿胀和隆起。咽部触诊可了解咽后、咽旁肿块的范围、大小、质地及活动度。检查软腭活动度,可嘱被检者发"啊"音。

二、鼻咽部检查

1. 间接鼻咽镜检查 嘱被检者端坐,张口用鼻呼吸以使软腭松弛。咽反射敏感者,可经口喷用 1% 丁卡因麻醉咽部黏膜后再检查。检查者左手持压舌板,压下舌前 2/3,右手持加温而不烫的鼻咽镜,镜面朝上,置于软腭与咽后壁之间,勿触及咽后壁或舌根(图 18-7)。借助额镜照明,调整镜面角度,通过镜面依次观察鼻软腭背面、鼻中隔后缘、后鼻孔、咽鼓管咽口、咽鼓管圆枕、咽隐窝及腺样体。观察鼻咽黏膜有无充血、出血、溃疡、隆起及新生物等。

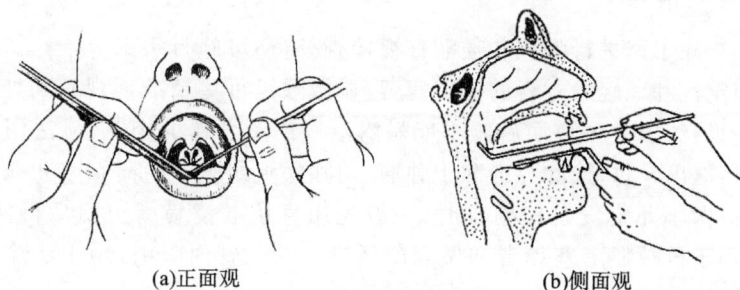

(a)正面观　　　　　　　　　　(b)侧面观

图 18-7　间接鼻咽镜检查法

2. 鼻内窥镜检查 现已在临床上广泛使用,有硬质镜和纤维镜两种,是对鼻腔黏膜麻醉后,在内窥镜下完成对鼻咽部的检查。此检查法具有更全面和精细的优点,可减少对被检者配合的要求。

3. 鼻咽触诊 主要用于儿童。检查者立于被检者的右后方,用戴好手套的右手食指经口腔伸入鼻咽,触诊鼻咽各壁,明确后鼻孔有无闭锁、腺样体大小或鼻咽肿物及其与周围组织的关系。撤出手指时,观察指端有无脓液或血迹。此项检查有一定痛苦,现已少用。

三、喉咽部检查

见喉部检查法。

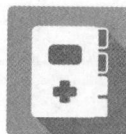

Note

第四节　喉部检查法

喉部的检查包括有喉外部检查、间接喉镜检查、直接喉镜检查、纤维喉镜及电子喉镜检查、动态喉镜检查及喉部影像学检查等多种检查方法。

一、喉外部检查

喉外部检查包括视诊和触诊，观察局部皮肤有无淤血、损伤和喉结的大小、位置是否居中等。触诊时应注意甲状软组织、环状软骨、舌骨、环甲膜等标志，有无皮下气肿、触痛、畸形等。考虑肿瘤时，尚需注意颈部淋巴结的肿大情况。

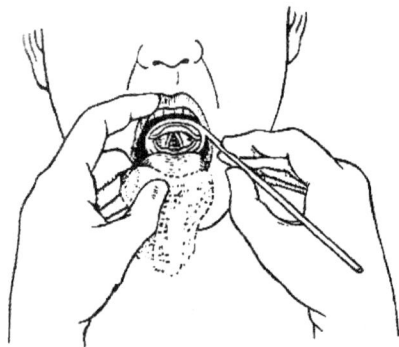

图 18-8　间接喉镜检查法

二、间接喉镜检查

间接喉镜检查是喉及喉咽最为常用且最简单的检查方法。被检者端坐、全身放松、张口伸舌，检查者以消毒纱布包裹被检者舌前部，左手拇、中指挟持并向前牵拉舌体，右手持镜面稍加热的间接喉镜，在检查者手背试温后，将间接喉镜经左侧口角放入口咽部。镜面朝前下方，镜背将悬雍垂和软腭推向后上方，嘱被检者发"咿"音，使会厌上举，依次检查舌面、舌根、会厌、会厌谷、双侧室带、声带、梨状窝、环后区等部位。对于咽反射敏感者，用1%地卡因滴在黏膜表面麻醉后再进行检查（图 18-8）。

三、直接喉镜检查

直接喉镜检查除了能进行喉腔和喉咽直视检查外，还可施行手术等治疗。采用支撑喉镜可增强操作的稳定性和减轻检查者的体力疲劳，显微喉镜可更精准地观察和处理病变。适应证如下。①喉腔检查：因会厌短而后倾不能暴露喉腔或不合作的小儿，无法用间接喉镜检查者。②喉腔手术：取出异物、摘除息肉和小肿瘤、切除瘢痕组织、喉部活检、扩张喉腔等。③导入小儿支气管镜：做小儿支气管镜检查时，一般先用直接喉镜暴露声门后再插入支气管镜。④气管内插管：用于抢救喉阻塞患者和做麻醉插管。⑤气管内吸引：用于清除呼吸道积液及给氧。

四、纤维喉镜及电子喉镜检查

现已在临床上广泛应用，均为软性内窥镜。被检者取坐位或仰卧位，鼻腔及口腔黏膜表面麻醉后，将喉镜经鼻腔或口腔导入，对鼻、鼻咽、口咽及喉咽、喉等解剖部位进行检查，并可进行活检、息肉摘除及个别异物的取出等。

五、动态喉镜检查

动态喉镜亦称频闪喉镜，它通过发出不同频率的闪光照在声带上，以观察声带的运动。当闪光的频率与声带振动频率有差别时，声带出现慢动相，并能观察到声带振动引起的黏膜波。病理情况下，如声带黏膜出现上皮增生、小囊肿或癌变等病变时，声带黏膜波可中断或消失，有

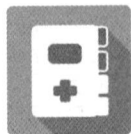

利于在其他检查方法不易发现时的声带早期病变。

六、喉部影像学检查

包括常规 X 线检查、计算机断层扫描（CT）和磁共振成像（MRI）检查。常规 X 线检查有喉正位片、侧位片及正位体层片，主要用于诊断喉肿瘤的范围及喉狭窄的程度。CT 检查主要用于喉部外伤、肿瘤性疾病的诊断，能提示肿瘤侵犯的范围，颈部淋巴结转移情况等。MRI 显示软组织优于 CT 检查，对判断肿瘤有无侵及会厌前间隙、声门旁间隙及舌根、梨状窝等均有帮助。

第五节　耳部检查法

一、耳的一般检查

（一）耳廓及耳周检查

以望诊和触诊为主。注意耳廓的形态、大小，耳廓有无畸形，皮肤有无红肿、触痛，耳廓有无局限性隆起、瘘管（多在耳轮脚前）及瘘管周围有无红肿及瘢痕、赘生物等。检查乳突区有无压痛，耳周淋巴结是否肿大，有无耳廓牵拉疼痛等。

（二）外耳道及鼓膜检查

检查时，要求被检者侧坐，被检耳朝向检查者，光源置于被检者头部左上方，调整额镜的反光焦点使其投照于被检者的外耳道口处，如有耵聍或分泌物等阻塞需先完全清除，再依次检查外耳道和鼓膜。检查过程中注意牵拉耳廓有无疼痛；观察外耳道是否通畅、有无红肿、有无糜烂以及分泌物的性状等；鼓膜有无充血、穿孔，穿孔的部位、大小，从穿孔部位观察鼓室内有无肉芽及胆脂瘤样物，有无鼓膜内陷及鼓室积液，局部有无新生物，鼓膜是否呈"蓝鼓膜"等。临床上，常用以下方法进行检查。

1. 徒手检查法　检查者应用单手或双手将耳廓向后、向上，并略向外轻轻牵拉，使外耳道变直；同时可用食指将耳屏略向前推压，使外耳道口扩大，以便额镜反光直接照射到外耳道及鼓膜（图 18-9，图 18-10）。检查右耳时，以左手牵拉耳廓，检查左耳时则反之。由于婴幼儿外耳道呈裂隙状，检查时需将耳廓向下牵拉，并将耳屏向前推移，使外耳道变直、外耳道口变大。

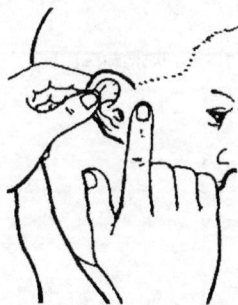

图 18-9　徒手检查法（双手法）　　　　图 18-10　徒手检查法（单手法）

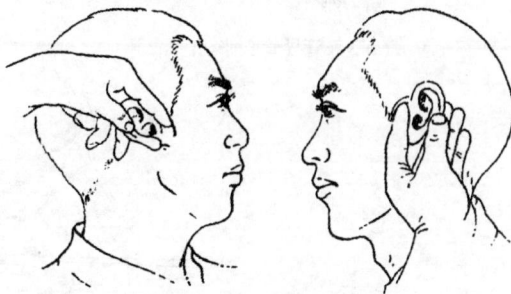

2. 耳镜检查法　当外耳道狭窄或耳毛过多时，可用窥耳器（呈漏斗状）撑开外耳道和压倒耳毛，保证光线照入，注意窥耳镜管轴与外耳道长轴一致，其前端勿超过软骨部，以免引起疼

痛。如要观察鼓膜的运动情况及难以发现的细小穿孔,需要借用鼓气耳镜检查,检查时将鼓气耳镜与外耳道皮肤紧贴,反复挤压放松橡皮球,改变外耳道的压力,观察鼓膜的活动情况及有无脓液从小穿孔流出。对卧床患者、门诊患者、婴幼儿的鼓膜检查及鼓膜细微病变的检查,需用自带光源和放大镜的电耳镜进行检查。如要精确观察鼓膜和中耳的结构,可采用较先进的光导纤维耳内镜检查。

(三)咽鼓管功能检查

咽鼓管具有调节鼓室内气压、引流、防声、防止逆流感染等功能,对其检查主要集中在调节鼓室内压及引流功能方面。常用的检查方法如下。

1. 吞咽试验法 将听诊器两端的橄榄头分别置于被检者和检查者的外耳道口,嘱被检者做吞咽动作,检查者从听诊器管中注意倾听。如咽鼓管功能正常,可听到轻柔的"嘘嘘"声,如无此声,表明咽鼓管可能阻塞。亦可通过耳镜观察鼓膜随吞咽动作产生的运动。

2. 咽鼓管吹张法 被检者或家属在医务人员的指导下,将空气主动或被动经咽鼓管压入中耳,了解鼓膜无穿孔者咽鼓管的功能。上呼吸道急性感染,鼻腔或鼻咽部有脓液、溃疡、新生物者忌用。

(1)捏鼻鼓气法:被检者用拇指和食指将两鼻翼向内压紧,同时闭紧口唇,用力鼓气。咽鼓管通畅者,气流冲入鼓室,检查者用听诊器可从被检者的外耳道口听到鼓膜的振动音或经电耳镜观察到鼓膜向外鼓的情况。若咽鼓管不通畅,则无上述现象。

(2)波氏球吹张法:适用于咽鼓管功能差的被检者或小儿。检查者将波氏球的橄榄头塞于被检者一侧前鼻孔,并压紧对侧前鼻孔。告诉被检者做吞咽动作,检查者迅速挤压橡皮球,将气流经咽鼓管压入鼓室,检查者从听诊器可听到鼓膜振动声。此法亦可治疗咽鼓管功能不良的被检者。

(3)咽鼓管导管吹张法:先用1%麻黄素和1%丁卡因收缩、麻醉鼻腔黏膜,检查者将咽鼓管导管沿鼻底缓慢伸入鼻咽部,将原向下的导管口向被检侧旋转90°,然后再向后略退出少许,然后再向外上旋转约45°,使导管插入咽鼓管咽口(图18-11)。用橡皮球向导管内鼓气,借助听诊器听是否有气流通过咽鼓管。临床上此法亦常常用于治疗咽鼓管功能不良和分泌性中耳炎。

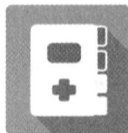

(a)咽鼓管导管吹张法(一)   (b)咽鼓管导管吹张法(二)

(c)咽鼓管导管吹张法(三)

图18-11 咽鼓管导管吹张法

3. 声导抗仪检查法 此法用声导抗仪的气泵压力系统检查咽鼓管平衡正、负压的功能,适用于鼓膜穿孔鼓室干燥者。检查时,将声阻抗探头置于被检者外耳道内,密封外耳道,将外耳道压力调节至−1.96 kPa。嘱被检者做吞咽动作,正常时数次吞咽,随着咽鼓管的开放,空气进入鼓室,负压将逐渐变小,压力将恢复正常。吞咽数次压力不能恢复者提示咽鼓管通气不良;反之,吞咽一次压力即恢复正常,多提示咽鼓管异常开放。对于鼓膜穿孔者,可通过鼓室滴药法或声导抗仪等方法检查咽鼓管的功能。

二、听功能检查

临床上听力检查分为主观测听法和客观测听法两大类。主观测听的结果是依据被检者对刺激声信号作出的主观判断,需被检者配合。客观测听法无须被检者的行为配合,不受其主观意识的影响,结果相对客观、可靠,但结果判断的正确性与操作者的经验和水平有关。主观测听法包括语言检查法、表试验、音叉试验、纯音听阈及阈上功能测试等,客观测听法有声导抗测试、电反应测听及耳声发射测试等。

(一) 音叉试验

音叉试验是门诊最常用的基本听力检查法。用于初步判断耳聋,鉴别传导性聋或感音神经性聋,验证电测听结果的正确性,但不能判断听力损失的程度。传导性聋、感音神经性聋和混合性聋的音叉试验结果见表18-1。

表 18-1　音叉试验结果

试验方法	听力正常者	传导性聋	感音神经性聋	混合性聋
林纳试验	＋	−或±	＋	＋、−或±
韦伯试验	正中	偏向患耳或较重耳	偏向健耳或症状较轻的耳	不定
施瓦巴赫试验	±	＋	−	−

方法:检查气导(air conduction,AC)听力时,检查者手持叉柄,用叉臂轻轻敲击另一手掌的鱼际肌,将振动的两叉臂末端置于距外耳道口 1 cm 处,呈三点一线。检查骨导(bone conduction,BC)听力时,应将叉柄末端的底部压置于颅面骨或乳突部。

1. 林纳试验(Rinne test,RT)　亦称气骨导比较试验。旨在比较被检耳气导和骨导的听觉时间判断耳聋的性质。方法:先测试骨导听力,当受试耳听不到音叉音时,立即测同侧气导听力(图 18-12),也可先测气导听力,再测同侧骨导听力。气导听力时间大于骨导时间(气导＞骨导或 AC＞BC),为 RT 阳性(＋)。骨导听力时间大于气导时间(骨导＞气导或 BC＞AC),为 RT 阴性(−)。气导与骨导时间相等(AC＝BC),以"(±)"记录。(＋)为正常或感音神经性聋,(−)为传导性聋,(±)为中度传导性聋或混合性聋。

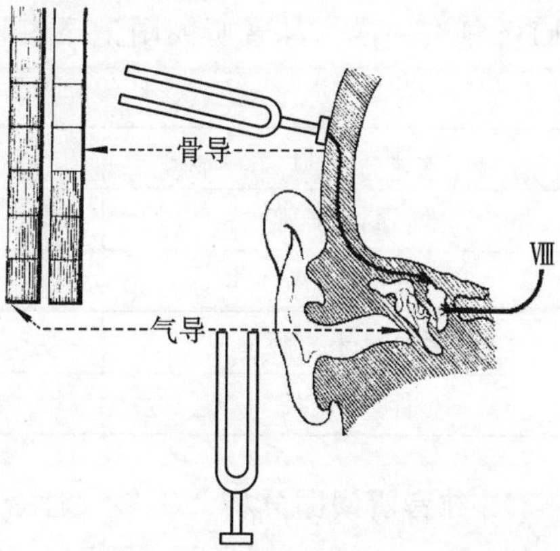

2. 韦伯试验(Weber test,WT)　亦称骨导偏向试验,用于比较被检者两耳的骨导听力。方法:取 C$_{256}$ 或 C$_{512}$ 音叉,敲击后将叉柄底部紧压于颅面中线上任何一点(多为前额或颏部),同时请被检者辨别音叉声偏向何侧,以"→"标明被检者判断的骨导声偏向,以"＝"示两侧相等。偏向耳聋侧,示患耳为传导性聋;偏向健侧,示患耳为感音神经性聋;"＝"示听力正常或两耳听力损失程度相等(图 18-13)。

图 18-12　林纳试验(阳性,正常或感音神经性聋)

(a)示骨导偏向试验偏患侧　　　　　(b)示骨导偏向试验偏健侧

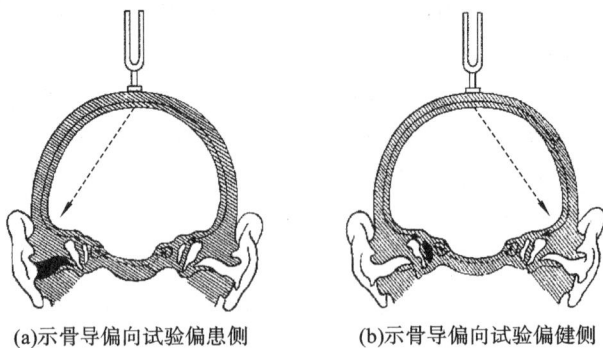

图 18-13　韦伯试验

3. 施瓦巴赫试验(Schwabach test,ST)　亦称骨导比较试验,用于比较被检者与正常人的骨导听力。方法:先测试正常人骨导听力,当其听不到音叉音时,迅速将音叉移至受试耳乳突部测试,然后再按反向测试。被检者骨导较正常人延长为(＋),缩短为(－),(±)示两者相似。(＋)为传导性聋,(－)为感音神经性聋,(±)为正常。

4. 盖莱试验(Gelle test,GT)　鼓膜完好者,可用此法检查其镫骨是否活动。方法:将鼓气耳镜置于外耳道内,密闭之。用橡皮球向外耳道内交替加、减压力的同时,将振动音叉的叉柄部置于乳突部。若镫骨活动正常,被检者感觉到随耳道压力变化一致的音叉声音忽强忽弱的波动变化,为阳性(＋);无强弱波动感者为阴性(－)。耳硬化或听骨链固定者为阴性。

(二) 纯音听力计检查

纯音听力计检查是临床常用的客观测听法之一,用于测试听觉范围内不同频率的听敏度,判断有无听觉障碍,估计听觉损害的程度,对耳聋的类型和病变作出初步判断,为治疗及康复提供依据。

1. 纯音听阈测试法　通过音频振荡发出不同频率的纯音,由被检者自己判断是否听到耳机发出的声音,以每个频率能听到的最小声音为听阈,将各频率的听阈在听力坐标图上连线绘制成纯音听力曲线,再进行分析。听阈测试包括气导听阈测试和骨导听阈测试,一般先测试气导,然后测试骨导。检查从 1 kHz 开始,按 2、3、4、6、8 kHz,250 kHz,500 kHz 顺序进行,最后1 kHz 复查一次。纯音听阈图记录符号见表 18-2。

表 18-2　纯音听阈符号表

项　　目	右(红色)	左(蓝色)
气导,未掩蔽	○	×
气导,掩蔽	△	□
骨导,未掩蔽	＜	＞
骨导,掩蔽	〔	〕

2. 纯音听阈图分析　①传导性聋:骨导听阈正常或接近正常,气导听阈提高;气导与骨导的间距大于 10 dB;气导听阈提高以低频为主,呈上升型曲线,气导与骨导之间的差(简称气骨导差)以低频区明显(图 18-14),严重传导性耳聋,气导曲线平坦,各频率气骨导差基本相同。②感音神经性聋:气导、骨导曲线呈一致性下降,无气骨导差,通常高频听力损失较重,故听力曲线呈渐降型或陡降型(图 18-15);严重感音神经性聋低频听阈也提高,其曲线平坦,仅个别频率有听力者,其曲线呈岛状,称岛状听力。③混合性聋:兼有传导性聋和感音神经性聋的听力曲线特点,气导及骨导听阈都提高,即气导、骨导听力都下降,但有气骨导差存在(图 18-16)。

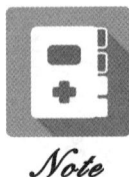

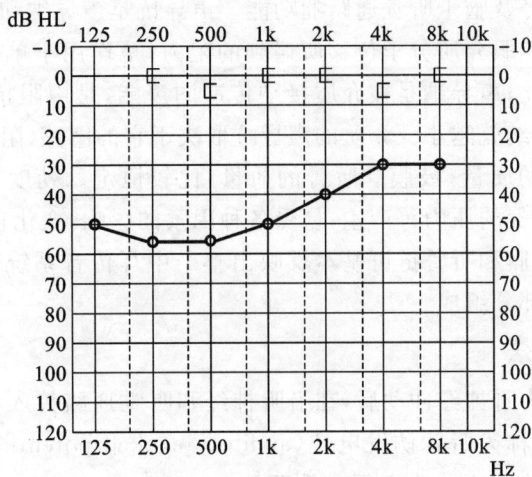

图 18-14 传导性聋（右耳）

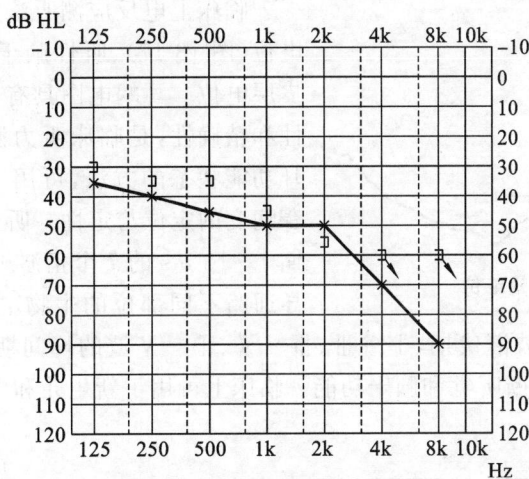

图 18-15 感音神经性聋（左耳）

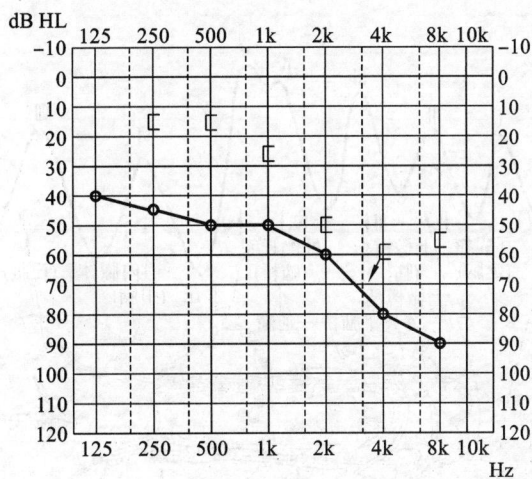

图 18-16 混合性聋（右耳）

（三）声导抗测试法

声导抗测试法亦称声阻抗测试，是临床上最常用的客观听力测试方法之一，能测试中耳传

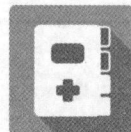

音系统、内耳功能、听神经及脑干听觉通路的功能。声导抗是声导纳和声阻抗的总称。声阻抗是声波在介质中传播时克服介质分子位移所遇到的阻力,是作用于单位面积的声压与通过此平面的有效容积速度之比;声导纳是被介质接纳传递的声能,是声阻抗的倒数。声强不变时,介质的声阻抗越大,声导纳就越小。介质的声导抗取决于它的摩擦(阻力)、质量(惯性)和劲度(弹性)。中耳传音系统的质量(鼓膜和听骨的质量)比较恒定。劲度主要由鼓膜、韧带、听骨链、中耳肌张力及中耳空气的压力等产生,易受各种因素的影响,变化较大,是决定中耳导抗的主要部分。因此,测量鼓膜和听骨链可基本反映出整个中耳传音系统的声导抗。声阻抗仪由导抗桥和刺激信号两大部分组成。

(四) 电反应测听法

声刺激在内耳转化为听神经冲动后,在沿听神经和听觉通路传入大脑听觉皮层的过程中所产生的各种生物电位,称为听觉诱发电位(auditory evoked potentials,AEP)。记录分析听觉传导通路各部分功能的方法称为电反应测听法(electric response audiometry,ERA),属客观测听法。

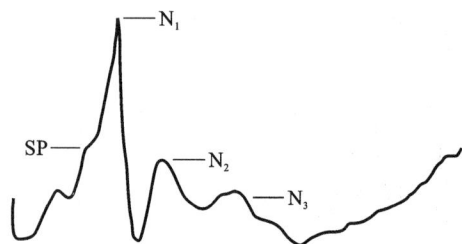

图 18-17　耳蜗电位

临床上电反应测听法测听的电位主要有耳蜗电位(图 18-17)、听性脑干反应、中潜伏期反应及皮层电位。耳蜗电图具有客观性、单侧性、可重复性和精确性,是临床听力测听法中唯一能了解单耳功能状态的方法,可用于客观听阈的测定及耳聋病变的定位与定性。听性脑干反应电位由潜伏期 1～10 ms 的 7 个正波组成,分别代表听神经传导通路不同部位的生物电位(图 18-18)。临床上根据最稳定的 Ⅰ、Ⅲ、Ⅴ 波潜伏期,Ⅰ～Ⅲ、Ⅲ～Ⅴ、Ⅰ～Ⅴ 波的峰间期,及两耳 Ⅴ 峰潜伏期和 Ⅰ～Ⅴ 波峰间期差,来判断听觉和脑干功能。临床上可用于新生儿和婴幼儿听力筛选,鉴别器

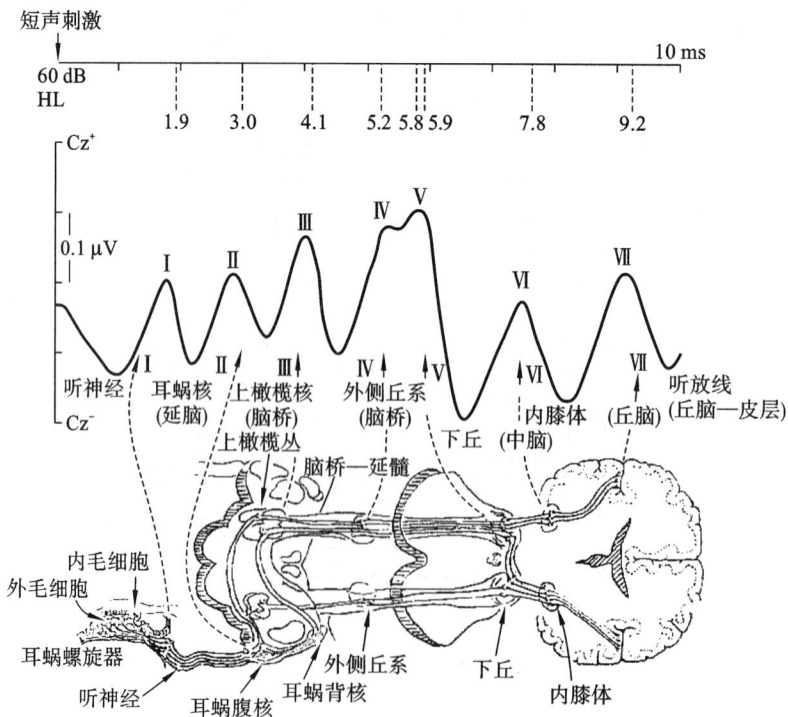

图 18-18　听性脑干反应 7 个典型波及其来源

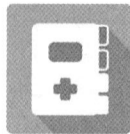

质性聋与功能性聋;可为诊断桥小脑角占位性病变、评估脑干功能、术中监测脑干功能以及判断脑死亡提供有价值的客观依据。听性中潜伏期反应,以及40 Hz听觉相关电位、皮质听觉诱发电位测听在儿童听力测试,鉴别伪聋及非器质性聋、感音性聋的鉴别诊断中具有重要意义。

(五)耳声发射检测法

耳声发射(otoacustic emission,OAE)是产生于耳蜗、经听骨链和鼓膜传导释放到外耳道并能记录到的音频能量,能反映耳蜗外毛细胞的功能状态。一般认为耳声发射的产生与耳蜗外毛细胞的主动运动有关,参与耳蜗内的调节反馈环路,同时接受传出神经系统的调节。由于耳声发射检测法具有客观、简便、省时、无创、灵敏等特点,目前已作为婴儿听力筛选的首选方法。未通过耳声发射筛选的要进行听觉脑干反应检测。耳声发射正常而听觉脑干反应异常的耳聋提示有听神经病变。

(六)言语测听法

言语测听法是将标准词汇录入数码载体上,通过耳机或自由声场进行测试。目前主要用于听觉康复工作、人工耳蜗植入后的听力康复训练效果评价及评估助听器的效能等。佩戴助听器后言语识别率低于30%者,是人工耳蜗植入的适应证。

三、前庭功能检查

前庭功能检查不仅与耳科疾病有关,而且涉及神经内科、神经外科、眼科、内科及创伤科等。其检查分为前庭眼动反射弧的眼震反应检查和前庭脊髓反射系统的平衡功能检查两大类。

知识链接 18-2

(一)眼震反应检查

眼震是眼球的一种不自主、无意识而有节律的运动,是临床上前庭功能检查中最重要和最易观察的体征,前庭器官因生理性实验刺激(如冷热、旋转等)所诱发的眼震为诱发性眼震,由病理性刺激所引起的眼震为自发性眼震。眼震检查包括眼震的一般检查、前庭眼动反射检查及视眼动反射检查等方面,现介绍几种较重要的检查方法。

1. 自发性眼震检查法 检查者在被检者前方40~60 cm用手指引导其向左、右、上、下及正前方注视,观察其眼球运动。眼球移动偏离中线的角度不得超过30°,以免引起生理性终极性眼震。眼震强度分为3度:Ⅰ°,眼震仅出现于向快相注视时;Ⅱ°,向快相侧及向前正视时均有眼震;Ⅲ°,向前及向快、慢相侧方向注视时皆出现眼震。自发性眼震是鉴别前庭周围性、前庭中枢性及眼性眼震的重要体征,见表18-3。

表 18-3 自发性眼震的鉴别

鉴别项目	周围性	中枢性	眼性
眼震性质	水平性、略旋性	垂直性、旋转性或对角线性	钟摆性或张力性
方向	不变	可变	无快慢相
强度	随病程进展而变化	多变	不稳定
眩晕、恶心、呕吐等自主神经症状	严重程度与眼震程序一致	可有可无,其严重程序与眼震程度不一致	无

2. 前庭眼动反射检查法 前庭眼动反射检查包括温度试验和旋转试验,是判断外周前庭功能状况的主要方法。

(1)温度试验:包括冷热试验和微量冰水试验。①冷热试验:被检者仰卧,头前倾30°后向

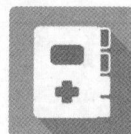

外耳道内分别注入 44 ℃ 和 30 ℃ 水(适用于鼓膜完整者)或 49 ℃ 和 23 ℃ 空气(适用于鼓膜穿孔者),每次注水(空气)持续 40 秒,记录眼震的性质、方向、强度、潜伏期和持续时间。一般先注温水(空气),后注冷水(空气),先检测右耳,后检测左耳,每次检测间隔 5 分钟。②微量冰水试验:被检者正坐,头后仰 60°,使外半规管呈垂直位,向外耳道内注入 4 ℃ 融化冰水 0.2 mL,记录眼震。若无眼震,则每次递增 0.2 mL,2 mL 冰水刺激无反应,示该侧前庭无反应。5 分钟再试对侧耳。前庭功能正常者 0.4 mL 可引出水平性眼震,方向向对侧。

(2)旋转试验:旋转试验基于以下原理。半规管在其平面上沿一定方向旋转,开始时,管内的淋巴由于惯性作用而产生和旋转方向相反的壶腹终顶偏曲;旋转骤停时,淋巴又因惯性作用产生方向和开始时相反的壶腹终顶偏曲。较简单的旋转试验是手动旋转椅法,被检者坐于转椅上,头向前倾 30° 使外(水平)半规管处于水平位,以每秒钟转 1 圈的速度,顺时针旋转 10 圈后突然停止。让被检者两眼平视,观察眼震类型、方向、强度、持续时间及伴发的自主神经症状。正常人出现与旋转方向相反的水平性眼震,Ⅱ°～Ⅲ°,持续 24～30 秒。

3. 视眼动反射检查

(1)视动性眼震:视动性眼震是指当注视不断向同一方向移动的物体时出现的眼震。检查时以匀速运动的黑白条文相间的转鼓作为刺激,记录当转鼓正转和逆转时出现的眼震。正常人水平性视动性眼震的方向与转鼓运动方向相反,两侧对称,速度随转鼓运动速度而改变。如诱发的眼震不对称、眼震减弱或消失或方向逆反,示中枢病变。

(2)扫视试验:被检者的视线由视标迅速转向设定的另一视标,检测其跟随的准确度。脑干或小脑病变时结果异常。

(3)注视试验:正视前方正中、左、右、上、下标点,当眼球向一侧偏移时出现的眼震称注视性眼震。注视性眼震的快相与眼球偏转的方向一致,强度随偏转角度增大而加强,眼球向前直视时眼震消失,多示中枢性病变。

(二)平衡功能检查

平衡功能检查包括静平衡功能和动平衡功能检查两大类,现介绍几种常用的检查方法。

1. 闭目直立检查法　门诊最常用于静平衡功能检查的方法。让被检者两脚并拢直立,两手手指互扣于胸前,观察被检者睁眼及闭眼时躯干有无倾倒。迷路病变者偏倒于眼震慢相(前庭功能低下)侧,小脑病变者偏倒于患侧或向后倒。

2. 行走试验　一种动平衡功能检查法。被检者闭目向正前方行走 5 步,继之后退 5 步,前后行走 5 次。观察其步态,并计算起点与终点之间的偏差角。偏差角大于 90° 者,示两侧前庭功能有显著差异。或被检者闭目向前直线行走,迷路病变者偏向前庭功能弱的一侧,此法对平衡功能障碍和平衡功能恢复程度的判断有较大的临床意义。中枢性病变患者常有特殊的蹒跚步。

3. 瘘管试验　将鼓气耳镜置入外耳道,紧贴不漏气并交替加、减压力,观察眼球运动情况和有无眩晕。若出现眼球偏斜或眼震并伴有眩晕,为瘘管试验阳性;仅感眩晕而无眼球偏斜或眼震者为弱阳性,示瘘管可疑;无任何反应为阴性。当迷路瘘管位于外半规管中段时,出现快相向同侧的眼震;反之,当瘘管位于外半规管前近前庭处,出现快相向对侧的眼震。当迷路或瘘管被肉芽、胆脂瘤、机化物等堵塞时,瘘管试验阴性,但不能排除迷路瘘管,称安纳贝尔征(Hennebert sign)阳性。外淋巴瘘时,强声刺激可引起头晕或眩晕,称 Tullio 现象。

4. 过指试验　被检者睁眼、闭目用两手的食指轮流碰触置于前下方的检查者食指各数次。有迷路病变者双臂偏向眼震慢相侧,有小脑病变者仅有一侧手臂偏移。

第六节 气管、支气管与食管检查法

一、支气管镜检查

支气管镜检查是用支气管内镜借助光源直接查看气管、支气管腔,用以诊断,同时可进行治疗的一种检查方法,包括硬支气管镜检查及软支气管镜检查两种。

(一) 硬支气管镜检查

1. 适应证 ①原因不明的肺不张、肺气肿,反复发作的肺炎,久治不愈的咳嗽,疑有呼吸道异物或其他疾病需查明原因。②原因不明的咯血,疑有气管、支气管肿瘤,结核或支气管扩张,可行活检或涂片检查。③气管切开术后呼吸困难未解除或拔管困难,气管、支气管狭窄,气管食管瘘,新生儿呼吸困难而喉部无特殊发现等,以明确病变部位为目的者。④收集下呼吸道分泌物做细菌培养等检查。⑤支气管造影术,通过支气管镜将药液导入。⑥取出气管、支气管异物。⑦取出或吸出下呼吸道潴留的病理性阻塞物,如分泌物、渗出物、血液、假膜及痂皮等。⑧严重呼吸困难,可先插入硬支气管镜,以缓解呼吸困难,再行气管切开术,以利于手术顺利进行。⑨气管、支气管病变的局部治疗。

2. 禁忌证 ①严重高血压病及心脏病。②近期有严重咯血。③主动脉瘤。④上呼吸道急性炎症。⑤活动性肺结核。⑥颈椎病、张口困难及全身情况较差者。

3. 检查方法 有经直接喉镜插入法和直接插入法两种。

(二) 软支气管镜检查

软支气管镜检查包括纤维支气管镜检查和电子支气管镜检查。由于操作较简单,使用方便,对组织创伤小,患者易于接受,故已成为目前诊断气管和支气管病变最常用和最有效的方法。检查时一般采用局部麻醉,术前准备同纤维喉镜检查。

1. 纤维支气管镜检查 检查时一般采取仰卧位,亦可取坐位。仰卧位时,检查者站在被检者头端,左手握持镜体的操作部,右手握持镜体远端,右眼从目镜下观察。可经鼻或经口腔(需戴保护套)插入到达喉部,待被检者吸气、声门开放时,进入气管、支气管。如取坐位时,检查者与被检者相对而坐,所见方位与卧位时相反。

2. 电子支气管镜检查 检查方法与纤维支气管镜检查基本相同,检查者可直接从目镜或监视器屏幕观察。

二、食管镜检查法

食管镜检查是用食管内镜进行诊断和治疗食管疾病的一种方法,食管镜可分为硬食管镜和软食管镜,后者包括纤维食管镜和电子食管镜。

为诊断和治疗食管疾病的常用手段之一,有时也是明确诊断的有效方法。

1. 适应证 ①明确食管异物的诊断,取出异物。②检查食管狭窄的情况,对范围局限者可行扩张术。③了解食管占位病变情况,可做细胞涂片或钳取组织做病理检查。小的带蒂的良性肿瘤可在食管镜下切除。④查明吐血的原因,在出血部位可做电凝、涂药止血;可对食管静脉曲张施行填塞止血或注射硬化剂治疗。

2. 禁忌证 ①食管腐蚀伤的急性期。②严重心血管疾病、重度脱水、全身衰竭,如非绝对必要,不宜施行食管镜检查。③严重食管静脉曲张。④明显脊柱前突,严重颈椎病变或张口困难者。

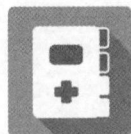

小 结

耳鼻咽喉各器官孔小洞深、结构精细、毗邻复杂,需借助相关设备进行检查以判断病理改变。因此,学习掌握相关检查设备的使用和检查方法是非常必要的。

通过本章内容的学习,掌握耳鼻咽喉科常用检查器械的用途,基本使用方法和原则;熟悉耳鼻咽喉各部位基本检查方法;了解耳鼻咽喉科一些影像学等特殊检查方法,让学生具备进行基本检查的技能和常用设备维护的能力。

(何文清)

能力检测
及答案

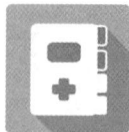

Note

第十九章　耳鼻咽喉科常用诊疗操作技术

学习目标

1. 掌握：耳鼻咽喉科常用诊疗操作技术的目的、适应证、方法。
2. 熟悉：耳鼻咽喉科常用诊疗操作技术的注意事项及用物。
3. 具备耳鼻咽喉科常用诊疗操作技术的能力。

教学 PPT

案例导入

患者，女，35 岁，因右耳阻塞感、耳鸣 2 周就诊，专科检查：右侧外耳道通畅，鼓膜呈橙黄色改变，并可见液平面。

1. 此患者该如何诊断？可进行何种诊疗操作处理？
2. 进行此诊疗操作的目的和方法是什么？有哪些注意事项？

第一节　鼻部常用诊疗操作技术

一、洗鼻法

1. 目的　清洁鼻腔，清除鼻腔的脓黏涕、脓痂及血痂。

2. 适应证　鼻腔及鼻窦手术的术前鼻腔准备、鼻窦手术术后的鼻腔清洗、慢性鼻窦炎、萎缩性鼻炎等。

3. 用物　冲洗器（包括橡皮管、夹挈）、橄榄头（消毒备用）、盐水架和温生理盐水 1000 mL。

4. 方法　患者取站立或坐位，头稍前倾，以右手持橄榄头，塞入一侧前鼻孔后缓慢松开橡皮管夹，冲洗液即缓缓进入鼻腔，在冲洗时令患者张口呼吸并发"呵"音。冲洗完一侧鼻腔，再冲洗另一侧鼻腔。

5. 注意事项

（1）冲洗器悬挂的高度为高于患者头部约 30 cm，悬挂过高、冲洗压力过大易致患者呛咳，或将水冲入咽鼓管，引起中耳炎等并发症，而悬挂太低则达不到冲洗的目的。

（2）生理盐水温度适宜，接近体温，温度过高会烫伤患者。

（3）在开始冲洗前应对患者做好解释，消除患者不安情绪，并询问患者何侧鼻塞较重。冲洗时应先从较重一侧开始，然后再洗另一侧。如从较轻侧开始冲洗，因水不易从对侧鼻腔顺利流出，可增高鼻咽部水的压力，使水进入咽鼓管引起中耳炎等合并症，或引起呛咳。

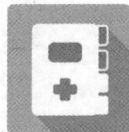

Note

（4）冲洗时患者不要说话,以免引起呛咳。

（5）急性炎症时禁用此法。

（6）冲洗毕,嘱患者轻轻擤出鼻内存水。将患者用过的橄榄头取下洗净后,重新消毒备用。

二、滴鼻法

1. 目的　将含各种药物的滴鼻液滴入鼻腔,起到收缩鼻腔黏膜以及消炎、抗过敏、润滑等治疗作用。

2. 适应证

（1）急性鼻炎、慢性鼻炎、急性鼻窦炎、慢性鼻窦炎、过敏性鼻炎、萎缩性鼻炎、鼻咽炎等。

（2）鼻腔填塞物抽取之前。

3. 用物　消毒纱块、含各种药物的滴鼻液。

4. 方法

（1）仰卧垂头位　适用于各类鼻炎、后组鼻窦炎。患者仰卧于床上、肩下垫枕,或头仰垂于床沿,鼻孔朝上,使外耳道口与颏尖连线与地面垂直。取消毒纱块,以手指轻提患者鼻尖,使前鼻孔充分暴露,将药液滴入鼻腔,每侧 3～4 滴,滴后轻捏鼻翼,保持体位 3～5 分钟,使药液均匀分布于鼻腔黏膜,拭去溢出鼻外的药液（图 19-1）。

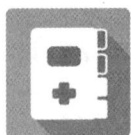

图 19-1　滴鼻法

（2）侧卧垂头位　适用于前组鼻窦炎。患者侧卧于床上,向患侧,肩下垫枕或靠近床边,使头侧位下垂,低于下侧肩部。将药液滴入下侧鼻腔,保持体位 3～5 分钟,使药液充分与鼻黏膜接触。以同法滴对侧。

5. 注意事项

（1）勿将滴管或滴瓶接触患者,以免污染药液。

（2）在上述体位滴药时,药液不应流入咽部。如有流入咽部,说明头向后垂或侧垂不够,应调整位置后,再滴药。

（3）对严重高血压患者不应采用上述体位滴药,以免发生意外。

三、鼻喷雾法

1. 目的　将药液喷入鼻腔,使药液呈雾状微粒,使与鼻腔黏膜充分而均匀接触,以达到收缩鼻腔黏膜及治疗的目的。

2. 适应证　需收缩（或麻醉）鼻腔黏膜行进一步检查（如各种内镜）、治疗。

3. 用物　喷雾器、1‰丁卡因或血管收缩剂、棉签、前鼻镜、额镜等。

4. 方法　患者取坐位,以前鼻镜轻撑开前鼻孔,用棉签清除鼻腔分泌物,另一手执喷雾器橡皮球,在明视下将喷雾器前端喷孔指向鼻腔,挤压橡皮球,药液即可喷入鼻腔内。

5. 注意事项

（1）喷雾器前端不要接触患者,在放松橡皮球时更应注意,以免将患者鼻腔分泌物吸入喷雾器内,污染药液。

（2）每次用完后,以酒精棉球擦拭喷雾器前端喷头,保持清洁。

四、迎香穴注射法

1. 目的　通过神经调节改善鼻塞、流涕、鼻痒、打喷嚏等鼻部炎症症状,或延长发作周期。

2. 适应证 慢性鼻炎、过敏性鼻炎。

3. 用物 1 mL 注射器(带针头)、75％消毒酒精、棉签、1％利多卡因注射液、曲安奈德注射液等。

4. 方法 患者取坐位,头略后仰,局部常规消毒,以注射器抽取利多卡因、曲安奈德注射液各 0.5 mL,轻弹注射器使其混匀,取迎香穴(双侧鼻翼外侧缘中点旁开 0.5 寸处),垂直刺入 0.3～0.5 cm,回抽无血,再缓慢注药,注入约 0.5 mL,拔出针头,予以干棉签让患者按压针口,同法行另一侧穴位注射。

5. 注意事项

(1) 操作前详细解释,消除患者紧张情绪,告知其注药后上唇会出现酸、麻、胀、痛感,鼻部及上列牙亦会出现麻木不适,但会逐渐消失。

(2) 如患者出现晕针,应立即拔针,让其平卧休息或采取其他急救措施。

(3) 注射后针口要按压 5～10 分钟,如血肿形成,可先冷敷后热敷以促进瘀肿消散。

五、下鼻甲黏膜下注射法

1. 目的 在肿大的下鼻甲黏膜下注射药液,引起下鼻甲黏膜下局部组织产生无菌性炎症,致结缔组织增生而瘢痕化,从而使下鼻甲缩小,以改善鼻腔通气情况。

2. 适应证 慢性单纯性鼻炎及轻度慢性肥厚性鼻炎。

3. 用物 5 mL 注射器、口腔科 5 号针头、额镜、前鼻镜、枪状镊、棉片、棉签、1％丁卡因、50％葡萄糖(或 80％甘油、40％鱼肝油酸钠等)、1％碘酊等。

4. 方法 患者取坐位,以 1％丁卡因棉片麻醉下鼻甲 3～5 分钟。将注射器接好针头,抽吸所需药液。取出丁卡因棉片后,用碘酊进行局部消毒,在下鼻甲前端进针,在黏膜下潜行刺向下鼻甲后端,回抽无血,徐徐边注药边退针,药液注完后拔出针头,在注射点处以棉片压迫止血 15～30分钟后取出。如需要可依法注射对侧,每侧注射药液 2～3 mL(图 19-2)。

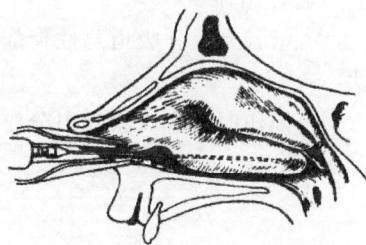

图 19-2 下鼻甲黏膜下注射法

5. 注意事项

(1) 注射针头不要刺穿局部黏膜,以免漏出药液,达不到治疗的目的。

(2) 不应注射过浅,以免引起黏膜坏死。

(3) 抽吸有回血时,不应进行注射。

(4) 注入药液时要选择鼻甲肥大部分均匀注入,防止仅注于一点或局限于鼻甲的前端。

(5) 注射后 1～2 天内可能鼻塞加重,应先告知患者,以免产生顾虑。此法宜 5～7 天一次,直至症状改善。

六、鼻窦置换疗法

1. 目的 将药液滴入鼻腔,利用间歇吸引法将鼻腔、鼻窦腔内的气体吸出以使鼻窦内形成负压,停止吸引时药液即可通过窦口进入鼻窦腔内,从而达到治疗目的。

2. 适应证 各种慢性鼻窦炎。

3. 用物 1％或 0.5％麻黄碱溶液或萘甲唑啉溶液、棉签、纱块、纸巾、橄榄头、电动吸引器、治疗碗、弯盘、滴管等。

4. 方法

(1) 嘱患者将鼻腔内分泌物充分擤出,以麻黄碱或萘甲唑啉滴鼻,使鼻窦口黏膜充分收缩,窦口开放。

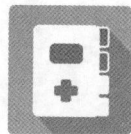

（2）患者取仰卧位，肩下垫枕，头向后垂，使颏部与外耳道口之连线与台面垂直，此时所有鼻窦的窦口均位于下方。嘱患者张口呼吸，将药液徐徐滴入一侧鼻腔内，2～3 mL，使药液能够淹没所有鼻窦窦口，将与吸引器连接的橄榄头塞入滴药侧鼻孔，同时指压另一侧鼻翼使该侧鼻孔封闭，此时令患者连续发"开、开、开"音，使软腭收缩，关闭鼻咽部。当开动吸引器吸引时鼻腔及鼻窦即形成负压，鼻腔内药液因鼻窦内负压的吸引，进入窦内。1～2 秒后迅速移去橄榄头，松开另一侧手指，如此反复 6～8 次即可。用同样方法治疗另一侧鼻腔，双侧治疗完毕，患者需头部处于直立位至少 15 分钟，不宜擤鼻或弯腰(图 19-3)。

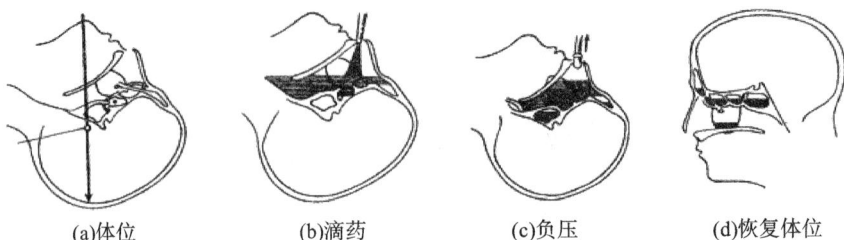

(a)体位　　　　(b)滴药　　　　(c)负压　　　　(d)恢复体位

图 19-3　鼻窦负压置换法

5. 注意事项

（1）电动吸引器使用前应调整好负压（不超过 180 mmHg）。每次吸引时间不应过长，否则会引起鼻出血。

（2）患者有上呼吸道急性炎症、急性鼻窦炎、鼻腔内有创面、有出血倾向和高血压时，禁用此法。

（3）操作时注意观察吸出分泌物的形状，如出血，应立即停止操作并按压鼻翼处止血。

第二节　咽喉部常用诊疗操作技术

一、咽部涂药法

1. 目的　用于局部涂布收敛、烧灼、润滑、止痛及麻醉，达到治疗和麻醉目的。

2. 适应证　急慢性咽炎、萎缩性咽炎、咽部溃疡和黏膜损伤等症，也用于咽部麻醉。

3. 用物　额镜、压舌板、棉拭子及必需的药物（常用药物有复方碘甘油、硼酸甘油、龙胆紫和 10%硝酸银等）。

4. 方法　患者取端坐位，张口发"啊"音，操作者左手持压舌板压舌前 2/3 部位，右手持蘸了药液的棉拭子，迅速、轻巧、准确地涂药于患处，每日 2～3 次。

5. 注意事项

（1）用棉拭子蘸药液时不要过多，以免药液滴下，特别是腐蚀性和烧灼性药物，误滴入喉部可致喉部黏膜受损，甚至引起喉痉挛。药要涂在病变处，不要涂到正常黏膜上，以免破坏正常黏膜。

（2）涂布麻醉药物前，应先清洁口腔，用凉开水或淡盐水漱口，并告诉患者用涂药后 1 小时内或咽部感觉未恢复正常时，一般不要饮水或进食，以免影响疗效或引起误咽。

二、咽部喷雾法

1. 目的　局部表面麻醉，达到消除咽部反射的作用。

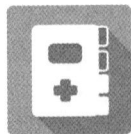

2. 适应证 进行咽部检查或治疗,如慢性咽炎、萎缩性咽炎。

3. 用物 额镜、压舌板、喉喷雾器及所用药液。

4. 方法 患者取端坐位,张口发"啊"音,操作者左手持压舌板压舌前 2/3 部位,右手持喷雾器对准咽部患处,用力挤压橡皮球,使药液喷出并均匀涂布于咽部黏膜。

5. 注意事项

(1)压舌板不可压舌根部,喷雾器头应避免碰到咽壁,以免引起恶心、呕吐。

(2)喷雾器头使用前后用酒精擦拭消毒。

(3)用喷雾法给药时,应告知患者不可下咽,以免中毒,需含片刻才吐出。

(4)喷药后不宜立即进食或漱口。

三、雾化吸入法

1. 目的 减轻咽、喉局部充血和肿胀,稀释分泌物,达到消炎去痰的效果。

2. 适应证 急、慢性咽炎,急、慢性喉炎,支气管炎等。

3. 用物 超声雾化吸入器(或雾化吸入器),消毒雾化管,一次性喷嘴,所用药液。

4. 方法 将药液放入雾化吸入器内,起动超声雾化器,或将雾化器接通氧气或气泵,将超声吸入器面罩罩住口、鼻,或将雾化吸入器开口端含入口中进行吸入。按需要剂量将药液吸完为止。

5. 注意事项

(1)使用易引起过敏的药物,应先做过敏试验。

(2)嘱患者治疗后 15 分钟再饮水、进食。

四、喉上神经封闭疗法

1. 目的 通过局部注射药物以调节神经功能,达到缓解咽痛、咽异物感、咽部紧张感、声嘶等症状的治疗效果。

2. 适应证 喉上神经痛、咽异感症、急慢性咽喉炎、喉痉挛等,也可用于全麻气管插管辅助麻醉的清醒治疗。

3. 用物 5 mL 注射器、5 号针头、1% 利多卡因注射液(或维生素 B_{12} 注射液)、75% 酒精、消毒棉签等。

4. 方法 患者取坐位或平卧位,头略后仰,用患者双侧舌骨大角前下方 1 cm 处(舌骨与甲状软骨之间,为喉上神经感觉支所经之处)作为定位,常规局部消毒,用针于此处垂直刺入 1.5 cm 左右,回抽无血时即可注入药液约 1 mL。对侧同法执行。

5. 注意事项

(1)治疗前需向患者详细解释,告知其治疗后会出现暂时的局部麻木感、吞咽梗阻感。

(2)治疗前需详细询问患者是否有相关药物过敏史。

第三节 耳部常用诊疗操作技术

一、外耳道清洁法

1. 目的 便于进行耳部检查或用药。

2. 适应证 外耳道耵聍、痂、脓液等。

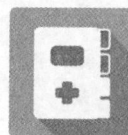

3. 用物　棉签、额镜、枪状镊、耳镜、3%双氧水、吸引器(带耳用吸头)等。

4. 方法　嘱患者侧坐,患耳向操作者,在明视下以消毒棉签或枪状镊将外耳道耵聍、痂及脓液清除。稠厚的脓液可用吸引管吸出。

5. 注意事项　动作轻柔,看清后再操作,避免损伤外耳道皮肤及鼓膜。

二、外耳道冲洗法

1. 目的　清除外耳道稠脓、异物及软化了的耵聍栓。

2. 适应证　外耳道积脓、外耳道深部不易取出的碎软耵聍、微小的外耳道异物或已软化的耵聍。

3. 用物　耳冲洗器(或 50 mL 注射器)、弯盘、温生理盐水、纱布、棉签、额镜、枪状镊、电耳镜等。

4. 方法

(1) 患者侧坐,患耳向操作者。

(2) 在患耳下方置一弯盘,以盛流出的冲洗液。

(3) 以耳冲洗器或 50 mL 注射器吸满温生理盐水,将外耳道牵拉直后,将耳冲洗器或注射器之针头置于外耳道口上方,向外耳道后上壁冲洗,使异物或耵聍借助水流的力洗出。

5. 注意事项

(1) 水温应与体温接近,否则会引起前庭反应。

(2) 急性化脓性中耳炎,禁止冲洗。

(3) 切勿正对鼓膜、耵聍栓或异物冲洗,以免损伤鼓膜或将异物推向深部。

三、耳滴药法

1. 目的　消炎、软化耵聍、麻醉或淹死生物性异物。

2. 适应证　外耳道炎、急慢性化脓性中耳炎、外耳道有活体异物。

3. 用物　棉签、消毒棉球、各种滴耳药物,包括 1%丁卡因液、3%双氧水等。

4. 方法

(1) 患者侧卧,患耳向上,或坐位头偏向健侧,使患耳向上。

(2) 滴药前先将外耳道脓液拭净,以便药液能与病变部位直接接触(如需滴用软化耵聍药液,则无须先擦拭外耳道)。

(3) 滴药时应将患者外耳道拉直,然后以滴管将药液顺外耳道后壁滴入数滴。

(4) 药液滴入后,以手指反复轻压耳屏数次,促使药液进入中耳腔内,保持体位数分钟。

(5) 外耳道口塞以消毒棉球,以免药液流出。

5. 注意事项

(1) 药液应接近体温,以免刺激迷路,引起眩晕等不适。

(2) 如滴用耵聍软化液,应先告知患者,滴药后可有耳塞闷胀感,以免使患者不安。滴药 3~4 天后应予以洗出,时间不可过长,以免刺激外耳道。如双侧均有耵聍栓塞需软化,则不宜两侧同时进行软化耵聍。

(3) 如滴药是为了麻醉或淹死生物性外耳道异物,应待其被麻醉或淹死后以镊子将其取出或以水洗出。

四、耳周封闭疗法

1. 目的　通过耳周穴位注射药物,刺激并调节神经功能,达到减轻耳鸣、耳麻木及改善听力的功效。

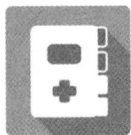

2. 适应证 耳鸣、耳聋。

3. 用物 5 mL注射器、5号针头、维生素B_{12}注射液(或丹参注射液、当归注射液等)、消毒酒精、消毒棉签等。

4. 方法 患者取坐位或侧卧位,患耳向上。局部常规消毒,取耳门、听宫、听会、翳风等穴位(每次可取1~2穴),右手持针垂直刺入0.3~0.5 cm,回抽无血,再缓慢注药,注入约1 mL,拔出针头,予以干棉签让患者按压针口。

5. 注意事项

(1)治疗时应告知患者注射后局部可能有酸胀不适感。

(2)严格消毒,防止感染,如注射后局部红肿、发热等,应及时处理。

五、耳廓软骨膜下积液穿刺、石膏固定法

1. 目的 通过抽取耳廓软骨膜下积液并用石膏加压固定以达到治疗效果。

2. 适应证 耳廓假性囊肿。

3. 用物 5 mL注射器、75%酒精、棉签、石膏粉、生理盐水。

4. 方法 患者取坐位或侧卧位,患耳向上,头发拨向对侧,常规消毒患耳,用注射器从肿胀部位的下端刺入,并抽吸内容物,待抽尽后拔出针头,予以消毒棉签针口加压数分钟。取石膏粉加水搅拌成糊状(约2:1比例调成),于外耳道口放一棉签,以保留外耳道口通畅,然后向耳周及耳甲窝内敷上调好的石膏浆,石膏干后形成一石膏壳以固定加压患部,使之不能再次肿大,取出外耳道口棉签。

5. 注意事项

(1)嘱患者注意保护石膏壳,10天后复查,可打碎石膏后解除包扎。

(2)告知患者解除包扎前会有耳部瘙痒、麻木不适、疼痛,如症状严重或观察到耳垂发黑应立即回院复诊。

(3)治疗后需口服抗生素,以避免穿刺针口感染引起耳廓软骨膜炎甚至软骨坏死。

(4)告知患者如石膏壳过早脱落致患处再次肿胀或拆除后仍有肿胀复发,需二次穿刺固定。

小 结

耳鼻咽喉科疾病具有常见性及特殊性的特点,高职高专医学生在以后的临床工作中都会接触到相关的疾病,学习及掌握耳鼻咽喉科的各种常见诊疗操作技术是本学科培养的目标和方向,通过本章学习,掌握各种操作技术的目的、适应证、方法,熟悉各种操作技术的用物、注意事项,具备临床诊治的综合能力及相应临床实践的能力。

(韩 丽)

知识链接 19-2

能力检测
及答案

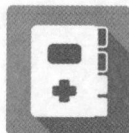

Note

第二十章　鼻部疾病

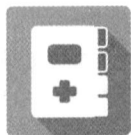
学习目标

1. 掌握：鼻疖的并发症及治疗原则；慢性鼻炎的分型及治疗；变应性鼻炎的病因、发病机制、临床表现、诊断与治疗；急、慢性鼻窦炎的临床表现、诊断与治疗原则；鼻出血的病因及治疗原则。

2. 熟悉：鼻息肉的病理、临床表现、鉴别诊断和治疗原则；鼻中隔偏曲的定义、临床表现及治疗原则；鼻真菌病的分类、临床表现及治疗原则。

3. 了解：鼻前庭炎的临床表现及诊疗；急性鼻炎的病因、临床表现及治疗原则。

4. 具有诊断治疗鼻部常见疾病的能力；具有处理鼻出血的急诊诊治能力。

案例导入

患者，女，45岁，反复双侧鼻塞、流脓涕1年余，伴嗅觉下降，时有头痛，痰多。1个月前感冒后双侧鼻塞、流脓涕加重，自行服用感冒药后症状改善不理想。前鼻镜检查见：双侧鼻腔黏膜慢性充血，双下鼻甲较肥大，双侧中鼻道有半透明荔枝肉样新生物，表面光滑，有较多脓性分泌物附着。

1. 患者可能的诊断是什么？
2. 下一步应该如何完善检查，以明确诊断？
3. 如何治疗？

第一节　鼻前庭炎与鼻疖

一、鼻前庭炎

鼻前庭炎是发生在鼻前庭皮肤的弥漫性炎症，分为急性和慢性两种。

（一）病因

（1）急慢性鼻炎、鼻窦炎、变应性鼻炎等分泌物刺激鼻前庭皮肤所致。

（2）长期有害粉尘（如烟草、皮毛、水泥、石棉等）等的刺激。

（3）鼻腔异物、鼻腔及鼻窦肿瘤、鼻内特种传染性疾病的分泌物刺激。

（4）其他，如挖鼻或摩擦致鼻前庭皮肤损伤继发感染等。

（二）临床表现

1. 急性者　患者感鼻前庭处疼痛较剧，尤以擤鼻或挖鼻时明显。检查见鼻前庭及其与上唇移行处皮肤弥漫性红肿,或有皲裂及浅表糜烂,鼻毛上附有黏脓块。

2. 慢性者 患者感觉鼻前庭发热、发干、发痒,有触痛,检查见鼻前庭鼻毛稀少,局部皮肤增厚,甚至有痂皮形成或皲裂,清除痂皮后可有小出血创面。

（三）诊断与鉴别诊断

根据上述临床表现及检查所见,诊断不困难,但应注意与鼻前庭湿疹鉴别,后者常是全身湿疹的局部表现,多伴外鼻、口唇等处皮肤湿疹,瘙痒较剧烈,常见于儿童,病因常与过敏性因素有关。

（四）治疗

1. 去除病因 积极及彻底治疗鼻腔、鼻窦疾病,消除鼻腔内分泌物刺激,避免有害粉尘的刺激,改正挖鼻等不良习惯。

2. 一般处理

（1）急性者:局部予温生理盐水或硼酸溶液湿敷,配合外用抗生素软膏,可进行红外线照射理疗,促使炎症消退,适当全身使用抗生素控制感染。

（2）慢性者:可先用3％双氧水清除痂皮,局部外涂抗生素软膏。长期不愈或多次发病者需注意有无全身疾病,比如糖尿病等可引起免疫功能低下的疾病。

二、鼻疖

鼻疖是鼻前庭及外鼻皮肤毛囊、皮脂腺或汗腺的局限性急性化脓性炎症。

（一）病因

可继发于慢性鼻前庭炎或糖尿病、免疫力低下者,挖鼻、拔鼻毛或外伤致鼻前庭皮肤损伤而继发化脓性细菌感染者,最常见的致病菌是金黄色葡萄球菌。

（二）临床表现

发病局部可表现为红肿、灼热,因局部皮肤与软骨膜直接相连,在急性期疼痛剧烈,尤其是触痛明显。发病初期,局部皮肤质硬、充血,表现为丘状隆起,周围浸润发硬,发红。约一周内疖肿成熟,顶部出现黄色脓点,破溃则流出脓液,疼痛可随之减轻。发病过程中,可伴有全身不适,颏下、颌下淋巴结肿大,化验室检查多符合急性化脓性炎症改变。疖肿一般单个发病,糖尿病、免疫力低下者有时可多个发病。

（三）并发症

1. 上唇及面颊部蜂窝织炎 炎症向周围扩散,表现为同侧上唇、面颊和上睑红肿热痛等。

2. 海绵窦血栓性静脉炎 为鼻疖最严重的颅内并发症。由于面部静脉无瓣膜,血液可双向流动,而鼻疖发生在面部"危险三角"区,可因挤压疖肿使感染扩散,经内眦静脉、眼上下静脉而入海绵窦所致。临床表现为寒战、高热、剧烈头痛,患侧眼睑及结膜水肿、眼球突出、固定,甚至失明,眼底静脉扩张和视乳头水肿等。若不及时治疗,可迅速发展至对侧,严重情况可危及生命或遗留脑部和眼部的后遗症。

（四）诊断

依据临床表现,辅助以血常规检查不难诊断,但应警惕颅内并发症。

（五）治疗

（1）疖肿未成熟时,可局部热敷、超短波、红外线照射,以消炎止痛为主,患处涂以10％鱼石脂软膏,促其成熟穿破,同时可全身酌情使用抗生素,剧烈疼痛者可适当使用镇痛剂。

（2）疖肿已成熟者,可待自然穿破或在无菌条件下用小探针蘸少许10％硝酸银或纯石炭

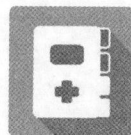

酸腐蚀脓头,促其破溃排脓,亦可用碘酊消毒后以锋利尖刀将脓头表面轻轻挑破,以小镊子钳出脓栓,也可用小吸引器吸出脓液。切开时不可切及周围浸润部分,严禁挤压。

（3）疖破溃者,局部消毒清洁,促进引流,使用抗生素软膏保护伤口不使其结痂。

（4）合并有糖尿病等慢性病时应同时积极治疗相关疾病。

（5）怀疑或并发海绵窦血栓性静脉炎时,必须住院治疗,给予足量、有效抗生素治疗,并请眼科、神经内科等相关科室会诊协助诊疗。

第二节　鼻　　炎

一、急性鼻炎

急性鼻炎俗称"伤风""感冒",系由病毒感染引起的鼻黏膜的急性炎性疾病,具有传染性,四季均可发病,多发于冬季以及季节交替之时。

（一）病因

病毒感染引起,可继发细菌感染。各种上呼吸道病毒均可引起本病,最常见的有鼻病毒,其次是腺病毒、冠状病毒、流感病毒和副流感病毒、柯萨奇病毒等。病毒传播方式主要是经上呼吸道吸入,其次是通过污染物体或食物进入机体。由于各种病毒的特点不一样,因此发病常无一定规律,而且临床表现的程度也不同。当机体抵抗力下降时,如疲劳、受凉、烟酒过度,心、肺等全身慢性疾病并存等,加之环境因素,如空气流通差、空气污染严重等,均易导致疾病发生。

（二）病理

病程早期,鼻腔黏膜血管痉挛,局部缺血,腺体分泌减少。继之黏膜血管和淋巴管扩张,腺体分泌增加,造成黏膜充血、水肿。鼻腔黏膜纤毛运动功能发生障碍,病原体易于存留,出现炎性反应,初为单核白细胞及少量吞噬细胞,继而多形白细胞逐渐增多。分泌物也由初期的水样,变成黏液性,随着白细胞的浸润和上皮细胞及纤毛的脱落,逐渐变成黏脓性。恢复期上皮细胞恢复正常。

（三）临床表现

潜伏期1～3天,鼻病毒的潜伏期较短,腺病毒、副流感病毒较长。早期症状多为鼻腔和鼻咽部出现鼻痒、刺激感、干燥感、异物感或烧灼感。多数出现全身畏寒不适,疲劳、头痛、食欲不振等全身症状。2～7天后,出现鼻塞,进行性加重,夜间较为明显,打喷嚏、头痛、鼻涕增多,分泌物初为水样,后变为黏脓性及脓涕,说话时有闭塞性鼻音。一般病程7～10天,各种症状逐渐减轻,消失。如果合并细菌感染,则出现脓涕,病情延长。小儿患者全身症状最为明显,偶伴消化道症状,如呕吐、腹泻等。

检查可见:早期鼻腔黏膜广泛充血、干燥,以后鼻黏膜肿胀,总鼻道或鼻底有水样、黏液样或黏脓性分泌物,咽部黏膜亦常有充血。

（四）并发症

急性鼻炎可因感染直接蔓延,或因不适当的擤鼻,使感染向邻近器官扩散,产生多种并发症,如急性鼻窦炎,其中以筛窦炎和上颌窦炎最为常见。炎症还可通过咽鼓管引起急性中耳炎。可向下蔓延引起咽炎、喉炎、气管及支气管炎、肺炎等。

（五）诊断及鉴别诊断

依照患者病史症状及鼻部检查,确诊不难,但应注意与以下疾病相鉴别。

Note

1. 流感　全身症状很重,常有高热、寒战、头痛、全身关节及肌肉酸痛等。短期内当地可出现较大人群发病等流行病学特点。

2. 麻疹　同时有眼红、流泪、全身发疹等伴随症状。

3. 变应性鼻炎　主要表现为鼻痒、鼻塞、阵发性喷嚏及清水样鼻涕等局部症状,无发热等全身症状。检查可见鼻腔黏膜苍白、水肿。

4. 血管运动性鼻炎　症状与变应性鼻炎相似,发病与症状的消除都很迅速。多有明显的诱发因素。

（六）治疗

主要是支持及对症治疗,积极预防并发症。应多饮热水,清淡饮食,注意休息。

（1）早期应用抗病毒药物:常用的有病毒唑、吗啉胍等。

（2）中成药:抗病毒口服液、维 C 银翘片、三九感冒冲剂等。

（3）合并有细菌感染时,全身应用抗生素治疗。

（4）局部治疗:鼻内用减充血剂类滴鼻液,如盐酸羟甲唑啉喷雾剂、盐酸萘甲唑啉滴鼻液、1%（小儿用 0.5%）麻黄碱滴鼻液等,以减轻鼻腔黏膜充血、水肿。

二、慢性鼻炎

慢性鼻炎是鼻黏膜及黏膜下层的慢性炎症。病程常持续数月以上或炎症反复发作,迁延不愈,间歇期也不能恢复正常,常无明确的致病微生物感染。可分为慢性单纯性鼻炎和慢性肥厚性鼻炎两种类型。

（一）病因

1. 全身因素　慢性鼻炎可以是一些全身疾病的局部表现,如贫血、结核、糖尿病、风湿病以及慢性心、肝、肾疾病等,均可引起鼻黏膜长期淤血或反射性充血。营养不良,维生素 A、维生素 C 缺乏,烟酒过度等,可使鼻黏膜血管舒缩功能发生障碍,或黏膜肥厚,腺体萎缩。内分泌失调,如甲状腺功能低下也可引起鼻黏膜水肿。还有青春期、月经期和妊娠期鼻黏膜亦可发生充血、肿胀,少数可引起鼻黏膜肥厚。

2. 局部因素　急性鼻炎的反复发作或治疗不彻底,迁延为慢性鼻炎。鼻腔或鼻窦慢性炎症,可使鼻黏膜长期受到脓性分泌物的刺激,促使慢性鼻炎发生;鼻中隔偏曲以及腺样体肥大妨碍鼻腔通气,病原体容易局部存留,可导致反复发生炎症。

3. 药物因素　鼻腔长期滴用血管收缩剂,导致药物性鼻炎。

4. 职业和环境因素　职业或生活环境中长期吸入各种粉尘(如水泥、石灰等)可损伤鼻黏膜纤毛功能。各种有害气体(如二氧化硫、甲醛及酒精等)可引起慢性鼻炎。环境温度和湿度的急剧变化也可导致本病。

（二）病理

1. 慢性单纯性鼻炎　一种以鼻黏膜肿胀、分泌物增多为主要症状的慢性炎症。鼻黏膜深层动、静脉慢性扩张,鼻甲出现肿胀。但浅层血管没有明显扩张,因此鼻黏膜充血可以不明显。血管和腺体周围有淋巴细胞与浆细胞浸润,黏液腺功能活跃,分泌物增多,但黏膜组织无明显增生。

2. 慢性肥厚性鼻炎　以黏膜、黏膜下,甚至骨质局限性或弥漫性增生肥厚为特点的鼻腔慢性炎症。早期表现为黏膜固有层动静脉扩张,静脉及淋巴管周围有淋巴细胞及浆细胞浸润。静脉和淋巴管回流受阻,通透性增高,出现黏膜固有层水肿,继而纤维组织增生,黏膜肥厚病变累及骨膜可发生下鼻甲骨质增生肥大。病变持续发展,纤维组织增生压迫,引起血液循环障碍,形成局限性水肿,息肉样变。黏膜上皮纤毛脱落,变成假复层立方上皮。

Note

（三）临床表现

1. 慢性单纯性鼻炎

（1）鼻塞：呈间歇性和交替性鼻塞，白天、夏季、劳动和运动时鼻塞减轻；睡眠、寒冷、静坐时加重。侧卧位时一般居于下侧的鼻腔阻塞，而居于上侧者通畅。

（2）多涕：一般多为黏涕，继发感染时可有脓涕。可有嗅觉减退、闭塞性鼻音、鼻根部不适，头痛等症状。

（3）检查可见双侧鼻腔黏膜呈慢性充血，下鼻甲肿胀，表面光滑，柔软而富有弹性，用探针轻压时凹陷，移开后立即恢复。鼻黏膜对血管收缩剂敏感。鼻底、下鼻道或总鼻道内有黏稠鼻涕。

2. 慢性肥厚性鼻炎

（1）鼻塞：较重，多为持续性鼻塞。出现闭塞性鼻音，嗅觉减退。如下鼻甲后端肥大压迫咽鼓管咽口，可有耳鸣、听力减退。

（2）鼻涕不多，为黏液性或黏脓性，且不易擤出。

（3）鼻腔检查可见鼻黏膜增生，肥厚，呈暗红色和淡紫红色。下鼻甲肥大，表面不平，呈结节状和桑葚状。鼻腔黏膜有硬实感，弹性差，用探针轻压不易出现凹陷，或出现凹陷不易恢复。对血管收缩剂不敏感。鼻底或下鼻道内可见黏涕或黏脓涕。

（四）诊断

依照患者病史及鼻部检查，确诊不难，但应注意与其他类型的慢性鼻炎相鉴别。

（五）治疗

1. 慢性单纯性鼻炎

（1）消除致病因素是关键。积极治疗全身疾病；矫正鼻腔畸形，如鼻中隔偏曲、结构性鼻炎等；加强身体锻炼，提高机体免疫力。

（2）局部治疗可选用血管收缩剂及糖皮质激素鼻喷剂，但血管收缩剂不可长期使用，此类药物长期使用可引起药物性鼻炎。微波或超短波等局部理疗可以改善鼻腔的血液循环，改善症状。

（3）中成药：鼻炎片、香菊胶囊等。

（4）其他治疗：迎香穴封闭、下鼻甲注射治疗、冷冻治疗等。

2. 慢性肥厚性鼻炎　在针对病因治疗的同时，可对肥厚的鼻黏膜特别是下鼻甲进行处理。

（1）下鼻甲黏膜下硬化剂注射：适用于早期肥厚性鼻炎，常用药物有 50％葡萄糖、5％鱼肝油酸钠、80％甘油等。

（2）下鼻甲激光、电凝、等离子射频消融术等。

（3）手术治疗：对于药物及其他治疗无效者，特别是下鼻甲骨质增生肥厚者，可行手术治疗，如下鼻甲骨折外移术等。

三、萎缩性鼻炎

萎缩性鼻炎是一种缓慢发生的弥漫性、进行性鼻腔萎缩性病变。不仅仅鼻腔黏膜，而且包括黏膜下的血管、腺体，甚至鼻甲骨都会出现萎缩，并有脓痂形成，因伴有变形杆菌感染而有臭味，又称为臭鼻症。多发生于青壮年，于青春期发病，女性多见。

（一）病因

本病可分为原发性与继发性。前者无明显外因，多认为是多种内、外因素协同作用的结

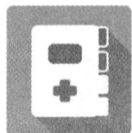

Note

果,有营养学说、遗传倾向、内分泌功能紊乱、自身免疫功能下降等。继发性萎缩性鼻炎常继发于长期慢性鼻炎、鼻窦炎,也有的因鼻腔手术中切除的组织过多,从而导致鼻腔宽大通气过度,而发生萎缩性鼻炎,是成年患者的主要病因之一。

（二）病理

早期鼻腔黏膜呈慢性炎症改变,表现为轻度上皮增生、黏膜水肿,进而鼻黏膜上皮变性,进行性萎缩。黏膜纤毛脱落,纤毛柱状上皮变成鳞状上皮。腺体减少,分泌物干燥形成痂皮,上皮下有大量炎症细胞浸润（常常为大量的肥大细胞）,黏膜和骨质血管发生动脉内膜炎和动脉周围炎、血管腔狭窄和闭塞。黏膜供血不足,导致黏膜、腺体、骨质萎缩,鼻甲骨质吸收。

（三）临床表现

1. 鼻及鼻咽部干燥 鼻腔过度通气,鼻黏膜腺体萎缩,分泌物减少,因此,鼻内常有结痂,有时带血,甚至有鼻出血。

2. 鼻塞和嗅觉减退或失嗅 因鼻内痂皮阻塞鼻腔,或因鼻黏膜萎缩,神经感觉迟钝,虽有气流通过,但不能察觉。嗅区黏膜萎缩或被痂皮堵塞导致嗅觉减退甚至消失。

3. 恶臭 多见于病情严重和晚期者脓痂中的蛋白质腐烂分解所导致。呼气有特殊的臭味,但由于嗅觉减退或丧失,因此患者自己不能闻到。

4. 头痛、头昏 头痛多发生于前额、颞侧或后枕部。因鼻黏膜萎缩,鼻腔过度通气,鼻腔保温调湿的调节功能减退,大量冷空气刺激导致,或因鼻内脓痂压迫鼻黏膜导致。若鼻咽或咽鼓管受累,可有耳鸣、耳闷等症状。

5. 检查 可见鼻腔宽大,从前鼻孔可直视鼻咽部。鼻黏膜明显干燥,鼻腔内有结痂,除去痂皮易出血。痂皮为黄绿色或灰绿色,有恶臭味。鼻甲及鼻腔黏膜萎缩,鼻甲明显缩小,尤以下鼻甲为甚。自幼发病者因外鼻发育异常可出现鞍鼻。

（四）诊断

根据症状及检查,不难做出诊断,应与鼻硬结症、鼻部特殊感染,如梅毒、麻风、结核等疾病相鉴别。

（五）治疗

目前尚无特效治疗,主要是改善症状及对症治疗。

1. 局部治疗 可用生理盐水行鼻腔冲洗,用复方薄荷滴鼻剂、鱼肝油、液体石蜡等滴鼻,滑润黏膜,软化干痂,便于清除痂皮,改善鼻干的症状;以 1%～3% 链霉素溶液滴鼻,抑制细菌生长,减少黏膜糜烂,帮助黏膜生长;以 50% 葡萄糖溶液滴鼻,可促进黏膜腺体分泌。

2. 全身治疗 维生素 A、维生素 B_2、维生素 C、维生素 E 对此病有一定疗效。适当补充铁、锌等微量元素可促进黏膜恢复。

3. 手术治疗 保守治疗效果不好者可行手术治疗。目的是缩小鼻腔,减少鼻腔通气量,减少鼻黏膜水分蒸发,从而减轻鼻腔干燥和结痂。方法有多种,主要术式有鼻腔骨膜下埋藏术、前鼻孔闭合术等。

四、变应性鼻炎

变应性鼻炎（allergic rhinitis,AR）又称过敏性鼻炎,是特异性个体接触致敏原后由 IgE 介导的以炎性介质（主要是组胺）释放为开端的,有免疫活性细胞和促炎症细胞以及细胞因子等参与的鼻黏膜变态反应性疾病,以频繁发作的喷嚏、大量清水样涕,以及鼻痒、鼻塞等为主要临床特征。本病以儿童、青壮年居多,男女性别发病之比无明显差异。

根据发病特点及发病有无季节性分为季节性变应性鼻炎和常年性变应性鼻炎。

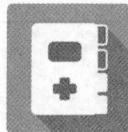

（一）病因

患者多为易感个体。某些抗原物质对大多数人无害，但一旦作用于易感个体，便可引起变态反应。这类抗原物质即为变应原。变应原是诱发本病的直接原因。常见变应原分为吸入性变应原和食物性变应原，其中以吸入性变应原为主。季节性变应性鼻炎，主要由树木、野草、农作物在花粉播散季节播散到空气中的花粉引起，故季节性变应性鼻炎又称花粉症。常年性变应性鼻炎主要由屋尘螨、屋尘、真菌、动物皮屑、羽绒、植物纤维以及一些化学物质等引起。上述变应原属于吸入性变应原。一些食物如鱼虾、花生、鸡蛋、奶、大豆，以及某些水果、蔬菜等属于食物性变应原。

（二）发病机制

变应性鼻炎是由 IgE 介导的 I 型变态反应，其发病有两个阶段。

1. 致敏　当特异性抗原（也称致敏原）进入特异性个体的鼻腔，被鼻黏膜中的抗原递呈细胞捕获加工，产生特异性 IgE 抗体。IgE 借其在肥大细胞或嗜碱性粒细胞表面上的受体而结合在这两种细胞上，使机体处于致敏状态。

2. 激发　当变应原再次进入鼻腔时，变应原与肥大细胞/嗜碱性粒细胞表面的两个相邻 IgE 桥联，从而激发细胞膜产生一系列的生化反应，导致钙离子进入细胞，激活蛋白激酶 C，使细胞内颗粒膜蛋白磷酸化，将预先合成并储藏在细胞内的炎性介质（如组织胺等）通过脱颗粒释放出来。此时又诱导细胞膜磷脂介质合成，如花生四烯酸代谢产物。这些介质作用于鼻黏膜的感觉神经末梢、血管壁和腺体，从而产生一系列的鼻部症状，如多发性喷嚏、鼻塞和流涕等。

（三）病理

以黏膜下 T 淋巴细胞、嗜酸性粒细胞和浆细胞浸润为主要特征的变态反应性炎症。鼻黏膜水肿，血管扩张，腺细胞增生。肥大细胞在黏膜表层乃至上皮细胞间增多。鼻分泌物中可见嗜酸性粒细胞。

（四）临床表现

本病的临床表现有四大症状：鼻痒，有的还伴有眼睛及软腭和咽部发痒；喷嚏，多呈阵发性喷嚏；大量水样鼻涕；鼻塞，程度轻重不一。部分患者尚有嗅觉减退。

（五）检查

1. 查体　鼻腔检查可见鼻黏膜水肿，呈苍白色，以双侧下鼻甲为著；鼻腔有水样或黏液样分泌物，鼻甲肿大，以血管收缩剂可使其缩小。季节性鼻炎者常可见眼睑肿胀、结膜充血。发作期的鼻分泌物涂片检查可见较多嗜酸性粒细胞。

2. 特异性检查

（1）变应原皮肤点刺试验：常用的诊断方法。以适宜浓度和低微剂量的各种常见变应原浸液做皮肤点刺试验，如患者对某种变应原过敏，则在激发部位出现风团和红晕，视为阳性，根据风团大小判定阳性程度（＋、＋＋、＋＋＋、＋＋＋＋等）。

（2）血清特异性 IgE 测定：变应性鼻炎患者鼻分泌物特异性 IgE 可为阳性，其血清总 IgE 水平可在正常范围内，但若合并支气管哮喘者则可升高。

（六）诊断

本病的诊断主要依靠典型的临床症状、鼻腔检查和特异性检查，易于诊断。病史对于诊断非常重要。应注意询问：发病时间、诱因、程度；生活和工作环境；家族及个人过敏史；有无哮喘、皮炎。变应原皮肤点刺试验及血清特异性 IgE 测定有助于明确变应原种类。

（七）鉴别诊断

本病应与下列疾病相鉴别。

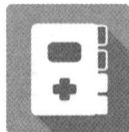

1. 血管运动性鼻炎 与自主神经系统功能失调有关。环境温度变化、情绪波动、精神紧张、疲劳、内分泌失调可诱发本病。临床表现与变应性鼻炎极为相似，但变应原皮肤试验和特异性 IgE 测定为阴性，鼻分泌涂片无典型改变。

2. 急性鼻炎 发病早期有喷嚏、清涕，但病程短，一般为7～10天。常伴有发热、四肢酸痛、周身不适等全身症状，且鼻分泌物可见淋巴细胞后期变为黏脓性，有大量中性粒细胞。

（八）治疗

变应性鼻炎的治疗方法很多，有药物治疗、手术治疗、特异性免疫治疗等。但要求治疗方案个体化，针对不同的患者采取不同的治疗方案。

1. 药物治疗 可很快显著地改善症状，是治疗本病的首选措施。

（1）抗组胺药物：能与炎性介质组胺竞争 H_1 受体而阻断组胺的生物效应，有的抗组胺药还兼具抗炎作用，对治疗鼻痒、喷嚏和鼻分泌物增多有效，但对缓解鼻塞作用较弱。对有明显中枢抑制作用的第一代抗组胺药（氯苯那敏、赛庚啶、溴苯那敏等），从事驾驶、机械操作、精密设备使用等人员不应服用。新一代抗组胺药（西替利嗪、氯雷他定等），因抗组胺作用明显、中枢抑制等副作用相对较少，在临床上有着广泛的应用。还有鼻内局部用的抗组胺药局部作用明显，全身不良反应轻，见效快，在临床上应用逐渐增加，如左卡巴斯汀等。

（2）减充血剂：对于鼻塞症状比较严重的患者可鼻内局部使用减充血剂缓解鼻塞症状，但不宜长期使用。

（3）肥大细胞稳定剂：可稳定肥大细胞膜，减少肥大细胞化学介质的释放。临床上可用2%溶液滴鼻或喷鼻。如色甘酸钠、酮替芬等。

（4）鼻用糖皮质激素：鼻用糖皮质激素由于使用安全，全身副反应小，对鼻黏膜局部作用强，已广泛应用于变应性鼻炎的治疗。如丙酸倍氯米松（伯克纳）、布地奈德（雷诺考特）、糠酸莫米松（内舒拿）等。

2. 避免接触过敏原 对已经明确的过敏原，应尽量避免与之接触。花粉症患者在花粉播散季节尽量减少外出。对真菌，室尘过敏者应室内通风。对动物皮屑、羽毛过敏者应避免接触。

3. 特异性免疫疗法 现已广泛应用于临床，应先明确变应原，可根据变应原皮肤试验结果，用皮试阳性的变应原浸液制备提取液进行脱敏治疗。可从极低浓度开始皮下注射，每周2～3次，逐渐增加剂量和浓度，数周（快速减敏）或数月注射至一定浓度改为维持量。还有临床上用得比较多的针对螨过敏的舌下含服的脱敏药物（畅迪）。特异性脱敏治疗临床疗效肯定，但是治疗周期长，有的长达3年，而且费用高，从而影响了在临床上的广泛应用。

4. 手术治疗及局部理疗 对于严重鼻塞且合并有鼻中隔偏曲者可行鼻中隔矫正术及下鼻甲成形术；也可对肥大水肿的下鼻甲行等离子射频消融术，从而改善症状；对于症状严重者可选用筛前神经切断术及翼管神经切断术。还可以采用对鼻甲黏膜激光照射以及化学烧灼（三氯醋酸、硝酸银）等理疗措施改善症状。

第三节 鼻 窦 炎

一、急性鼻窦炎

急性鼻窦炎多继发于急性鼻炎，主要是指鼻窦黏膜的急性卡他性或化脓性炎症。严重者

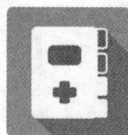

可累及骨质,引起周围组织及邻近器官的并发症。

（一）病因

1. 全身因素 过度劳累、营养不良等导致机体抵抗力下降可易发本病。

2. 局部因素

（1）鼻腔疾病：急性或慢性鼻炎、鼻中隔偏曲、窦口鼻道复合体解剖异常、鼻息肉、变应性鼻炎、鼻腔的异物及肿瘤等,阻碍鼻腔及鼻窦的通气和引流可导致鼻窦炎。

（2）邻近器官的感染：如扁桃体炎、腺样体炎可伴有鼻咽和鼻腔炎症,进而伴发鼻窦炎。上列第2前磨牙和第1、2磨牙的根尖周感染,拔牙损伤上颌窦均可引起上颌窦炎症。

（3）鼻腔填塞物放置时间过长：如鼻腔异物、医源性填塞物等。

（4）鼻窦压力骤变：如跳水、高空迅速下降时,均可使炎症分泌物或异物进入鼻窦,引起发病。

（5）直接感染：如鼻窦外伤、游泳时污水直接进入鼻窦等,可将致病菌直接带入鼻窦。

（二）致病菌

多为化脓性球菌,如肺炎双球菌、溶血型链球菌、葡萄球菌等。其次为杆菌,如流感嗜血杆菌、变形杆菌、大肠杆菌等,也有厌氧菌感染。临床上以混合感染最为多见。

（三）病理

急性鼻窦炎病理过程同急性鼻炎。初为卡他期,鼻窦黏膜短暂贫血,继而血管扩张和充血,上皮肿胀,固有层水肿,多形核白细胞和淋巴细胞浸润,纤毛运动缓慢,浆液性或黏液分泌亢进;进而发展为化脓期,上皮坏死,纤毛脱落,小血管出血,分泌物转为脓性;严重的炎症直接可侵及骨质,或经血管扩散引起骨髓炎、眶内及颅内并发症。

（四）临床表现

1. 全身症状 多继发于上呼吸道感染或急性鼻炎,表现为原有症状加重,出现畏寒、发热、食欲减退、全身不适等症状。小儿可出现呕吐、腹泻、咳嗽等消化道和呼吸道的症状。

2. 局部症状

（1）鼻塞：多为持续性鼻塞,伴有嗅觉的减退或丧失。

（2）脓涕：鼻腔大量脓性或黏脓性鼻涕,可有涕中带血。厌氧菌或大肠杆菌感染者脓涕有恶臭。

（3）头痛或局部疼痛：本病最常见症状。原因是脓性分泌物和细菌毒素对神经末梢的刺激、黏膜肿胀的压迫。各鼻窦头痛及局部疼痛各有其特点：①急性上颌窦炎眶上额部痛,同侧颌面部或上列牙痛,晨起轻,午后加重;②急性筛窦炎内眦或鼻根部疼痛,一般头痛轻,前组筛窦炎头痛与急性额窦炎相似,后组筛窦炎同急性蝶窦炎相似;③急性额窦炎晨起即前额部疼痛,且逐步加重,午后开始减轻,晚间头痛消失;④急性蝶窦炎时眼球深部或颅底钝痛,可放射至头顶、耳后及枕部,晨起轻,午后重。

（五）检查

1. 鼻窦体表投影区检查 急性上颌窦炎可表现为下睑和颌面红肿、压痛;急性额窦炎则表现为额部皮肤红肿、眶内上角（相当于额窦底）压痛和额窦前壁叩击痛;急性筛窦炎可有鼻根部和内眦皮肤红肿及压痛。

2. 鼻腔检查 前鼻镜下可见鼻腔黏膜充血、肿胀,以中、下鼻甲变化明显,鼻腔内可见大量脓性或黏脓性鼻涕。用1%麻黄碱收缩鼻腔黏膜后,前组鼻窦炎可见中鼻道有脓性引流;后组鼻窦炎时可见嗅裂有脓性分泌物引流。擤尽鼻涕后脓涕消失而怀疑鼻窦炎存在时,可行体位引流后再检查鼻腔。鼻内镜检查对鼻窦炎诊断则更为精确,检查前先用含1%麻黄碱及1%

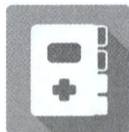

Note

丁卡因的棉片放置于鼻腔内,收缩鼻黏膜,以便检查。

3. 影像学检查 瓦氏位片、柯氏位片有助于诊断,鼻窦 CT 可显示鼻窦黏膜增厚、脓性分泌物潴留、累及鼻窦的范围,对诊断具有重要指导意义,儿童宜少用。

4. 上颌窦穿刺冲洗 这是诊断性穿刺,无发热的急性鼻窦炎患者需在抗生素有效控制下施行,若有脓液可送细菌培养和做药物敏感试验。

（六）诊断

根据病史、症状、体征与相关辅助检查,易于诊断。

（七）治疗

去除病因,恢复鼻腔通气及鼻窦引流,控制感染和预防并发症。

1. 全身治疗 ①一般治疗与上呼吸道感染和急性鼻炎相同,适当休息,多饮水等;②足量使用抗生素控制感染和预防并发症,明确致病菌者应选择敏感的抗生素,未能明确致病菌者可选择广谱抗生素,考虑厌氧菌感染者可联合使用甲硝唑类药物;③变应性鼻炎患者应全身口服抗变态反应药;④邻近感染病灶如牙源性上颌窦炎者应同时对患牙进行治疗。

2. 局部治疗 1‰麻黄碱滴鼻(疗程少于 7 天)和鼻用糖皮质激素,可收缩鼻黏膜和减轻鼻黏膜水肿,帮助恢复鼻腔鼻窦的通气和引流功能。

3. 体位引流 引流出鼻窦内潴留的分泌物。

4. 鼻腔冲洗 可用生理盐水或高渗盐水冲洗鼻腔,能促使脓性分泌物排出,改善鼻腔通气。

5. 物理治疗 短波透红、红外线照射和局部热敷可改善局部血液循环,促使炎症消退。

6. 上颌窦穿刺冲洗 用于治疗上颌窦炎,穿刺可有效引流上颌窦内脓液,并可冲洗窦腔或局部用药。宜在全身症状消退及局部炎症得到控制下进行。

二、慢性鼻窦炎

慢性鼻窦炎多为鼻腔及鼻窦急性炎症未彻底治愈,反复发作迁延所致。可单侧发病或单窦发病,双侧或多窦发病极为常见。根据症状可分为前组鼻窦炎、后组鼻窦炎及全组鼻窦炎。

（一）病因

病因和致病菌与急性化脓性鼻窦炎相似。此外,特异性体质与本病关系密切。

（二）病理

黏膜的病理改变表现为水肿、增厚、血管增生、淋巴细胞及浆细胞浸润、上皮纤毛脱落或鳞状化生及息肉样变,若分泌腺管阻塞,则可发生囊性改变。可有骨膜增厚或骨质的吸收。黏膜可发生纤维组织增生而致血管阻塞和腺体萎缩,进而黏膜萎缩。根据不同的病理改变,可分为水肿浸润型、浸润型和浸润纤维型。

（三）临床表现

1. 全身症状 轻重不一,有时可无。常见全身症状有精神不振、头晕、记忆力减退、注意力不集中等。

2. 局部症状 以鼻塞、脓涕为主要症状。

（1）鼻塞:为主要症状之一,鼻黏膜肿胀,鼻腔黏膜息肉样变,鼻腔黏脓性分泌物堵塞所致。

（2）脓涕:涕多,为黏脓性或脓性鼻涕。前组鼻窦炎多可经前鼻孔擤出;后组鼻窦炎脓涕多经后鼻孔流入咽部,刺激咽部引起咽部不适,如咳嗽。牙源性上颌窦炎的鼻涕有腐臭味。

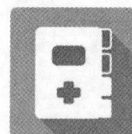

（3）头痛：不明显，多为钝痛或闷痛，是细菌毒素的吸收所致脓毒性头痛，或者是窦口阻塞后窦腔内空气被吸收后的真空性头痛。疼痛部位与急性鼻窦炎相似，但疼痛程度不如急性鼻窦炎重，此类头痛会随着鼻腔通气引流的改善而有所减轻。

（4）嗅觉减退或丧失：因鼻塞及嗅区黏膜炎症性改变后功能下降所致，多可随鼻窦炎的治愈而恢复，少数为永久性的。

（5）视力减退或失明：为本病引起的眼眶并发症。较少见，多因引起球后视神经炎所致。

（四）检查和诊断

1. 病史 是否有鼻塞、脓涕的主要症状以及头痛、嗅觉减退等次要症状，既往有无急性鼻窦炎发作史。

2. 鼻腔检查 前鼻镜检查可见鼻黏膜呈慢性充血、肿胀或肥厚，中鼻甲肥大或息肉样变，中鼻道狭窄，黏膜水肿或息肉形成。前组鼻窦炎时，中鼻道可见有脓性分泌物引流，后组鼻窦炎脓液可位于嗅裂或积蓄于鼻腔后端流入鼻咽部。疑有鼻窦炎但检查未见鼻道有脓性分泌物者，用1％麻黄碱收缩鼻腔后再行体位引流，有助于诊断。鼻内镜检查能清楚、准确地看清病变部位及其他解剖学上的异常，对诊断有重要的意义。

3. 辅助检查 鼻窦X线片对于诊断有一定的参考价值，而CT检查能更精确地判断窦腔的大小、形态，有无液平、黏膜增厚，中鼻道有无解剖变异，窦壁骨质有无破坏等。

4. 上颌窦穿刺冲洗 通过穿刺冲洗可了解窦内脓液的性质、颜色、臭味及脓量，并可对脓液进行细菌培养和药物敏感试验。

（五）治疗

慢性鼻窦炎不伴鼻息肉者首选药物治疗，无改善者可考虑手术治疗；伴有鼻息肉或鼻腔解剖结构异常者首选手术治疗；围手术期仍需药物治疗。

1. 局部治疗 鼻内应用减充血剂和糖皮质激素，可改善鼻腔通气和引流，注意鼻用减充血剂使用时间应在7天之内。

2. 抗生素使用 包括青霉素或头孢类广谱抗生素、大环内酯类抗生素等。

3. 黏液促排剂 既可增强鼻黏膜纤毛摆动，又可稀化黏液，从而促进黏脓液的排出，常用的有吉诺通。

4. 鼻腔冲洗 可用生理盐水冲洗鼻腔，能促进脓性分泌物排出，改善鼻腔通气。

5. 上颌窦穿刺冲洗及鼻窦负压置换 可直接清除窦腔内积液，促进炎症消退。

6. 鼻窦内镜手术 经药物规范治疗仍迁延不愈者可采用鼻窦内镜手术，鼻内镜手术极大地提高了慢性鼻窦炎的临床治愈率，已成为慢性鼻窦炎外科治疗的主要方式。

第四节 鼻 息 肉

鼻息肉是鼻腔、鼻窦黏膜由于极度水肿而突出的炎性组织，是多种机制导致的慢性炎性过程的终末产物。好发于筛窦、上颌窦、中鼻道、中鼻甲及筛泡等处。由于体积逐渐增大和重力，息肉常脱垂于总鼻道内。持续性鼻塞是其主要临床特征。发病率占总人口的1％～4％，发病多在中年以上，男性多于女性。

（一）病因

鼻息肉的病因和发病机制不清，认为与多种因素有关。中鼻道微环境改变，纤毛活动障碍，使中鼻道天然防御功能减弱，局部易受有害因子损伤，导致了鼻息肉的形成。此外，嗜酸性粒细胞增多也在鼻息肉的形成机制上起着重要的作用,金黄色葡萄球菌肠毒素在鼻息肉的发生过程中起着细菌超抗原的作用,而金黄色葡萄球菌是鼻腔常见共生菌之一。

（二）病理

鼻息肉的主要病理改变可见表面为假复层柱状纤毛上皮所覆盖,上皮基底膜广泛增厚并扩展到黏膜下层,形成不规则的透明膜层。上皮下为水肿的疏松结缔组织,组织间隙明显扩大,并可有增生的腺体。其间浸润的细胞以嗜酸性粒细胞为主,此外还有较多浆细胞、淋巴细胞和肥大细胞,如继发感染,还可见中性粒细胞。

（三）临床表现

常见的症状为鼻塞,呈持续性加重,鼻塞重者说话呈闭塞性鼻音,张口呼吸,睡眠时打鼾;鼻腔分泌物增多,分泌物可为浆液性、黏液性,如并发鼻窦感染,分泌物可为脓性。严重者可伴有嗅觉减退。后鼻孔息肉和息肉蒂长者可感到鼻腔内有物体随呼吸而移动。若息肉阻塞咽鼓管口,可引起耳鸣、耳闭和听力减退等分泌性中耳炎的症状。息肉阻塞鼻窦引流,可引起鼻窦炎,患者出现头痛及面颊部胀痛不适等症状。鼻息肉好发于双侧,单侧者较少。

（四）检查

鼻镜检查可见单侧鼻腔或双侧鼻腔内有表面光滑、灰白色、淡黄色或淡红色的如荔枝肉状半透明新生物,触之柔软,不痛,不易出血,可为单个或多个。中鼻道小息肉须用血管收缩剂收缩鼻腔黏膜或用鼻内镜才能发现。大的鼻息肉向前发展可达前鼻孔外,鼻息肉向后发展可达后鼻孔甚至鼻咽。鼻腔内可见到浆液性或黏稠、脓性分泌物。长期的巨大鼻息肉可引起外鼻变形,形成"蛙鼻"。

（五）并发症

1. 鼻窦炎 因息肉可阻塞中鼻道及各鼻窦窦口,因而多数鼻息肉患者还有鼻窦炎。窦黏膜水肿增厚,如继发感染,可有化脓性炎症。

2. 支气管哮喘 有报道,鼻息肉病患者中 20%～30% 合并有支气管哮喘或有哮喘病史。

3. 分泌性中耳炎 当息肉体积增大,特别是后鼻孔息肉时,由于咽鼓管咽口受到压迫或炎性刺激,出现咽鼓管功能障碍,可引起分泌性中耳炎。

（六）诊断与鉴别诊断

根据病史、临床症状及检查,容易诊断,但需做鼻窦 CT 检查了解病变范围及有无合并鼻窦炎。且需注意与以下疾病相鉴别。

1. 鼻腔内翻性乳头状瘤 多为单侧鼻腔发病,外形如多发性鼻息肉,色灰白或淡红,质硬,表面不平,触之易出血。多次复发者有恶变倾向。

2. 鼻腔恶性肿瘤 多表现为单侧进行性鼻塞,反复有少量鼻出血或血性脓涕且有臭味,同侧上列牙或面部麻木、剧烈偏头痛,检查可见一侧鼻腔内有新生物,表面溃烂,触之易出血。可施行活检,明确诊断。

3. 鼻内脑膜-脑膨出 多发生于新生儿或幼儿,鼻腔肿块多位于鼻腔顶部,表面光滑、触之柔软,有弹性,不能移动,为单一肿物,无蒂。可做颅骨 CT、MRI 检查,以助诊断。不可做活检,以防产生脑脊液鼻漏和颅内感染。

（七）治疗

因鼻息肉有一定复发倾向,且与多种因素有关,治疗上以手术为主,并辅以综合治疗。

1. 手术治疗 现在一般在鼻内镜下进行,彻底切除鼻息肉组织,开放窦口,并尽可能地保留正常的鼻黏膜组织。近年来随着鼻内镜手术的发展进步,术后复发率已大大降低。

2. 糖皮质激素治疗 可全身及鼻腔局部应用:对于初发的小息肉可用糖皮质激素喷鼻剂

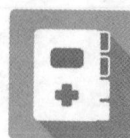

Note

喷鼻,每日 2 次,可连续应用 3～4 周。可阻止息肉生长甚至使息肉消失;对于较大的息肉或鼻息肉复发者,可以作为术前或术后的重要辅助治疗。

知识链接 20-2

第五节　鼻中隔偏曲

鼻中隔偏曲是指鼻中隔的上下或前后径偏离中线,向一侧或两侧偏曲,或者局部形成突起引起鼻腔功能障碍并产生临床症状者。偏曲的鼻中隔可以呈现各种形状如 C 形、S 形,如呈尖锥样突起,则称棘突,如呈由前向后的条形山嵴样突起,则称嵴突(图 20-1)。

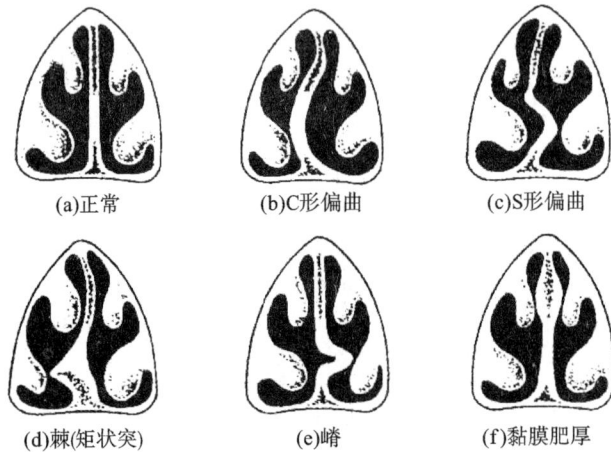

| (a)正常 | (b)C形偏曲 | (c)S形偏曲 |
| (d)棘(矩状突) | (e)嵴 | (f)黏膜肥厚 |

图 20-1　鼻中隔偏曲的类型

(一)病因

1. 外伤　儿童和成年人的头面部的外伤都可导致鼻中隔偏曲。新生儿经产道的挤压伤、产钳夹伤,也可引起鼻中隔偏曲。

2. 先天性因素　鼻腔局部发育不平衡,鼻中隔的骨性或软骨性支架与鼻腔侧壁骨的发育速度不一致;有时由于面部骨骼发育速度不平衡,儿童的腭弓过高(high arching),鼻顶和鼻底的距离缩短,导致鼻中隔被挤而弯向一侧都可以形成鼻中隔偏曲。

3. 鼻腔、鼻窦的占位性病变　单侧鼻腔巨大息肉、肿瘤等也可推压鼻中隔,形成鼻中隔偏曲。

(二)临床表现

1. 鼻塞　鼻塞程度与鼻中隔偏曲程度有关,是最常见症状,多呈持续性,一般在鼻中隔凸出的一侧较重。有时可伴有嗅觉减退。

2. 鼻出血　鼻出血多发生在鼻中隔凸出的一面或嵴、棘处,因该处黏膜张力较大,且黏膜较薄,受气流或尘埃刺激易发生黏膜糜烂而出血。

3. 反射性头痛　如偏曲部位压迫下鼻甲或中鼻甲,可引起同侧反射性头痛。

4. 检查　可见鼻中隔各种形式的偏曲,偏曲严重者可伴有外鼻的畸形,有时可见鼻中隔偏曲凹面侧鼻腔下鼻甲代偿性肥大。

(三)诊断

鼻中隔很少有完全居中者,大部分人有鼻中隔偏曲,但无明显临床症状,此类偏曲又称为生理性鼻中隔偏曲。有临床症状,并经检查有鼻中隔偏曲者,方可诊断为鼻中隔偏曲。注意鉴

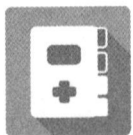

Note

别鼻中隔黏膜增厚（探针触及质软）情况，判断是否同时存在鼻部其他疾病，如肿瘤、异物或继发病变，如鼻窦炎、鼻息肉等。

（四）治疗

单纯鼻中隔偏曲无临床症状者无须治疗，如果患者有明显的鼻塞、头痛或鼻出血症状，应予手术治疗。手术方法有鼻中隔黏膜下切除术，鼻中隔黏膜下矫正术，鼻中隔重建术等。目前通常在鼻内镜下行鼻中隔矫正术，同时处理对侧代偿性肥大的下鼻甲。

第六节 鼻 出 血

鼻出血是鼻科常见症状和急症之一，多由鼻、鼻窦及其邻近部位局部病变、颅面外伤所引起，也可由某些影响鼻腔血管状态和凝血机制的全身性疾病引起。一般单侧鼻腔出血较多，少数为双侧鼻腔出血。

（一）病因

1. 局部因素

（1）鼻部外伤：外伤致鼻骨、鼻中隔或鼻窦骨折，以及鼻窦手术、经鼻插管等医源性损伤使鼻局部血管或黏膜破裂可引起鼻出血，挖鼻、用力擤鼻、剧烈打喷嚏、鼻腔异物也可引起鼻出血。

（2）鼻腔及鼻窦的炎症：各种鼻腔和鼻窦的非特异性或特异性感染，均可引起鼻腔局部黏膜病变，从而使鼻黏膜毛细血管容易破裂出血。

（3）鼻中隔病变：鼻中隔偏曲、黏膜糜烂、溃疡或穿孔等也常是引起鼻出血的原因。

（4）鼻腔、鼻窦及鼻咽部的良性肿瘤或恶性肿瘤：如鼻腔血管瘤或鼻咽部的纤维血管瘤，一旦出血，往往很剧烈。鼻腔或鼻窦及鼻咽部的恶性肿瘤，由于瘤体表面破溃，早期鼻出血一般很少，或仅仅是涕中带血，但到晚期由于肿瘤破坏大血管可以引起大出血。

2. 全身因素

（1）血液系统疾病：各种凝血功能异常的疾病，如血友病、白血病和大量使用抗凝药物后等，还有血小板减少性紫癜、再生障碍性贫血等。

（2）心血管系统疾病：如高血压、血管硬化和充血性心力衰竭等。

（3）急性发热性传染病：如流感、出血热、麻疹、疟疾、伤寒和传染性肝炎等。

（4）肝、肾等慢性疾病和风湿热等：肝功能损害可致凝血因子缺乏而引起凝血功能障碍；尿毒症时由于肾功能不全可导致体内毒素积聚，易致小血管损伤；风湿热患者由于高热及鼻黏膜血管脆性增加可引起鼻出血。

（5）内分泌系统疾病：主要见于女性青春发育期或月经期可发生鼻出血，绝经期或妊娠期妇女亦可出现鼻出血，可能与毛细血管脆性增加有关。

（6）其他：遗传性出血性毛细血管扩张症，营养障碍、维生素缺乏，以及磷、汞、砷、苯等化学物质中毒等都可影响凝血机制而导致鼻出血。

（二）临床表现

症状较轻者可仅见少量血从前鼻孔滴出，或仅为涕中带血；严重者则可表现为单侧或双侧鼻腔大出血，甚至经口涌出，有的还伴有心慌、面色苍白等休克表现。

（三）治疗

鼻出血是鼻科的急症之一，对鼻出血的治疗首先是止血，以防失血过多，引起失血性休克。

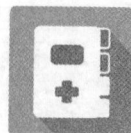

181

在达到止血目的后,再进一步明确病因,并做相关的检查和治疗。

1. 一般处理 消除患者的紧张情绪和恐惧感,予以安慰,使之镇静,必要时给予镇静剂。并嘱患者尽量勿吞咽血液,以免刺激胃部引起呕吐,并加重全身症状。一般出血或小量出血者取半卧位,大量出血疑有休克者,应取平卧位,并及时建立静脉通道,补充血容量,必要时输血。同时仔细检查鼻腔,必要时在鼻内镜下检查,明确出血部位及严重程度。在选择适宜的止血方法止血成功后,详细了解病史、出血诱因、出血量的多少,并做相应的检查以明确出血的病因,进一步治疗原发病。

2. 常用止血方法

(1)简易止血法:出血量少者可用冷水袋或湿毛巾敷前额和后颈,以促使血管收缩,减少出血;或用浸以1%麻黄素生理盐水或0.1%肾上腺素的棉片置入鼻腔暂时止血,或同时压迫鼻翼数分钟。

(2)烧灼法:适用于反复小量出血且有明确的出血部位或出血点者。其原理是破坏出血部位组织,使血管封闭或凝血。具体的烧灼方法有化学药物烧灼法、YAG 激光法、射频或微波法等,因操作简单,烧灼温和,损伤小而常用。应用烧灼法止血前,先用浸有1%地卡因和0.1%肾上腺素溶液的棉片麻醉和收缩出血部位及其附近黏膜。必要时可在鼻内镜下用双极电凝或电刀烧灼止血。

(3)填塞法:对于出血较剧、出血部位不明者或烧灼法效果不佳者可选用鼻腔填塞法止血。常用的填塞材料有凡士林油纱条、碘仿纱条、气囊或水囊等,可吸收的填塞材料有淀粉海绵、明胶止血海绵或纤维蛋白海绵等,不可吸收的填塞材料有膨胀海绵、藻酸钙纤维敷料等。当前鼻孔法未能奏效时,则联合后鼻孔填塞法。纱条填塞的缺点是患者较痛苦,取出纱条时对黏膜损伤较大,有再出血的可能。

(4)血管结扎法:以上方法未能奏效的严重出血者可采用结扎相应的供血动脉的方法。中鼻甲下缘平面以下出血者可选择结扎上颌动脉或颈外动脉;中鼻甲下缘平面以上出血者,则选择结扎筛前动脉;鼻中隔前部出血者可选择结扎上唇动脉。必要时可结扎颈外动脉。

(5)血管栓塞法:又称数字减影血管造影(digital subtraction angiography,DSA),对严重后鼻孔出血具有诊断和治疗双重功效,是治疗经前后鼻孔填塞仍不能止血的严重鼻出血的有效方法。

3. 全身治疗 包括止血药物的辅助治疗,镇静剂的使用,高血压者给予降压处理,贫血或休克者应纠正贫血或进行抗休克治疗,鼻腔填塞者可给予适当的抗生素治疗,有全身性疾病者应积极治疗全身疾病。

小　结

鼻科疾病为临床多发病、常见病,通过本章学习,使学生掌握:鼻疖的并发症及治疗原则;慢性鼻炎的分型及治疗;变应性鼻炎的病因、发病机制、临床表现、诊断与治疗;急、慢性鼻窦炎的临床表现、诊断与治疗原则;鼻出血的病因及治疗原则。熟悉:鼻息肉的病理、临床表现、鉴别诊断和治疗原则;鼻中隔偏曲的定义、临床表现及治疗原则;鼻真菌病的分类、临床表现及治疗原则。了解:鼻前庭炎的临床表现及诊疗;急性鼻炎的病因、临床表现及治疗原则。具有诊断治疗鼻部常见疾病的能力;具有处理鼻出血的急诊诊治能力。

(韩　丽)

能力检测
及答案

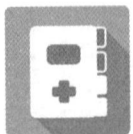

Note

第二十一章　咽部疾病

教学 PPT

学习目标

1. 掌握：咽炎、咽部异物感和扁桃体炎的诊断和治疗，扁桃体肿大的分度。
2. 熟悉：咽部脓肿、腺样体肥大和阻塞性睡眠呼吸暂停低通气综合征的症状表现和检查。
3. 了解：咽部脓肿、腺样体肥大和阻塞性睡眠呼吸暂停低通气综合征的一般治疗。
4. 具备进行咽部疾病诊断与鉴别、一般治疗的能力。

案例导入

患者，男，36 岁，因咽痒、咽痛、干咳 1 个月，伴咽部异物感就诊。

1. 接诊后应考虑做哪些检查？
2. 该疾病有哪些治疗方法？

第一节　咽　炎

咽炎为耳鼻喉科常见疾病，按其病程分急性咽炎和慢性咽炎。

一、急性咽炎

急性咽炎是咽黏膜、黏膜下组织的急性炎症，多累及咽部淋巴组织，常继发于急性鼻炎或急性扁桃体炎，亦可单独发生。本病常见于秋、冬季及冬、春季之交时。

（一）病因

1. 病毒感染　以副流感病毒、柯萨奇病毒、腺病毒最多见，鼻病毒、流感病毒次之，传染通过飞沫和密切接触。

2. 细菌感染　多为链球菌、葡萄球菌和肺炎链球菌感染，其中最为严重的是 A 组乙型链球菌感染，可导致远处器官的化脓性病变，称为急性脓毒性咽炎（acute septic pharyngitis）。

3. 环境因素　干燥、烟雾、粉尘、刺激性气体、较大的气温变化等均可诱发。

（二）病理

咽黏膜充血，血管扩张、浆液渗出，黏膜下血管及黏液腺周围可见中性粒细胞及淋巴细胞浸润，黏膜肿胀增厚，重者可见咽后壁淋巴滤泡增生、隆起并有黄白色点状渗出物。常伴颈部淋巴结肿大。

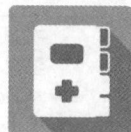

Note

（三）临床表现

一般起病较急，先有咽部干燥、灼热、粗糙感，继而明显咽痛，吞咽时尤重，咽侧索受累时，耳部可有放射痛。全身症状一般较轻，但因年龄、免疫力等个体差异及病毒、细菌毒力不同而程度不一，可有头痛、发热、食欲减退和四肢酸痛等，幼儿可因高热引起抽搐甚至惊厥。若无并发症，病程一般在 1 周内。

（四）检查

口咽黏膜呈急性弥漫性充血、肿胀。咽后壁淋巴滤泡隆起，表面可见黄白色点状渗出物。悬雍垂及软腭水肿，下颌下淋巴结肿大，触诊颌下淋巴结压痛明显。鼻咽及喉咽部亦可呈急性充血，严重时可见会厌水肿。

（五）并发症

可引起鼻窦炎、中耳炎及喉炎、气管支气管炎等急性炎症，严重者可引起肺炎。急性脓毒性咽炎可并发风湿热、急性肾炎及败血症等。

（六）诊断

本病诊断依据病史、症状及体征。诊断时应注意与某些急性传染病（如流感、麻疹、猩红热等）相鉴别。儿童鉴别诊断尤为重要：可行咽拭子培养、抗体测定，以明确病因。此外，咽部如出现假膜坏死，应进行血液学及全身检查，以排除血液病等严重的全身性疾病。

（七）治疗

无全身症状或症状较轻者，可仅局部用药：复方硼砂溶液含漱，各种含片及中成药酌情使用，抗炎、抗水肿可用超声雾化吸入治疗。针对病因治疗可用抗病毒药和抗生素，细菌感染引起的重症咽炎，必须考虑为耐药菌，应首选一代头孢类抗生素，必要时可加用激素治疗。全身症状较重伴高热的患者，除上述治疗外，应卧床休息，多饮水，进食流质，可经静脉途径使用抗病毒药和抗生素。

（八）预防

戒烟忌酒，清淡饮食，保持生活工作环境干净、清洁，避免接触有毒有害物质。锻炼身体，增强身体抵抗力，注意防寒保暖。感冒后及时治疗，避免病情加重。

二、慢性咽炎

慢性咽炎是咽部黏膜、黏膜下以及淋巴组织的慢性弥漫性炎症，往往是呼吸道慢性炎症的一部分，患者多为成年人。病程长，症状顽固，反复发作，难以彻底治愈。

（一）病因

1. 局部因素

（1）急性咽炎反复发作。

（2）各种鼻部及呼吸道慢性炎症，长期张口呼吸，炎性分泌物反复刺激咽部，或受扁桃体、牙周炎症影响。

（3）烟酒、粉尘、辛辣食物、有害气体刺激等。

2. 全身因素　贫血、消化不良、维生素缺乏、心血管疾病、下呼吸道慢性炎症、内分泌功能紊乱、免疫力低下等可能引发疾病。

（二）病理

1. 慢性单纯性咽炎　咽黏膜充血，黏膜下淋巴组织、结缔组织增生，鳞状上皮层增厚，上皮下小血管增多，血管周围淋巴细胞浸润，黏液腺肥大，分泌亢进。

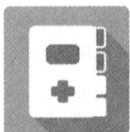

2. 慢性肥厚性咽炎 黏膜充血增厚,黏膜下淋巴组织、结缔组织广泛增生,黏液腺周淋巴组织增生,形成咽后壁多个颗粒状隆起,甚至融合成片,常见咽侧索淋巴结组织条索状增生肥厚。

3. 慢性萎缩性咽炎 咽部黏膜变薄,如蜡纸状,可有干痂附着。多继发于萎缩性鼻炎。

（三）临床表现

慢性咽炎症状因人而异,全身症状不明显,主要表现为咽部发干、发痒、灼烧感、咽痛、咽部异物感、干咳无痰或少痰。空咽时明显,不影响进食。

（四）诊断及鉴别诊断

诊断慢性咽炎时应谨慎,一般根据病史、症状、体检即可诊断,但须注意与咽异感症鉴别。会厌肿物及声门上型癌早期有咽部不适,通过喉镜检查可鉴别。食管癌早期可有类似的咽下不适及轻微咽下困难,故对中老年人及食管癌多发地区更应注意检查。

（五）治疗

1. 病因治疗 纠正不良的生活习惯,锻炼身体,提高抵抗力,增强体质,避免灰尘、有害气体刺激,积极治疗鼻咽部疾病。

2. 中医中药治疗 中医学认为慢性咽炎系脏腑阴虚,虚火上扰,故应滋阴清热,可用增液汤加减。亦有人认为选用抗菌、抗病毒作用的中草药或中成药治疗。如金嗓利咽丸、六神丸、西瓜霜含片、健民咽喉片等。

3. 局部处理

（1）慢性单纯性咽炎:可选用复方碘甘油或5％硝酸银等化学药物涂抹于咽部黏膜,起到消炎及收敛效果。

（2）慢性肥厚性咽炎:用化学药物、微波、冷冻及激光烧灼咽后壁增生隆起的淋巴滤泡。

（3）慢性萎缩性咽炎:全身服用维生素 A、维生素 E 等可促进黏膜上皮生长,合并有萎缩性鼻炎应同时治疗。

第二节 扁桃体炎

一、急性扁桃体炎

急性扁桃体炎为腭扁桃体的急性非特异性炎症。青少年多发,春秋气温变化较大时易发病,为最常见的咽部急性疾病,常同时伴有急性咽炎。

（一）病因

由病毒和(或)细菌感染引起。常见病毒多为腺病毒,致病细菌多为乙型溶血性链球菌、葡萄球菌及肺炎双球菌。近年来发现了厌氧菌感染者。发病与受凉、身体抵抗力下降、劳累,或气温骤降有关。

（二）病理

按病理改变将急性扁桃体炎分为两种类型。

1. 卡他型 病毒感染所致。炎症仅局限于扁桃体表面黏膜,隐窝与实质无明显改变。

2. 化脓型 细菌感染所致。炎症不仅侵犯扁桃体表面黏膜,并且深及扁桃体隐窝及实质。

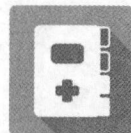

（三）临床表现

1. 急性卡他型扁桃体炎 咽痛程度不一，吞咽痛有轻有重，常伴有低热、头痛、身体乏力、食欲不振等全身症状。检查可见扁桃体充血、肿胀，扁桃体表面及隐窝无明显渗出物及脓点。

2. 急性化脓性扁桃体炎 其症状较急性卡他型更为严重。咽痛剧烈，吞咽时尤为明显，疼痛可向耳根部放射。常伴有严重的全身症状，如畏寒高热、头痛、寒战、四肢酸软无力等。如为小儿患者，则可出现抽搐甚至惊厥、呕吐或昏睡等。检查见扁桃体肿大，表面充血，隐窝口有黄白色脓点，可融合成片状假膜，假膜仅局限于扁桃体表面，棉签轻擦可拭去，且无创面及出血。下颌角淋巴结可扪及肿大、压痛。

（四）并发症

化脓性扁桃体炎治疗不及时或治疗效果不佳、患者抗病能力低下时，可并发邻近器官感染和全身并发症，如扁桃体周脓肿、急性喉炎、咽旁脓肿、急性中耳炎、急性颈淋巴结炎以及风湿热、急性关节炎、急性肾炎、心肌炎及败血症等。

（五）诊断和鉴别诊断

根据病史、症状、体征，急性扁桃体炎诊断不难。但须与以下疾病相鉴别。

1. 樊尚咽峡炎 又称溃疡性咽炎，与营养不良、长期卧床、身体抵抗力下降及卫生条件差有关。临床表现为单侧咽部疼痛，全身症状不明显。检查时可见一侧扁桃体及牙龈充血、肿胀，口腔内有恶臭味，扁桃体表面有伪膜，除去伪膜后可见边缘不整齐的溃疡及出血。颈部淋巴结可有肿大，口腔涂片检查可见梭形杆菌及螺旋体。

2. 血液病性咽炎 部分血液病具有不同程度的咽部表现，如白血病、粒细胞缺乏症及传染性单核细胞增多症。临床表现为起病急，全身症状明显，高热、畏寒、出血征或肝脾肿大，甚至很快出现衰竭。局部检查可见扁桃体充血、肿大，表面坏死，覆盖有灰白色伪膜，牙龈可有同样改变。血液分析检查提示白细胞总数异常增多及粒细胞比例升高。

3. 咽白喉 发病缓慢，症状较轻，但中毒症状明显，具体表现为微热、萎靡、脉细弱。局部检查可见咽部黏膜充血不明显，扁桃体、腭咽弓及腭垂黏膜表面有灰白色假膜，难以拭去，用力拭去后可见创面、出血。颈部淋巴结肿大。根据咽拭子细菌涂片检查与培养，结合流行病学可确诊。

（六）治疗

急性卡他型扁桃体炎给予抗病毒药物或清热解毒类中药口服即可。急性化脓性扁桃体炎应首选青霉素类药物，严重者可使用糖皮质激素。局部选用复方硼砂溶液或生理盐水漱口，也可超声雾化吸入，喉片可适当使用。多喝水、多休息，注意大便通畅，饮食清淡。本病有反复发作的倾向，对已有并发症的患者，应考虑炎症消退后行扁桃体切除治疗。

二、慢性扁桃体炎

慢性扁桃体炎为腭扁桃体的慢性非特异性炎症。较常见，青少年多发。

（一）病因

慢性扁桃体炎发病常与以下因素有关。

（1）急性扁桃体炎反复发作或迁延不愈而成。

（2）邻近器官的病变，如鼻窦炎、腺样体肥大等。

（3）急性呼吸道传染病。

（4）可能与自身变态反应有关。

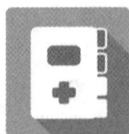
Note

（二）病理

本病主要病变部位在扁桃体隐窝。隐窝内聚集的脱落上皮、淋巴细胞、白细胞及细菌形成栓子，阻塞隐窝口，导致隐窝引流不畅，形成小囊肿或小脓肿。当机体抵抗力下降时，隐窝内细菌大量繁殖，致使扁桃体内淋巴组织增生，淋巴滤泡增多，引起扁桃体增生肿大，称为增生型扁桃体炎。反复感染可导致淋巴组织变性坏死，纤维组织增生，引起扁桃体萎缩，谓之纤维型。后者常因隐窝口封闭，炎性产物不能排出而被机体吸收，称为病灶型扁桃体炎。

（三）临床表现

咽部有异物感、干痒、微痛、干咳、口腔异味，或伴有低热、全身乏力、消化不良、头痛、消瘦等全身症状，有时亦无明显不适，且易反复发作。小儿慢性扁桃体炎可导致扁桃体肥大，出现睡时打鼾、呼吸不畅、吞咽障碍和言语共鸣等症状。

（四）检查

检查见扁桃体及腭舌弓慢性充血，隐窝口可见黄白色干酪样物，扁桃体肿大，亦可见萎缩，表面可见条索状瘢痕，凸凹不平，颌下淋巴结可扪及肿大。

临床上常将扁桃体按其大小分为三度：Ⅰ度指扁桃体仅局限于扁桃体窝内，介于腭咽弓与腭舌弓；Ⅱ度指扁桃体超过腭咽弓但未到达中线；Ⅲ度指扁桃体肿大接近中线或两侧扁桃体几乎堵塞咽腔。

（五）并发症

慢性扁桃体炎可并发风湿热、风湿性关节炎、肾炎、心脏病及长期低热等。

（六）诊断与鉴别诊断

依据病史、临床表现、体检可诊断慢性扁桃体炎。对病灶型扁桃体炎的诊断，目前仍在探讨之中，但须注意全身性疾病的发作或加重与扁桃体炎发作之间的关系。本病还应与下列疾病相鉴别。

1. 咽角化症　在扁桃体表面可见灰白色角化物，质坚韧，不能拭去，临床上无特殊不适表现。

2. 扁桃体肿瘤　一侧扁桃体快速不明原因肿大、质硬，或有溃疡，抗炎治疗无效、经久不愈者，应排除肿瘤。

（七）治疗

一经确诊应施行扁桃体摘除术。对于儿童扁桃体炎应严格掌握手术适应证，避免过早切除影响其免疫功能。病灶型扁桃体炎者应在控制病情的基础上尽早手术。不能手术者，可施行保守治疗。加强锻炼，提高抵抗力，增强体质。

第三节　咽部脓肿

知识链接 21-1

一、扁桃体周脓肿

腭扁桃体周围腔隙内发生的化脓性炎症称为扁桃体周脓肿。首先，扁桃体周围腔隙内形成蜂窝织炎，即扁桃体周炎，继之发展形成扁桃体周脓肿。夏秋多发，多见于青壮年。中医称之为喉痈。

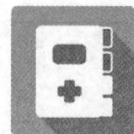

Note

（一）病因

由细菌感染引起,常见的致病菌有溶血性链球菌、金黄色葡萄球菌和厌氧菌等。常继发于急性扁桃体炎,尤其是慢性扁桃体炎反复急性发作者。

（二）病理

扁桃体隐窝,特别是扁桃体上隐窝的炎症,阻塞隐窝口,感染产生的细菌或炎性产物由扁桃体向外扩散,穿透扁桃体被膜至扁桃体周围疏松结缔组织中形成扁桃体周围炎。继之组织细胞坏死液化形成脓肿。临床上常依据脓肿发生的部位将其分为前上型和后上型。前上型多见,脓肿位于扁桃体上极与腭舌弓之间。后上型少见,脓肿位于扁桃体上极与腭咽弓之间。

（三）临床表现

发病早期症状如同急性扁桃体炎,发病 3～4 天后,发热持续或加重,一侧咽痛加重,并向同侧耳部或牙齿放射,尤以吞咽时明显,病情继续发展,疼痛加剧,吞咽困难,不能进食,唾液因疼痛不敢吞咽而在口内潴留,形成口微张,流涎,说话含糊不清,喝水时常向鼻腔反流。同时伴有畏寒、高热、四肢酸软、乏力、头痛、便秘等全身症状。

（四）检查

患者呈急性痛苦病容,有口臭和唾液潴留,因张口困难及剧烈咽痛,咽部检查往往不能合作。早期可见一侧腭舌弓充血、肿胀。如若局部明显隆起,且伴有张口困难,则脓肿已形成。前上型者,患侧软腭肿胀隆起,扁桃体被推向内下方,腭垂水肿偏向健侧。病程 7～10 天后,部分脓肿可自行破溃排脓,病情好转。后上型者,腭咽弓肿胀,甚至呈圆柱形,扁桃体被推向前下方,软腭及腭垂可无水肿。同侧颌下淋巴结肿痛明显。

（五）诊断与鉴别诊断

依据临床表现、局部检查和血常规检查即可诊断。如若脓肿形成,穿刺获脓诊断成立。

本病需与下列疾病相鉴别。

1. 扁桃体恶性肿瘤　一侧扁桃体迅速肿大或扁桃体肿大而有溃疡,或伴有吞咽困难、发热、同侧颌下淋巴结肿痛,均应考虑肿瘤可能。CT 及 MRI 检查可提示,活检可确诊。

2. 智齿冠周炎　系阻生的下颌第三磨牙周围软组织炎症,表现为牙龈红肿、触痛,智齿牙冠上覆盖肿胀组织,而扁桃体及腭垂无病变。

3. 咽旁脓肿　系咽旁间隙的化脓性炎症,脓肿位于一侧咽壁,病侧扁桃体和咽侧壁被推向中线,但扁桃体本身无病变。

（六）治疗

脓肿未形成前,按急性扁桃体炎治疗,全身给予足量抗生素及类固醇激素治疗并支持对症处理。脓肿形成后,可用穿刺抽脓明确脓肿是否形成及脓肿部位,并于穿刺抽脓处或最隆起处和最软处切开排脓,术后必要时再次撑开排脓。如需切除扁桃体,应待炎症消退 2 周后进行。

二、咽后脓肿

咽后脓肿为咽后间隙的化脓性炎症,因发病机理不同,分为急性与慢性两种类型。急性型常见,为咽后淋巴结急性化脓所致,慢性型少见,多因颈椎结核引起。

（一）病因

1. 急性型　婴幼儿咽后间隙的淋巴结接受鼻腔后部、鼻咽、口咽、咽鼓管及中耳、腮腺等区域的引流,故上呼吸道感染时,可引起咽后间隙淋巴结化脓,病情发展形成脓肿。

2. 慢性型　颈椎结核形成的脓肿,早期位于椎前间隙,晚期由椎前间隙破入咽后间隙。

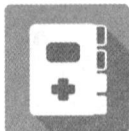

咽后间隙淋巴结核形成的脓肿即位于咽后间隙。

3. 咽部外伤 咽后壁外伤、手术及异物等侵入性损害,可引起咽后间隙的化脓性炎症。

(二)病理

急性型系淋巴结的急性化脓性感染,往往位于咽后间隙的一侧,黏膜充血、红肿,局部隆起。慢性型由淋巴结核形成的脓肿,位于咽后壁的一侧,颈椎结核引起者位于咽后壁正中,黏膜色淡或苍白,局部隆起。

(三)临床表现

1. 急性型 发病突然,局部有咽痛、吞咽困难症状,伴有发热、畏寒、咳嗽、拒食等症状,言语含糊不清似口中含物,常伴有呼吸困难。脓肿增大可压迫喉入口,加剧呼吸困难,可致喉梗阻。严重者呈脱水、衰竭状态。脓肿突然破溃时可造成吸入性窒息。

2. 慢性型 有结核病的全身表现,病程长,起病缓慢,无咽痛,随脓肿增大可出现咽、喉部阻塞感或吞咽不适。检查时可见脓肿位于咽后壁,黏膜苍白。

(四)检查

急性型者呈急性病容,一般情况差,检查时可见咽后壁一侧隆起,黏膜充血,脓肿增大可向前推移至同侧腭咽弓和软腭。由外伤或异物引起的咽后脓肿多位于喉咽部,须用喉镜检查方能发现。慢性型者可见咽后壁一侧或中央隆起,黏膜呈淡红色或苍白色。检查时操作应轻柔,以免脓肿突然破裂。如脓肿破裂,应立即将患者倒置,防止脓液流入气管发生吸入性肺炎甚至窒息死亡。

(五)诊断与鉴别诊断

依据典型病史、临床表现及检查即可诊断。颈椎 X 线片诊断可出现假阴性,CT 检查可确定病变范围。本病还须与以下疾病相鉴别。

1. 咽旁脓肿 系咽旁间隙的化脓性感染,检查患侧咽侧壁隆起,充血,扁桃体及腭舌弓被推向中线,患侧颌下区及下颌角后方肿胀。

2. 扁桃体周脓肿 见本节。

(六)治疗

1. 切开排脓 确诊为急性型者,应立即切开排脓。切开前应做好相关急救准备。儿童无须麻醉,成年人可喷用 2% 的地卡因。取仰卧头低位,直接喉镜暴露咽腔,窥清脓肿部位,先以长粗针与脓肿最隆起处抽脓,然后于脓肿最隆起处和最低处纵向切开,扩张切口以充分吸尽脓液。若切开时脓液大量涌出来不及吸取,应将患者翻身俯卧,便于脓液排出,必要时可行气管切开术。可每日扩张切口排脓直至痊愈。同时全身给予足量抗生素及支持治疗。限于条件不能手术时,可反复穿刺抽脓治疗。

2. 穿刺抽脓 结核性咽后脓肿除全身抗结核治疗外,可行穿刺抽脓但不可切开,并在穿刺后注入抗结核药物如 0.25 g 链霉素。并发颈椎结核应请骨科会诊协商处理。

三、咽旁脓肿

咽旁脓肿为咽旁隙的化脓性炎症,早期为蜂窝织炎,继而形成脓肿。

(一)病因

致病菌多为溶血性链球菌,其次为金黄色葡萄球菌、肺炎链球菌等。导致咽旁隙感染的主要原因如下。

1. 邻近组织或器官的化脓性炎症 如急性咽炎、急性扁桃体炎,颈椎、乳突等部位的急性感染;扁桃体周脓肿、后脓肿等直接破溃或蔓延至旁隙。

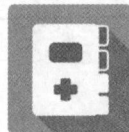

2. 咽部外伤及异物　医源性的操作损伤如拔牙、局部注射、扁桃体切除、内镜检查损伤咽壁可导致咽旁隙感染；咽壁的异物刺伤、外伤也可引起本病。

3. 经血流和淋巴系感染　邻近器官或组织的感染，可经血行和淋巴系累及咽旁隙，引发本病。

（二）临床表现

1. 局部症状　主要表现为咽痛及颈侧剧烈疼痛，吞咽障碍，言语不清。茎突前隙感染累及翼内肌时，可出现张口困难。

2. 全身症状　患者可有头痛、畏寒、高热、乏力及食欲减退等；病情严重时，呈衰竭状态。

（三）检查

急性重病容，颈部僵直；患侧下颌下区及下颌角后方肿胀，触诊坚硬并有压痛。严重时肿胀范围可上至腮腺，向下沿胸锁乳突肌延伸，前达颈前中线，后至项部。脓肿形成后，局部可变软并有波动感。病侧扁桃体及咽侧壁突向咽中线，但扁桃体本身无明显病变。

（四）并发症

1. 向周围扩展　可导致咽后脓肿、喉水肿、纵隔炎等。

2. 颈动脉鞘感染　可导致颈内动脉壁糜烂，引发致命的大出血；若侵犯颈内静脉，可发生血栓性静脉炎或脓毒败血症。

（五）诊断

根据患者的症状和体征可作出诊断。但咽旁脓肿位置较深，颈外触诊不易摸到波动感，不能以此为诊断咽旁脓肿的依据。颈部 B 超或 CT 可发现脓肿。必要时可在患侧肿胀处穿刺抽脓以明确诊断。本病须与扁桃体周脓肿、咽后脓肿及咽旁肿瘤等相鉴别。

（六）治疗

1. 脓肿形成前　给予足量敏感的抗生素和适量的糖皮质激素等药物治疗。

2. 脓肿形成后　需切开排脓。

第四节　腺样体肥大

腺样体即咽扁桃体，位于鼻咽部后壁中线，为咽淋巴环内环的一部分。生理情况下，儿童6～7 岁时腺样体最大，10 岁后逐渐萎缩，如腺样体增生肥大且引起相应症状则为腺样体肥大。多见于 3～5 儿童，常合并有慢性扁桃体炎，成年人罕见。

（一）病因

最常见的病因为急、慢性鼻咽炎的反复发作刺激腺样体病理性增生，变态反应体质、不良生活条件等可能为其诱因。

（二）临床表现

1. 局部症状　儿童鼻咽腔狭小，腺样体肥大可堵塞后鼻孔，引起慢性鼻窦炎，出现鼻塞、流涕、闭塞性鼻音及睡眠时打鼾等症状。肥大的腺样体可压迫咽鼓管致分泌性中耳炎，导致听力下降、耳鸣，严重时引起化脓性中耳炎。长期鼻咽部炎症可导致分泌物下流刺激咽喉部及下呼吸道黏膜，出现阵咳，并发支气管炎。由于鼻塞、睡觉时打鼾导致长期张口呼吸，致使颅面骨发育异常，出现上颌骨变长、下颌下垂、唇厚、上唇上翘、下唇悬挂，面容呆板，反应迟钝，称为

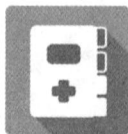

"腺样体面容"。

2. 全身症状 主要表现为全身发育差,营养不良。由于鼻咽部脓性分泌物常被患儿吞入胃内,导致消化不良、厌食;长期呼吸不畅可引起胸部发育畸形,如鸡胸、漏斗胸,或导致肺动脉高压和肺源性心脏病;还有记忆力下降、反应迟钝、注意力不集中、贫血、夜间磨牙、低热,有时可引起不明原因的头痛。

3. 其他 成人腺样体肥大少见,主要表现为鼻咽部异物不适及干燥感,全身症状不明显。

（三）检查

对于部分腺样体肥大的患儿,视诊可见明显"腺样体面容",口咽部检查常见咽部黏膜充血,咽后壁有黏液脓流下或附着,多伴有扁桃体肿大。前鼻镜检查可见鼻道积脓,鼻咽镜检查可见鼻咽部腺样体呈橘瓣状增生、肥大,表面可见脓液,严重者完全堵塞后鼻孔甚至突入鼻腔。手指触诊鼻咽部可见柔软团块状物,且触诊后不出血。X线鼻咽侧位摄片和CT扫描可了解腺样体肥大程度,并可鉴别鼻咽部肿瘤。

（四）诊断

依据病史、体征,借助纤维鼻咽镜和影像学检查可明确诊断。

（五）治疗

腺样体肥大且引起相关症状时应考虑尽早实行腺样体切除术。如伴有扁桃体肿大,可同时手术切除。单纯腺样体肥大应积极治疗毗邻器官疾病,应增强体质,提高抗病能力,预防感冒,加强营养。

第五节　咽异感症

咽异感症在临床上常常泛指除疼痛之外的各种咽部异常感觉或幻觉,如咽部瘙痒、紧迫感、烧灼感、附着感、球塞感、蚁行感、无进食困难的吞咽梗阻感等。患者以中老年居多,其中女性多见。中医称之为"梅核气"。

（一）病因

1. 咽部疾病及邻近器官的病变 如各种类型的炎症、会厌部的病变、茎突过长、甲状软骨上角过长、颈部肿块、食管疾病、颈综合征、喉部疾病及口腔疾病等。其发病机制为病变累及咽腔或咽壁的任一层组织(筋膜层、肌层、腱膜层、黏膜层)或咽壁后的颈深间隙等,使咽部的感觉神经受到刺激,或诱发咽肌痉挛或强直,吞咽功能障碍。

2. 远处器官的疾病 如消化道疾病、肺部疾病、心血管疾病、屈光不正及膈疝等。可能为迷走神经受到刺激后,内脏运动增强,食管蠕动增加,环咽肌痉挛,也可能为迷走神经的反射作用引起。

3. 全身性因素 如更年期及内分泌紊乱失调、严重的缺铁性贫血、自主神经功能失调、长期的慢性刺激及球性麻痹等。具体机制不明,可能与咽部的黏膜、血管神经及肌肉发生变化引起。

4. 精神因素 在咽易感症的发生和发展中起一定的作用,可能与间脑特别是丘脑下部功能有关。有时精神因素使某些器官功能改变,如食管痉挛、口腔干燥等。常见的有癔病、神经衰弱、神经官能症、疑病、创伤性精神病等。

（二）临床表现

患者感咽部或颈部正中或喉咽两旁有异物样堵塞感,还可有咽干、咽痒、干咳、咽部灼烧感、附着感、窒息感等不适。空咽时明显，进食后缓解或消失。无咽下困难。除此之外，临床上患者可有多样化表现，如胃胀反酸、精神焦虑等。

（三）检查

对于咽异感症的患者，除仔细询问病史外，还应详细检查，排除器质性病变，以免误诊。首先对咽、喉部进行认真检查，观察有无黏膜组织病变或占位性病变，除视诊外，应结合以下触诊方法检查：①咽部触诊；②颈部触诊；③咽颈联合触诊。其次应对鼻、耳、眼及全身等处进行检查。常规检查项目有血液分析、胸部 X 线、颈椎拍片、食管钡剂透视或摄片、纤维（电子）喉镜（食管镜）、甲状腺 B 超等。依据上述检查结果，决定是否采取进一步的检查，必要时应与相关科室协商决定。

（四）诊断

结合病史、症状及全部的检查资料进行综合分析，诊断不难。但须区分器质性因素和精神性因素，注意局部因素与全身因素的关系，认清主要因素和次要因素。

（五）治疗

1. 病因治疗　对器质性病变患者应找出发病因素，视其主次轻重，有序采取相关治疗措施。

2. 心理治疗　针对患者的精神因素，应以心理咨询的方式，用亲切的口气与患者交谈，耐心倾听患者诉说，详细指导患者解除恐惧态度，适当配合药物或暗示治疗，可明显减轻症状。切忌不谨慎的言语和草率的检查处理。

3. 对症治疗　可采用中医中药、颈部穴位封闭法治疗，叮嘱患者戒烟忌酒，避免辛辣食物刺激及粉尘。必要时可服用镇静剂。

第六节　阻塞性睡眠呼吸暂停低通气综合征

睡眠呼吸暂停综合征（sleep apnea syndrome，SAS）是指患者于 7 小时的夜间睡眠时间内，至少有 30 次呼吸暂停，每次呼吸暂停时间至少 10 秒；或每小时呼吸暂停的平均次数即呼吸暂停指数（apnea index，AI）大于 5，临床上简称"鼾症"。睡眠呼吸暂停综合征有中枢型（CSA）、阻塞型（OSA）和混合型（MSA）。中枢型为呼吸气流与膈肌运动均出现暂停，不伴有明显鼾声。混合型为在一短暂的中枢呼吸暂停之后延续为阻塞型呼吸暂停。而由于上气道塌陷堵塞引起的呼吸暂停和低通气不足，则称为阻塞性睡眠呼吸暂停低通气综合征（obstructive sleep apnea-hypopnea syndrome，OSAHS）。

（一）病因

（1）上气道解剖结构异常导致气道不同程度的狭窄。如鼻中隔偏曲、鼻息肉、腺样体肥大、腭扁桃体肥大、舌根肥厚、会厌塌陷、巨大声带息肉、喉肿物及上、下颌畸形等。

（2）上气道的软腭肌肉、颏舌肌及咽壁肌肉张力异常。

（3）呼吸中枢调节功能异常。

（4）全身性因素及疾病，包括肥胖、甲状腺功能减退症、糖尿病、女性更年期、肢端肥大症等。

（二）病理生理

长期持续的呼吸暂停会引起低氧血症和高碳酸血症，发生呼吸性酸中毒，出现发绀、呼吸急促、躁动不安等症状，重者致呼吸暂停。缺氧使交感神经兴奋，静脉血液回流量增加，小动脉收缩，心输出量增加，肺循环和体循环压力上升，引起肺动脉压甚至全身动脉压力周期性升高，

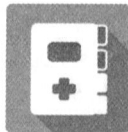

导致肺源性心脏病及原发性高血压。同时低氧血症和高碳酸血症刺激肾上腺髓质大量释放儿茶酚胺,促使血压升高,心跳加快,甚至心律失常。心律失常常可引起睡眠猝死。血液循环障碍及血氧过低可导致脑损害,出现头痛、耳鸣、智力下降、记忆力降低、性格改变或行为异常。

(三)临床表现

鼾声为阻塞性睡眠呼吸暂停低通气综合征的一个十分突出症状。白天患者晨起时不愿起床,感疲倦、头痛、嗜睡,性格怪异,行为乖张,记忆力下降,注意力不集中,工作生活中容易出差错,甚至引发事故。夜间鼾声大,张口呼吸,呼吸暂停,导致睡眠不实,常从噩梦中惊醒,可突然挣扎坐起或站立,还有失眠、梦游、夜间全身出汗、流涎、咽干口燥。少数患者可出现阳痿、夜间遗尿、吞咽障碍。严重持久的患者可并发心律失常、慢阻肺、高血压等。儿童患者还可有胸廓发育畸形、生长发育差、学习成绩下降等症状。阻塞性睡眠呼吸暂停低通气综合征的患者多较肥胖或明显肥胖,重症者明显嗜睡,部分患者有明显的上下颌骨发育不全,儿童患者发育较差,可见颌面部发育异常、胸廓发育畸形等。鼻、咽部检查常能发现阻塞性病变,如鼻中隔偏曲、鼻甲肥大、鼻息肉、舌扁桃体肥大、舌根肥厚、口咽腔狭小、扁桃体肥大、软腭肥厚、悬雍垂粗长、舌扁桃体肥大、舌根肥厚等。

(四)诊断

多导睡眠监护仪是诊断 OSAHS 的金标准,可客观测试睡眠及呼吸暂停状况。鼻咽镜辅以 Muller's 检查法可观察气道狭窄部位。影像学检查可通过头颅 X 线测量、头颅 CT 及 MRI 扫描等了解上呼吸道阻塞情况和骨骼、软组织等存在的畸形。ABR 检查可发现有异常的脑干诱发电位。

(五)治疗

在诊断明确的基础上,根据不同病因、病情及全身状况,选择不同的治疗方法。根据 OSAHS 的临床特点,对其往往采用耳鼻喉科、口腔科、呼吸和心血管内科等多学科联合治疗。

1. 非手术治疗

(1)持续正压通气治疗:睡眠时通过一定压力的机械通气,保证 OSAHS 患者呼吸道通畅。治疗时需测定最低有效治疗压力并进行设定,压力过高患者不耐受,过低效果差且有危险。

(2)口器治疗:应用舌保持器将舌根向前牵引远离咽后壁,增加口咽、气道空间,减轻或解除气道阻塞,可达到治疗效果。

(3)一般治疗:通过减肥、调整睡眠体位,可部分缓解症状。

2. 手术治疗 如病因明确,原则上应施行手术,除去阻塞病变,畅通气道。手术包括鼻部手术、咽部手术、舌部手术、舌骨前移术、下颌骨前移手术等,必要时行气管切开。

🔲 小 结

咽部疾病多为临床常见疾病,常见、典型,诊断不难,往往患者及家属都不甚重视,但咽部疾病如扁桃体炎、腺样体肥大、阻塞性睡眠呼吸暂停低通气综合征往往能带来严重的后果,影响患儿正常发育,甚至累及其他器官系统,作为临床医生,应给予足够的重视,并向患者及家属进行相关常识的普及教育。

本章学习要求掌握咽炎、咽部异物感和扁桃体炎的诊断和治疗,扁桃体肿大的分度;熟悉咽部脓肿、腺样体肥大和阻塞性睡眠呼吸暂停低通气综合征的症状表现和检查。具备进行咽部疾病诊断与鉴别、一般治疗的能力。

(游 进)

能力检测
及答案

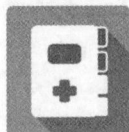

Note

第二十二章　喉部疾病

学习目标

1. 掌握：急性会厌炎和急性喉炎的诊断和治疗，喉阻塞引起的呼吸困难的分度。
2. 熟悉：儿童急性喉炎、儿童喉气管支气管炎的诊断和治疗，鉴别诊断要点；喉阻塞的症状、诊断和治疗，喉阻塞的急救措施。
3. 了解：慢性喉炎、声带麻痹的症状表现、诊断和治疗。
4. 具备进行喉部疾病初步诊断和治疗的能力，知晓在紧急状况下如何对喉阻塞患者进行急救。

案例导入

患者，女，28岁，因寒战、高热、咽痛2天入院，伴吞咽困难、言语不清就诊。喉镜下可见会厌黏膜充血、肿胀，会厌舌面肿胀如球。

1. 该疾病需与哪些疾病进行鉴别诊断？
2. 该病的处理原则是什么？

第一节　急性会厌炎

急性会厌炎又称急性声门上喉炎，是指发生于会厌且限于声门上的急性炎症。急性会厌炎起病突然且病情进展急速，可因喉阻塞导致患者窒息，死亡率极高，为喉科急重症之一。该病全年均可发生，但冬春两季较多，青少年和成人均可罹患。

（一）病因

（1）会厌及其邻近器官的急性感染均可引起急性会厌炎。常见的致病菌有嗜血流感杆菌、链球菌、金黄色葡萄球菌、肺炎双球菌等。也可合并病毒感染，与机体抵抗力下降有关。

（2）由变应原刺激使会厌产生变态反应性炎症，引起杓会厌襞及会厌黏膜的高度水肿，可继发细菌和病毒感染。

（3）外伤、异物、有害气体、放射线、不慎吞入化学物质等均可引起会厌黏膜的急性炎症反应。

（二）病理

据病理组织学改变可将急性会厌炎分为三种类型。

1. 卡他型　会厌及杓会厌襞黏膜充血、肿胀，黏膜下炎症细胞浸润，因会厌舌面黏膜组织疏松,会厌舌面肿胀尤为明显。

2. 水肿型 黏膜及黏膜下组织水肿,多形核及单核细胞浸润增多,此时会厌肿大,严重者可形成会厌脓肿,肿胀明显时呈球形,易引起喉梗阻。

3. 溃疡性 表现为扩散至黏膜下层及腺体组织的炎性反应,局部化脓及溃疡形成,侵蚀血管引起出血,临床上少见,但病情发展迅速而严重。

（三）临床表现

起病急,多于夜间突然发病。患者多有咽喉疼痛,吞咽时明显加重,重者唾液不能下咽,言语含糊不清,但无声嘶。病情进展迅速,可引起呼吸困难甚至窒息。常伴有寒战、高热、浑身酸软乏力等全身中毒症状。婴幼儿患者病情危重,可迅速发生衰竭。

（四）检查

检查口咽部黏膜可无明显充血、水肿,喉镜下可见会厌舌面黏膜充血、肿胀,重者如球状,如脓肿形成,可见黏膜表面黄白色脓点。会厌下结构由于肿胀的会厌遮挡无法窥清。对于不配合儿童患者不宜行喉镜检查。咽部检查时尤应动作轻柔,压舌时切勿过急过猛以免发生意外。

一侧颈深淋巴结上群可有压痛或肿大。喉部 X 线侧位片可显示肿大的会厌。

（五）诊断

凡急性咽痛、吞咽疼痛或伴呼吸困难的患者,不论口咽部检查有无异常,均应行间接喉镜检查,明确或排除急性会厌炎,以防漏诊。同时应注意与喉水肿、喉异物、白喉等相鉴别。

（六）治疗

因其病情进展迅猛,常因呼吸困难导致死亡,故需要住院观察治疗。治疗原则为保持呼吸道畅通和积极进行抗感染治疗。应用足量抗生素及适量糖皮质激素以消除会厌及构会厌襞的炎症及水肿可获得良好的效果。如脓肿形成可切开排脓。如有喉梗阻症状,经积极治疗后无明显缓解者,应行气管切开术。

第二节 急性喉炎

急性喉炎是指声带和喉黏膜的急性卡他型炎症。冬春季节多见,常继发于急性鼻炎及急性咽炎,为上呼吸道感染疾病之一。小儿患者病情常较严重。

（一）病因

常因感冒后病毒入侵,继之细菌感染。烟酒过度,讲话过多,有害物质刺激（如粉尘、氨气、氯气等）,外伤及机体抵抗力下降均可诱发急性喉炎。

（二）病理

发病初期,白细胞开始浸润,组织渗出液逐渐积聚,喉黏膜充血、水肿。病情发展,渗出液变成脓性,上皮脱落形成溃疡。此时炎症消退后可恢复正常。如治疗不及时,则黏膜层及喉内肌层纤维变性转归为慢性喉炎。

（三）临床表现

因本病常继发于上呼吸道感染后,患者可有鼻塞、流涕、咽痛等症状,可有畏寒、发热、乏力、纳差等全身不适。主要的局部表现为:讲话时喉痛、费力,声音嘶哑,甚至失声;喉干、喉痒、

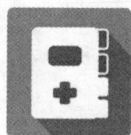

Note

异物不适感,咳嗽无痰或难以咳出;可有喉部不适、喉痛,但吞咽正常。

（四）诊断与鉴别诊断

依据病史、临床表现及喉镜检查,不难诊断。但应与以下疾病相鉴别。

1. 喉、气管支气管异物 有明确的异物吸入史,一般无上呼吸道感染,发病突然,阵发性剧烈呛咳、吸气性呼吸困难。通过肺部听诊、X线检查、气管镜检查等可明确。

2. 小儿喉痉挛 多在夜间起病,突发吸气性呼吸困难和喘鸣,无声嘶和犬吠样咳嗽,可骤然消失。

3. 白喉 可疑病例喉部涂片、细菌培养检查。

（五）治疗

成人急性喉炎患者应注意保养发声器官,如禁烟酒,避免辛辣食物和化学气体的刺激,局部行超声雾化吸入,全身给予抗生素,必要时使用激素。小儿急性喉炎应及早使用足量有效的抗生素和激素控制感染,消除水肿。局部行氧驱动雾化吸入,保持患儿安静,避免哭闹,减少氧消耗,减轻呼吸困难。喉阻塞症状严重者或药物治疗无效者及时气管切开,解决呼吸困难。

第三节　小儿急性喉炎

小儿急性喉炎好发于6个月至3岁的幼儿,小儿急性喉炎病情常比成人要重,原因如下:①小儿喉腔狭小,喉软骨柔软,黏膜与黏膜下层附着疏松,黏膜下富含淋巴组织和腺体,感染后黏膜肿胀,吸气时软骨内陷易引起喉梗阻;②小儿机体抵抗力和免疫力不如成人;③小儿咳嗽功能较差,下呼吸道的分泌物不易排出;④小儿的神经系统不稳定,容易受到刺激发生喉痉挛。如治疗不及时,呼吸困难加重,可致呼吸循环功能衰竭而死亡。

（一）病因

多继发于上呼吸道感染如普通感冒,也可继发于麻疹、百日咳、流行性感冒等急性呼吸道传染病。

（二）临床表现

起病较急,主要症状为声嘶、犬吠样咳嗽、吸气性喉喘鸣和吸气性呼吸困难。因常继发于上呼吸道感染或某些急性传染病,故还伴有上述疾病的症状及一些全身症状,如发热、全身不适、乏力等。

开始时声嘶不重,随着病情加重,声嘶也逐渐加重。如炎症向声门下发展,可出现"空、空"样咳嗽。声门下黏膜水肿加重,可出现吸气性喉喘鸣。严重时出现吸气性呼吸困难,患儿鼻翼扇动,吸气期四凹征(胸骨上窝、锁骨上窝、肋间隙及剑突下软组织凹陷),如治疗不及时,则患儿可出现面色苍白、发绀、烦躁不安、神志不清,最终呼吸循环衰竭而死亡。

（三）诊断与鉴别诊断

由于本病起病急,诊断治疗不及时常会危及患儿生命,因此在临床上遇到小儿有声嘶伴"空、空"样咳嗽,应立即想到本病,如出现吸气性喉喘鸣和吸气性呼吸困难即可做出诊断。

在诊断时还应注意与下列疾病相鉴别。

1. 气管、支气管异物 本病多有异物吸入史,患儿有剧烈呛咳、呼吸困难等症状。胸部听诊、X线检查及支气管镜检查有助于这两种疾病的鉴别。

2. 白喉 白喉现已少见,但遇小儿有急性喉炎临床表现,咽部或喉部检查见灰白色假膜

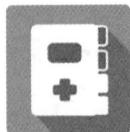

时,应注意与白喉相鉴别,后者可在假膜的涂片和培养中找到白喉杆菌。

3. 喉痉挛 本病起病急,有吸气性喉喘鸣、吸气性呼吸困难,但无声嘶和"空、空"样咳嗽,喉痉挛发作时间短,一旦喉痉挛解除,患儿即恢复正常。

（四）治疗

本病可危及患儿生命,故一旦诊断为小儿急性喉炎,应立即采取有效措施解除患儿呼吸困难。

（1）药物治疗 及早使用足量抗生素控制感染,用糖皮质激素减轻和消除喉黏膜的肿胀。抗生素常选用青霉素类和头孢类。根据病情,采用口服泼尼松、静滴或肌内注射糖皮质激素（如地塞米松等）。

（2）气管切开 如有重度喉阻塞,药物治疗无好转,则应及时行气管切开术。

（3）支持疗法 注意补充液体,维持水、电解质平衡。使患儿安静,避免哭闹,减少体力消耗,减轻呼吸困难。

第四节　小儿急性喉气管支气管炎

小儿急性喉气管支气管炎多见于2岁以下的儿童,是上、下呼吸道急性弥漫性炎症,冬季发病率高。

（一）病因

冬季气温较低,易发生呼吸道感染,小儿的呼吸道狭小,免疫功能低,加上咳嗽功能不强,故更容易发生本病。

（二）病理

喉、气管、支气管的黏膜常呈弥漫性充血,黏脓性分泌物增多、稠厚,重者可发生黏膜上皮坏死及纤维蛋白渗出,形成干痂或假膜的现象。这些黏稠分泌物、假膜及干痂如堵塞支气管,会引起堵塞部位以下的肺气肿、肺不张。

（三）临床表现

为急性喉炎的临床表现加上气管及支气管炎的临床表现,但全身症状更重,患儿常有高热、精神萎靡、皮肤苍白、脉搏细速等全身中毒症状。由于上、下呼吸道均有炎症,所以吸气、呼气均有困难。

胸部听诊,两肺可有干湿啰音,胸部X线检查可有肺纹理增粗和肺气肿、肺不张的表现。

（四）诊断

主要依据临床表现,患儿有急性喉炎的临床表现和气管、支气管炎的临床表现。

（五）治疗

1. 气管切开 如有喉阻塞症状,下呼吸道分泌物不易咳出时应及早做气管切开,以解除喉阻塞,以利于下呼吸道黏稠分泌物的吸出。气管切开术后,定时在气管内滴入含有抗生素、糜蛋白酶的溶液,以利于黏稠分泌物咳出及吸出。如下呼吸道内有痂皮及假膜不能吸出时应及时做支气管镜。

2. 药物应用 使用足量抗生素控制感染,及早使用糖皮质激素,以消除喉黏膜的水肿和整个呼吸道的炎症。

3. 支持疗法 保证足够的营养,维持水、电解质平衡,保护心脏功能,病室内保持适当的

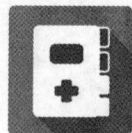

Note

温度(22～24 ℃)、湿度(相对湿度 90％),还可采用超声雾化吸入或蒸气吸入,以利于呼吸道分泌物咳出和炎症的消退。

第五节　慢 性 喉 炎

慢性喉炎是喉部慢性非特异性炎症,因致病菌感染或用声不当所致,病变以声带为主,可深入黏膜下层及肌层。

（一）病因

1. 发声不当及用嗓过度　多见于职业性用嗓者,如教师、歌唱家、商品销售人员、管理者等。与长期、高声用嗓有关。

2. 上、下呼吸道的慢性炎症　鼻、咽部的慢性炎症及肺、气管、支气管感染可蔓延至喉部,也可因用口呼吸、脓性分泌物的刺激引发。

3. 环境因素　长期吸入有害气体或粉尘、高温等对喉炎的发生有重要影响。

4. 全身性疾病　如心脏病、肾炎、风湿病、糖尿病、内分泌紊乱等使喉部血管紊乱,黏膜长期瘀血而引起喉炎。

5. 胃酸反流　长期胃酸反流可导致慢性咽喉病。

（二）病理

初期,喉黏膜血管扩张,淋巴细胞浸润,腺体分泌增多,黏膜水肿,炎症可向喉内肌侵犯,此为慢性单纯性喉炎。如若病变进一步发展,黏膜增厚,纤维组织增生变性,形成慢性肥厚性喉炎。反复的炎症刺激使得声带 Reink 间隙水肿或血肿形成,后经机化,声带黏膜上皮局限性增厚,发展形成声带小结或息肉,称为慢性结节性喉炎。如黏膜变薄,腺体萎缩,分泌减少,临床上称为萎缩性喉炎。

（三）临床表现

1. 声嘶　慢性喉炎的主要症状,表现为声音嘶哑、低沉,讲话费力,容易疲劳,高音上不去,晨起或声休后好转,讲话过多后加重。初为间歇性声嘶,渐变为持续性。

2. 咽喉不适　咽干、咽异感不适;喉部分泌物增多,常需咳嗽排痰;部分患者可见发声时颈部血管迂曲扩张。

3. 萎缩性喉炎　痉挛性咳嗽,常咳出痂块或黏稠痰液,有时带有少量血丝。

（四）检查

1. 慢性单纯性喉炎　喉部黏膜充血、红肿,表面黏液附着,声带呈粉红色,边缘变钝,声门可见黏液丝现象。

2. 慢性肥厚性喉炎　喉部黏膜增生、肥厚,杓间区明显,杓会厌襞增厚,声带肥厚,为对称性,中部明显,游离缘呈鱼腹状隆起,发声时声带闭合不良,表现为梭形声门,室带代偿性肥厚,发声时遮盖部分声门。

3. 慢性结节性喉炎　发生于单侧或双侧声带黏膜表面或游离缘的局限性突起,多位于声带前中 1/3 交界处。

4. 慢性萎缩性喉炎　喉黏膜干燥、变薄,重者表面形成痂皮。声带变薄、松弛,发声时声门闭合不全,遗留梭形裂隙。

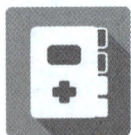

（五）诊断

结合病史、临床表现及喉镜检查可做出诊断。

（六）治疗

（1）病因治疗　积极治疗邻近部位的感染性病变和全身疾病，改变不良的卫生习惯，戒除烟酒，加强劳动保护，避免吸入有害气体及粉尘。胃食管反流者给予制酸剂。

（2）发病后注意声休，对于发声不当所引起的声嘶患者，炎症控制后必须给予正确的发声方法训练，养成科学发声的好习惯。

（3）超声雾化吸入有消炎、消肿、去痰止咳的效用，对于分泌物较黏稠且不易咳出有较好的作用。声带肥厚或小结可用药物离子透入或音频治疗。中医的喉部按摩可缓解发声疲劳。

（4）经积极治疗后仍不奏效的声带小结和声带息肉可考虑行喉镜下声带小结和息肉摘除术。

（5）萎缩性喉炎患者可给予口服维生素 A、维生素 E 等药物治疗。

第六节　声带麻痹

声带麻痹是指由于喉的神经、肌肉、环杓关节等病变引起的声带运动障碍，表现为环杓关节活动受限或固定，声带完全或不完全麻痹。

（一）病因

声带麻痹的原因较多，按病变部位分为周围性和中枢性两种，前者多见。

1. 中枢性　迷走神经起源于延髓疑核，疑核接受双侧大脑延髓纤维，每侧喉部运动接受双侧的大脑皮层支配，故皮层病变引起的喉瘫痪是对称性的。巨大病变累及双侧喉的皮质运动中枢，如脑出血、脑肿瘤、假性球麻痹及脑外伤，发生于某些中脑运动神经核、纹状体及锥体外系统的病变，如延髓空洞症、脑出血、脊髓灰质炎、癫痫、脑软化等，也可影响喉返神经功能。

2. 周围神经性　迷走神经核以下的病变均属于周围神经性。多见于颈静脉孔以下，喉返神经分出处以上累及迷走神经的病变，以及累及喉返神经的病变。

（1）外伤：甲状腺手术造成的喉返神经损伤，尤其是再次或多次手术多见。胸腔手术、食管外伤、颈部其他外伤如刺伤、刀割伤等亦可引起喉麻痹。

（2）肿瘤：甲状腺肿瘤、纵隔肿瘤、食管肿瘤等可侵犯迷走神经或喉返神经。

（3）周围神经炎：由金属、药物和细菌毒素及特殊感染损害神经所致，如铅、砷、酒精、可卡因、奎宁、链霉素、流感、猩红热、带状疱疹等。

（4）机械牵拉和压迫：主动脉瘤、左心室肥大、纵隔疾病、甲状腺肿及胸腺压迫喉返神经，胃手术的牵拉可致暂时性的声带麻痹。

（5）特发性声带麻痹：原因不明，可能与病毒感染有关。

（6）喉病性：环杓关节炎和喉肌病变如炎症、肿瘤、破伤风、结核、重症肌无力等可引起喉的运动性障碍。

（二）声带的病理生理位置

正常生理情况下或麻痹病理情况下，声带处于以下位置（表 22-1）。

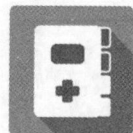

表 22-1　声带的各型位置

声带位置	中线位	旁正中位	中间位	轻外展位	深外展位
声门裂大小	0 mm	3.5 mm	7 mm	13.5 mm	19 mm
功能	发声	耳语	发音障碍	平静吸气	深吸气
外展肌	内收肌	环甲肌	无	外展肌	外展肌
瘫痪喉肌	外展肌	内收肌、外展肌	全部喉内肌	内收肌	无

1. 中线位　发音之时双侧声带并拢。外展肌麻痹时表现为声门裂隙位,即双侧声带几乎接触,但留有裂隙。因该侧外展肌(环杓后肌)已麻痹,杓状软骨被后牵拉的力量而向前倾倒之故。

2. 旁正中位　进行强耳语时声带居于此位,当外展肌及内收肌均发生麻痹时,因喉上神经支配的环甲肌未受累,故声带从中间位轻微内收而成旁正中位。

3. 中间位　喉的外展肌、内收肌及环甲肌均麻痹时,声带处于中间位。

4. 轻外展位　平静吸气时声带生理位置。病理性位置者见于喉的功能性麻痹(心因性失声)。

5. 深外展位　深吸气时生理性声带位置。声带麻痹时居于此位置极为少见。

(三)临床表现

1. 喉返神经不完全性麻痹　当喉返神经发生器质性麻痹时,其支配外展肌的神经受累早于支配内收肌的神经纤维,或仅支配外展肌的神经受累。

(1)单侧喉返神经不完全性麻痹:短时声嘶,并渐恢复,临床表现不明显。喉镜检查发声时声门能闭合,吸气时声带处于旁正中位不能外展。

(2)双侧喉返神经不完全性麻痹:双侧声带不能外展,表现为喉梗阻,重者呼吸困难,无声嘶。

2. 喉返神经完全性麻痹

(1)单侧喉返神经完全性麻痹:病侧内收及外展肌功能丧失,声带处于旁正中位。早期健侧声带闭合到中线位仍遗留较大裂隙,后期代偿后与病侧靠拢,声嘶改善。表现为声音嘶哑无力,易疲劳,说话和咳嗽时漏气,后期发声好转,无呼吸困难。

(2)双侧喉返神经完全性麻痹:声音嘶哑无力,气促,说话费力不能持久,进食呛咳,排痰困难,呼吸时有喘鸣音。无呼吸困难。喉镜检查见双侧声带固定于旁正中位,声带游离缘松弛呈弓形,不能闭合、外展。

3. 喉上神经麻痹　喉上神经内支为感觉神经,外支为支配环甲肌的运动神经。多见于颈部甲状腺手术损伤。喉上神经麻痹后声带张力下降,发音无力,高音不能。单侧喉上神经麻痹,对侧喉黏膜感觉正常。双侧者因喉黏膜感觉功能全部丧失出现误呛、误吸。一段时间后,误吸可逐渐好转甚至完全恢复。

喉镜检查见声带外展、内收功能正常。单侧喉上神经麻痹时声门裂呈斜位,健侧声带高于患侧。吸气时患侧声带被吸向健侧平面下,呼气时则位于其上。双侧麻痹时,声带出现皱纹,无声门偏斜及平面差。

4. 混合神经麻痹　系喉返神经及喉上神经全部麻痹。单侧者多见于颈部外伤和手术损伤。因对侧声带代偿而发声尚好。双侧者因喉内肌全部瘫痪,喉黏膜的感觉消失,故发声功能全失,且易出现下呼吸道分泌物潴留,引起肺部感染。

5. 喉病性麻痹　环杓关节炎为全身其他部位关节炎症病变及喉外伤引起,表现为喉痛,吞咽及讲话时加重,声嘶。喉镜下可见患侧声带运动受限,严重者环杓关节固定致声带固定不

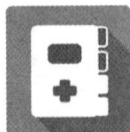

动。喉肌病变引起的声带麻痹表现为发声易疲劳，无力，声嘶。重症肌无力可伴有上睑下垂。

（四）诊断

根据临床表现及体征，诊断不难，并可依据喉镜检查判断声带麻痹的类型。往往病因诊断较难，需行必要的检查，如胸部 X 线检查、纵隔及颅脑 CT、食管 X 线检查、颈部及甲状腺彩超等。

（五）治疗

1. 病因治疗 查出病因，给予相应的治疗。

2. 对症处理 局部或全身使用营养神经药，糖皮质激素及扩张血管的药物，并可配合针灸及理疗。

3. 手术治疗 环杓关节固定者需在喉镜下行杓状软骨拨动术。双侧声带麻痹引起呼吸困难者应及时行气管切开术。对于久瘫不愈的单侧麻痹者，可行甲状软骨成形术，使声带内移，改善发音；双侧麻痹者可行声带外展移位固定术或一侧杓状软骨切除术，使声门后部开大，改善呼吸。

第七节 喉 阻 塞

喉阻塞是指喉部及邻近组织的病变，导致喉部呼吸通道发生堵塞，引起呼吸困难，故又称喉梗阻，是喉科常见急症之一。如未及时有效治疗可发生窒息死亡。幼儿因其喉部生理特征，较成人更易发生喉阻塞。

（一）病因

1. 喉部感染 小儿急性喉炎、急性喉气管支气管炎、急性会厌炎是引起喉阻塞的常见原因。成人喉脓肿、喉软骨膜炎及邻近组织的急性炎症如咽后脓肿、口底蜂窝织炎、下颌下淋巴结炎及脓肿向下蔓延可致喉阻塞。喉部特异性感染如喉结核、梅毒等如发生肉芽肿或并发感染也可引起喉阻塞。

2. 喉外伤、水肿 外伤早期喉部黏膜肿胀，可合并喉部软骨损伤骨折移位等致喉腔狭窄；后期瘢痕挛缩或粘连致瘢痕性喉狭窄，均可引起喉阻塞。而药物过敏性反应、喉血管神经性水肿及气管插管时间过长、操作粗暴或支气管镜检查等可导致喉部黏膜水肿，声门狭窄。

3. 喉异物、喉痉挛 喉、气管异物不仅导致机械性梗阻，而且引起喉痉挛。破伤风感染可引起阵发性喉痉挛。刺激性气体及化学药品接触到喉黏膜也能引起喉痉挛。

4. 喉部肿瘤 喉癌、乳头状瘤常见。邻近组织较大的肿瘤如咽侧隙肿瘤、甲状腺肿瘤等压迫气管可致喉梗阻。

5. 其他 如喉蹼、喉软骨畸形等先天性畸形；各种原因引起的双侧声带外展麻痹引起声带固定于中线，声门裂变小，可导致喉阻塞。

（二）临床表现

1. 吸气性呼吸困难 喉梗阻的主要症状。正常生理情况下，吸气时气流将声带斜面向内下推压，但因同时伴有声带外展作用，使声门裂开大，故无呼吸困难。在喉腔狭窄的病理情况下，吸气时气流将声带斜面向内下推压，使原本狭窄的声门更加狭窄，引起吸气性呼吸困难，表现为吸气运动加强，吸气时间长，吸气深而慢，但通气量并不增加，如无明显缺氧，呼吸频率不变。患者呼气时气流向上冲开声带，声门裂变大，故呼气困难不明显。

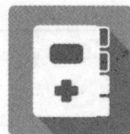

Note

2. 吸气性喘鸣 吸入的气流通过狭窄的声门裂时形成气流漩涡,冲击声带引起声带颤动而发出的声音。喘鸣音大小与阻塞程度呈正相关。呼气时因声门裂较大而无此声。

3. 吸气性软组织凹陷 喉阻塞时,空气不易通过声门进入肺部,辅助呼吸的胸腹肌代偿,加强活动,扩张胸部,但肺叶不能相应膨胀,故胸腔内负压增加,将胸壁及其周围的软组织吸入,故出现胸骨上窝、锁骨上下窝、胸骨剑突下或上腹部、肋间隙的吸气性凹陷,称为四凹征。儿童肌张力较弱,四凹征尤为明显。

4. 声嘶 病变如累及声带,则出现声嘶,部分患者可出现失音。

5. 缺氧症状 吸气性呼吸困难可导致缺氧,表现为面色青紫,烦躁,坐卧不安,头部后仰。严重者可出现心力衰竭,甚至昏迷死亡。

(三)呼吸困难分度

为区分病情轻重,准确掌握治疗原则及手术时机,可将喉阻塞引起的呼吸困难分为四度。

一度:安静时无呼吸困难表现,活动或哭闹时有轻度的吸气性呼吸困难、吸气性喘鸣和吸气性胸廓周围软组织凹陷。

二度:安静时也有轻度的吸气性呼吸困难、吸气性喘鸣和吸气性胸廓周围软组织凹陷。活动或哭闹时加重,但不影响进食及睡眠,无烦躁不安及缺氧症状。脉搏正常。

三度:吸气性呼吸困难明显,吸气时喘鸣声响亮,四凹征显著,缺氧症状明显,出现烦躁不安、不易入睡、不愿进食等症状。

四度:呼吸极度困难,出现严重缺氧,表现为坐卧不安,手足乱动,出冷汗,面色苍白或发绀,血压下降,大小便失禁,最后昏迷窒息甚至死亡。

(四)诊断与鉴别诊断

根据病史、临床表现和体征,诊断喉阻塞不难。对于轻型喉阻塞,应查明原因,了解喉部病变及声门受累情况;重者应先解决喉阻塞,再行相关病因的追查和诊治。

喉阻塞引起的呼吸困难须与支气管哮喘,气管支气管炎等引起的呼气性、混合性呼吸困难相鉴别(表 22-2)。

表 22-2 阻塞性呼吸困难的鉴别要点

	吸气性呼吸困难	呼气性呼吸困难	混合性呼吸困难
病因	咽喉部及气管上段等部位狭窄或阻塞性疾病,如喉气管异物、咽喉肿瘤、急性喉炎等	小气管狭窄或阻塞性疾病,如支气管哮喘、急慢性支气管炎、肺气肿等	上、下呼吸道同时由狭窄或阻塞性病变所致,如肺炎、气胸、肺水肿、胸膜腔积液、喉气管支气管炎等
呼吸深度及频率	吸气运动加强,吸气期延长,呼吸频率不变或减慢	呼气运动加强,呼气期延长,吸气运动稍加强	呼气与吸气均加强,呼吸表浅而增快
四凹征	吸气时明显	无	以吸气性呼吸困难为主时明显
喘鸣音	吸气时	呼气时	一般无
咽喉部检查	可发现阻塞性病变或喉部狭窄	—	—
肺部检查	肺部充气不足	咽喉部无狭窄及阻塞性病变;肺部过度充气	咽喉部无狭窄及阻塞性病变;肺部可闻及粗糙呼吸音、啰音或支气管呼吸音

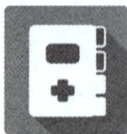

（五）治疗

经诊断为急性喉阻塞的患者,需明确呼吸困难分度,根据其呼吸困难程度采取相应的措施迅速解除呼吸困难,尽早脱离缺氧状态。

一度:找出病因,针对病因治疗。一般不需气管切开。

二度:积极治疗病因,炎性疾病者可用抗生素及类固醇激素治疗,呼吸道异物尽早取出,一般不需气管切开,但应做好气管切开准备。喉部肿瘤需考虑行气管切开术。

三度:严密观察病情,做好气管切开准备。若为炎症因素,可试用抗生素及类固醇激素和氧气吸入等治疗,如疗效不佳则需立即进行气管切开术。肿瘤患者需先行气管切开术,待呼吸困难缓解后再给予相关治疗。

四度:立即气管切开。若病情十分紧急,可先行环甲膜切开术。

小 结

喉部疾病常常影响呼吸功能,儿童尤其是幼儿因生理和解剖结构的特点,喉部疾病对呼吸的影响尤为明显,作为临床医生应给予重视。

通过本章内容的学习,掌握耳鼻咽喉专科常用检查器械的用途,基本使用方法和原则;熟悉耳鼻咽喉各部位基本检查方法;了解耳鼻咽喉科一些影像学等特殊检查方法,让学生具备进行基本检查的技能和常用设备维护的能力。

（游　进）

知识链接 22-2

能力检测
及答案

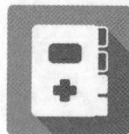

Note

第二十三章 耳部疾病

学习目标

1. 掌握：常见外耳疾病临床表现和治疗；急慢性化脓性中耳炎临床表现和治疗原则；周围性面瘫的诊断和治疗。

2. 熟悉：分泌性中耳炎的临床表现和治疗原则；化脓性中耳炎颅内外并发症的分类和主要临床表现；梅尼埃病的典型症状、诊断依据；眩晕症的诊断与鉴别诊断。

3. 了解：中耳胆脂瘤的发病机制；耳聋及其防治。

4. 具备正确诊断治疗常见耳部疾病的能力。

案例导入

患者，男，40 岁，右耳痛伴听力下降半天。患者 3 天前，因淋雨，自感咽痛，半天前出现右耳疼痛，伴听力下降，耳闷，间断有"轰轰"样耳鸣，检查见：右耳鼓膜松弛部充血，橙红色，光锥消失。

1. 该患者最可能的诊断是什么？

2. 患者应做哪些检查？有何治疗措施？

第一节　先天性耳畸形

一、先天性耳前瘘管

先天性耳前瘘管是一种常见的先天性耳畸形。在我国，抽样发现率可达 1.2%，女性略多于男性，超半数患者有家族史，属多基因相关病。为胚胎时期形成耳廓的第 1、2 鳃弓的 6 个小丘样结节融合不良或第 1 鳃沟封闭不全所致。瘘管多为单侧性，也可为双侧。单侧与双侧发病率约为 4：1。

（一）临床表现

耳前瘘管为一狭窄盲管，瘘口多位于耳轮脚前。瘘管深浅、长短不一，部分呈分支状。一般无症状，偶有局部发痒。检查时仅见皮肤上一小凹，挤压时可有白色黏稠性或干酪样分泌物从瘘口溢出，微臭。继发感染时局部红肿疼痛，常形成脓肿，脓肿破溃后可形成脓瘘，感染控制后局部常形成瘢痕。

（二）治疗

无症状者，可不予处理。急性感染时，局部抗感染治疗。对已形成脓肿者，应先切开引流，

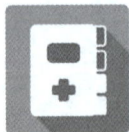

待炎症消退后行手术切除。行瘘管切除术时,术前应注入少许亚甲蓝溶液于瘘管内以便术中识别。手术时在瘘口处做一棱形切口,沿瘘管走行方向分离,还可辅以探针引导,将瘘管及其分支彻底切除。

二、先天性外耳及中耳畸形

先天性外耳及中耳畸形常同时发生,其中先天性外耳畸形主要包括耳廓畸形和外耳道闭锁,前者是第1、2鳃弓发育畸形所致,后者是第1鳃沟发育障碍所致。先天性中耳畸形时第1咽囊发育不全,可导致鼓室、咽鼓管甚至乳突发育畸形,可与外耳畸形及内耳畸形相伴,亦可单独出现。

(一)临床表现

1. 耳廓畸形 耳廓的发育程度、位置、形态、大小等差异很大。可分为移位耳、隐耳、招风耳、猿耳、杯状耳、巨耳、副耳、小耳等。其中先天性小耳畸形由于耳廓形态、体积及位置均可有不同程度的畸形,且常与耳道狭窄、闭锁及中耳畸形伴发,按畸形发生的部位和程度可分为三级。

第1级:耳廓小而畸形,各部尚可分辨;外耳道正常或窄小,部分闭锁,鼓膜存在,听力基本正常。

第2级:耳廓正常形态消失,呈条索状突起,相当于耳轮或仅有耳垂。外耳道闭锁。鼓膜及锤骨柄未发育。半数出现锤、砧骨融合,镫骨存在或未发育,呈传导性聋。此型临床最为多见,约为第1级的2倍。

第3级:耳廓残缺,仅有零星不规则的突起,部分可触及小块软骨。外耳道闭锁,听骨链畸形,伴有内耳功能障碍,表现为感音神经性聋或混合性聋。发病率最低。

第2、3级畸形伴有颌面发育不全者,称下颌面骨发育不全。

2. 先天性耳道闭锁 根据病情不同,分轻、中、重度,与耳廓畸形的1、2、3级相对应。

3. 中耳畸形 与外耳畸形同时发生者多见。其中以鼓室畸形及面神经鼓室段畸形较为多见。

(1)鼓室畸形:表现极为复杂,包括鼓室壁畸形,如无鼓膜或鼓膜发育不良,鼓室各壁先天缺损;鼓室腔畸形,如鼓室腔完全不发育或因发育不良形成小鼓室;鼓室内传音结构畸形,如听骨链畸形等。

(2)面神经鼓室段畸形:面神经畸形多发生于颞骨段,包括骨管异常,如面神经水平段骨管缺损;面神经形态异常,如面神经分叉;面神经走行异常,主要为水平段与垂直段的移位等。

(3)咽鼓管畸形:咽鼓管异常宽大或管口闭塞、发育不全、水平移位或未发育。

(4)鼓窦及乳突畸形:多为非先天性畸形,如未气化或过度气化。

(二)诊断

根据出生后即有的耳畸形可作出初步诊断。听力检查可了解耳聋性质,若为传导性聋,属手术适应证。颞骨CT扫描可了解外耳道闭锁、听骨畸形、中耳腔隙及乳突气化等情况,为畸形分级及手术治疗提供依据。

(三)治疗

手术治疗为主。

1. 手术目的 改善外观和(或)改善听力。

2. 手术时机

(1)耳廓形态异常,影响外观要求治疗者可根据病情安排整形手术。一般主张6岁后(最佳为15岁)行耳廓成形术或重建术。单耳畸形而另耳听力正常者,手术可延至成年时进行。

(2)单侧外耳道闭锁伴有感染性瘘管或胆脂瘤形成者,可视具体情况提前手术。

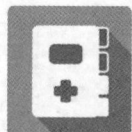

（3）双耳畸形伴中度以上传导性耳聋者应及早对畸形较轻的耳进行手术以提高听力,促使患儿言语、智力的发育。

第二节　外 耳 疾 病

一、耳廓假性囊肿

耳廓假性囊肿指耳廓软骨夹层内的非化脓性浆液性囊肿,表现为耳廓外侧面上半部的无痛性囊肿样隆起。本病又名耳廓非化脓性软骨膜炎、耳廓浆液性软骨膜炎、耳廓软骨间积液等,发病年龄以 20～50 岁者为多,男性多于女性。

（一）病因

病因不明,目前认为与机械性刺激、挤压造成局部微循环障碍,引起组织间的无菌性炎性渗出有关。

（二）临床表现

多为偶然发现的耳廓外侧面局限性囊性隆起。多位于舟状窝、三角窝,偶可波及耳甲腔。有肿胀感,无痛,有时有灼热和痒感。常因刺激后迅速增大。较小囊肿仅稍隆起,大者隆起明显,有波动感,无压痛,表面肤色正常或略红。穿刺抽吸时,可抽出淡黄色液体,细菌培养无细菌生长。多数病例在穿刺后不久又会有渗出液积聚。

（三）治疗

治疗目的是减少囊液渗出,促进囊壁粘连愈合,预防囊肿感染。

发病早期或小囊肿可用冷敷、超短波、紫外线照射等物理方法治疗;积液明显者可进行穿刺抽液,加压包扎,也可抽液后注入硬化剂,加压包扎,促使囊壁粘连、机化;穿刺效果不佳者可手术治疗,在囊肿隆起部切除一部分囊壁,开一小窗,清除积液、加压包扎、促进囊壁粘连愈合;局部胀痛时可使用抗生素预防感染。

二、外耳道耵聍栓塞

外耳道内耵聍聚积过多,形成较硬团块,阻塞于外耳道内,称为外耳道耵聍栓塞,可影响听力。

（一）临床表现

外耳道未完全堵塞时多无症状,可有局部瘙痒感。完全堵塞时,耳闷胀不适,伴听力下降、耳鸣,甚至眩晕。下颌关节活动时或进水膨胀后可有耳痛,伴感染则疼痛剧烈。检查时可见耳道内有棕黑色团块,触之硬,也有软如枣泥者,与外耳道壁可无间隙。听力检查为传导性听力损失。

（二）治疗

取出外耳道耵聍是唯一治疗方法。但需注意操作轻柔以减少疼痛和避免外耳道或鼓膜损伤,若损伤外耳道皮肤,要注意预防感染。

1. 耵聍钩取法　对活动、未完全阻塞外耳道的耵聍,可用耵聍钩或膝状镊取出。完全阻塞者需用耵聍钩将耵聍与外耳道分离出缝隙后,慢慢钩出。

2. 外耳道冲洗　对难以取出者,可先滴 3%～5% 碳酸氢钠溶液软化耵聍,每天 4～6 次,

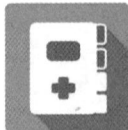

2～3天后待耵聍软化,用温的生理盐水冲出,或用吸引器慢慢吸出。注意,若伴有急、慢性化脓性中耳炎,则不能用冲洗法。

三、外耳道疖

外耳道疖是外耳道皮肤的局限性化脓性炎症。

（一）病因

外耳道疖肿多发生在软骨部,由皮肤毛囊、皮脂腺和耵聍腺感染形成。致病菌多为金黄色葡萄球菌,有时为白色葡萄球菌感染。常见感染途径如下:①挖耳引起外耳道皮肤损伤后发生细菌感染;②游泳、洗头、洗澡时不洁水进入和浸泡导致细菌感染;③化脓性中耳炎的脓液刺激引起局部感染;④糖尿病、慢性肾炎,营养不良等全身性疾病使局部抵抗力下降是本病的诱因。

（二）临床表现

1. 症状与体征 局部跳动性疼痛为主要症状。张口、咀嚼时加重,并可放射至同侧头部。疖肿破溃后有稠厚脓液流出,可混有血液。脓液感染邻近皮肤可引起多发性疖肿。外耳道后壁的疖肿,皮肤肿胀可蔓延到耳后,使耳后沟消失、耳廓耸立。严重者可伴有发热和全身不适。因疖肿部位不同,可引起耳前或耳后淋巴结肿痛。

2. 辅助检查 有明显的耳屏压痛和耳廓牵拉痛,外耳道软骨部有局限性红肿,肿胀的中央可有白色脓头。血象检查:白细胞升高。

（三）诊断与鉴别诊断

根据症状和体征,多不难诊断。但当肿胀波及耳后,使耳后沟消失时,需与急性乳突炎和耳后骨膜下脓肿相鉴别。

（四）治疗

1. 局部治疗 根据疖的不同阶段,采取不同的治疗方法。

（1）早期可用鱼石脂甘油纱条敷于红肿处,每日更换一次;也可局部理疗,促进炎症消散。未成熟疖肿禁忌切开,以防炎症扩散。

（2）疖肿成熟时,可用无菌针头刺破脓头,用棉签挤压脓头排出脓液。疖肿较大,波动感明显者,可在局麻下沿外耳道纵轴平行切开,用镊子将稠厚的脓栓取出,脓腔置引流条。

（3）疖肿已经破溃,用3％过氧化氢溶液将脓液清洗干净,保持引流通畅。

2. 全身治疗 积极应用抗生素控制感染。疼痛剧烈者,服用镇静、止痛药。

四、外耳道炎

外耳道炎是外耳道皮肤或皮下组织的急、慢性弥漫性炎症。病因与外耳道疖大致相同。根据病程可分为急性弥漫性外耳道炎和慢性外耳道炎。

（一）临床表现

1. 急性弥漫性外耳道炎 初期耳内灼热感,随病情发展耳内胀痛逐渐加剧,咀嚼或说话时加重。外耳道内有稀薄或渐呈脓性分泌物流出。检查时有耳廓牵拉痛和耳屏压痛;外耳道弥漫性红肿、潮湿,有时可见小脓疱;病情严重者耳廓周围可水肿,耳周淋巴结肿胀或压痛。

2. 慢性外耳道炎 患者常感耳痒不适,耳道内少量分泌物流出。检查见外耳道皮肤增厚、有痂皮附着,撕脱后外耳道皮肤呈渗血状。外耳道潮湿,内有少量黏稠分泌物或有白色豆渣状分泌物堆积于外耳道深部。

（二）治疗

（1）清洁外耳道,保持局部清洁、干燥和引流通畅。

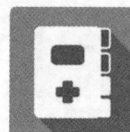

Note

（2）外耳道红肿时，局部滴 2％～3％酚甘油或敷鱼石脂软膏，可起到消炎止痛的作用。如外耳道肿胀严重，影响引流，可在外耳道内放一细纱条引流，也利于滴药后药液流入外耳道深部。

（3）严重的外耳道炎需全身应用抗生素。避免使用有耳毒性药物。耳痛剧烈者可给予镇静止痛药。必要时可联合使用抗生素和糖皮质激素类药物。

（三）预防

改变不良的挖耳习惯；避免在污水中游泳；洗头、洗澡时避免水进入外耳道内，耳内进水及时拭干。

五、外耳湿疹

外耳湿疹是多种内外因素引起的耳廓、外耳道及其周围皮肤的变态反应性多形性皮炎。

（一）病因

病因和发病机制尚不清楚，多认为与变态反应有关，还可能与精神因素、神经功能障碍、内分泌失调、代谢障碍等因素有关。引发变态反应的因素可有药物、食物（鱼、虾、牛奶等）、吸入物（花粉、动物皮毛等）、接触物（化妆品、喷发剂、毛织品、助听器外壳的化学物质）等，其他过敏物质刺激以及湿热等均可成为致敏因素。外耳道长期脓液刺激也可诱发。

（二）临床表现

一般分急性和慢性两类。急性湿疹极痒，伴有烧灼感，多见于婴幼儿。局部皮肤红肿，散在红斑或粟粒状小丘疹，进而发展为小水疱，破溃后可流出黄水样分泌物，表皮糜烂，或有黄色痂皮覆盖。继发感染，则病损扩大，渗液增多，还可出现小浅溃疡。

慢性湿疹除瘙痒外，外耳皮肤增厚，粗糙，皲裂，结痂，苔藓样变，有表皮脱屑和色素沉着。可致外耳道狭窄。鼓膜表面受累者，可有轻度传导性聋及耳鸣。

（三）治疗

1. 病因治疗 避免接触致敏因素。怀疑局部用药引起应停用药物；如因化脓性中耳炎脓液引起者，应清洁外耳道脓液并滴有效药液。病因不明者，停食辛辣、刺激性或有强变应原性食物。

2. 全身治疗 可服用抗组胺药物，静脉注射 10％葡萄糖酸钙；口服大量维生素 C；口服泼尼松片或注射地塞米松等。继发感染，全身和局部加用抗生素。

3. 局部治疗 忌用肥皂或热水清洗，劝阻抓痒、挖耳、涂抹有刺激性药物等。

（1）急性湿疹渗液较多者，可用炉甘石洗剂清洗渗液或痂皮后，用 3％硼酸溶液或 15％氧化锌溶液湿敷。渗液较少或无渗液者可涂 1％～2％甲紫溶液（应注意可能影响观察），干燥无渗出后可用泼尼松类冷霜或软膏、氧化锌油或糊剂等。干痂较多者，可用 3％双氧水洗净拭干后，涂上述药剂或膏剂。

（2）慢性湿疹有皮肤增厚或皲裂者，可用 10％～15％硝酸银涂擦；或局部涂擦 15％氧化锌糊剂或硼酸氧化锌糊剂、抗生素激素软膏等。发作间歇期，可用 70％酒精清洁外耳道，使其保持干燥。

六、外耳道真菌病

外耳道真菌病又称真菌性外耳道炎，是外耳道内真菌侵入或外耳道内的条件致病性真菌，在适宜的条件下繁殖所引起的外耳道炎性病变。致病性真菌种类较多，以念珠菌、曲霉菌、青霉菌及毛霉菌等多见。

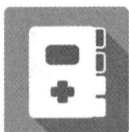

（一）病因

外耳道进水、中耳流脓、挖耳损伤外耳道；机体抵抗力下降；全身长期大剂量使用或滥用抗生素均可导致真菌感染。

（二）临床表现

1. 症状与体征 早期或轻者可无症状。多表现为耳内发痒及闷胀感，有时奇痒，以夜间为甚；真菌大量繁殖，堆积成团块致阻塞感，听觉障碍、耳鸣甚至眩晕；合并细菌感染时，可有外耳道肿胀、疼痛和流脓；有些以化脓和肉芽肿为主的真菌感染，严重者可引起面瘫。

2. 检查 可因真菌种类表现各异。常见外耳道深部和鼓膜覆盖有白色、灰黄色或烟黑色薄膜、丝状、绒毛状霉苔，也可呈筒状或块状痂皮。揭去痂皮，可见患处充血肿胀、潮湿、轻度糜烂，或有少量渗血。实验室检查，显微镜下可见菌丝和孢子，也可做真菌培养检查，明确诊断。

（三）治疗

清除外耳道内污物，保持外耳道干燥。局部使用广谱抗真菌霜剂或溶液，一般不需要全身应用抗真菌药。

（四）预防

保持外耳道干燥，耳内进水及时拭干。改变不良的挖耳习惯。合理使用抗生素及激素。

第三节 中 耳 炎

一、分泌性中耳炎

分泌性中耳炎（otitis media with effusion，OME）是指以鼓室积液、听力下降为主要特征的中耳非化脓性炎症。本病有较多的命名，如渗出性中耳炎、浆液性中耳炎、卡他性中耳炎等，分泌物极为黏稠者称为胶耳。按我国自然科学名词审定委员会意见（1991），本病称为分泌性中耳炎。

本病在小儿的发病率明显高于成人，是引起小儿听力下降的重要原因之一。

本病有急、慢性之分，一般认为，病程长达 8 周以上者即为慢性。慢性分泌性中耳炎多由急性分泌性中耳炎反复发作迁延转化而来，也可缓慢起病而无急性经历。

（一）病因

病因复杂，与多种因素有关。目前认为与咽鼓管功能障碍、中耳局部感染和免疫反应等有关。

1. 咽鼓管功能障碍

1）咽鼓管阻塞 咽鼓管通常处于关闭状态，仅在吞咽、打呵欠等动作时短暂开放，以调节中耳内气压，使之与外界大气压保持平衡。当咽鼓管阻塞时，中耳腔逐渐形成负压，黏膜发生水肿，血管通透性增加，漏出的血清聚集于中耳，形成积液。

（1）机械性阻塞：长期以来，咽鼓管咽口的机械性阻塞（如鼻咽占位性病变、巨大息肉、下甲肥厚、长期后鼻孔或鼻咽填塞等）直接压迫、堵塞咽鼓管咽口，被认为是本病的主要原因。

（2）非机械性阻塞：①生理因素：司咽鼓管开闭的肌肉收缩无力，软骨弹性差，咽鼓管软骨段向腔内下陷，管腔更为狭窄，甚至闭塞。②细菌蛋白溶解酶的破坏，使咽鼓管内表面活性物质减少，表面张力提高，影响咽鼓管的开放。

知识链接 23-1

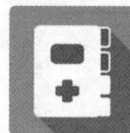

Note

2）咽鼓管的清洁和防御功能障碍　咽鼓管黏膜的"黏液纤毛输送系统"，主要司清洁功能，保护中耳的无菌状态。细菌的外毒素或先天性纤毛运动不良综合征可引发纤毛运动障碍甚至瘫痪。此外，老年人因管壁周围组织的弹性降低可致咽鼓管关闭不全，病原体可循此侵入中耳。

2. 中耳局部感染　主要致病菌为流感嗜血杆菌和肺炎链球菌，其次为 β-溶血性链球菌、金黄色葡萄球菌等。致病菌的内毒素在病变迁延为慢性的过程中具有一定作用。此外，滥用抗生素、致病菌毒力较弱，可能与本病的非化脓性特点有关。慢性分泌性中耳炎的中耳积液中还可检出流感病毒，呼吸道合胞病毒，腺病毒等病毒。

3. 免疫反应　由于中耳积液中检测到细菌的特异性抗体、炎症介质、免疫复合物及补体等，提示慢性分泌性中耳炎可能是一种由抗体介导的免疫复合物疾病。但也有学者认为它是由 T 细胞介导的迟发型变态反应。

4. 其他　如神经能性炎症机制、胃食管反流学说等。牙错位咬合、腭裂亦可引起本病，而被动吸烟，环境污染，哺乳方法不当，家族遗传等均为儿童患病的危险因素。

（二）临床表现

1. 耳痛　急性起病时多有耳痛，可轻可重。慢性期耳痛不明显。小儿常在夜间发作，哭闹不止，次晨耳痛减轻，1～2 天后消失。成人多无明显耳痛。

2. 听力下降　急性分泌性中耳炎患者发病前多有上呼吸道感染病史，后听力渐下降，伴自听增强。可有变位性听力改善（当头位变动，如前倾或偏向患侧，此时因积液离开蜗窗，听力可暂时改善）。黏液黏稠者，听力可不因头位变动而变化。小儿常因对声音反应迟钝，注意力不集中就诊，也可因另一耳听力正常长期不被家长察觉。慢性患者起病隐匿，常说不清发病时间。

3. 耳鸣　多为低调间歇性，如"噼啪"声，或"轰轰"声等。当头部运动，打呵欠或擤鼻时，耳内可出现气过水声，但若积液已充满鼓室或很黏稠，则无此症状。

4. 耳内闭塞感　耳内闭塞感或闷胀感是成人常见的主诉之一，按压耳屏后症状可暂时减轻。

（三）检查

1. 耳镜检查　急性者鼓膜松弛部或全鼓膜轻度弥漫性充血；光锥缩短，变形或消失，锤骨柄向后上移位，锤骨短突外突明显；有积液时，鼓膜失去正常光泽，呈淡黄、橙红或琥珀色，慢性者可呈灰蓝或乳白色，紧张部有扩张的微血管。若积液不黏稠且未充满鼓室，透过鼓膜可见到凹面向上的弧形液气平面，称为发状线。头位改变时，此平面与地面平行的关系不变。透过鼓膜有时尚可见到气泡影，做咽鼓管吹张后气泡可增多；鼓室积液很多时，鼓膜向外隆凸，鼓气耳镜检查显示活动受限。

2. 听力学检查　①音叉试验和纯音听阈测试显示不同程度传导性听力损失，重者可达 40 dB HL。听力损失一般以低频为主，少数患者可合并感音神经性听力损失。②声导抗图：平坦型（B 型）是分泌性中耳炎的典型曲线，负压型（C 型）示鼓室负压，咽鼓管功能不良，部分患者中耳可有积液。

3. 影像学检查　颞骨 CT 扫描可见鼓室内低密度影，乳突气房中可见液气平面。

（四）诊断与鉴别诊断

根据病史和临床表现，结合听力学检查结果，诊断一般不难。必要时在无菌操作下做鼓膜穿刺术可确诊。但若积液甚为黏稠，也可能抽不出液体。临床上须与以下疾病相鉴别。

1. 鼻咽癌　鼻咽癌好发于咽隐窝，早期可压迫或阻塞咽鼓管咽口，引起分泌性中耳炎。对成人单发一侧分泌性中耳炎应警惕有鼻咽癌的可能。进行鼻咽镜或内镜检查，同时血清中

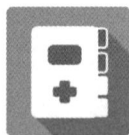

EB 病毒血清学、鼻咽部 CT 扫描或 MRI 有较高诊断价值。对可疑患者要密切随访,必要时反复多次鼻咽部活检。

2. 脑脊液耳漏 颞骨骨折合并脑脊液耳漏而鼓膜完整者,脑脊液聚集于鼓室产生类似分泌性中耳炎的临床表现。头部外伤史,鼓室液体的实验室检查结果及颞骨 CT 或 X 线摄片可资鉴别。

3. 胆固醇肉芽肿 也称特发性血鼓室,中耳内并无血液,而是鼓室、乳突内有棕褐色液体积聚。鼓膜呈蓝色或蓝黑色,有蓝鼓膜之称。鼓室及乳突腔内有暗红色或棕褐色肉芽,颞骨 CT 片示鼓室及乳突内有软组织影,少数有骨质破坏。

（五）治疗

治疗原则是控制感染,清除中耳积液,改善咽鼓管通气、引流,同时治疗相关疾病。

1. 非手术治疗

（1）抗生素:急性分泌性中耳炎可针对致病菌选用青霉素类或头孢类抗生素进行适当的短期治疗。对于小儿,国外较新的流行病学发现,75%～90%的患儿在 3 个月内可痊愈,过早的药物和手术干预并无益处,反而产生副作用,即使鼓膜充血也不可作为临床使用抗生素的指征。建议暂时给予观察随访 2～3 个月。观察期间定期复查鼓气耳镜和声导抗,若出现病情变化再做相应处理。

（2）糖皮质激素:急性期可用糖皮质激素如地塞米松或泼尼松等短期治疗,以减少积液渗出和促进吸收。

（3）改善咽鼓管通气引流:减充血剂如 1% 麻黄碱,盐酸羟甲唑啉滴(喷)鼻腔;咽鼓管吹张(可采用捏鼻鼓气法,小儿可用波氏球法,成人可用导管法)。成人可经导管向咽鼓管咽口吹入泼尼松龙 1 mL,隔日 1 次,共 3～6 次。

（4）稀化黏液,促纤毛运动:口服稀化黏素类药物稀化黏液,增加纤毛输送系统的清洁功能,有利于分泌物经咽鼓管排出。

（5）若小儿因耳痛哭闹不止,无法入睡,可短期给予止痛处理。

2. 手术治疗

（1）鼓膜穿刺术:在无菌条件下通过鼓膜穿刺抽出积液。必要时可重复穿刺。成人在局麻下(小儿全麻),以针尖斜面较短的 7 号针头,从鼓膜前下刺入鼓室,抽吸积液。也可于抽液后注入糖皮质激素、α-糜蛋白酶等药物。

（2）鼓膜切开术:黏稠积液,鼓膜穿刺时难以吸净;或经反复抽吸,积液又迅速生成、聚积时,宜做鼓膜切开术。用鼓膜切开刀在鼓膜前下象限做弧形或放射状切口。注意避免损伤鼓室内壁黏膜。小儿可在全麻下行鼓膜切开术。

（3）鼓膜切开加置管术:病情迁延不愈,或反复发作积液黏稠如胶耳者,可将鼓膜切开并将积液充分吸净后,在切口处放置一通气管,以改善中耳的通气引流,促进咽鼓管功能的恢复。通气管的留置时间一般为 6～8 周,最长可达 1～2 年,不超过 3 年。咽鼓管功能恢复后,通气管大多可自行脱出。

3. 病因治疗 对反复发作的分泌性中耳炎,除治疗疾病本身外,更重要的是仔细寻找病因并积极治疗,包括鼻部、鼻咽部、口咽部疾病等。根据具体病情进行相应的手术如腺样体摘除、下甲部分切除、鼻息肉摘除术、功能性内窥镜手术等。其中腺样体摘除术,在儿童分泌性中耳炎治疗中的作用应予以重视。

二、急性化脓性中耳炎

急性化脓性中耳炎是中耳黏膜的急性化脓性炎症。好发于儿童,冬春季多见,常继发于上

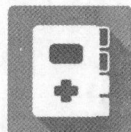

呼吸道感染。病变主要位于鼓室黏膜,中耳其他部位黏膜亦可受累。临床上以耳痛、耳漏、鼓膜充血、穿孔为主要特点。由于抗生素的普遍使用,目前发病率已有所下降。

（一）病因

主要致病菌为肺炎链球菌、葡萄球菌、流感嗜血杆菌、乙型溶血性链球菌及铜绿假单胞菌等,原发性真菌感染罕见。致病菌可通过三条途径侵袭中耳,其中以咽鼓管途径最为常见。

1. 咽鼓管途径

（1）急性上呼吸道感染时,潜藏于腺样体或鼻咽其他部位的致病菌沿咽鼓管侵入中耳。特别是小儿的咽鼓管较成人宽、短、平,咽口的位置较低,鼻咽部的病原体更易从咽鼓管侵入中耳。

（2）在不洁的水中游泳或跳水,不适当的捏鼻鼓气、擤鼻,咽鼓管吹张和鼻腔治疗等,病原体可经咽鼓管进入中耳鼓室。

（3）急性传染病期:如麻疹、猩红热、白喉、百日咳、流感等病原体可经咽鼓管侵袭中耳,破坏中耳及其周围组织,引起急性坏死性中耳炎。其他致病菌也可经此途径发生继发感染。小儿免疫功能较差,本病发病率较成人高。

（4）婴幼儿哺乳位置不当,如平卧吮奶时,乳汁易经婴幼儿宽而短的咽鼓管流入中耳。

2. 外耳道-鼓膜途径　鼓膜外伤或穿孔时,致病菌可直接经穿孔侵入中耳。未严格遵循无菌操作进行鼓膜穿刺、切开或鼓室置管均可导致中耳感染。

3. 血行感染　极少见。

（二）病理生理

病变早期,鼓室黏膜充血,水肿,咽鼓管咽口的闭塞,使鼓室内气体吸收渐呈负压,血浆、纤维蛋白、红细胞及多形核白细胞等从毛细血管渗出,聚集于鼓室,并逐渐变为脓性。脓液增多,鼓室内压力随之增加,鼓膜受压,血供障碍,加之小静脉发生血栓性静脉炎,导致鼓膜局部破溃、穿孔,脓液随之外泄。若治疗得当,局部引流通畅,炎症可逐渐消退,小的穿孔也多可自行修复。若治疗不当病变可迁延为慢性。

（三）临床表现

本病全身及局部症状均较重,可有畏寒、发热、耳痛、听力下降伴耳鸣等。一旦鼓膜穿孔,脓液外泄,症状可迅速缓解。

1. 全身症状　畏寒,发热,倦怠,食欲减退。小儿全身症状较重,常伴呕吐、腹泻等。鼓膜穿孔后全身症状明显减轻或消失,体温很快恢复正常。

2. 耳痛　疼痛剧烈。耳深部痛（搏动性跳痛,刺痛）,吞咽及咳嗽时加重,可向同侧头面部或牙齿放射,耳痛加重可致烦躁不安,夜不能寐。小儿表现为搔耳、摇头、哭闹不安,鼓膜穿孔后耳痛明显减轻。

3. 听力减退及耳鸣　耳闷,听力下降,搏动性、低调耳鸣,偶有眩晕。鼓膜穿孔后逐渐减轻。

4. 耳漏　鼓膜穿孔后,耳内有液体流出。初为血水样,以后变为黏液脓性。

（四）检查

1. 耳周检查　乳突区有轻微压痛。小儿乳突区皮肤可出现轻度红肿。

2. 耳镜检查　起病早期,鼓膜松弛部充血,锤骨柄及紧张部周边可见放射状扩张的血管。随着病情发展,整个鼓膜弥漫性充血、肿胀,向外膨出,正常标志不易辨识。膨隆局部出现小黄点,后从此处发生穿孔,初始穿孔甚小而不易窥清。电耳镜下可见穿孔处为一针尖样、闪烁搏动的亮点,分泌物从该处涌出,称为"灯塔征"。坏死性中耳炎多个穿孔可融合形成大穿孔。婴

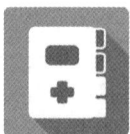

幼儿的鼓膜较厚,富有弹性,不易穿孔,往往鼓室有较多积脓,鼓膜可能仍无显著充血或膨隆,要特别注意。

3. 听力检查 呈传导性听力损失。少数患者可因耳蜗受累,出现混合型听力损失。

4. 血象检查 白细胞总数增多,中性粒细胞比例增加。鼓膜穿孔后血象渐趋正常。

（五）治疗

治疗原则:控制感染、通畅引流、去除病因。

1. 全身治疗

（1）抗生素的使用:早期、足量使用广谱抗生素控制感染。一般可选用青霉素类和头孢类抗生素。鼓膜穿孔后取脓液做细菌培养及药敏试验,并参照结果选用敏感药物。症状消失后仍需继续治疗数日,务求彻底治愈。

（2）减充血剂喷鼻,如1‰麻黄碱、盐酸羟甲唑啉等,有利于恢复咽鼓管功能,改善引流。

（3）注意休息,进食清淡、易消化饮食,通便。重症者给予支持疗法。小儿呕吐、腹泻时,应注意补液,纠正电解质紊乱。

2. 局部治疗

1）鼓膜穿孔前

（1）选用2%苯酚甘油滴耳,可消炎止痛。需注意该药遇脓液或血水后可释放苯酚,对鼓膜和鼓室黏膜有腐蚀作用,故鼓膜穿孔后应立即停止使用。

（2）鼓膜切开术:适用于全身及局部症状较重,鼓膜膨出明显,经一般治疗后无明显减轻;穿孔太小,分泌物引流不畅;疑有并发症可能,但尚无须立即行乳突手术者。建议无菌操作下行鼓膜切开术,以利于通畅引流,缓解全身症状。小儿鼓膜较厚,不易穿孔。必要时,可考虑鼓膜切开术,畅通引流,以缩短病程,预防并发症。

2）鼓膜穿孔后

（1）先用3%过氧化氢溶液或硼酸溶液彻底清洗外耳道脓液,然后拭干。

（2）选用无耳毒性的抗生素溶液滴耳,如0.3%氧氟沙星滴耳液,盐酸洛美沙星滴耳液,利福平滴耳液等。禁用粉剂,以免影响引流。

（3）脓液减少,炎症逐渐消退,可选用甘油或酒精制剂。如3%硼酸甘油或3%硼酸酒精等。

（4）炎症完全消退后,穿孔大都可自行愈合。流脓已停止而鼓膜穿孔长期不愈合者,可行鼓膜成形术。

3. 病因治疗 积极治疗慢性鼻炎、鼻窦炎、腺样体肥大、慢性扁桃体炎等鼻、咽部慢性疾病,有助于防止中耳炎复发。

三、慢性化脓性中耳炎

慢性化脓性中耳炎是中耳黏膜、骨膜甚至深达骨质的慢性化脓性炎症。临床上以耳内长期间歇或持续性流脓,鼓膜穿孔和听力下降为特点。本病是耳科常见病,病变不仅位于鼓室,还常侵犯鼓窦,乳突和咽鼓管。部分病例可伴有病灶内上皮组织增生合并形成中耳胆脂瘤,严重者可引起颅内、外并发症。

（一）病因

（1）急性化脓性中耳炎未及时治疗或治疗不彻底,病程迁延6~8周转为慢性或急性坏死性中耳炎,病变深达骨质者易迁延为慢性。

（2）全身或局部抵抗力下降 全身慢性疾病如糖尿病,慢性贫血,长期营养不良等,年老体弱或婴幼儿免疫功能低下,患急性中耳炎时较易转为慢性。

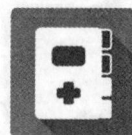

（3）鼻、咽部的慢性疾病，影响中耳通气引流，易使中耳炎反复发作，经久不愈。

（4）致病菌产生的细菌生物膜具有屏障作用，抗体或药物不易透过，反而在其表面形成免疫复合物体，加重感染。

常见的致病菌为金黄色葡萄球菌和铜绿假单胞菌，其他的有变形杆菌、克雷伯杆菌、溶血性链球菌等。病程较长者，常出现两种以上细菌的混合感染，且菌种常有变化。需氧菌和厌氧菌的混合感染也逐渐多见，个别病例出现细菌感染基础上，真菌为主的混合感染。

（二）病理生理

本病病理变化轻重不一，轻者病变位于鼓室，主要是黏膜充血、水肿、炎性渗出。病变重者，除黏膜病变外，病变可深达骨质，形成慢性骨疡，有局部肉芽或息肉生长，病变可迁延不愈，少数有硬化灶和粘连并存。有些局部可发生鳞状上皮化生继发胆脂瘤。

（三）分型

传统上，慢性化脓性中耳炎分为单纯型、骨疡型和胆脂瘤型。随着对胆脂瘤型中耳炎发病机制及颞骨病理学研究的深入，我国对化脓性中耳炎的分型不断修正，原有的三种类型分类法已不适用。新的分类指南（2012年，昆明）将化脓性中耳炎分为急性和慢性两类。而慢性化脓性中耳炎分静止期和活动期。

（四）临床表现

耳内长期间歇或持续性流脓，鼓膜穿孔和听力下降是本病的临床特点。静止期最多见，病变主要局限于中耳鼓室黏膜，故又有黏膜型之称。活动期病变超出黏膜组织，可有不同程度骨质破坏，又称坏死型或肉芽骨疡型，可由急性坏死型中耳炎迁延而来。静止期和活动期的鉴别要点见表23-1。

表 23-1　静止期和活动期慢性化脓性中耳炎的鉴别要点

鉴别要点	静　止　期	活　动　期
耳流脓	一般无，上呼吸道感染时，有流脓发作，呈间歇性	持续性
分泌物性质	继发感染时为黏液性或黏液脓性，一般不臭	黏稠脓性间带血丝，可有臭味
鼓膜及鼓室	紧张部中央性穿孔，鼓室黏膜光滑，可轻度水肿	鼓膜边缘性穿孔或紧张部大穿孔或完全缺失，鼓室内有肉芽或息肉
听力下降	一般为轻度传导性聋	多为较重传导性聋或为混合型聋
颞骨CT	无骨质破坏	中耳有软组织影或骨质破坏
并发症	一般无	可引起颅内外并发症

（五）诊断及鉴别诊断

根据病史、鼓膜穿孔及鼓室情况，结合颞骨CT图像，诊断一般不难。应与以下疾病相鉴别。

1. 中耳胆脂瘤　详见本章第四节中耳胆脂瘤相关内容。

2. 中耳癌　好发于中年以上的患者，多为鳞状细胞癌。大多有长期耳流脓病史。耳内有血性分泌物及肉芽，伴耳痛，可出现同侧周围性面瘫及张口困难，晚期有多对脑神经受损表现。检查见外耳道或鼓室内有新生物，接触易出血。影像学检查可发现局部骨质破坏。新生物活检可确诊。

3. 结核性中耳炎　多继发于肺部或其他部位结核。起病隐匿，耳内脓液稀薄，听力损失明显,早期可发生面瘫。鼓膜紧张部大穿孔,肉芽苍白。颞骨 CT 示鼓室及乳突有骨质破坏区及死骨形成。肉芽组织病理学检查,或取分泌物涂片、培养及结核菌素试验可确诊。

（六）治疗

治疗原则为去除病因,控制感染,畅通引流,清除病灶,恢复听力。

1. 病因治疗 积极治疗急性化脓性中耳炎和可能引发和加重中耳病变的邻近器官感染性病灶。

2. 药物治疗 静止期以及引流通畅的活动期患者,以局部用药为主。炎症急性发作时宜全身应用抗生素。用药前尽可能先取脓液做细菌培养及药敏试验,以指导用药。

（1）局部用药种类:①分泌物较多,鼓室黏膜充血水肿时选用抗生素溶液或抗生素与糖皮质激素混合液。②黏膜炎症逐渐消退,脓液减少,可选用酒精或甘油制剂。

（2）局部用药注意事项:①用药前用 3% 过氧化氢溶液洗耳,并用棉签拭干后方可滴药;②忌用耳毒性药物如氨基糖苷类抗生素制剂(如新霉素,庆大霉素等)滴耳;③脓液多或穿孔小者,忌用粉剂,以免结块妨碍引流,引起严重并发症;④忌用腐蚀剂,如酚甘油;⑤避免使用有色药物,以免妨碍观察;⑥滴耳药应尽可能与体温接近,以免引起眩晕。

3. 手术治疗 近年来,随着耳显微外科、内镜中耳手术的迅速开展与普及,及时处理中耳细微病变,彻底清除中耳病灶,保留或改善中耳功能,已成为慢性化脓性中耳炎手术治疗的原则。根据病情可选择以清除中耳病灶为主的各种乳突手术以及以重建中耳传音机构为目的的鼓室成形术等。

第四节　中耳胆脂瘤

中耳胆脂瘤是一种位于中耳内的囊性结构,并非真性肿瘤。但由于胆脂瘤具有侵袭性、破坏性,可破坏吸收颅底骨质,侵入颅内,对患者有潜在危险,应予以重视。

（一）病因和发病机制

颞骨内的胆脂瘤可分为先天性和后天性两种。先天性胆脂瘤来源于胚胎期外胚层组织,可见于岩尖、乳突和中耳腔。后天性胆脂瘤又分为原发性和继发性两种:①后天性原发性胆脂瘤缺乏引起鼓膜穿孔的病因和中耳感染的病史,胆脂瘤合并细菌感染后中耳可出现化脓性炎症;②后天性继发性胆脂瘤则继发于慢性化脓性中耳炎或慢性分泌性中耳炎。

后天性胆脂瘤的发生确切机制尚不清楚,主要的经典学说如下。

1. 袋状内陷学说 由于咽鼓管功能不良,中耳腔长期处于负压状态,位于上鼓室、中鼓室间的鼓室隔处的黏膜、韧带组织出现肿胀、增厚,甚至粘连。鼓前峡和鼓后峡出现部分或全部闭锁,上鼓室、鼓窦及乳突腔与中鼓室、下鼓室、咽鼓管之间形成两个互不相通或不完全相通的系统。受上鼓室长期高负压的影响,鼓膜松弛部向鼓室内陷入,该处逐渐形成内陷囊袋。表层上皮及角化物质可不断脱落,并在囊内堆积,囊腔逐渐扩大,形成后天性原发性胆脂瘤。

2. 上皮移行学说 原有慢性化脓性中耳炎边缘性穿孔或大穿孔,其外耳道及鼓膜的上皮可由穿孔处沿骨面向鼓室内移行生长,并逐渐伸达鼓窦及乳突区,其脱落上皮及角化物质堆积于该处而不能自洁,聚集成团,形成继发性胆脂瘤。

3. 鳞状上皮化生学说 中耳慢性炎症和鼓膜外伤刺激中耳黏膜的上皮细胞,使之化生为角化性鳞状上皮(胆脂瘤基质)继而发生胆脂瘤。

4. 基底细胞增殖学说 鼓膜松弛部的上皮细胞能通过增殖而形成上皮小柱,破坏基底膜

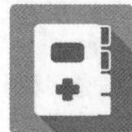

后伸入上皮下组织,在此基础上形成胆脂瘤。

（二）临床表现

（1）不伴感染的胆脂瘤,早期可无任何症状。

（2）继发性胆脂瘤可长期持续耳流脓,脓性或黏液脓性,脓量时多时少,含豆渣样物,常有特殊的恶臭。如穿孔被痂皮所堵则为间歇性。伴有肉芽者,脓液中可带血丝。后天原发性胆脂瘤早期无耳流脓,合并感染后可出现耳流脓。

（3）听力下降 本病一般均有较重的传导性听力损失。但原发性上鼓室内早期局限性的小胆脂瘤可不引起明显的听力损害,即使听骨已有部分破坏,因胆脂瘤可作为缺损听骨之间的传音桥梁,听力损失并不明显。如病变侵及耳蜗,则听力损失可呈混合性。

（4）常引起颅内外并发症。

（三）检查

1. 耳镜检查 鼓膜松弛部或紧张部后上边缘性穿孔,从穿孔处可见鼓室内有灰白色鳞屑状或豆渣样无定形物质,奇臭。若穿孔被痂皮覆盖,常致漏诊。

2. 纯音测听 听力损失可轻可重,多为传导性或混合性听力损失。

3. 颞骨 CT 显示上鼓室、鼓窦或乳突有边缘浓密、整齐的骨质破坏区。

（四）治疗

胆脂瘤可出现颅内并发症,危及生命。故原则上应及早手术治疗。手术治疗的目的:①彻底清除胆脂瘤和病变组织;②重建传音结构;③提高耳内干燥程度;④预防并发症。

第五节 化脓性中耳炎的颅内外并发症

一、概述

由化脓性中耳炎及中耳胆脂瘤等耳部疾病所引起的颅内、外并发症统称为耳源性并发症。耳源性并发的部位分为颅内和颅外两大类,其中颅内并发症常危及生命,是耳鼻咽喉科危急重症之一。

（一）病因

1. 骨质破坏严重 以中耳胆脂瘤最常出现颅内、外并发症,化脓性中耳炎（活动期）骨质破坏,肉芽形成引流不畅者次之,急性中耳炎在幼儿时也易出现并发症。

2. 致病菌毒力强 致病菌毒力强,对常用抗生素不敏感或已产生抗药性。致病菌主要为革兰阴性感染,也可出现球菌或两种以上致病菌混合感染。

3. 机体抵抗力差 严重全身慢性疾病（如糖尿病、结核病等）,长期营养不良,年老体弱或儿童机体抵抗力差,均易使中耳炎症扩散而出现并发症。

4. 不合理的治疗 中耳炎患者滥用抗生素,出现细菌耐药性。或使用粉剂吹耳,造成脓液引流不畅,导致并发症的形成。

（二）传播途径

1. 破坏的骨壁 最常见的传播途径。感染穿破乳突外侧壁或乳突尖部的骨质,形成耳后骨膜下脓肿和颈深部脓肿;当鼓室、鼓窦、乙状窦、窦脑膜角等骨壁破坏时,感染可向颅内蔓延;半规管或鼓岬遭破坏,细菌可循此向内耳扩散,导致迷路炎,波及面神经,形成周围性

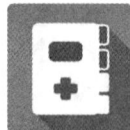

面瘫等。

2. 血行途径 中耳黏膜骨质内有许多血管可与脑膜、脑组织中的血管沟通,使炎症沿血液循环途径蔓延,不仅引起颅内并发症,还可造成脓毒败血症,出现如肺炎和肝脓肿等远处脏器的化脓性感染。

3. 解剖通道或未闭骨缝 炎症可循前庭窗、蜗窗等解剖通道和小儿尚未闭合的骨缝直接传播,形成颅内、外并发症。

(三)分类

耳源性并发症可分为两类,即颅外并发症和颅内并发症。

1. 颅外并发症 包括颞骨内和颞骨外并发症。

(1)颞骨内并发症:迷路炎、岩锥炎及耳源性周围性面瘫。

(2)颞骨外并发症:耳后骨膜下脓肿及瘘管、颈深部脓肿(Bezold 脓肿)、二腹肌下脓肿(Mouret 脓肿)、帽状腱膜下脓肿等。

2. 颅内并发症 硬脑膜外脓肿、硬脑膜下脓肿、乙状窦血栓性静脉炎、蛛网膜炎、耳源性脑积水、脑膜炎、脑脓肿、脑疝等。

(四)诊断

由于抗生素的使用,耳源性颅内并发症的症状可能不典型,需详询病史,注意观察有无颅内并发症的特征性表现,完善耳部检查,结合影像学检查和细菌培养,有利于诊断和指导用药。

(五)治疗

治疗原则:手术清除中耳乳突的病灶和相关病变,畅通引流,使用广谱抗生素抗感染、对症支持治疗,颅内高压者首先以降低颅内压、抢救生命为主。

二、颅外并发症

(一)耳后骨膜下脓肿

脓液经破坏或缺损的骨壁或乳突尖部骨皮质流入耳后骨膜下。

1. 临床表现 耳痛、高热、全身不适,儿童尤甚。检查见耳后红肿,明显触痛,有波动感,穿刺有脓。如果脓肿穿破骨膜及耳后皮肤则形成耳后瘘管。

2. 治疗 以消炎排脓和清除病灶为主,全身应用抗生素类药物。外科治疗视病情行乳突手术。

(二)颈深部脓肿(Bezold 脓肿)

多发生于乳突尖部气化良好的化脓性中耳炎患者。脓液从乳突尖破溃至胸锁乳突肌深面,在颈侧形成脓肿。

1. 临床表现 高热、寒战、颈侧疼痛,活动受限。颈部相当于乳突尖至下颌角水平处肿胀、压痛明显,波动感不明显。

2. 治疗 行乳突根治术,彻底清除病变气房组织,及早经胸锁乳突肌前缘做切口,行脓肿切开。

(三)迷路炎

迷路炎又称内耳炎,是化脓性中耳乳突炎常见的并发症。按病变范围及病理改变可分为局限性迷路炎(亦称迷路瘘管)、浆液性迷路炎和化脓性迷路炎三种类型。

1. 临床表现 不同程度的眩晕、恶心、呕吐,耳鸣、听力减退甚至全聋,检查可见眼震。

2. 治疗 卧床休息、对症治疗。使用抗生素的同时行乳突根治术,局限性、浆液性迷路炎不需打开迷路,化脓性迷路炎感染可继续向颅内扩散,手术需开放迷路,以利于引流。

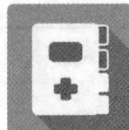

三、颅内并发症

（一）硬脑膜外脓肿

发生于颅骨骨板和硬脑膜之间的脓液积聚是最常见的耳源性颅内并发症。

1. 临床表现 脓肿较小时无特殊症状，常于乳突手术中发现。脓肿较大、发展较快时可有病侧头痛，多为局限性或持续性跳痛，体温多不超过 38 ℃。脓肿大，范围广，可引起颅内压增高症状。若脓肿破溃入中耳，出现中耳脓液突然增多，则头痛反而减轻。

2. 治疗 一经确诊立即行乳突根治术，彻底清除病灶，循骨质破坏区彻底暴露硬脑膜，探查脓肿部位，将脓液尽量排尽，通畅引流，刮除肉芽组织直至外观正常的硬脑膜为止。

（二）耳源性脑膜炎

耳源性脑膜炎是指急慢性化脓性中耳炎所并发的弥漫性蛛网膜、软脑膜的急性化脓性炎症。局限性脑膜炎又称硬脑膜下脓肿。

1. 临床表现

（1）高热、头痛、喷射状呕吐为主要症状。起病时可有寒战、高热、体温高达 40 ℃左右，晚期可达 41 ℃。脉快，剧烈头痛，部位不定，可为弥漫性全头痛，以枕后部为重。

（2）精神神经症状：容易激动，全身感觉过敏，烦躁不安，四肢抽搐；重者嗜睡、谵妄甚至昏迷。炎症累及脑部血管或脑实质时，可出现相应的中枢神经症状，甚至引起脑疝，呼吸循环衰竭而死亡。

（3）脑膜刺激征：轻者有颈部抵抗，随着病情加重，出现颈项强直，甚至角弓反张，以及病理性神经反射。

（4）脑脊液检查：压力增高，混浊。白细胞计数显著增多，以多形核粒细胞增多为主，蛋白质含量增高，糖与氯化物含量明显降低，细菌培养阳性。

2. 治疗 选用足量抗生素控制感染，酌情应用糖皮质激素；全身情况允许前提下尽早进行乳突根治术，彻底清除病灶，畅通引流，但必须注意当颅内压高时，应控制液体输入量，预防脑疝形成，必要时用高渗脱水药，在降颅内压的同时进行手术；给予支持疗法，保持水、电解质平衡。

（三）耳源性脑脓肿

耳源性脑脓肿是化脓性中耳乳突炎最严重的颅内并发症，可危及患者生命。脓肿多发于大脑颞叶，其次为小脑。在各种脑脓肿中 80％ 为耳源性脑脓肿，小脑脓肿几乎全为耳源性。常为单发，当细菌毒力强或患者体质差时，也可多发。

1. 临床表现 典型病例在临床可分为 4 个时期。

1）起病期 历时数天，此期可出现体温升高，畏寒、头痛、呕吐及轻度脑膜炎刺激征等症状和体征。脑脊液中细胞计数稍高，蛋白质量增高，血中白细胞计数增多，以中性粒细胞为主。

2）潜伏期 该可持续 10 天至数周。此期症状不定，患者可有轻度不规则头痛、低热，食欲减退、便秘，年轻体壮患者症状可不明显，但多有烦躁或抑郁少语，以及嗜睡等精神症状。

3）显症期 也是脓肿形成期，包膜形成并逐渐扩大，颅内压随之增高，可出现多种症状。

（1）中毒症状：表情淡漠、反应迟钝，精神萎靡甚至嗜睡。多在午后有低热、高热或体温正常。食欲缺乏或亢进，贪食、便秘。

（2）颅内高压症状：最显著的表现是头痛，轻者为患侧痛，重者为持续性全头痛或枕后痛，夜间症状加重，患者常因剧痛而惨叫不止；喷射状呕吐，与进食无关；可出现视乳头水肿；不同程度意识障碍；体温高而脉迟缓；打哈欠，频繁无意识的动作（如挖耳、触睾丸等），家属常反映患者性格及行为反常。

（3）局灶性症状：脑部不同位置的脓肿可出现不同的定位症状。颞叶脓肿可出现对侧肢

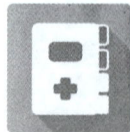

体偏瘫、对侧中枢性面瘫、失语症等;小脑脓肿可出现中枢性眼震、同侧肢体肌张力减弱或消失、共济失调等。

4)终末期 可形成脑疝。经过及时治疗,部分可治愈,但全身情况差及就诊晚者常因脑疝而出现呼吸心跳停止而死亡。

2. 诊断与鉴别诊断 耳源性脑脓肿需与脑积水、脑肿瘤鉴别。颅脑 CT 扫描或 MRI 检查可显示脓肿的位置、大小、脑室受压情况。

3. 治疗 应在降低颅内压的前提下,以手术治疗为主,控制感染和支持疗法为辅。

(四)乙状窦血栓性静脉炎

乙状窦血栓性静脉炎为伴有血栓形成的乙状窦静脉炎,是常见的耳源性颅内并发症。

1. 临床表现

(1)全身症状:细菌侵入乙状窦内引起静脉系统感染,可出现明显的脓毒血症。表现为寒战后高热(体温可达 40~41 ℃)、剧烈头痛、脉快、呼吸急促、重病容,体温呈弛张型,高热数小时后大汗淋漓,体温骤降,过数小时再高热,一日内 1~2 次,形似疟疾。当机体抵抗力很差时也可以无体温反应。小儿高热时常有抽搐。

(2)局部症状:病侧耳痛与剧烈头痛,乳突后方轻度水肿,同侧颈部可触及条索状物,压痛明显。

(3)实验室检查:血白细胞明显增多,多形核白细胞增高,红细胞及血红蛋白减少。脑脊液常规检查可正常。

(4)压颈实验:压迫健侧颈内静脉,此时脑脊液压力迅速上升,可超出原压力的 1~2 倍;再压迫患侧颈内静脉,若乙状窦内有闭塞性血栓存在,此时脑脊液压力不升高或升高程度极其微小,称为 Tobey-Ayer 试验阳性。

(5)眼底检查:可出现视盘水肿,视网膜静脉扩张,压迫颈内静脉,眼底静脉无变化,表明颈内静脉有闭塞性血栓,此称为 Growe 试验阳性。

2. 治疗 手术治疗为主,辅以足量抗生素及支持疗法。尽早行乳突根治术,清除病灶并探查乙状窦,窦内的血栓一般不必取出。有乙状窦脓肿时应将窦内病变组织全部清除。

第六节　面神经疾病

面神经是人体内走行于骨管中最长的脑神经,主要在颞骨内,与中耳、内耳有密切关系。按面神经的走行,临床上将面神经分为 8 段。运动神经核上段、运动神经核段、桥小脑角段、内耳道段、迷路段、鼓室段、乳突段、颞骨外段。面神经疾病,主要有两类。一类是主要表现为周围性面瘫的疾病,如面神经炎性病变、损伤和肿瘤。另一类则以面部抽搐为特征的面肌痉挛。

一、周围性面瘫

周围性面瘫是临床上最常见的面肌麻痹,病损位于面神经核以上者称为中枢性面瘫,受损部位在面神经核或核以下者称为周围性面瘫。

(一)面瘫的病变部位及常见病因

1. 面神经核病变 属于下位运动神经元病变,病变范围可包括运动核本身及其神经通路各部分的突触。脑桥部位的胶原细胞瘤、脊髓灰质炎、脑干梗死、脑出血、多发性硬化可致面神经核病变。表现为同侧面部肌肉随意运动和非随意运动功能损害。

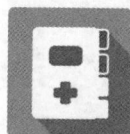

Note

2. 面神经颅内段病变 病变位于从桥小脑角至内耳道之间的面神经。最常见的病变为听神经瘤。岩部骨折亦可损及面神经内耳道段。

3. 面神经颅外段病变 病损位于迷路段至面神经各分支。

（1）贝尔面瘫：最常见的周围性面瘫的病因。多见于中年女性、糖尿病患者。突然发生，无外伤及耳部疾病史，常发病于受凉之后，多为病毒感染或微循环障碍致面神经水肿。

（2）Hunt综合征：系由带状疱疹病毒感染所致的膝状神经节炎，面瘫因感染引发的炎症损害和病毒直接损害所致。

（3）耳源性感染：急、慢性化脓性中耳炎、乳突炎、迷路炎等疾病侵及面神经引起的面瘫。

（4）颅脑外伤、耳部手术、面神经肿瘤、腮腺肿瘤等均可致面瘫。

（二）病理生理

根据面神经损伤的程度，可出现四类不同的病理生理改变。

1. 神经外膜损伤 损伤神经外膜，神经成分未累及，神经传导功能正常，无面瘫。

2. 神经失用 损伤限于髓鞘，无轴突变性，没有神经纤维的中断。出现暂时性神经传导阻滞，有面瘫。病因去除后，神经功能2周左右可完全恢复。

3. 轴突断裂 受损面神经远端的轴突主髓鞘变性，而神经内膜小管完整。轴突可沿中空的鞘膜管由近及远再生，神经功能可在2个月左右部分或完全恢复。

4. 神经断伤 神经干完全断离，近端形成神经瘤，远端神经变性，神经功能不能自然恢复。经手术干预，神经断端良好对位后，6个月左右神经功能可开始恢复，但可出现连带运动。

（三）临床表现

患侧面部表情运动丧失，额纹消失，不能皱眉与闭目，患侧睑裂大，两眼上看时，患侧眉毛不能上抬。鼻唇沟变浅。口角下垂并向健侧歪斜，讲话、哭笑或露齿动作时更加明显，鼓腮漏气，发爆破音困难，进食口角漏液。双侧完全瘫痪者面部呆板无表情。不同部位和分支损害还可引起眼溢泪、鳄鱼泪和无泪；听觉异常；听觉过敏等。

（四）诊断

1. 面神经损害定位诊断

（1）角膜反射试验：正常反应为轻触巩膜无瞬目反射。触及角膜出现瞬目反射。面神经受损引起运动障碍时，棉絮触及角膜，被检者有感觉，但只在对侧眼出现瞬目反射。

（2）泪液分泌试验：用0.5 cm宽的滤纸片放在双眼下穹隆，5分钟后对比泪液浸湿的长度。病变一侧泪液浸湿将减少或无浸湿。正常两侧差别不超过30%，相差一倍可为异常。泪液分泌减少提示病变位于或靠近膝状神经节。需注意当已发生面瘫较长时间者，由于眼部干燥症可出现假阳性的结果。此外，实验前应先吸干下穹隆泪液，避免假阴性的结果。

（3）镫骨肌声反射：声阻抗测听计可测及反射情况。当镫骨肌反射可引出时，说明病变位于镫骨肌突起远端。

（4）唾液腺分泌试验：用柠檬汁刺激唾液分泌，细管分别收集双侧下颌下腺分泌的唾液。在面瘫发生的第1天当唾液分泌减少25%以上时，预示恢复不完全。

（5）味觉试验：以棉签分别浸糖精、盐、奎宁以及食醋，比较两侧舌前味觉反应。当在舌部施以微小正电流时，可感到一种金属苦味。味觉消失表示面神经损伤在鼓索支的水平或更上。

（6）CT和MRI检查：CT显示颞骨骨折线，有助于了解骨管的损伤部位。MRI可显示面神经水肿变性的情况。

2. 定性诊断 目的在于判断神经是否已经变性或者将要变性，并评估其变性程度。

（1）最大刺激试验：以刺激电极贴于面神经各分支区域，将刺激加至5 mA或被测试者最高可耐受程度，比较两侧是否相等、降低或消失。本试验的生理学基础在于神经受损后，损伤

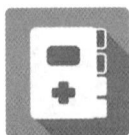

部位远端仍继续传递神经冲动。在面瘫发生的最初 3～5 天,本试验无意义,因为即使神经完全断裂,远端神经仍具有传递功能。面瘫发生 3～5 天后,在轻度损伤情况下,最大刺激试验的双侧反应相等。在 2～3 度损伤时,反应程度降低。3 度以上损伤,末端神经出现变性,反应消失。

（2）面神经电图:类似于最大刺激试验,以肌电记录仪记录并比较电位大小,试验更精确。

（3）肌电图:记录骨骼肌纤维的电活动。肌电图常常早于临床可见的肌肉运动。面瘫发生 10～20 天,如能记录到肌电图,可排除神经完全断裂,肌电图消失后又出现,说明神经已再生。

（五）鉴别诊断

与中枢性面瘫鉴别。中枢性面瘫患侧皱眉正常,额纹不消失,多伴有偏瘫症状。

（六）治疗

1. 病因治疗 有明确病因者,应首先治疗病因,或在病因治疗的同时兼顾面瘫治疗。如急性中耳炎早期合并的面瘫,应积极控制感染,处理面瘫,治疗中耳炎,面瘫可在感染控制后迅速缓解。慢性化脓性中耳炎并发面瘫者,应立即行手术清除中耳病变,控制感染,同时探查面神经受损情况,酌情采取面神经减压等处理。

2. 药物治疗 贝尔面瘫、Hunt 综合征程度较轻时,常用糖皮质激素、抗病毒药物、血管扩张剂、B 族维生素及 ATP 等治疗,并可辅以针灸、理疗、按摩、高压氧等治疗。

3. 手术治疗

（1）面神经减压术:中耳炎性疾病及外伤导致的面瘫,贝尔面瘫、耳带状疱疹等面瘫程度较重时,需进行面神经减压术。

（2）面神经修复手术:对于颞骨骨折、医源性损伤、神经瘤等占位性病变或手术所致面部神经损伤,应即时修复。越早修复则愈后效果越好。神经外膜缝合是目前最常用的修复技术。

（3）面神经替代手术:在神经损伤较多无法行面神经端对端吻合术时,也应尽量考虑行神经移植。

二、半面痉挛

半面痉挛又称面肌痉挛,为一侧面部肌肉反复性阵发性不自主抽搐,中年以上女性较为多见,男女发病率之比约为 4：5。

（一）病因及病理

半面痉挛的病理机制是阵发性面神经异常兴奋。其病因无定论,称为特发性半面痉挛。有关病因学说如下。①微血管压迫学说:微血管如小脑前下动脉及其分支压迫面神经出桥小脑角处,造成神经鞘膜损伤,神经纤维发生"短路",从而导致半面痉挛。②核团学说:面神经路径上的异常刺激引起面神经运动核团活动过强,并出现结构变化和兴奋性增强,不同神经元之间相互传递冲动,再经面神经下传,导致面肌痉挛发作。

继发者临床少见,多由面神经路径上的压迫性刺激引起,如面神经鞘膜瘤、听神经瘤、多发性硬化等。

（二）临床表现

（1）阵发性一侧面部肌肉不自主抽搐,累及眶周、鼻周及口周肌肉。通常由一侧眼轮匝肌开始,呈微弱的间歇发作性抽搐,逐渐向下扩展到面部其他肌肉,额肌较少受累。严重者可累及颈及肩部肌群。

（2）每次抽搐持续数秒至数分钟,间歇期长短不定,程度轻重不一,轻者分散注意力可抑

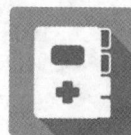

制发作,重者不受意识控制,可因情绪激动、精神紧张或过度疲劳等因素而加重。发作间期可一切如常。睡眠时很少发作。

（3）部分患者面肌抽搐发作时伴有轻微头痛或面部酸痛感,有时伴发三叉神经痛。

（4）症状随发作频率增加而逐渐加重,频繁发作可影响视力、言语和咀嚼功能。病程晚期可使面肌肌力显著减弱,甚至出现永久性面瘫。

（三）诊断与鉴别诊断

（1）根据上述典型临床表现,可明确诊断。

（2）应进行耳鼻咽喉及神经科检查,常规进行脑电图、肌电图检查。

（3）CT 以及 MRI 检查,有助于诊断听神经瘤、面神经鞘膜瘤等引起的继发性半面痉挛。

（4）还需与癔症性眼肌痉挛、习惯性面肌痉挛、局灶性癫痫、面瘫后面肌痉挛、三叉神经痛以及锥体外系病变引起的舞蹈病和手足徐动症等相鉴别。

（四）治疗

1. 药物治疗　对发病初期和症状轻微的患者可酌情选用镇静剂、安定剂及抗癫痫药物,同时配合针灸、物理疗法对改善症状有一定效果。

2. 面神经阻滞　可选用80%的酒精0.5 mL阻滞茎乳孔面神经干处,暂时阻断面神经传导功能,或使用肉毒素面肌局部注射解除局部肌肉痉挛。

3. 电刺激疗法　采用电刺激器产生脉冲电方法,间隔刺激面肌痉挛最强运动点,可抑制过多的神经冲动,矫正无规律兴奋冲动的传导。

4. 手术疗法　对药物和肉毒素治疗无效者,可考虑手术治疗。目前较常用的手术有微血管神经减压术、面神经梳理术以及选择性面神经部分切断术等。

第七节　耳源性眩晕

一、概述

眩晕是因机体对空间定位障碍而产生的一种运动性或位置性错觉,是临床常见症状之一,而非临床疾病。

人体的平衡是由前庭系统、视觉和本体感觉这三个系统的共同协调,以及周围与中枢神经系统之间复杂联系和整合来维持的。其中,前庭系统起主导作用。前庭系统及其与中枢系统联系过程中的任何部位受生理性刺激或病理性因素影响时,都会在客观上表现为平衡障碍,主观上表现为眩晕。因此,眩晕可能涉及耳鼻咽喉科、神经内科、眼科及精神科等多学科。耳源性眩晕疾病在眩晕症中比例较高。

二、梅尼埃病

梅尼埃病（Meniere disease,MD）是一种特发性膜迷路积水为主要病理改变的内耳病。以发作性眩晕、波动性听力下降、耳鸣和耳闷胀感为主要临床特征。多发于青壮年,发病高峰为40～60岁,其次为青年人,儿童罕见。男女发病率（1～1.3）∶1。一般单耳发病,随着病程进展,可出现双耳受累。

（一）病因及发病机制

病因仍不明,因其主要病理变化为膜迷路积水,故内淋巴的产生和吸收失衡是主要发病机

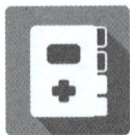

制。主要学说如下。

1. 内淋巴管机械阻塞与内淋巴吸收障碍 内淋巴循环通路中的任何部位的狭窄或阻塞均可引起内淋巴管机械阻塞与内淋巴吸收障碍,是膜迷路积水的主要原因。

2. 免疫反应学说 近年来研究证实,内耳能接受抗原刺激并产生免疫应答。发生抗原抗体反应,导致内耳毛细血管扩张,通透性增加,体液渗入膜迷路,造成膜迷路积水。

3. 内耳缺血学说 自主神经功能紊乱,内耳小血管痉挛可导致内耳及内淋巴囊微循环障碍,导致膜迷路积水。

4. 其他病因 内淋巴囊功能紊乱,病毒感染、遗传因素,球囊耳石脱落等。

(二)病理

主要的病理表现为膜迷路积水,膜蜗管和球囊比椭圆囊和壶腹明显,半规管与内淋巴囊一般不膨大。膜蜗管膨大,使前庭膜凸向前庭阶,甚至贴近骨壁而阻断外淋巴流动。内淋巴压力极高时可使前庭膜破裂,内外淋巴混合。内、外淋巴混合所致的离子平衡破坏是梅尼埃病临床发病的病理生理基础。

(三)临床表现

典型的梅尼埃病症状包括发作性眩晕、波动性听力下降、耳鸣及耳闷胀感。

1. 眩晕 多呈突发性眩晕,患者感到自身或周围物体沿一定的方向与平面旋转,或为摇晃感、漂浮感,同时常伴有恶心、呕吐、面色苍白、出冷汗、血压降低、脉搏迟缓等自主神经反射症状。睁眼转头时加剧,闭目静卧时减轻。患者神志清醒,眩晕持续时间多为 20 分钟至数小时。在缓解期可有不平衡或不稳感,可持续数天。眩晕常反复发作,复发次数越多,持续越长、间歇越短。

2. 听力下降 呈波动性、渐进性。初期可无自觉耳聋,多次发作后始感明显。一般单侧,发作期加重,间歇期减轻。听力损失程度随发作次数增多每况愈下,但极少全聋。

3. 耳鸣 多出现在眩晕发作之前。初为持续性低调吹风声或流水声,后转为高音调蝉鸣声或汽笛声。耳鸣在眩晕发作时加剧,间歇期自然缓解,但常不消失。

4. 耳闷胀感 发作期患耳内或头部有胀满、沉重或压迫感,有时感耳周灼痛。

(四)检查

基本检查包括耳镜检查、纯音测听和声导抗检查。

1. 耳镜检查 鼓膜正常,鼓室导抗图正常,咽鼓管功能良好。

2. 听力检查 呈感音神经性聋。纯音听力图早期为上升型,晚期可呈平坦型或下降型。甘油试验常为阳性,但在间歇期、脱水等药物治疗期为阴性。

3. 前庭功能检查 发作期可观察到水平或旋转水平性自发性眼震和位置性眼震,动态和静态平衡功能检查结果异常。间歇期自发性眼震和各种诱发试验结果可能正常,多次复发者患耳前庭功能可能减退或丧失。

4. 影像学检查 膜迷路 MRI 成像显示部分患者前庭导水管变直、变细。

(五)诊断

中华耳鼻咽喉头颈外科杂志编辑委员会和中华医学会耳鼻咽喉头颈外科学分会组织国内专家多次研讨,出台了新版《梅尼埃病诊断和治疗指南(2017)》。其中诊断标准如下。

(1)2 次或 2 次以上眩晕发作,每次持续 20 分钟至 12 小时。

(2)病程中至少有一次听力学检查证实患耳有低到中频的感音神经性听力下降。

(3)患耳有波动性听力下降、耳鸣和(或)耳闷胀感。

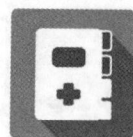

Note

（4）排除其他疾病引起的眩晕,如前庭性偏头痛、突发性耳聋、良性阵发性位置性眩晕、迷路炎、前庭神经炎、药物中毒性眩晕、颅内占位性病变等。此外,还需要排除继发性膜迷路积水。

（六）鉴别诊断

1. 良性阵发性位置性眩晕　系特定头位诱发的短暂（数秒钟）阵发性眩晕,伴有眼震。一般无听力学异常改变。

2. 前庭神经炎　可能因病毒感染所致。临床上以突发眩晕,自发性眼震,恶心、呕吐为特征。前庭功能减弱而无耳鸣和耳聋。该病无耳蜗症状是与梅尼埃病的主要鉴别点。

3. 前庭药物中毒　有应用耳毒性药物的病史,眩晕起病慢,程度轻,持续时间长,非发作性,可逐渐代偿而缓解,伴耳聋和耳鸣。

4. 迷路炎　有化脓性中耳炎及中耳手术病史。

5. 突发性聋　约半数突发性聋患者伴眩晕,但极少反复发作。鉴别点:听力损失快而重,无波动。

6. Hunt 综合征　可伴轻度眩晕、耳鸣和听力障碍。鉴别点:耳廓或其周围皮肤的带状疱疹及周围性面瘫。

7. Cogan 综合征　除眩晕及双侧耳鸣、耳聋外,鉴别点:非梅毒性角膜实质炎与脉管炎为其特点,糖皮质激素治疗效果显著。

8. 外淋巴瘘　可疑者宜行手术探查证实并修补。

9. 听神经瘤　早期可出现感音神经性耳聋、耳鸣、平衡障碍。前庭功能检查和内耳道MRI增强扫描是诊断听神经瘤的金标准。

（七）治疗

治疗目的:减少或控制眩晕发作,保存听力,减轻耳鸣及耳闷胀感。

1. 内科治疗

1）发作期治疗　目的在于控制眩晕发作及相关症状。

（1）卧床休息,症状缓解后宜尽早逐渐下床活动。

（2）前庭抑制剂:可有效控制眩晕急性发作。原则上使用不超过72小时。常用的有地西泮、苯海拉明、地芬尼多等。其中地西泮可能会影响前庭代偿,故仅用于眩晕急性发作。苯海拉明可有效抑制眩晕和呕吐症状,但青光眼和前列腺疾病者慎用。

（3）糖皮质激素:如果急性期眩晕症状严重或听力下降明显,可酌情口服或静脉给予糖皮质激素。

（4）支持治疗:如恶心、呕吐症状严重,可加用补液支持治疗。

（5）对诊断明确的患者,按上述方案治疗的同时可加用甘露醇、碳酸氢钠等脱水剂。

2）间歇期的治疗　治疗原则:减少、控制或预防眩晕发作,同时最大限度地保护患者现存的内耳功能。

（1）患者教育:向患者解释梅尼埃病相关知识,做好心理咨询和辅导工作,消除患者恐惧心理。

（2）生活方式和饮食调整:规律作息,避免不良情绪、压力等诱发因素。低盐饮食,避免咖啡因制品、烟草和酒精类制品的摄入。

（3）药物治疗:①倍他司汀:可以改善内耳血供。②利尿药:有减轻内淋巴积水的作用。③鼓室内注射糖皮质激素:改善内淋巴积水状态、调节免疫功能,对患者耳蜗及前庭功能无损伤,初始注射效果不佳者可重复给药。④鼓室内注射庆大霉素:可有效控制大部分患者的眩晕

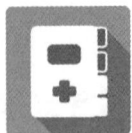

症状（80%～90%），是目前针对单侧顽固梅尼埃病一线治疗方法。建议采用低浓度、长间隔的方式，因注射耳听力损失的发生率为 10%～30%，治疗前应充分告知患者发生听力损失的风险。

（4）鼓室低压脉冲治疗：可减少眩晕发作频率，对听力无明显影响。治疗机制不明，可能与压力促进内淋巴吸收有关。通常先行鼓膜置通气管。

2. 外科手术治疗　眩晕发作频繁、剧烈，6 个月非手术治疗无效的患者，可选用手术治疗。手术方法包括内淋巴囊手术、三个半规管阻塞术和前庭神经切断术、迷路切除术等，手术治疗可能会损伤患侧部分或全部听力。

3. 前庭和听力康复治疗

（1）前庭康复：治疗稳定、无波动性前庭功能损伤的梅尼埃病患者，可缓解头晕，改善平衡功能，提高生活质量。包括一般性前庭康复治疗、个体化前庭康复治疗以及基于虚拟现实的平衡康复训练等。

（2）听力康复：对于病情稳定的三期及四期梅尼埃病患者，可根据听力损失情况酌情考虑验配助听器或植入人工耳蜗。

三、眩晕症

（一）分类

传统分类可包括耳源性与非耳源性眩晕；真性与假性眩晕；前庭外周性与前庭中枢性眩晕。常按照发病部位分为如下两种。

1. 前庭性眩晕

（1）前庭周围性眩晕：内耳疾病所致眩晕。最常见的有良性阵发性位置性眩晕、梅尼埃病等。

（2）前庭中枢性眩晕：血管性、肿瘤、外伤性疾病，如脑卒中、多发性硬化等。

2. 非前庭性眩晕　如眼性眩晕、颈性眩晕、循环系统疾病、血液病、内分泌及代谢疾病、精神性眩晕等。此外，某些外耳、中耳病变也可引起眩晕。

（二）诊断

眩晕的表现多种多样，引起眩晕的疾病涉及许多临床学科。故眩晕的诊断应做到定位、定性、定因，以利于指导治疗。

1. 病史的采集与分析　主要了解眩晕的发作形式、时间特征、发作频率、发作时情况和伴发症状，以及发病前诱因、既往史等。

2. 辅助检查　完善各项检查，以便明确眩晕的病因及病变部位。①全身一般检查。②耳鼻咽喉科专科检查：重点了解耳部情况，包括听力检查。③神经系统检查：包括脑神经功能、感觉和运动系统检查等。④精神心理状态评估：应包括精神状态及心理应激状态的评估。⑤前庭功能检查：平衡试验、甘油试验等。⑥眼科检查：有助于判断是否为眼性眩晕。⑦颈部检查：判断颈性眩晕。⑧影像学检查：了解中耳、内耳道及颅内情况。⑨脑电图检查：必要时排除前庭性癫痫。⑩眩晕激发试验：眩晕诊断中的重要部分，通过一些试验激发患者眩晕发作而获得更多信息。

（三）治疗原则

对症治疗、病因治疗、综合治疗。

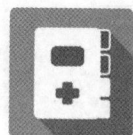

Note

第八节　耳聋及其防治

一、概述

听觉传导通路的任何结构或功能障碍,都可表现为不同程度的听力损害,轻者也称重听(hard of hearing),重者称为聋,临床常统称为耳聋。耳聋是影响人类生活质量,导致终生残疾的最主要问题之一。2006 年中国第二次残疾人抽样调查显示:全国听力语言残疾者达 2780万人,并以每年 3 万多的数量增长。耳聋防治与听力康复已成为医药卫生和全社会共同关注的重要问题。

(一) 耳聋分类

按发病时间分类,以出生前后划分为先天性聋和后天性聋。以语言功能发育程度划分为语前聋和语后聋。先天性聋按病因不同,可分为遗传性聋和非遗传性聋两类。

耳聋按病变性质可分为器质性聋和功能性聋两大类。前者可依照病变位置划分为传导性聋、感音神经性聋和混合性聋三类。感音神经性聋可细分为中枢性聋、感音性聋、神经性聋。其中:感音性聋病变部位在耳蜗,又称为耳蜗性聋;神经性聋,病变部位在耳蜗以后的诸多部位,又称为蜗后聋。功能性聋因无明显器质性变化,又称精神性聋或癔症性聋。

(二) 耳聋分级

临床上常以纯音测听所得言语频率听阈的平均值为标准。我国以 500Hz、1000Hz、2000Hz 平均听阈为准,WHO(1997)建议将 4000Hz 列入统计范围。

我国法定以单耳听力损失为准,按语频平均听阈将耳聋分为 5 级。①轻度耳聋:听低声谈话有困难,语频平均听阈在 26~40 dB HL。②中度耳聋:听一般谈话有困难,听阈在 41~55 dB HL。③中重度聋:要大声说话才能听清,听阈 56~70 dB HL。④重度耳聋:需耳旁大声说话才能听到,听阈在 71~90 dB HL。⑤极重度耳聋:耳旁大声呼唤都听不清,听阈在 90 dB HL 以上。

二、传导性聋

在声音传导路径上(外耳、中耳)任何结构与功能障碍都会导致进入内耳的声能减弱,引起听力下降称为传导性聋。

(一) 病因

1. 先天性疾病　常见者外耳道狭窄或闭锁,听骨链畸形,鼓膜缺失等。

2. 后天性疾病　常见于炎症、外伤和机械性阻塞等,如外耳道异物、耵聍栓塞、炎性肿胀、瘢痕闭锁、鼓膜炎、急慢性分泌性与化脓性中耳炎及其并发症和后遗症、耳硬化、中耳肿瘤等。

(二) 治疗

根据病因确定治疗方法,具体参考相关疾病内容。耳整形外科和耳显微外科技术是治疗传导性聋的重要方法。因各种原因不能手术者,可佩戴助听器。

(三) 预防

传导性聋多由中耳病变引起,应以预防和治疗中耳病变为重点。

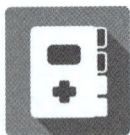

三、感音神经性聋

因内耳毛细胞、听神经、听觉传导路径或各级神经元受损,声音的感受与神经冲动传递障碍以及皮质功能缺如引起的听力下降,可分别称为感音性、神经性或中枢性聋。临床上用常规测听法难以区分,统称为感音神经性聋。

（一）病因及临床表现

1. 先天性聋 先天性聋是出生时或出生后不久就已存在的听力障碍,分为遗传性聋及非遗传性聋两大类。①遗传性聋:由基因或染色体异常所致的感音神经性聋,常伴有其他器官或组织的畸形。②非遗传性聋:妊娠期母体因素或分娩因素引起的听力障碍。主要病因是病毒感染、产伤和核黄疸,母亲患梅毒、糖尿病、肾炎等全身疾病,或母亲使用了耳毒性药物等。

2. 老年性聋 老年性聋是伴随年龄老化而发生的听觉系统退行性变。多与螺旋神经节细胞萎缩或耳蜗基底膜特性改变有关。表现为同时或先后出现的双侧听觉障碍,早期以高频为主,可伴高调持续耳鸣。噪声环境下语言辨别能力显著下降。

3. 耳毒性聋 又称药物性聋,是指误用某些药物或长期接触某些化学制品所致的耳聋。已知有耳毒性的药物近百种。常用的如下:氨基糖苷类抗生素如链霉素;水杨酸类止痛药;奎宁、氯喹等抗疟药;长春新碱、顺铂等抗癌药;呋塞米、依他尼酸等祥利尿药等。另外,铅、磷、砷、苯、一氧化碳、酒精、烟草中毒亦可损伤听觉系统。药物性聋以耳聋、耳鸣和眩晕为主。孕妇使用后可经胎盘进入胎儿体内损害听觉系统。

4. 突发性聋 突然发生的(多在 72 小时内)原因不明的主观感受到的感音神经性听力损失。目前认为与内耳微循环障碍、病毒感染、自身免疫性内耳病等有关。临床特征:①突然发生;②原因不明;③可伴耳鸣;④可伴眩晕、恶心、呕吐,但不反复发作;⑤除听神经外,无其他脑神经症状;⑥单耳发病居多,双侧耳聋以一侧为重。

5. 创伤性聋 头颅外伤、颞骨骨折,可导致迷路震荡、内耳出血、内耳毛细胞和螺旋神经节细胞受损。此外,潜水、爆震与长期噪声刺激常可引起内耳损伤,出现感音神经性聋。

6. 传染病源性聋 又称感染性聋,是病原微生物或其毒素通过血液循环进入内耳,影响内耳结构与功能,引起非波动性感音性聋。临床常见致聋感染有流行性脑脊髓膜炎、猩红热、白喉、伤寒、风疹、流行性感冒、腮腺炎、麻疹、水痘和带状疱疹、回归热、疟疾、梅毒、艾滋病等。

7. 全身疾病相关性聋 某些系统性疾病如高血压与动脉硬化、糖尿病、慢性肾炎、尿毒症、甲状腺功能低下、克汀病、白血病等疾病,均可引起内耳供血障碍、血管纹改变和耳蜗毛细胞、螺旋神经节细胞退变而致聋。

8. 自身免疫性聋 多发于青壮年的双侧同时或先后出现的非对称性、波动性、进行性感音神经性聋。耳聋多在数周或数个月达到严重程度,有时可有波动。前庭功能多相继受累。患者自觉头晕、不稳而无眼震。抗内耳组织特异性抗体试验、白细胞移动抑制试验、淋巴细胞转化试验及其亚群分析等有助于诊断,患者常合并有其他自身免疫性疾病,环磷酰胺、泼尼松等免疫抑制剂疗效较好,但停药后可复发,再次用药仍有效。

9. 其他 某些必需元素代谢障碍,如碘、锌、铁、镁等代谢障碍与感音神经性聋有关。引起耳聋的疾病还有很多,较常见的有梅尼埃病、耳蜗性耳硬化、听神经病、脑干听觉路径病变、多发性硬化症等。

（二）诊断和鉴别诊断

全面、系统地收集病史,详尽的临床全面检查,准确的听觉功能、前庭功能和咽鼓管功能检测,必要的影像学检查等是诊断和鉴别诊断的基础。

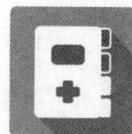

（三）预防与治疗

1. 预防比治疗更重要

（1）广泛宣传杜绝近亲结婚，积极防治妊娠期疾病，减少产伤。大力推广新生儿听力筛查，倡导耳聋基因筛查，努力做到早期发现、早期干预。

（2）开展老龄人口听力保健研究，开展与听力保健有关的营养与食品卫生学研究，防治营养缺乏疾病，减慢老化过程。

（3）严格掌握应用耳毒性药物的适应证，尽可能减少用量及疗程。用药期间要随时了解并检查听力，发现有中毒征兆者尽快停药治疗。

（4）改善劳动条件和环境，努力减少噪声及有害理化因素，加强个体防护观念及措施。避免颅脑损伤，尽量减少强噪声等有害物理因素，避免与化学物质接触，戒除烟酒嗜好。

2. 治疗 感音神经性聋的治疗原则是恢复或部分恢复已丧失的听力，尽量保存并利用残余的听力。目前尚无有效的方法使听力完全恢复。建议早发现早诊治，适当进行听力言语训练，适当应用人工听觉。

（1）药物治疗：根据耳聋病因与类型选择药物。在排除或治疗病因的同时，多尽早选用可扩张内耳血管的药物、降低血液黏稠度和溶解小血栓的药物、B族维生素、能量制剂，必要时还可使用抗细菌、抗病毒及类固醇激素类药物。

（2）听觉言语训练：利用聋人的残余听力，借助助听器或植入人工听觉设备后获得听力，辅以适应的仪器（音频指示器、言语仪等），以科学的教学法进行听觉言语训练，训练聋儿发声、读唇，进而理解并积累词汇等，可建立接受性与表达性语言能力。

（3）人工助听技术：如助听器选配、植入性助听技术等。

（4）高压氧疗法：单纯高压氧治疗无肯定疗效，对早期药物性聋、噪声性聋、突发性聋、创伤性聋有一定辅助治疗作用。

四、混合性聋

耳传音与感音系统同时受累所致的耳聋，称混合性聋。如慢性中耳炎伴老年性聋、噪声性聋或全身疾病所引起的聋。混合性聋的治疗方法，应根据不同病因及病情综合分析选定。

五、功能性聋

本病又称精神性聋或癔症性聋，属非器质性耳聋。常由精神心理受创伤引起，表现为单侧或双侧听力突然严重丧失，无耳鸣和眩晕。语声不因耳聋而改变，多有缄默、四肢震颤麻木、过度凝视等癔症症状。反复测听结果变异较大，前庭功能无改变。患者可突然自愈或经各种暗示治疗而快速恢复。助听器常有奇效。但治愈后可复发。

能力检测
及答案

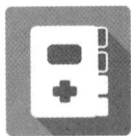

日 小 结

通过耳部疾病学习，应掌握耳部常见疾病、多发疾病的基本诊疗方法。如外耳疾病、急慢性化脓性中耳炎的临床表现和治疗原则、周围性面瘫的诊治；掌握和了解一些疾病的更新知识，如中耳炎分类和鉴别。熟悉分泌性中耳炎的临床表现和治疗原则，化脓性中耳炎颅内外并发症的分类和主要临床表现，梅尼埃病的典型症状、诊断依据，眩晕症的诊断与鉴别诊断等。了解中耳胆脂瘤的发病机制，耳聋及其防治。具备正确诊断治疗常见耳部疾病的能力。

（邵广宇）

Note

第二十四章　耳鼻咽喉外伤和异物

学习目标

1. 掌握:外耳道、鼻腔和咽部异物的检查、诊断方法和处理原则。
2. 熟悉:鼻部外伤的一般处理方法。
3. 了解:脑脊液鼻漏、喉外伤、颞骨骨折的临床表现;喉、气管、支气管和食管异物的处理原则。
4. 具备耳鼻咽喉部外伤和异物诊断与一般治疗的能力。

案例导入

患儿,男,3岁,因右侧鼻反复出血1周,伴脓性分泌物就诊。
1. 接诊后应如何询问病史?
2. 患儿应做哪些检查、处理?

第一节　耳鼻咽喉外伤

一、鼻骨骨折

鼻骨位于梨状孔的上方,受暴力作用易发生骨折,称鼻骨骨折(fracture of nasal bone),在鼻外伤中最为常见。鼻骨骨折可单独发生或合并颅面骨和颅底骨的骨折,如鼻根内眦部位受伤使鼻骨、筛骨、眶壁骨折,出现所谓的"鼻额筛眶复合体骨折"。鼻骨骨折多发生于鼻骨下段,因鼻骨下段骨质薄而宽,且缺乏周围骨质的支撑,比较脆弱,而鼻骨上段骨质厚而窄,较下段坚固。

(一) 临床表现

局部疼痛、肿胀、鼻出血、鼻及鼻骨周围畸形(鼻梁变宽、鞍鼻)等常见的症状和体征。鼻骨骨折发生后,立即出现鼻梁歪斜、鼻背塌陷等外鼻明显畸形。数小时后,因皮下软组织受伤、出血,外鼻及其周围组织可出现明显肿胀或皮下瘀血,从而掩盖鼻部畸形。待局部肿胀消退后,鼻畸形复现。合并鼻腔黏膜外伤时可有鼻出血,量多少不等。合并鼻中隔骨折、鼻中隔血肿、软骨脱位时可出现鼻塞症状。

(二) 检查

外鼻明显塌陷歪斜畸形,有时有骨擦音,触诊骨折处压痛明显。鼻腔检查可见黏膜肿胀,

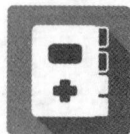

Note

229

如有鼻中隔受累,可见中隔偏离中线,前缘突向一侧鼻腔。合并有鼻中隔血肿,鼻中隔黏膜可向一侧或两侧膨隆。合并颅前窝骨折累及额骨眶板者,可导致眶周皮下及球结膜下瘀血青紫,出现"熊猫眼征"。鼻骨 X 线片或 CT 有助于判断骨折的位置及其相邻部位的损伤情况。

(三) 诊断

根据明确的外伤史及临床表现和检查即可作出诊断,鼻骨 X 线片可作为诊断依据。

(四) 治疗

鼻骨骨折最好在伤后 2～3 小时内,组织肿胀发生之前复位,不仅可使复位准确,且有利于早期愈合。鼻骨骨折复位时,复位器远端伸入鼻腔的深度不应超过两侧内眦连线。但在临床上多数患者就诊时鼻部肿胀已很明显,不利于复位,这种情况下应该在肿胀消退后再进行骨折复位,但最好不要超过 10 天,以免发生畸形愈合。对于有明显移位的鼻骨骨折应行骨折复位手术,对无移位又无明显畸形的骨折可不必手术,开放性骨折应争取一期完成清创缝合与鼻骨骨折的复位。对于合并有鼻中隔血肿、骨折或偏曲的患者,可在行鼻骨骨折复位的同时早期清除中隔内的血肿、碎骨片。

二、脑脊液鼻漏

脑脊液鼻漏是指脑脊液经破裂或缺损的蛛网膜、硬脑膜和颅底骨板流入鼻腔或鼻窦,再经前鼻孔或鼻咽流出。根据鼻漏出现的时间可分为急性外伤性脑脊液鼻漏和迟发性外伤性脑脊液鼻漏,前者表现为伤后即漏,临床多见;后者表现为伤后无漏,一段时间后出现,病程中常有反复发生的脑膜炎。脑脊液鼻漏的潜在危险在于上呼吸道感染后可继发严重的颅内感染。

(一) 病因

各种脑脊液鼻漏中,以外伤性者最多见,颅前窝骨折最多。筛骨筛板和额窦后壁骨板很薄,与硬脑膜紧密相连,外伤时若硬脑膜与骨板同时破裂,则发生脑脊液鼻漏。医源性脑脊液鼻漏多因手术所致,损伤颅底造成;自发性脑脊液鼻漏少见。

(二) 临床表现

主要为鼻腔间断或持续性流出清亮、水样液体。特别是在低头、用力、咳嗽或压迫双侧颈内动脉时鼻漏量增多。漏量的多少与损伤的部位和程度有关。如为外伤所致,鼻漏多在伤后即发生,并鼻内有血性液体流出,后渐变为清亮液体。迟发性者在伤后数天至数周发生,极少数在伤后数年发生。脑脊液鼻漏伴颅底骨折可有嗅觉丧失、眼球运动障碍或视力障碍等,合并颅内感染时有头痛、发热等细菌型脑膜炎的症状。鼻腔检查多无异常发现,头部外伤者可有鼻出血或其他外伤表现。

(三) 检查

利用鼻内镜检查、高分辨率 CT(HRCT)和 MRI 脑池造影术(MRC)、椎管内注药等检查对脑脊液鼻漏漏口进行定位诊断。根据鼻漏葡萄糖定量实验(葡萄糖>1.7 mmol/L)、$β_2$ 转铁蛋白或 $β_2$ 示踪蛋白检测可对脑脊液鼻漏做出定性诊断。

(四) 诊断

多有明确的外伤史或鼻内手术史及临床表现,根据血性液体或清水样液体自鼻孔流出,多可诊断;或有反复发生细菌型脑膜炎的病史者皆提示脑脊液鼻漏的可能。定位诊断的准确与否,直接关系到手术是否成功。

(五) 治疗

1. 保守疗法 生命体征稳定的患者可采取保守治疗,其原则包括降低颅内压、预防感染、

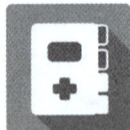

促进伤口愈合。具体方法:取半坐卧位,限制食盐和水的摄入量;勿用力擤鼻;保持大便通畅;全身预防性使用抗生素。一般治疗 2~4 周可治愈。多数外伤性脑脊液鼻漏可通过保守治疗治愈。

2. 手术治疗 一般经过保守治疗无效后可考虑手术修补治疗。手术修补适应证:①由颅底骨折引起,保守治疗 4 周无效者;②外伤性迟发性脑脊液鼻漏;③手术过程中引起的脑脊液鼻漏;④颅脑损伤严重,伴有颅内出血、进行性颅底积气、颅内异物者;⑤有化脓性脑膜炎病史者。脑脊液鼻漏手术治疗分颅内法和颅外法两大类,颅内法由神经外科医师完成,适用于颅脑损伤严重者。颅外法经历了鼻外法、鼻内法以及鼻内窥镜修补法等不同阶段,目前手术多在鼻内窥镜下完成,鼻颅底微创手术成为脑脊液鼻漏外科治疗的首选方法。

三、喉外伤

喉外伤指喉部遭受暴力、物理或化学因素作用,引起喉部组织结构损坏,临床表现有出血、呼吸困难、声音嘶哑或失声等。喉外伤是耳鼻咽喉科常见急症,常威胁患者生命,要给予正确、及时处理。喉部外伤分为喉外部伤和喉内部伤两类。前者包括闭合性喉外部伤和开放性喉外部伤;后者包括喉烫伤、烧灼伤和器械损伤。

（一）病因

闭合性喉外伤多由钝性外力所致,如坚硬物体挤压、撞击、拳击、扼伤、自缢等。开放性喉外伤多由锐器伤或巨大破坏力引起,如战时火器伤、弹片及刺刀伤、子弹所致喉部贯通伤、交通事故、工伤事故等。喉内部伤多因喉、气管、支气管黏膜受到强的物理因素刺激或接触化学物质后引起。

（二）临床表现

1. 疼痛 喉及颈部为著,触痛多明显。随发声、吞咽、咀嚼、咳嗽而加重,且可向耳部放射。

2. 出血 因颈部血运丰富,在开放性喉损伤时,出血较凶猛,易发生出血性休克。若伤及颈动脉、颈内静脉,因出血难以控制,患者可有生命危险。

3. 声音嘶哑或失声 声带损伤、环杓关节脱位、喉返神经损伤均可导致声嘶乃至失声。

4. 咳嗽及咯血 由于挫伤刺激而引起咳嗽,喉黏膜破裂轻者仅有痰中带血,重者可致严重咯血。

5. 颈部皮下气肿 空气可通过喉内及颈部伤口进入颈部软组织内,产生皮下气肿,若向周围扩展,可达面部及胸腹部,向下可进入纵隔,形成纵隔气肿。

6. 呼吸困难 喉黏膜出血、水肿、软骨断裂均可致喉狭窄,双侧喉返神经损伤可引起吸气性呼吸困难。若出血较多,血液流入气管、支气管,造成呼吸道阻塞,重则可导致窒息。在喉烫伤、烧灼伤患者可出现呼吸急促、咳嗽剧烈,可并发肺炎或膜性喉气管炎,可咳出脓血痰和坏死脱落的气管黏膜。误吞腐蚀剂者可致喉、气管、食管瘘。若烧伤范围广泛,可导致严重而广泛的阻塞性肺不张、支气管肺炎、肺水肿,进而出现呼吸功能衰竭。

7. 休克 若伤及颈部大血管,将在极短时间内丢失大量血液而引起失血性休克。

（三）检查

（1）闭合性喉外伤患者可出现颈部肿胀变形,皮肤片状、条索状淤斑。喉部触痛明显,可触及喉软骨碎片之摩擦音,有气肿者可扪及捻发音。间接喉镜检查或纤维喉镜检查常见喉黏膜水肿、血肿、出血、撕裂、喉软骨裸露及假性通道等。声门狭窄变形、声带活动受限或固定。颈部正侧位片、体层片可显示喉骨折部位、气管损伤情况。胸部 X 线片可显示是否有气胸及气肿。颈部 CT 扫描对诊断舌骨、甲状软骨及环状软骨骨折、移位及喉结构变形极有价值。

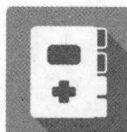

Note

（2）对于开放性喉外伤患者应先常规检查患者的意识、呼吸、脉搏、血压等生命体征。再检查伤口情况，注意观察伤口部位、大小、形态、深浅及数目。如果伤口未与喉、咽相通，则与一般颈部浅表伤口相同。若伤口与咽喉内部相通则可见唾液从伤口流出。由伤口可见咽壁、喉内组织及裸露的血管及神经。伤口内的血凝块及异物不可轻易取出，以免发生大出血。

（四）诊断

根据外伤史、临床症状及检查所见多不难确诊。如仅有颈部皮肤红肿和瘀斑，则难以确立诊断，若有咯血则可确定诊断。喉部 X 线断层片、CT 扫描、MRI 对确定诊断有重要价值。

（五）治疗

1. 一般对症治疗 对于仅有软组织损伤，无咯血、无喉软骨移位或骨折及气道阻塞的喉部外伤。让患者保持镇静、颈部制动、进流质食或软食、减少吞咽动作。疼痛剧烈者可给予止痛剂，可给予抗生素及糖皮质激素。同时给氧并密切观察患者呼吸及皮下气肿变化情况，做好气管切开术准备。

2. 急救治疗 对于有较明显吸气性呼吸困难者应行气管切开术；对于有失血性休克者，应尽快给予静脉输入葡萄糖、平衡盐溶液、代血浆和全血，并给予强心剂等抗休克治疗；对于出血较剧者，应尽快控制出血，找到出血血管并将其结扎，或缝合血管。

3. 直接喉镜下喉软骨固定术 适用于中度喉挫伤、有喉软骨骨折及轻度移位的患者。先行气管切开术，然后行直接喉镜或支撑喉镜检查，将移位的喉软骨复位，然后经喉镜放入塑料或硅胶制的喉模，上端用丝线经鼻腔引出固定，下端经气管造口固定于气管套管。

4. 喉裂开喉软骨成形术 适用于喉挫伤严重、喉软骨破碎移位、颈部气肿、呼吸困难及直接喉镜下复位固定术失败的患者。将破裂的软骨尽量保留，复位、仔细缝合黏膜。局部组织瓣或会厌、颊黏膜游离黏膜瓣、颈前肌肌膜瓣均可用于修复喉内黏膜缺损。如果一侧杓状软骨完全撕脱并移位，可予以切除。部分杓状软骨撕裂可行复位并用黏膜修复。将喉软骨骨折进行复位，用钢丝或尼龙线固定，喉内放置喉模型，如有狭窄趋势，可行喉扩张术。

5. 营养支持治疗 特别是在开放性喉外伤患者可给予鼻饲饮食以减少喉部活动，减轻疼痛及呛咳，以利于创面愈合。

四、颞骨骨折

颞骨骨折是头部外伤的一部分，常合并有严重的颅脑外伤。颞骨骨折分为纵行骨折、横行骨折和混合型骨折，纵行骨折最常见，约占 70%。不同类型的骨折临床症状也不相同。

（一）病因

头部外伤所致，常见车祸、坠落及各种头部撞击力作用于颈枕部时引起的颅底骨折。

（二）临床表现

1. 全身症状 在发生颞骨骨折时，常伴有不同程度的颅脑外伤，多有头痛、恶心、呕吐等症，严重者出现昏迷、休克等表现。

2. 出血 颞骨纵行骨折常引起外耳道及鼓膜破裂，血自外耳道溢出或自咽鼓管经鼻、咽溢出。

3. 脑脊液耳漏 颞骨骨折伴硬脑膜撕裂伤时，脑脊液可经过鼓室、鼓膜外伤处流于外耳道，形成脑脊液耳漏；或经咽鼓管流入鼻腔，形成脑脊液鼻漏；也可同时经外耳道和鼻腔流出。开始脑脊液因与血液混合而呈淡红色，随着出血逐渐停止，其液体逐渐转为清亮液体。

4. 听力下降及耳鸣 纵行骨折主要损伤中耳，极少伤及迷路，听力下降较轻，多为传导性听力下降，可有低调耳鸣；横行骨折多伤及内耳，听力损失较重而呈感音性听力下降，耳鸣较

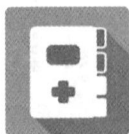

重,为持续高调耳鸣。

5. 眩晕 横行骨折伤及迷路及前庭,故常发生眩晕且伴有自发性眼震,眩晕持续时间与损伤程度有关,短者1周内可恢复。

6. 面瘫 纵行骨折面瘫发生率低,一般损伤较轻,预后好;横行骨折引起的面瘫在横行骨折中发生率为50%左右,多为面神经鼓室段至内耳道段直接损伤所致,常为永久性面瘫。

(三)检查

外耳道检查可见出血、皮肤撕裂、骨壁塌陷、错位及下颌关节嵌入。纵行骨折可发现外耳道后壁有纵行皮损及出血,与鼓膜撕裂处相连续,且有血液经鼓膜损伤处流出,合并硬脑膜损伤则有淡红色或清亮液体流出,前庭功能正常或减退。横行骨折则易发生血鼓室,前庭功能丧失。X线检查阴性者不能排除颞骨骨折,高分辨率的CT扫描可反映出颞骨骨折线的走向及颅内积血、积气等症状。

(四)治疗

治疗原则:预防控制感染,一般禁止外耳道内填塞。

首先治疗全身症状,再处理耳科情况,严重出血者请神经外科会诊。有脑脊液耳漏者,严格按颅脑外伤处理。待病情稳定后可行手术探查。感音神经性耳聋及眩晕患者行相应对症治疗,若出现面瘫,经2～6周保守治疗无效后,若全身情况允许可行面神经探查、减压术或修复术。

第二节 耳鼻咽喉异物

一、外耳道异物

外耳道异物多见于儿童,可分为动物性、植物性和非生物性等。

(一)病因

(1)儿童在玩耍时将各种异物(如小玻璃球、钢珠、石子、玉米粒、豆子等)塞入外耳道。

(2)成人挖耳时将火柴棍、棉花球等留在外耳道内。

(3)夏季露宿或野外作业时昆虫进入外耳道内。

(4)治疗外耳道或中耳疾病时,纱条、棉花遗留于外耳道内。

(二)临床表现

(1)小而无刺激性的异物 可长期存留在外耳道而无症状。较大的异物可引起耳痛、耳鸣、听力下降及反射性咳嗽等。

(2)活的昆虫等动物性异物 可在外耳道内爬行骚动,患者常奇痒难忍,有的还可以引起剧烈耳痛和耳鸣;植物性异物遇水膨胀后,可引起患耳的胀痛或感染。

(3)异物位置越深,症状越明显,靠近鼓膜的异物可压迫鼓膜,发生耳鸣、眩晕,甚至引起鼓膜及中耳损伤。

(4)有的异物被耵聍包绕形成耵聍栓塞。

(三)诊断

外耳道异物的诊断并不困难,一般通过临床表现结合耳镜检查多能确诊,但位于外耳道底部深处的小异物容易被忽略;或因异物刺激或滞留时间过长,损伤外耳道,致外耳道肿胀,并发

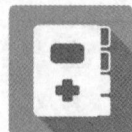

Note

中耳及外耳道炎或耵聍包裹,混淆诊断。

（四）治疗

外耳道异物必须取出,在取出异物之前,应了解异物的位置、大小、形状、性质,外耳道弯曲情况、有无肿胀、是否并发感染,结合患者年龄,采用合适的器械和正确的取出方案。

（1）球形光滑异物,可用细而头端带钩的异物钩,于外耳道与异物之间的缝隙伸到异物的内侧,一边松动一边轻轻将异物向外拨动,不能用镊子夹取,以防将异物推入深处,嵌在峡部或损伤鼓膜。

（2）细小的异物,可用冲洗法洗出。冲洗法禁忌证:合并中耳炎,鼓膜有穿孔者;鼓膜被异物损伤穿孔或合并中耳异物者;植物性异物遇水易膨胀者;尖锐多角的异物;石灰等遇水起化学反应。

（3）活昆虫等动物性异物,可先滴入甘油或食用油将其淹毙,或用2％丁卡因、70％酒精、或对皮肤无毒性的杀虫剂滴入外耳道,使其麻醉瘫痪后,再行取出,对于飞虫也可试行用亮光诱出。

（4）已经泡胀的植物性异物,应先用95％酒精滴入,使其脱水,缩小后再行取出。易碎的异物也可分次取出。

（5）不合作的幼儿,可在全身麻醉下取出异物。异物过大或嵌入较深,难以从外耳道取出时,或同时合并中耳异物时,可做耳内或耳后切口,取出异物。

（6）外耳道异物继发感染时,应先行抗感染治疗,待炎症消退后再取出异物,或异物取出后积极治疗外耳道炎症。

（7）异物取出过程中,如外耳道损伤出血,可用碘仿纱条压迫止血,次日取出,涂抹抗生素软膏,预防感染。

二、鼻腔异物

鼻腔异物可分为内源性和外源性两大类。前者有死骨、凝血块、鼻石、多生牙及异位牙等。外源性有生物性和非生物性。生物性中以植物性为多见,动物性则较为罕见。

（一）病因

（1）主要是儿童玩耍时自己或他人将豆类、果核、纸卷、塑料玩物等塞入鼻孔内所致。

（2）各种外伤使木块、砂石、金属片等进入并留滞在鼻腔或鼻窦内。

（3）比较少见的有水蛭或昆虫等爬入鼻内。

（4）医源性异物,如鼻部手术时填塞的纱条、棉片或器械断端遗留鼻内。

（二）临床表现

儿童鼻腔异物多有单侧鼻腔流黏脓涕、涕中带血和鼻塞症状,呼出气有臭味。面部外伤性异物除有外伤表现外,随异物大小、性质、滞留时间和所在位置症状有所不同。动物性异物鼻内多有虫爬感,日久可有鼻窦炎。医源性异物在术后仍有较重鼻塞,脓性分泌物和头痛。

（三）诊断

鼻腔异物通过病史、临床表现、仔细的鼻腔检查等容易确诊,必要时可通过鼻内镜或X线及CT检查定位。砂石、金属及鼻石、多生牙等异物在鼻部X光片或CT片上可见高密度影。

（四）治疗

对于鼻腔异物应尽早取出,以免引起感染等并发症。儿童鼻腔异物可用前端为环状的器械经前鼻孔进入,绕至异物后方向前钩出。对于圆滑异物切勿用镊子夹取,以防滑脱(滑脱时可推向后鼻孔或鼻咽部,引起误吸的危险)。对于取出困难以及不配合者可在全麻下取出。有

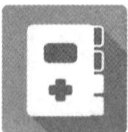

些异物可在鼻内镜下取出。

三、咽异物

咽异物在耳鼻咽喉科各种异物中最为多见。

（一）病因

（1）进食匆忙，或注意力不集中，将鱼刺、肉骨、果核等卡入咽部。

（2）儿童嬉戏，将小玩具、硬币等放入口中，不慎坠入咽喉。

（3）睡眠、昏迷或酒醉时发生误咽（如假牙脱落）。

（4）自残、自杀或他杀行为，有意将异物置于咽部。

（二）临床表现

（1）咽部常有异物刺痛感。在吞咽时症状明显，部位大多比较固定。

（2）如异物刺破黏膜，可见少量出血；并发感染，则疼痛明显。

（3）较大异物存留咽喉，可导致吞咽困难和呼吸困难。

（4）鼻咽部异物少见，但滞留时间久后会有臭味。

（三）诊断

咽部异物大多留存在扁桃体上、扁桃体窝内、舌根、会厌谷、梨状窝等处。鼻咽部异物少见。用压舌板进行口咽检查，可发现扁桃体上、扁桃体窝内异物；用后鼻镜、鼻咽镜可发现鼻咽部异物；用间接喉镜、纤维喉镜、直接喉镜或电子喉镜可发现舌根、会厌谷、梨状窝等处的异物。患者特别恶心的，应在1%丁卡因表面麻醉下进行检查。对极细小的竹签、针样鱼刺等可用手指或中耳刮匙触诊。在有假膜存在的部位，可为异物刮伤，亦可能有异物存在，须仔细探寻。少数钢针或其他金属类异物，可能进入咽后隙或咽旁隙，可用X线检查确诊。

（四）治疗

咽部异物大多在门诊或急诊室处理。口咽部异物，如扁桃体鱼刺，可用镊子或止血钳夹出。位于舌根、会厌谷、梨状窝等处的异物，行黏膜表面麻醉后在间接或直接喉镜下用喉钳或异物钳取出。对舌体肥大、颈短不能配合者，可在表面麻醉下经纤维喉镜或电子喉镜下取出。异物穿入咽壁而并发咽后或咽旁脓肿者，应经口或颈侧行脓肿切开引流，取出异物。少数针类或其他金属丝类异物进入咽后隙或咽旁隙，应在X线定位帮助下，经颈侧路径探取。在利用1%丁卡因进行表面麻醉时，应注意观察患者，尤其是儿童，有无过敏反应、中毒反应，如过敏，应立即停止麻醉，并及时处理。对妊娠妇女，应慎用丁卡因。

四、喉、气管及支气管异物

（一）喉异物

喉异物多发生于幼儿患者。声门裂为呼吸道狭窄处，一旦误吸入异物，极易致喉阻塞。

1. 病因 多因幼儿在进食时突然大笑、哭闹、惊吓等而误吸入喉部。儿童口含小玩具如笔帽、硬币等时，若突然跌倒，哭喊、嬉笑时，亦易将其误吸入喉部。异物吸入后嵌顿在声门区，造成喉部异物。老年人咽反射迟钝，也易产生误吸使果核等吸入喉部。

2. 临床表现 当异物进入喉内时，因反射性喉痉挛而引起吸气性呼吸困难及刺激性剧咳。若异物停留于喉入口，则有咽下疼痛或咽下困难。若异物存留于声门裂，大者立即发生窒息，严重者可于数分钟内窒息死亡；小者出现高声呛咳、呼吸困难、发绀、喘鸣、声嘶或失声，发声时可有异物感及喉痛出现。在小儿，呼吸困难及喘鸣特别严重。尖锐异物刺伤喉部者，可发生咳血，甚至皮下气肿。食管异物可在喉腔引起炎症反应，加重喉阻塞和引起下行性感染。

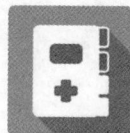

3. 检查　喉镜检查可发现声门上异物。声门下异物有时为声带遮盖而不易发现。听诊可闻及吸气时喉部哮鸣音。

4. 诊断　依据喉异物吸入史结合症状及喉镜检查易于诊断。

5. 治疗

（1）间接喉镜或纤维喉镜下取出术：适用于异物位于喉前庭以上，能合作的患者。喉黏膜表面麻醉后，间接喉镜下取出异物，细小异物亦可在纤维喉镜下取出。

（2）异物较大、气道阻塞严重、有呼吸困难的病例，估计难以迅速在直接喉镜下取出时，可先行气管切开术，再于直接喉镜下取出。

（3）异物取出后，应给予抗生素、糖皮质激素雾化吸入以预防喉水肿、支气管炎、肺炎的发生。

（二）气管及支气管异物

气管、支气管异物是指外界物质误入气管、支气管所致的疾病，是耳鼻咽喉科常见危重急诊之一，治疗不及时可发生窒息及心肺并发症而危及患者生命。常发生于 5 岁以下儿童，老年人咽反射迟钝，也易发生误吸；有时偶见成年人。异物包括内源性和外源性两大类，内源性异物是指患者本身的血液、脓液及呕吐物等；临床上所指气管、支气管异物大多属于外源性异物，异物在进入气管、支气管后，可引起局部病理变化，与异物性质、大小、形状、停留时间、有无感染有密切关系。

1. 病因

（1）儿童因牙齿发育与咀嚼功能不完善，咽喉反射功能不健全，在进食或口含异物时，在跑、跳、跌倒、惊吓、嬉逗或哭闹时，异物很易误入下呼吸道。

（2）成人在口含异物工作时，有时因注意力分散可不慎将异物吸入下呼吸道。

（3）全麻、昏迷、酒醉与睡眠等状态的患者，由于吞咽功能不全，可吸入食物、呕吐物或松动的义齿。

（4）不合适的挽救，如企图用手挖出口内或咽部异物，或钳取鼻腔异物不得法，使异物被吸入下呼吸道。

（5）手术时的意外，上呼吸道手术时，器械装备不稳而脱落，或切除的组织突然滑落而被误吸入下呼吸道。

（6）精神病患者或企图自杀者。

2. 临床表现

气管支气管异物的症状与体征一般可分为四个时期。

（1）异物进入期：必有哽气及剧咳。异物经喉进入气管时，刺激黏膜，可引起剧烈呛咳，并出现憋气，面色青紫。有时异物可被侥幸咳出；若较大的异物可嵌顿于声门或堵塞于声门下，可发生极度呼吸困难，并出现"三凹征"，甚至窒息死亡。异物若更深进入支气管内，除有轻微咳嗽或憋气外，可没有明显的临床症状。

（2）安静期：症状消失或极轻微。异物进入气管或支气管后，可停留于大小相应的气管或支气管内，此时无症状或只有轻微症状，此时咳嗽较轻或仅有轻度呼吸困难，甚至无呼吸困难，上述症状可常被忽略，有的患者可完全无症状，有文献称这为安静期。小金属异物若进入小支气管内，此期可完全没有症状。

（3）刺激或炎症期：可有咳嗽和肺不张或肺气肿的一切症状。有些异物，特别是植物性异物因释放出化学物质刺激气管或支气管黏膜，可引起局部炎症，加重咳嗽，出现咳痰、喘鸣及发热等症状，甚至可堵塞支气管，可出现肺不张或肺气肿的症状。

（4）并发症期：可出现相应肺部并发症的症状。轻者有肺不张、肺气肿及支气管炎和肺

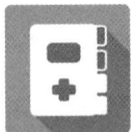

炎,严重者可发展为肺脓肿和脓胸甚至心力衰竭等。临床表现有咳嗽加重、发热、咳脓性痰、呼吸困难、胸痛、咯血及体质消瘦等。

3. 诊断

(1) 病史及症状:患者多有明确的异物吸入病史或可疑病史,典型症状如阵发性呛咳史、久治不愈的咳嗽及支气管炎病史等。

(2) 体格检查:检查患者有无呼吸困难表现,如"三凹征",面色青紫等;听诊及触诊,颈胸部触诊、听诊有时可有气管拍击声、肺呼吸音是否减弱、消失等异常呼吸音。气管内活动异物可听到撞击声,张口咳嗽时更明显;触诊气管时有碰撞振动感;张口呼吸可听到哮喘样喘鸣。支气管异物可有肺炎、肺气肿或肺不张等体征。

(3) X 线检查:对诊断气管支气管异物有很大辅助作用,不透光金属异物在正位及侧位 X 线透视或拍片下可直接诊断异物的位置、大小等。对透光异物则可根据其阻塞程度不同而产生肺气肿或肺不张等间接证据而诊断。胸部透视较胸部 X 摄片具有更高诊断准确率,可直接观察纵隔摆动的情况。

(4) 支气管镜检查:对于诊断不明确者,可进一步做支气管镜检查以进一步明确诊断。在做支气管镜检查时,必须同时预备合适的钳取异物器械,以便发现异物时可随时取出。

4. 鉴别诊断 气管、支气管异物临床上应与急性喉炎、支气管肺炎与肺结核等疾病进行鉴别。

5. 治疗 气管、支气管异物是危及患者生命的危重急症,应及时诊断,尽早取出异物,以保持呼吸道通畅。气管支气管异物可经支气管镜经由口腔或在个别情况下经由气管切开取出,是治疗气管支气管异物最有效的方法。对于支气管深部细小异物,可通过纤维支气管镜取出。极个别通过支气管镜确实无法取出的异物,可行开胸手术、气管切开。

6. 预防

(1) 健康教育:气管支气管异物重在预防,可开展宣教工作,教育小孩勿将玩具含于口中玩耍,避免给 3~5 岁以下的幼儿吃花生、瓜子及豆类等食物。吃饭宜细嚼慢咽,勿高声谈笑。小孩吃东西时不要嬉戏打闹,不可诱发其发笑、恐吓或打骂。

(2) 口咽内有异物,不可用手指挖取,也不可用大块食物硬压,应设法诱其吐出或咳出。

(3) 全麻及昏迷的患者,须注意是否有义齿或松动的牙齿;施行上呼吸道手术时应注意检查器械,防止松脱;切除的组织,应以钳夹持,勿使滑脱。

五、食管异物

食管异物是常见急症之一,常见于食管入口即第 1 狭窄处和主动脉弓高度的第 2 狭窄处,发生于下段者较少见。可发生于任何年龄,一般以成年人多见,异物种类多样,以鱼刺、肉骨、鸡鸭骨、义齿等最为常见。

(一) 病因

食管异物的发生与年龄、性别、饮食习惯、进食方式、食管病变、精神及神志状态等诸多因素有关,常见病因如下。

(1) 进食匆忙或注意力不集中,食物未经仔细咀嚼而咽下。

(2) 老年人牙齿脱落,咀嚼功能较差,口内感觉欠灵敏,食管口较松弛等,易误吞异物;或义齿在进食时脱落误吞。

(3) 儿童口含小玩物如小硬币等的不良习惯,是小儿发生食管异物常见原因。

(4) 成人因精神失常、自杀而故意吞服特殊异物,而发生食管异物。

(5) 食管本身的疾病如食管狭窄或食管肿瘤时引起管腔变细,也是食管异物发生的原因。

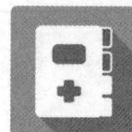

Note

（二）临床表现

1. 吞咽困难 其程度与异物形状、大小、有无继发感染等有关，小者虽有吞咽困难，但仍能进流质食，如误咽鱼刺；异物较大、尖锐性异物或继发感染时，可出现吞咽困难、张口流涎、恶心、反呕等症状。

2. 吞咽疼痛 为食管异物的主要症状，吞咽时疼痛加剧。异物在食管颈段，疼痛部位多位于颈根部或胸骨上窝处；异物位于中段者，疼痛常放射至胸骨后及背部；如合并感染，则有发热，甚至出现菌血症等中毒症状，疼痛更为剧烈。

3. 呼吸道症状 较大异物，或继发感染后水肿者，向前压迫气管后壁，或异物位置较高，未完全进入食管内，可出现呼吸困难、呛咳甚至窒息。

4. 其他症状 尖锐异物或已有食管周围炎者可因颈部肌肉痉挛使颈项强直，使颈部活动受限；感染严重者可引起食管周围炎、纵隔炎和颈深部感染而出现发热、全身不适等症状。

（三）诊断

1. 异物史 大多数患者能主诉明确的异物误入史或自服史。应详细了解异物的种类、性质、异物史的时间和异物发生后有无继续进食及发热、吐血等病史。根据患者明确的异物误吞史，并有咽下困难、疼痛或其他症状，可初步诊断食管异物。

2. 间接喉镜检查 位于食管上段的异物或有吞咽困难的患者，可见梨状窝处有分泌物潴留。

3. X线颈、胸正侧位检查 对金属异物可明确诊断异物的位置、大小等。对于枣核、鱼刺、肉骨等在X线下不显影的异物，应做食管钡剂检查，以确定异物是否存在及所处位置。凡疑有食管穿孔者，禁用钡剂食管造影，改用碘油食管造影。

4. 食管镜检查 有异物史、吞咽困难及吞咽疼痛者，在X线检查或CT扫描确诊或未能确诊的情况下，可做食管镜检查，既可确定诊断，又可钳取异物。食管镜检查为食管异物最为确切和有效的诊治手段。

（四）并发症

多出现在未及时就诊、仍继续进食的患者。如尖锐异物随吞咽运动可刺破食管壁，进而刺伤或刺破邻近的大血管；巨大异物向前可压迫气管，出现呼吸困难；合并感染者可出现严重并发症。

1. 食管穿孔 发生在颈段食管的食管穿孔可出现颈部皮下气肿，纵隔气肿，若继发感染，易形成颈部脓肿。

2. 气管食管瘘 因异物嵌顿压迫食管前壁致管壁坏死，并累及气管后壁形成气管食管瘘，且可导致肺部反复感染。多见于年老体衰，难以接受手术治疗者，或见于因感染不易控制，无法施行手术修补者。

3. 大血管破溃 尖锐食管异物穿破食管并伤及主动脉弓或锁骨下大动脉，可引起致命的大出血。本病抢救的存活率极低，应引起重视，并应与心胸外科、血管外科合作，进行积极抢救，有望提高治疗成功率。

（五）治疗

（1）尽早在食管镜下取出异物，防止并发症的发生是治疗食管异物的最主要原则。

（2）食管异物患者，因其不能进食，应于手术前、术后进行补液治疗，注意保持水、电解质平衡；有食管壁损伤或合并感染者，可用广谱抗生素治疗；食管壁严重损伤或怀疑有食管壁穿孔者，术后放置鼻胃管，暂停经口进食。

（3）食管上段异物导致颈段食管周脓肿或颈部化脓性感染者，应行颈侧切开引流术。

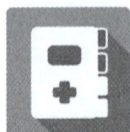

Note

（4）确诊为食管穿孔、纵隔脓肿或疑有大血管破溃以及巨大异物无法从食管镜下钳取者，均应尽早请心胸外科抢救处理。

（六）预防

食管异物是可以预防的，应注意以下几点。

（1）进食切忌匆忙，应细嚼慢咽，忌用带刺或碎骨的鱼汤、鸡汤等与米、面混合煮食。

（2）老年人的义齿（不易钳取）要严防脱落，进食要留心，对松动义齿要及时修复。睡前、全麻或昏迷患者，应将活动的义齿取下。

（3）教育儿童不要将各类物体放入口中玩耍。儿童口内如含有玩物，要嘱其吐出，切忌逗弄嬉笑、哭叫或恐吓。

（4）异物坠入食管后要立即就医，切忌用饭团、菜叶、馒头等强行咽下，以免诱发并发症和增加手术困难。

小　结

　　耳鼻咽喉外伤及异物为临床常见疾病，其危险性与外伤的部位、异物的位置以及全身情况有关，轻者可不予治疗，重者可危及生命。本病重在预防，尤其是耳鼻咽喉的异物，应向患者及家属进行相关常识的普及教育。

　　本章学习要求掌握鼻、咽、喉、气管及支气管异物的诊断、治疗和预防措施；熟悉鼻骨骨折的诊断和治疗方法。具备进行耳鼻咽喉外伤及异物的诊断、鉴别以及一般治疗的能力。

（黄秀丽）

知识链接 24-1

能力检测
及答案

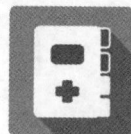

Note

第二十五章 耳鼻咽喉肿瘤

学习目标

1. 熟悉：鼻咽癌的临床特征及治疗原则。
2. 了解：耳鼻咽喉常见良、恶性肿瘤的临床特征。
3. 能熟练说出鼻咽癌的临床特征及治疗原则。

案例导入

患者，男，47 岁，两个月前无明显诱因出现反复左侧鼻出血，每次量不多，可自止，近 3 天，吸鼻有涕中带血。门诊鼻咽纤维喉镜检查发现鼻咽部肿物，表面光滑，覆有较多脓性分泌物。

1. 该患者可能的诊断是什么？
2. 患者应做哪些检查？如何治疗？

第一节 耳鼻咽喉良性肿瘤

头颈部是重要器官比较集中的部位，解剖结构复杂，组织来源各异，故其肿瘤种类繁多。头颈部较常见的肿瘤有乳头状瘤、血管瘤、鼻咽癌、喉咽癌、喉癌和甲状腺癌等。耳鼻咽喉属腔道器官，其肿瘤早期症状多不明显，常需借助特殊器械或仪器进行检查才能明确诊断。近年来，随着显微外科、微创外科、放射治疗与化学治疗等技术的迅速发展，大大提高了耳鼻咽喉头颈部肿瘤的诊断水平和治疗效果，也极大地提高了恶性肿瘤患者的生存率和生存质量。

一、乳头状瘤

乳头状瘤是以皮肤或黏膜上皮组织异常增生为特征的良性肿瘤，可发生于不同部位，其确切原因尚不清楚，可能与人类乳头状瘤病毒感染、炎症刺激、内分泌障碍等有关。

（一）分类

1. 外耳道乳头状瘤 好发于外耳道软骨部皮肤，是外耳道最常见的良性肿瘤之一。主要症状为耳痒、耳胀、耳内阻塞感、听力障碍及挖耳出血，如继发感染则有耳痛、耳流脓等。

2. 鼻部乳头状瘤 ①鳞状细胞乳头状瘤，发生于鼻前庭的鳞状上皮，或者由鼻腔和鼻窦柱状上皮化生而来；瘤体较小、质硬、色灰、局限而单发，呈桑葚状，多见于鼻前庭、鼻中隔前部。鼻前庭或鼻中隔黏膜与皮肤交接处有一种角化型乳头状瘤，亦称鼻前庭疣。②柱状细胞乳头

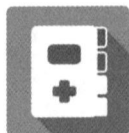

状瘤,发生于呼吸型假复层纤毛柱状上皮,好发于鼻中隔。③内翻性乳头状瘤,好发于鼻窦或鼻腔侧壁黏膜,肿瘤上皮主要由移行细胞和柱状细胞构成,向间质呈指状内翻生长,具有侵袭性、多发性,复发率高,有恶变的可能。多见于中年男性,单侧发病居多,表现为一侧鼻腔持续性鼻塞,渐进性加重,伴脓涕,偶有血性涕,或反复鼻出血,偶有头痛和嗅觉减退。

3. 咽部乳头状瘤 咽部最常见良性肿瘤,常见于悬雍垂基底部、软腭、腭舌弓、腭咽弓及扁桃体表面。多无明显症状,常于检查咽部其他疾病时被发现。

4. 喉部乳头状瘤 喉部最常见的良性肿瘤,常发生于声带,可向上波及室带、会厌,向下蔓延至声门下、气管。可发生于任何年龄,以10岁以下儿童居多,易复发,但随着年龄增长具有自限性。成人喉乳头状瘤有恶变倾向。喉乳头状瘤是由复层鳞状上皮聚集而成的上皮瘤,中心有丰富的血管,常不浸润基底膜。主要表现为进行性声嘶,肿瘤大者,可引起咳嗽、喘鸣及呼吸困难。由于儿童喉腔较小,喉乳头状瘤呈多发性快速生长,易发生喉阻塞。

（二）检查

（1）外耳道乳头状瘤检查时可见外耳道内棕黄色乳头状新生物,多无蒂,触之较硬。伴发感染时,肿瘤可为暗红色且质软。

（2）内翻性乳头状瘤外观呈息肉样或呈分叶状,粉红或灰红色,表面不平,触之易出血。影像学检查有助于确定病变部位,确诊依靠组织病理学检查。

（3）咽部乳头状瘤形如桑葚,色白或淡红色。

（4）喉部乳头状瘤呈乳头状凸起,色淡红或暗红、表面不平,带蒂者可随呼吸气流上下活动,安静呼吸时可隐入声门下而不易发现,发声时则翻于声带上清晰可见。

（三）治疗

（1）外耳道乳头状瘤应尽早手术切除。术后可用硝酸银、干扰素涂布创面,或电灼、激光烧灼肿瘤根部。切除不彻底者易复发。对耳痛、易出血者,应警惕有恶变的可能,需尽早进行病理检查,确诊后,应尽早手术切除肿瘤。根据报道外耳道乳头状瘤恶变的发生率为2%左右。

（2）内翻性乳头状瘤对放疗不敏感,首选鼻内窥镜鼻窦开放肿瘤切除术,彻底切除肿瘤,避免复发。有下列情况时,应考虑恶变可能:①全面切除后,迅速复发;②较快侵犯邻近组织;③反复鼻出血;④头面部疼痛示有骨及神经受累。

（3）咽部乳头状瘤治疗以手术切除为主,并于基底部用激光烧灼,以防其复发。位于扁桃体表面者,可将扁桃体一并切除。

（4）喉部乳头状瘤对放疗不敏感,治疗以手术摘除为主。目前常用的方法有支撑喉镜下CO_2激光或低温等离子切除术等。自体疫苗、干扰素及中药治疗有一定疗效。成人喉乳头状瘤多次复发者,要注意有癌变的可能。

二、血管瘤

血管瘤属先天性良性肿瘤和血管畸形,多发生于身体血管分布较丰富处,半数以上位于头颈部,以毛细血管瘤和海绵状血管瘤最为常见。

（一）临床表现

（1）耳部血管瘤多发生于耳廓,亦可侵犯外耳道。肿瘤位于耳廓者,多无自觉症状和不适;肿瘤位于外耳道者,可引起阻塞感、耳鸣、听力减退、耳痛等症状。

（2）鼻及鼻窦血管瘤80%为毛细血管瘤,易破裂出血,表现为反复发作的鼻出血,或血性鼻涕。鼻腔毛细血管瘤由多数分化良好的毛细血管组成,多较小而有蒂,色鲜红或暗红,外形圆或卵圆、桑葚样,质软有弹性,易出血。海绵状血管瘤由大小不一的血窦组成,瘤体常较大,

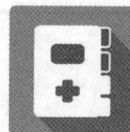

Note

多发生于上颌窦自然开口区,呈出血性息肉状突出于中鼻道。鼻窦海绵状血管瘤长大后,可压迫窦壁,破坏骨质,侵及邻近器官;肿瘤向外扩展引起面部畸形、眼球移位、复视及头痛等症状。

(3)咽部血管瘤较少见,多发生于口咽和舌根部,早期症状不典型,可有咽部不适、咽异物感、吞咽哽咽感及出血症状。

(4)喉部血管瘤少见,多位于声带、室带、喉室与杓会厌襞处,症状多表现为声嘶、咳嗽,偶见咯血,亦有无症状者。

(二)治疗

血管瘤治疗方法有手术切除、注射硬化剂、冷冻、放射治疗等。临床不主张诊断性穿刺,以免引起严重出血。

三、鼻咽血管纤维瘤

鼻咽血管纤维瘤为鼻咽部最常见的良性肿瘤,常发生于 $10 \sim 25$ 岁的青年男性,又称"男性青春期出血性鼻咽血管纤维瘤"。肿瘤起源于枕骨底部、蝶骨体及翼突内侧的骨膜,主要由增生的血管和纤维结缔组织组成,血管壁薄且无收缩能力,极易大出血,生长扩张能力强,故临床上虽属良性,但发展后期结果严重。

(一)临床表现

临床表现取决于肿块的原发部位、大小、侵犯方向及有无并发症而异。主要症状为反复鼻出血、进行性鼻塞,以及周围组织器官的压迫症状。

(二)检查

鼻咽镜检查可见鼻咽部圆形或分叶状暗红色肿块,表面光滑且富有血管,有时可见肿块侵入鼻腔或推压软腭突出于口咽。手指触诊可触及肿块基底部,活动度小,中等硬度,触诊应轻柔,以免引起大出血,故临床尽量少用。影像学检查可清晰显示瘤体位置、大小、形态,了解肿瘤累及范围和周围解剖结构的关系。

(三)诊断与鉴别诊断

本病需与后鼻孔出血性息肉、鼻咽部脊索瘤及鼻咽部恶性肿瘤相鉴别,最后确诊有赖于术后病理检查,由于肿瘤易于出血,故术前不宜取活检,以免引起严重出血。

(四)治疗

本病以手术治疗为主。术前可采取放疗、雌激素治疗、介入治疗、血管结扎、冷冻及术中控制性低血压等手段来减少术中出血。

第二节　耳鼻咽喉恶性肿瘤

据国内资料统计,除颅内肿瘤外,头颈部恶性肿瘤占全身恶性肿瘤的 $20\% \sim 30\%$,其中耳鼻咽喉常见的有鼻腔与鼻窦恶性肿瘤、鼻咽癌、喉癌等。

一、鼻腔与鼻窦恶性肿瘤

鼻腔及鼻窦恶性肿瘤较为常见,占耳鼻咽喉恶性肿瘤的 $27\% \sim 49\%$,占全身恶性肿瘤的 $2\% \sim 3\%$ 。我国北方地区发病率较高,在北方鼻腔及鼻窦恶性肿瘤仅次于喉癌,在南方鼻腔及鼻窦恶性肿瘤仅次于鼻咽癌。在鼻腔及鼻窦恶性肿瘤中,癌多于肉瘤,癌与肉瘤发病率之比为

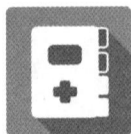

8.5:1。病理分型:鳞状细胞癌占 70%~80%,肉瘤占 10%~20%,肉瘤以恶性淋巴瘤最为多见,约占 60%。

(一)病因

1. 长期慢性炎症刺激 大部分鼻窦癌患者有长期慢性鼻炎、鼻窦炎病史,以上颌窦癌最为多见,筛窦癌次之,额窦癌最少见。长期慢性炎症刺激可使假复层柱状上皮发生化生,转化为鳞状上皮,从而成为鳞癌发生的基础。

2. 经常接触致癌物质 长期吸入镍、砷、铬及其化合物,可能导致癌变。有报道显示,长期接触硬木屑、软木料粉尘或软木料防护剂的氯酚有增加诱发鼻腔及鼻窦癌的危险。

3. 良性肿瘤恶变 内翻性乳头状瘤反复复发,多次手术,有恶变的可能。

4. 免疫功能低下 恶性肿瘤患者大多表现有外周血 T 淋巴细胞功能严重抑制,细胞免疫和免疫监视功能低下,使细胞凋亡过程混乱,突变细胞得以逃脱免疫监视而异常增生。

5. 外伤 据报道肉瘤患者常有外伤史。

(二)临床表现

1. 鼻塞 鼻腔恶性肿瘤的早期症状,在鼻窦恶性肿瘤属晚期症状。鼻塞多为一侧,初为间歇性、进行性鼻塞,后为持续性鼻塞。若鼻中隔被推向对侧,则可能出现双侧鼻塞。

2. 鼻出血或流血性分泌物 成年人一侧鼻腔分泌物中经常带血,或有少量鼻出血,鼻内有特殊臭味("癌肿气味")者,首先应想到恶性肿瘤的可能。鼻出血的次数及出血量逐渐增多,严重者可危机患者生命。鼻出血在鼻腔恶性肿瘤多为早期症状,而在鼻窦恶性肿瘤者则可能已进入晚期。

3. 疼痛与麻木 疼痛可为恶性肿瘤较早出现的症状之一,多属神经痛;晚期因肿瘤侵犯眶内或颅底面常有难以忍受的头痛。肿瘤向面部或眶底扩展,眶下神经受累,出现一侧眶下及面颊部胀痛感,以及同侧面颊部、上唇及上列牙齿麻木感。当肿瘤穿破后外壁侵入翼腭窝时,可发生严重的"蝶腭神经痛",表现为患侧鼻根部、眶内、面颊和上牙槽处刺钻样痛,并可向耳内及颞部放射。

4. 流泪与复视 当肿瘤压迫鼻泪管使之阻塞时,则有流泪;压迫眼球使之移位或出现眼肌瘫痪、眼球运动受限时,则可发生复视。肿瘤未侵犯眶尖,视力一般不受影响。

5. 张口困难 当肿瘤侵犯翼腭窝、颞下窝和颞窝时,可使翼内、外肌,咬肌和颞肌受累,下颌关节运动受限而张口困难。

6. 恶病质 表现为衰竭、贫血、体重减轻等。此期尚可发生颈淋巴结和远处转移、颅内并发症及动脉侵蚀性大出血,常为致死原因。

(三)检查

1. 鼻腔恶性肿瘤 多发生于鼻腔外侧壁,少数发生在鼻中隔、鼻前庭及鼻腔底部,一般通过前、后鼻镜检查便可发现。肿瘤外观呈菜花状,色红,基底广泛,触之易出血,伴有溃烂及坏死。也有早期呈息肉状者,故对疑似鼻息肉而术中又较易出血的中、老年患者,应常规活检。原发于鼻中隔者,可形成"蛙鼻"。

2. 鼻窦恶性肿瘤 早期,前、后鼻镜检查常无异常发现;晚期,鼻腔检查所见与鼻腔恶性肿瘤相似。鼻窦恶性肿瘤可破坏骨壁而扩展至邻近器官,常引起面部变形或邻近器官的功能障碍,故触诊和对邻近器官的检查应列为常规。鼻窦恶性肿瘤引起骨质破坏,触诊可触及骨质缺损、皮下有硬性的不可移动的肿块,可与皮肤粘连,或破溃形成癌瘘。

(四)诊断

1. 病史的综合分析 鼻腔及鼻窦恶性肿瘤症状出现较晚,且易误诊,早期确诊较难。凡

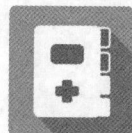

Note

出现一侧进行性鼻塞,经常有鼻出血或涕中带血,尤其是 40 岁以上者,应高度怀疑、仔细检查。

2. 前、后鼻镜检查 可见鼻腔中的新生物常呈菜花状,基底广泛,表面常伴有溃疡及坏死组织,易出血;尤其应注意后鼻孔区、鼻咽顶部、咽鼓管咽口是否被累及。

3. 鼻腔及鼻窦内窥镜检查 观察肿瘤原发部位、大小、外形以及鼻窦的开口情况;可直视下观察上颌窦内病变,并取活检;仔细观察鼻腔各壁、鼻甲、鼻道等部位的新生物及分泌物情况。

4. 影像学检查 X 线片对鼻腔及鼻窦恶性肿瘤的诊断有一定的意义。上颌窦碘油造影虽较详细,但造影剂易引起过敏反应,但须行上颌窦穿刺,现已少用。CT 扫描能更加全面、精确地显示肿瘤的大小和侵犯的范围,了解骨壁破坏的情况,而且立体感强,可三维重建,是诊断鼻窦恶性肿瘤的常规辅助手段。MRI 对于肿瘤已侵犯颅底、眶内或翼腭窝时,能更好地显示组织受侵犯的情况,而且可以了解肿瘤与血管的关系。

5. 病理检查及细胞图片等检查 肿瘤的确诊依赖于病理学检查结果。必要时可多次活检。肿瘤已侵入鼻腔者可从鼻腔内取材活检。高度怀疑鼻窦肿瘤时,亦可采用上颌窦穿刺病理检查或在鼻内镜下取肿瘤组织活检或涂片。脱落细胞涂片检查法是一种简便的病理诊断方法,缺点是有时不能确定恶性肿瘤的组织类型,且有假阳性或假阴性。

6. 手术探查 对多次活检阴性、诊断特别困难,而临床上又确属可疑病例者可行鼻窦探查术,术中结合冰冻切片检查有助于确诊。

7. 颈淋巴结活检 对颈部出现淋巴结肿大,临床上不能确定是否为肿瘤转移时,可行颈淋巴结穿刺细胞学检查。由于切开活检有导致肿瘤扩散的可能,所以应尽量避免使用。

（五）鉴别诊断

1. 鼻及鼻型 NK/T 细胞淋巴瘤 恶性肉芽肿,好发于鼻腔、口腔、咽部等器官,为进行性坏死性病变,以坏死性肉芽肿增生为特征,向周围组织浸润明显,普通病理检查见炎性坏死组织,需行特殊免疫组化染色确诊,细胞表型标记物为 CD45RO、CD43、CD3、CD2。

2. 新生物 与发生于鼻腔、鼻窦的各种先天性、牙源性、潴留性囊肿及鼻窦良性出血性新生物相鉴别,包括血管瘤、出血坏死性息肉、坏死性上颌窦炎。此类疾病的共同点为反复出血,而且量较多,影像学检查多限于上颌窦内侧壁,病理检查可排除恶性肿瘤。

3. 内翻性乳头状瘤 好发于鼻腔外侧壁,常为乳头状或息肉状,且有 10% 发生恶变,临床上不易与恶性肿瘤区分,因此需常规行活检进行鉴别。

4. 鼻窦真菌病 患者鼻塞、流脓涕、涕中带血、面颊部软组织隆起,鼻腔出现坏死组织和干酪样物,伴眼部不适,影像学检查示有钙化影或有骨质破坏,病理检查或真菌培养可得到证实。

（六）治疗与预后

治疗方式需根据肿瘤的性质、大小、侵犯范围和患者全身情况全面考虑。目前公认鼻腔及鼻窦恶性肿瘤以手术切除为主,但对中晚期肿瘤单纯手术治疗难以获得满意效果。目前多主张采用综合治疗,效果较好。综合疗法包括:手术加放疗,化疗加手术,手术加放疗加化疗,中医中药治疗,有淋巴结转移时行择区性或根治性淋巴结清扫术,其他治疗包括激光治疗或冷冻治疗等。鼻腔及鼻窦恶性肿瘤发生早期转移者较少,早期诊断,合理治疗,治愈率则较高,否则预后不良。

二、鼻咽癌

鼻咽癌为我国常见的恶性肿瘤之一,居耳鼻咽喉科恶性肿瘤之首。

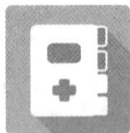

（一）病因

尚不清楚。可能与下述因素有关。

1. 遗传因素 本病具有种族易感性和家族集发倾向,许多患者有患鼻咽癌家族史。

2. 病毒因素 EB 病毒可能与鼻咽癌发病有密切关系。实验检查证明,鼻咽癌患者 EB 病毒感染的阳性率明显高于正常人和其他肿瘤患者。动物实验也观察到 EB 病毒可引起组织癌变。

3. 环境因素 许多化学物质,如多环烃类、亚硝酸胺及镍等,可能与鼻咽癌的发生有一定关系。在鼻咽癌高发区大米中镍的含量高于低发区,而钼、铬、镉的含量低于低发区。

（二）病理

鼻咽癌多发于鼻咽顶后壁,其次为侧壁,极少发生于前壁及底壁。鼻咽癌的外形可呈结节型、菜花型、浸润型、溃疡型及黏膜下型五种形态。鼻咽癌绝大部分为低分化癌,占 96％以上,其余尚有高分化癌和未分化癌。低分化癌中,低分化鳞癌约占 78％,其余为泡状核细胞癌和低分化腺癌。

（三）临床表现

鼻咽癌早期一般无明显表现,随着病情发展才出现相应症状。

1. 原发癌症状

（1）鼻塞、涕血和鼻出血:肿瘤位于鼻咽顶前壁浸润至后鼻孔区,可引起机械性堵塞;病灶位于鼻咽顶后壁者,用力后吸鼻腔或鼻咽部分泌物时,轻者可引起涕血,重者可致鼻出血。肿瘤表面呈溃疡或菜花型,此症状常见,黏膜下型者涕血少见。

（2）耳部症状:肿瘤浸润咽隐窝或咽鼓管圆枕区,压迫咽鼓管咽口,出现分泌性中耳炎症状和体征,耳鸣、听力下降等。临床上不少鼻咽癌患者因耳部症状就诊而被发现。

（3）头痛:常见症状,多表现为单侧持续性疼痛,部位多在颞、顶部。可能与神经血管反射性痛、三叉神经眼支末梢受压迫、鼻部炎性感染、颈部淋巴结肿大压迫颈内静脉以及肿瘤侵蚀骨质压迫局部神经根有关。

（4）眼部症状:鼻咽癌侵犯眼眶或与眼球相关的神经,此时已属晚期,可出现视力障碍、视野缺损、复视、眼球突出及活动受限,神经麻痹性角膜炎等,眼底检查可见视神经萎缩与水肿。

2. 肿瘤转移 鼻咽癌经颈部淋巴结转移率极高,部分患者以颈部包块为初诊症状,颈部肿大的淋巴结无痛、质硬,早期可活动,晚期与皮肤或深层组织粘连而固定。鼻咽癌确诊时远处转移以骨、肺、肝居多,且常多个器官转移。

3. 恶病质 可因全身器官功能衰竭死亡,也有因突然大出血而死亡者。

4. 特殊临床表现 皮肌炎是一种严重的结缔组织疾病,鼻咽癌与皮肌炎的关系尚未明确,但皮肌炎患者的恶性肿瘤发生率至少高于正常人 5 倍以上。部分患者颈部淋巴结病理切片证实为转移癌,但对各可疑部位多次检查或活检均未能发现原发癌病灶,称为头颈部的隐性癌。

（四）诊断

出现以下症状者,应考虑本病。①反吸性血涕;②单侧耳鸣与听力减退、声导抗检查提示中耳腔积液;③不明原因的偏头痛和复视;④颈侧上部,乳突下方,胸锁乳突肌上段前缘处有进行性肿大的无痛性肿块。应尽早行电子鼻咽镜检查,发现鼻咽部可见结节型、溃疡型、菜花型新生物等可疑病变,可行 CT、MRI 扫描,鼻咽部细胞学涂片,取组织活检确诊。EB 病毒 VCA-IgA 抗体测定,对诊断鼻咽癌也有一定参考价值。

（五）鉴别诊断

1. 恶性淋巴瘤 对于单发性颈部淋巴结肿大类型及主要表现鼻咽肿块者,应注意与恶性

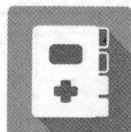

淋巴瘤相鉴别,必要时行免疫组化进行鉴别。

2. 鼻咽结核 鼻咽部有结节状肿物隆起,色淡,或为浅表溃疡、肉芽增生状。病理检查以结核结节为特征。

3. 腺样体肥大或残留 多呈分叶状,具有淋巴组织外观特征,多见于鼻咽顶壁中央,黏膜反应轻,镜下见淋巴组织。

4. 其他颈部转移癌 如口腔癌、下咽癌、喉癌、胃癌、肺癌等转移至颈部。

（六）治疗

鼻咽癌大多对放射治疗具有中度敏感性,根治性放射治疗是鼻咽癌的首选治疗方法。治疗以放射治疗为主,可辅助化疗与生物治疗,中医中药治疗是放疗过程中增效减毒的重要手段。只有在下列情况下才考虑手术治疗:①放疗后复发或尚有病灶残留;②肿瘤对放射线不敏感;③放疗无效的颈部转移病灶。早期鼻咽癌经过放射治疗后5年存活率可达60%～80%。

三、喉癌

喉癌的发病率有日益增多的趋势,在我国以东北地区发病率最高。好发年龄为50～70岁,男性多于女性,城市高于农村。

（一）病因

喉癌的病因目前尚未查清。现有资料证明:长期吸烟、饮酒、吸入有害的化学气体、空气污染、职业因素、病毒感染、放射线以及喉前病变(喉白斑病、喉厚皮病、喉角化症、喉乳头状瘤)等与喉癌的发病关系比较密切。

（二）病理

90%以上的喉癌为鳞状细胞癌,其中以声带癌居多,其他尚有基底细胞癌、腺癌、未分化癌等,且多原发于喉部。喉癌的发生部位与细胞分化程度有一定的相关性。喉癌按形态学分为溃疡浸润型、菜花型、结节型或包块型、混合型。

（三）临床表现

根据国际抗癌联盟分期分型的规定,喉癌分为声门上癌、声门癌和声门下癌三种类型。如果癌肿纵跨喉内2个解剖区,称贯声门癌,或超声门癌。

1. 声门上型 早期为喉部异物感或不适感。稍晚期出现咳嗽、痰中带血、喉痛,还可出现颈部转移性肿块,多无声嘶。晚期出现呼吸困难、声嘶和吞咽痛。

2. 声门型 最多见,部位多在一侧声带的前、中1/3,早期出现声嘶,逐渐加重。晚期因癌肿较大,患侧声带固定,致声门裂狭窄,发生呼吸困难,甚至窒息。

3. 声门下型 早期可无症状,发展到侵及声带时,发生声嘶,晚期则出现呼吸困难。

4. 扩散转移症状 晚期喉癌可通过直接扩散、淋巴转移和血行转移等途径转移而出现相应症状。

5. 喉镜检查 喉部可见呈灰白色、红色的溃疡状、菜花状、结节状或包块状肿瘤,表面可有伪膜或出血,声带活动和闭合差。

（四）诊断

对40岁以上,出现原因不明声嘶或诉说喉部不适者,必须常规检查喉部,间接喉镜不能合作者,应行纤维或电子喉镜检查,一旦发现可疑病变,一律取活检以确诊。CT扫描及MRI可显示喉癌的部位和范围。晚期喉癌常有喉体活动受限、固定及颈淋巴结转移。

（五）鉴别诊断

喉癌应与喉结核、喉乳头状瘤、声带息肉、慢性喉炎相鉴别。喉结核者喉痛明显,喉镜下见

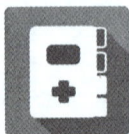

黏膜苍白水肿并有浅溃疡,胸片提示有活动性肺结核;喉乳头状瘤、声带息肉手术前后做组织活检可确诊;慢性喉炎声带肥厚需借助 CT、MRI 与黏膜下原位癌鉴别。

(六)治疗

以手术治疗为主。根据病变范围,酌情做喉部分切除术或喉全切除术。在彻底切除肿瘤的基础上可进行发声重建术,以恢复喉的发音功能。术前发现有颈淋巴结转移者,应同时行颈廓清术。放疗对早期声门癌与手术效果相同,晚期喉癌或因其他原因不适于手术者,也可行放疗,而化疗仅作为辅助治疗或姑息疗法。

(七)预防与调理

(1)戒除吸烟、饮酒等不良生活习惯。

(2)避免吸入有害的化学气体,加强化工工人的劳动保护措施。

(3)提高身体抵抗力,注意精神调理和空腔护理,减少病毒感染。

(4)积极治疗喉白斑、喉角化症、成年期喉乳头状瘤等与喉癌的发病相关的疾病。

(5)术后气管套管未拔除者,或全喉切除术后未行发声重建遗有气管造口者,应谨防异物掉入气管,按气管切开术后护理原则进行护理,并采取预防措施,防止造口狭窄。

(6)喉切除并行发声重建者,术后宜按要求进行发声训练,促进发声功能的提高。

小 结

耳鼻咽喉部的肿瘤性疾病临床较多见,因耳鼻咽喉各器官的位置较深,一般症状、体征多不典型,故患者不易察觉,一般良性肿瘤对机体的影响较小,但部分良性肿瘤发展到一定阶段(如鼻咽纤维血管瘤)、恶性肿瘤发展到后期,治愈率大大降低,甚至危及生命。因此常规进行专科体检,及早发现耳鼻咽喉肿瘤性疾病,积极治疗,可获得较好疗效,例如早期鼻咽癌经过放射治疗后 5 年存活率可达 60% 以上,作为临床医生,应给予足够的重视,加强知识宣传与健康教育。

本章学习要求掌握鼻咽癌的诊断和治疗原则,熟悉耳鼻咽喉部良、恶性肿瘤的临床表现和检查,具备进行耳鼻咽喉部良、恶性肿瘤诊断、鉴别以及一般治疗的能力。

(黄秀丽)

知识链接 25-1

能力检测
及答案

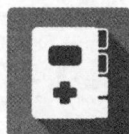

Note

第三篇

口腔科学

KOUQIANGKEXUE

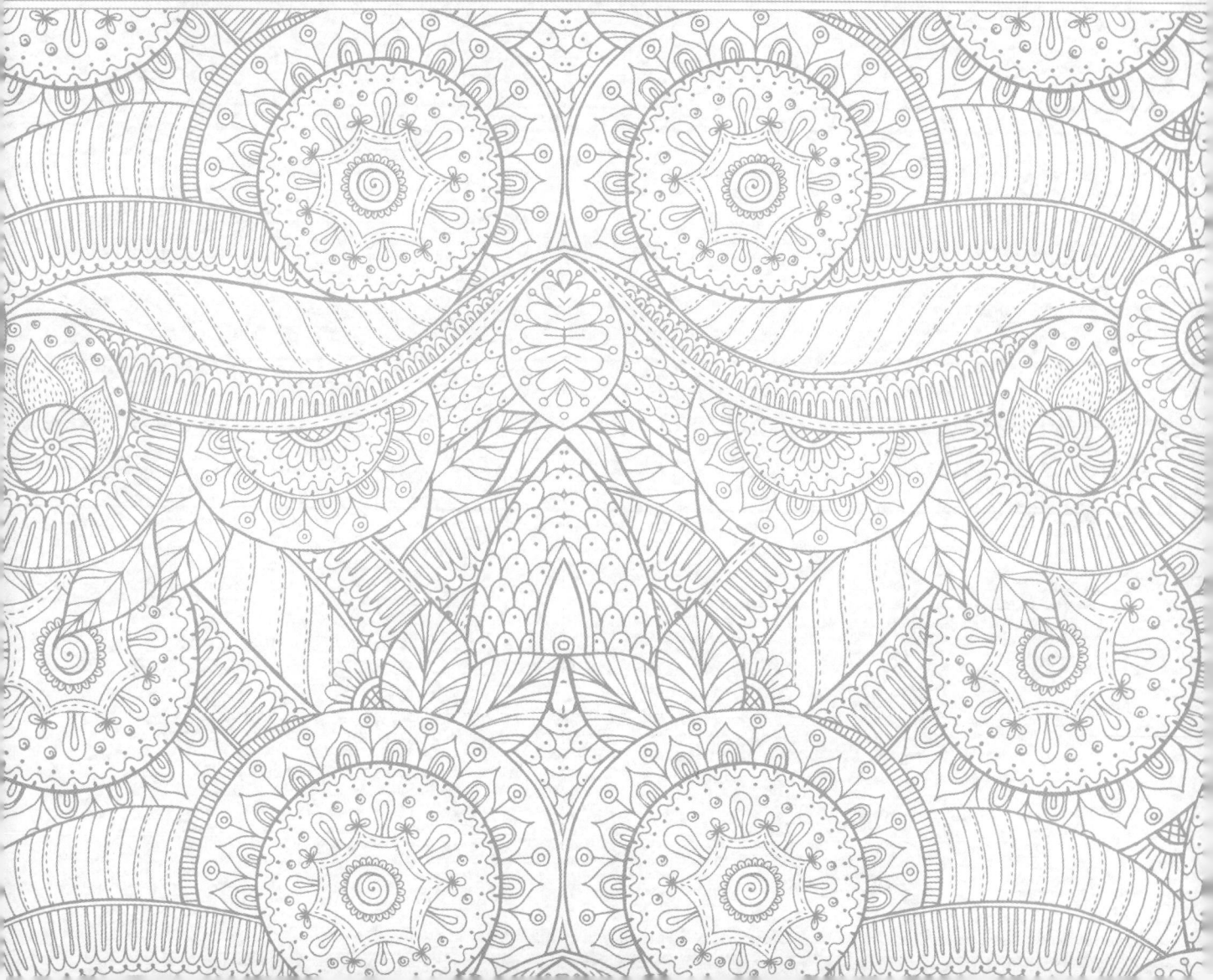

第二十六章 口腔颌面部应用解剖与生理

学习目标

1. 掌握：牙齿的分类、名称和解剖生理；牙周组织的解剖生理；涎腺的解剖生理。
2. 熟悉：舌的解剖生理；三叉神经和面神经的解剖生理；颌面部肌肉的解剖生理。
3. 了解：口腔分区及其形态；腭及口底的解剖生理；颌面部骨骼、血管及淋巴的解剖生理。
4. 具备进行乳恒牙的鉴别和替换的能力。

教学 PPT

案例导入

主诉：患儿，男，4 岁，牙齿外伤 2 小时以上。

现病史：患儿 2 小时前因玩耍时不慎摔倒，牙齿受伤脱落由家长陪护就诊。

既往史：患儿体健，无传染病史及家族病史。

口腔检查：可以看到患儿上颌前牙区正中两颗门牙冠折脱落，牙周有血液渗出，上唇肿胀明显，内侧有 1 cm 长撕裂伤，深度 0.3 cm，伤口较清洁，患儿主观疼痛不明显，口腔检查无牙槽突骨折，触痛较明显，口腔内其他组织没有明显异常。

1. 受伤的牙齿是恒牙还是乳牙，今后还会被替换吗？
2. 乳牙和恒牙何时发生替换？

第一节 口腔应用解剖与生理

口腔为消化道的起始部分，是一个多功能的器官，具有消化器、呼吸器、发音器和感觉器等生理功能。口腔位于颌面部区域内，位于颜面部的下 1/3，是由牙、颌骨及唇、颊、腭、舌、口底和唾液腺等组织器官组成的功能性器官。前界为上下唇，向后以会厌为界与咽部相连接，上为腭部，下为肌性口底，两侧为颊部（图 26-1）。

在口腔内，以上、下牙列为分界将口腔分为前部的口腔前庭和后部的固有口腔两部分。口腔前庭位于唇、颊与牙列、牙龈和牙槽骨之间的马蹄形的潜在腔隙，由某些疾病导致的牙关紧闭的患者，口腔前庭可以通过其后部的翼下颌皱襞和最后磨牙远中面之间的空隙与固有口腔相通，可经此空隙放置导管输入流体的营养物质或药物。

一、口腔前庭

口腔前庭由牙列、牙槽骨及牙龈，与其外侧的唇、颊组织器官构成，为位于唇、颊与牙列、牙龈及牙槽黏膜之间的潜在腔隙，口腔前庭中有一些与临床有关的重要的结构和表面解剖标志。

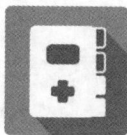

Note

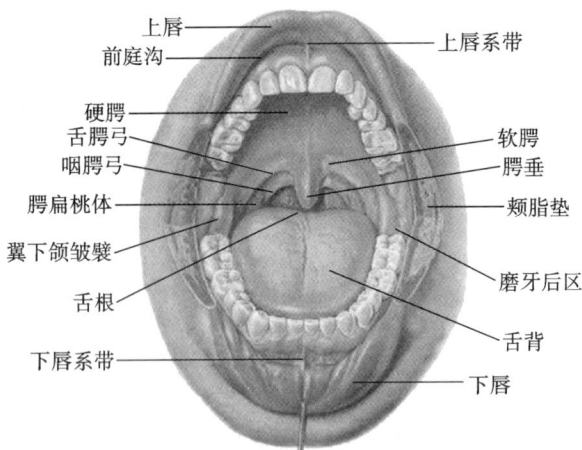

图 26-1　口腔的解剖结构

二、固有口腔

固有口腔由上下牙列、牙槽骨及牙龈与其内侧的口腔内部组织器官舌、腭、口底等构成,它是口腔的主要部分,其范围上为硬腭和软腭,下为舌和口底,前界和两侧界为上下牙列、牙槽骨及牙龈,后界为咽门。固有口腔中有一些与临床有关的重要的结构和表面解剖标志。

(一) 舌

舌前 2/3 为舌体部,活动度大,其前端为舌尖,上面为舌背,下面为舌腹,两侧为舌缘,舌后

图 26-2　舌腹的解剖结构

抬为舌根部,活动度小,舌体部和舌根部以人字沟为界,其形状呈倒 V 形,尖端向后有一凹陷处是甲状舌管残迹,称为舌盲孔。舌背黏膜有许多舌乳头结构,舌乳头可分为四种,分别是丝状乳头、菌状乳头、轮廓乳头和叶状乳头,上述类型中,一般除丝状乳头外,在其上皮中均具有味蕾。舌系带两侧各有一条黏膜皱襞,称为伞襞。舌系带两侧的口底黏膜上各有一小突起,称为舌下肉阜,为颌下腺导管及舌下腺导管的共同开口,舌下肉阜两侧各有一条向后外斜行的舌下襞,为舌下腺导管的开口部位(图 26-2)。

舌具有味觉功能,能协助完成语言、咀嚼和吞咽等重要生理功能。

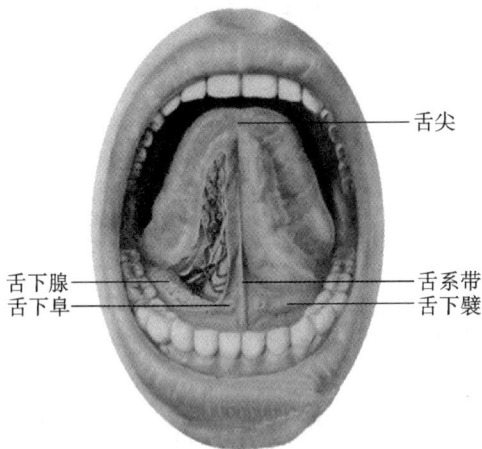

(二) 腭

包括硬腭和软腭两部分,前三分之二为硬腭,后三分之一为软腭,形成口腔的上界,将口腔和鼻腔、鼻咽部分隔开。硬腭的骨质部分由两侧上颌骨的腭突和腭骨水平板组成,口腔面覆盖以致密的黏膜组织,软腭为可以活动的软组织部分。

软腭呈垂幔状,前与硬腭相连接,后为游离缘,其中间有一小舌样结构,称为悬雍垂。软腭两侧向下外方形成两个弓形黏膜皱襞,在前外方者称为腭舌弓,在稍后内方者称为腭咽弓,两弓之间容纳扁桃体。

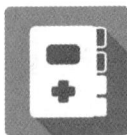

（三）口底

口底又称舌下区，是指口底和口底黏膜以下，下颌舌骨肌和舌骨肌之上、下颌骨体内侧面和舌根之间的部分。口底的解剖结构有舌下腺、颌下腺深部、舌下神经、下颌下腺导管、舌神经及舌下动脉等。

第二节　牙及牙周组织应用解剖与生理

一、牙

人一生中先后要长两副牙齿，即乳牙和恒牙，乳牙总数 20 颗，恒牙总数 32 颗（图 26-3）。根据牙的形态特点和功能特性，乳牙分为乳中切牙、乳侧切牙、乳尖牙和乳磨牙（第一、二乳磨牙）。恒牙分为中切牙、侧切牙、尖牙、双尖牙（第一、二前磨牙）和磨牙（第一、二、三磨牙）。一般左右同名牙多同时期萌出，上下颌同名牙则下颌牙较早萌出，女孩要比男孩早半年左右。

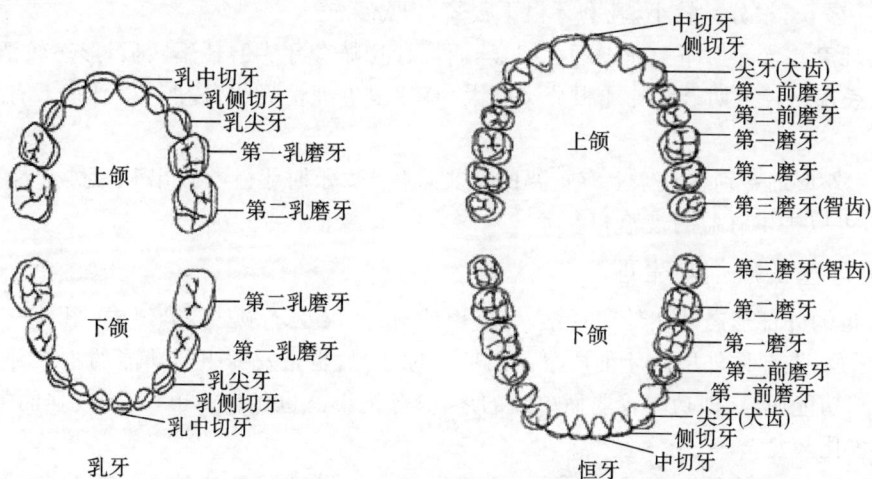

图 26-3　牙齿的分类和名称

（一）乳牙

乳牙共 20 颗，上下颌的左右侧各 5 颗。

1. 名称　中线起向两旁，分别为乳中切牙、乳侧切牙、乳尖牙、第一乳磨牙和第二乳磨牙。

2. 萌出时间　6～8 个月开始萌出，2 岁半左右乳牙全部萌出。

3. 替牙期　自 6～7 岁至 12～14 岁，乳牙逐渐脱落而为恒牙所代替，在此期口腔内既有乳牙又有恒牙。

乳牙可能出现过早或延迟萌出，常见于下中切牙部位。乳牙早萌在婴儿出生时或生后不久即可出现。由于过早萌出而没有牙根，常较松动，过于松动者应拔除，以免脱落误入食管或气管而发生危险。有的新生儿口内牙槽嵴黏膜上会出现一些乳白色米粒状物或球状物，数目多少不等，俗称马牙或板牙，它不是实际意义上的牙，而是牙板上皮残余增殖形成，是一种被称为角化上皮珠的角化物，一般可自行脱落，而不需要进行特殊的治疗和处理。

（二）恒牙

恒牙共 32 颗，上下颌的左右侧各 8 颗。

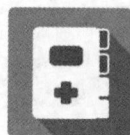

1. 名称　自中线起向两旁,分别为中切牙、侧切牙、尖牙、第一前磨牙、第二前磨牙、第一磨牙、第二磨牙和第三磨牙。

2. 萌出时间　6岁左右开始萌出,12~14岁除去第三磨牙外全部萌出,第三磨牙一般在18岁左右开始萌出。绝大多数的第三磨牙因咀嚼器官的退化,导致萌出不全或者终生无法萌出,易引起周围牙龈组织炎症,形成智齿冠周炎,需要手术拔出。

（三）乳恒牙的鉴别

乳恒牙之间存在一定的差异,在临床上对乳恒牙进行鉴别意义重大,通常通过以下几个要点来进行鉴别。

1. 体积　恒牙体积较同名乳牙大,磨牙体积以第一磨牙最大,第二磨牙次之。乳牙体积比同名恒牙要小,乳磨牙体积以第二乳磨牙较大,而第一乳磨牙较小。

2. 色泽　乳牙牙冠颜色呈白垩色,光泽较弱,而恒牙牙冠颜色微黄,更加有光泽。

3. 颈嵴　恒牙颈嵴不明显,乳牙颈嵴突起明显。

4. 形态　乳牙牙冠高度短,近远中径相对较大,牙冠近颈三分之一处突出明显,颈部缩窄明显。恒牙牙冠颈部缩窄不明显,形态上与牙根的分界不太明显。

5. 牙根　恒牙牙根体积较同名乳牙粗大,恒前牙根尖可偏远中,乳前牙根尖可偏唇侧。恒磨牙根干较长,根分叉较小,乳磨牙根干很短,根分叉较大。

6. 磨耗度　乳牙切嵴和牙尖磨耗明显,而恒牙切嵴和牙尖磨耗不明显,形态较清晰规则。

7. X线片　替牙期显示乳牙根分叉度大,有牙根生理性吸收,髓腔宽大,其下有恒牙的牙胚等特点。

乳恒牙外形的鉴别在临床上有重要的意义,对于替牙期牙齿的拔出和相关牙齿疾病的进一步治疗,可以提供有益的借鉴和参考。

（四）牙齿的解剖与生理

1. 牙齿的外部形态　从外部观察,牙齿由牙冠、牙根及牙颈三部分组成(图26-4)。

（1）牙冠:在牙体外层由牙釉质覆盖的部分称牙冠,也是发挥咀嚼功能的主要部分。牙冠的外形随其功能而异,即功能较弱而单纯的牙,其牙冠形态也比较简单,功能较强而复杂的牙,牙冠外形也比较复杂。

（2）牙根:在牙体外层由牙骨质覆盖的部分称为牙根,也是牙体的支持部分。其形态与数目随着功能而有所不同,功能较弱的牙通常为单根,功能较强而复杂的牙通常为多根,以增强此牙在颌骨内的稳固性。

（3）牙颈:牙冠与牙根交界处呈一弧形曲线,称为牙颈,又名颈缘或颈线。

2. 牙齿的组织结构　牙体组织由牙釉质、牙本质、牙骨质和牙髓腔内的软组织牙髓组成(图26-5)。

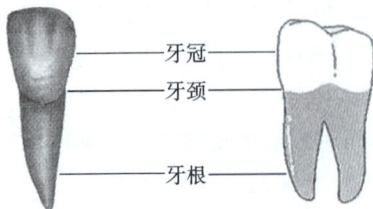

图26-4　牙齿的外部形态

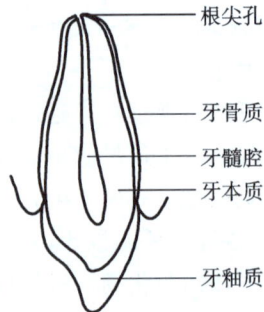

图26-5　牙齿的组织结构

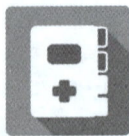

（1）牙釉质：由无数密集的釉柱和少量柱间质组合而成，是人体中最硬的组织，覆盖在牙冠表面，呈乳白色、略透明、质坚硬，能耐受强大的咀嚼力。无机盐约占96％，其中几乎全部是含钙和磷的磷灰石晶体和少量的其他磷酸盐晶体等，有机物成分非常少。

（2）牙本质：构成牙齿的主体部分，由基质和牙本质小管组成，牙本质小管中有来自造牙本质细胞的细胞突起，借此以进行营养代谢。牙本质色淡黄，稍有弹性，硬度比釉质低，比骨组织略高。成熟牙本质重量的70％为无机物，有机物为20％，水为10％。牙本质的无机物主要也为磷灰石晶体，但其晶体比牙釉质中的小，与骨和牙骨质中的相似。微量元素有碳酸钙、氟化物、镁、锌、金属磷酸盐和硫酸盐。在牙本质中有神经末梢，是痛觉感受器，受到刺激时有酸痛感。

（3）牙骨质：包绕在牙根表面的一薄层骨样组织，构成和硬度与骨相似，但无哈弗管。其营养主要来自牙周膜，并借牙周膜纤维与牙槽骨紧密相接。由于牙根部炎症的激惹，牙骨质可以发生吸收或增生，甚至与周围骨组织呈骨性粘连。

（4）牙髓：牙髓组织位于牙齿内部的牙髓腔内。牙髓腔的外形与牙体形态大致相似，牙冠部髓腔较大，称为髓室，牙根部髓腔较细小，称为根管，根尖部有小孔，称根尖孔。牙髓组织主要包含神经、血管、淋巴和结缔组织，还有排列在牙髓外周的造牙本质细胞，其作用是制造牙本质，并形成继发牙本质。牙髓神经为无髓鞘纤维，对外界刺激异常敏感，稍受刺激即可引起剧烈疼痛，但无定位能力。

二、牙周组织

牙周组织包括牙龈、牙周膜、牙槽骨三部分（图26-6）。其主要功能是保护和支持牙齿，使其固位于牙槽窝内，承担咀嚼力量。

1. 牙龈　口腔黏膜覆盖于牙颈部及牙槽骨的部分，呈粉红色，坚韧而有弹性，表面有呈橘皮状之凹陷小点，称为点彩。当牙龈发炎水肿时，点彩消失。牙龈与牙颈部紧密相连，其边缘未附着的部分为游离龈。游离龈与牙间的空隙为龈沟，正常的龈沟深度一般不超过2毫米，龈沟过深则为病理现象。两牙之间突起的牙龈呈乳头状，称为龈乳头，在炎症或食物阻塞时，龈乳头肿胀或破坏消失。

牙龈 —　　　— 牙颈

牙槽骨 —　　　— 牙根

牙周膜 —

图26-6　牙周组织的解剖结构

2. 牙周膜　牙周膜是介于牙根与牙槽骨之间的结缔组织。其纤维一端埋于牙骨质，另一端埋于牙槽骨和牙颈部之牙龈内，将牙固定于牙槽窝内，牙周膜还可以调节牙所承受的咀嚼压力。牙周膜内有纤维结缔组织、神经、血管和淋巴，有营养牙体组织的作用。

3. 牙槽骨　牙槽骨是颌骨包围牙根的突起部分，又称为牙槽突，此处骨质较疏松，且富于弹性，它是支持牙齿的重要组织。牙槽骨容纳牙根的凹窝称牙槽窝，牙根和牙根之间的骨板，称为牙槽中隔，牙槽骨的游离缘称为牙槽嵴，当牙齿脱落后，牙槽骨即发生退化萎缩。

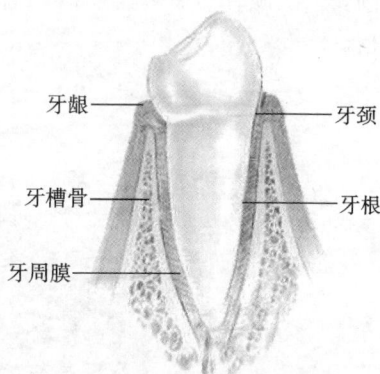

第三节　颌面部应用解剖与生理

口腔颌面部（oral and maxillofacial region）是口腔与颌面部的统称，上起额部发际，下至舌骨水平，两侧达颞骨乳突垂直线之间，口腔内的后界为口咽部。根据颌面部解剖，可将其分

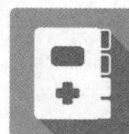

Note

为相应区域,分别是额部、眼眶部、眶下部、颧部、鼻部、口唇部、颊部、腮腺嚼肌部、耳部、颞部、顶部、颊下部和颌下部(图 26-7)。

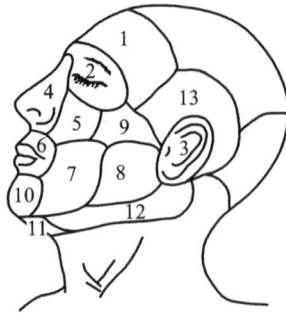

图 26-7　口腔颌面部解剖分区图
1—额部;2—眼眶部;3—耳部;4—鼻部;5—眶下部;6—口唇部;7—颊部;8—腮腺嚼肌部;
9—颧部;10—颏部;11—颊下部;12—颌下部;13—颞部

一、颌骨

口腔颌面部的骨主要由上颌骨与下颌骨组成。

1. 上颌骨　上颌骨位于颜面中部,左右各一,两侧对称结合于腭中缝。其解剖形态较不规则,由一体(上颌体)和上颌突(额突、颧突、牙槽突和腭突)构成(图 26-8),上颌体内的空腔为上颌窦。上颌骨与鼻骨、额骨、筛骨、泪骨、犁骨等邻近骨构成眼眶、鼻底和口腔顶部等骨性结构。

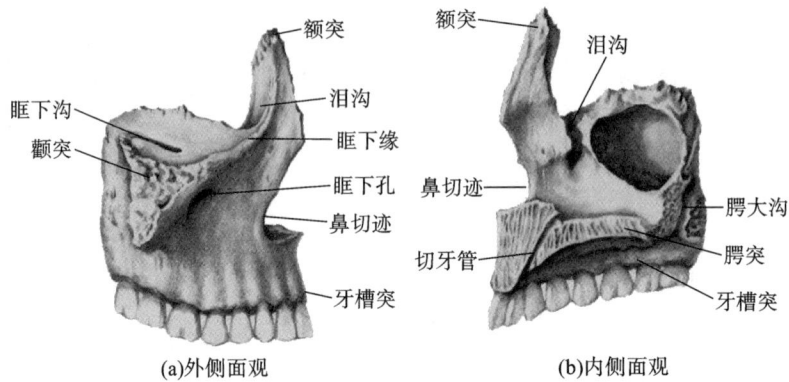

(a)外侧面观　　　　　(b)内侧面观

图 26-8　上颌骨

上颌骨无强大肌肉附着,骨折后较少受到肌肉牵引移位,故其移位与其所受外力的大小和方向有关。上颌骨骨质疏松,血运丰富,外伤后出血较多,但骨折后愈合也快,一般较少发生颌骨骨髓炎。

2. 下颌骨　颌面部唯一可以活动的骨,呈马蹄形,构成面下三分之一的骨性支架,两侧对称,分为水平部和垂直部,水平部称下颌体,垂直部称下颌支,下颌体下缘与下颌支后缘连接的转角称下颌角(图 26-9)。

下颌骨的正中央联合、颏孔区、下颌角和髁突颈部等为骨质薄弱区,是骨折好发部位。下颌骨的血供相对上颌骨少,且周围有强大致密的肌和筋膜包绕,当炎症化脓时不易引流,所以发生骨髓炎的概率较大。

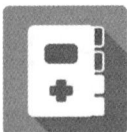

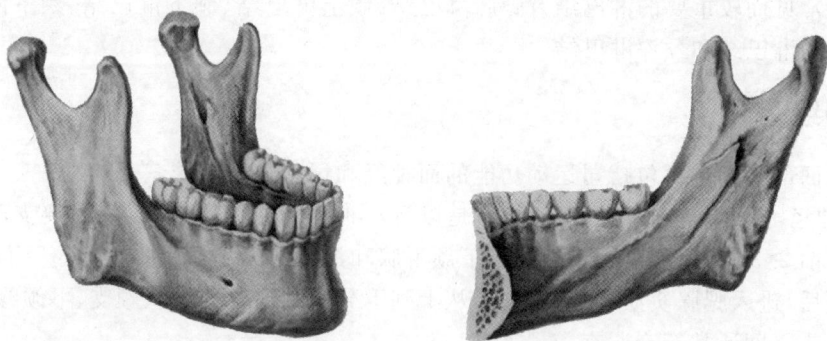

图 26-9 下颌骨

二、肌肉

颌面部的肌肉可分为表情肌和咀嚼肌两大部分。

1. 表情肌 起于骨壁或筋膜浅面,止于皮肤。表情肌多薄而短小,收缩力弱,肌纤维排列呈环形或放射状,多围绕面部孔裂,如眼、鼻和口腔。主要有眼轮匝肌、口轮匝肌、上唇方肌、额肌、笑肌、三角肌和颊肌等。当肌纤维收缩时,可显露各种表情。由于表情肌与皮肤紧密相连,所以当手术或外伤时,创口常裂开较大,形成有组织缺损的假象,因此临床工作中要仔细鉴别诊断。

2. 咀嚼肌 主要附着在下颌骨上,管理开口、闭口和下颌骨前伸与侧方运动,可分为闭口、开口两组肌群和翼外肌。闭口肌群(升颌肌)主要附着在下颌支上,由咬肌、颞肌和翼内肌构成。这组肌肉发达,收缩力强,牵引力以向上为主,伴有向前和向内的力量。开口肌群(降颌肌)包括二腹肌、下颌舌骨肌和颏舌骨肌,主要附着在下颌体上,是构成口底的主要肌。当其收缩时,其总的牵引方向是使下颌骨向下方。咀嚼肌运动主要由三叉神经下颌神经的前股纤维支配。

三、血管

1. 动脉 颌面部血液供应主要来自颈外动脉,这些动脉发自于颈总动脉,共有八个分支,除与口腔临床关系密切的甲状腺上动脉、舌动脉、颌外动脉、颌内动脉和颞浅动脉外,还有枕动脉、耳后动脉及咽升动脉。这些分支两侧相互吻合,构成密集的动脉网,使颌面部的血液供应非常丰富。这一解剖特点具有双重临床意义,一方面损伤和手术时易出血,另一方面,使口腔颌面部组织具有很强的抗感染能力与愈合能力。

2. 静脉 颌面部静脉系统较复杂且变异大。一般分为深、浅两个静脉网。深、浅静脉彼此吻合成网状。浅静脉网由面前静脉和面后静脉组成,深静脉网主要为翼静脉丛。翼静脉丛可通过卵圆孔和破裂孔与颅内海绵窦相通,面部静脉的特点是静脉瓣较少,当受肌肉收缩或挤压时,易使血液反流。故颌面部的感染,特别是由鼻根至两侧口角三角区的感染,若处理不当,易逆行传入颅内,引起海绵窦血栓性静脉炎等严重并发症。

四、淋巴

颌面部的淋巴组织分布极其丰富,淋巴管汇集成网状结构,收纳淋巴,汇入淋巴结,构成颌面部的重要防御系统。在正常情况下,淋巴结小而柔软,与软组织的硬度相似,不易扪及,当有炎症或肿瘤转移时,相应的淋巴结就会出现无痛性肿大,故对临床诊断、治疗和预后具有重要的临床意义。

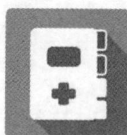

颌面部常见而较重要的淋巴结有腮腺淋巴结、颌上淋巴结、颌下淋巴结、颏下淋巴结和位于颈部的颈浅淋巴结和颈深淋巴结。

五、神经

口腔颌面部神经主要包括司运动功能的面神经和司感觉功能的三叉神经。

1. 面神经　面神经为第 7 对脑神经，是以运动神经为主的混合神经，主要支配面部表情肌和传导舌前 2/3 的味觉及支配舌下腺、下颌下腺和泪腺的分泌等(图 26-10)。面神经主干经茎乳孔出颅后，进入腮腺实质后分为 5 支，从上到下分别为颞支、颧支、颊支、下颌缘支和颈支，在颊支和颧支之间通常有交通支。

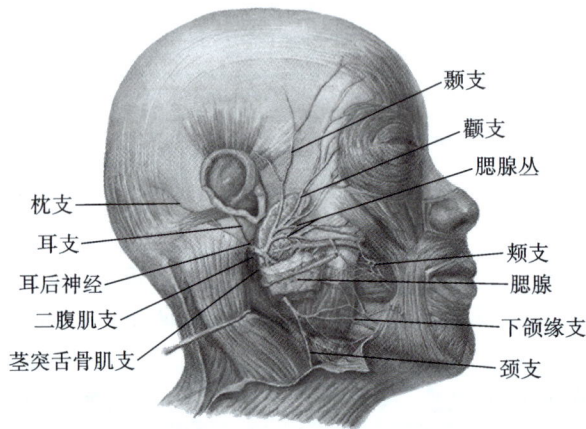

图 26-10　面神经

面神经损伤可能导致眼睑闭合不全，口角歪斜等面部畸形。因此，腮腺的各种病变可影响面神经各支功能，发生暂时性或永久性麻痹。在面部进行手术时，应了解面神经各支的走行，避免损伤面神经。

2. 三叉神经　三叉神经为第五对脑神经，为混合神经，是脑神经中最大的一对。起于桥脑嵴，含有一般躯体感觉和特殊内脏运动两种纤维。其感觉神经根较大，自三叉神经半月神经节分出三支，即眼支、上颌支和下颌支，运动神经根较小，在感觉根的下方与下颌神经相合，组成混合神经。三叉神经支配脸部、口腔、鼻腔的感觉和咀嚼肌的运动，并将颌面部的感觉讯息传送至大脑。

六、涎腺

人体有三对大唾液腺和许多散在的小唾液腺。三对大唾液腺分别为腮腺、下颌下腺和舌下腺。小唾液腺依其所在部位分别称为唇腺、颊腺、腭腺和舌腺等。唾液腺分泌的液体称为唾液，具有湿润、软化食物、初步消化、调节体液平衡和抑制细菌等作用。

1. 腮腺　腮腺是体积最大的一对唾液腺，位于外耳道的前下方，下颌后窝内及下颌支的深面，上极邻外耳道与颞下颌关节后面，下极到下颌角下缘，腮腺包被在颈深筋膜浅层形成的腮腺鞘内，其外侧面鞘膜致密，为腮腺咬肌筋膜的一部分。腮腺被致密的腮腺咬肌筋膜包裹，并被腮腺鞘分成多数小叶，故当腮腺感染化脓时，脓肿多分散，且疼痛较剧烈。腮腺导管自腺体前缘近上端处露出，在颧弓下约 1.5 cm 与颧弓平行向前走行，一般有面神经颊支伴行，横过咬肌外侧面在其前缘处呈直角转向内侧，开口在与上颌第二磨牙相对的颊黏膜。

2. 下颌下腺　下颌下腺为分泌量最多的唾液腺，位于两侧颌下三角内，在下颌骨体的内面，舌骨舌肌和茎突舌骨肌之间。其延长部绕下颌舌骨肌后缘进入口底，伸至舌下腺的后端。

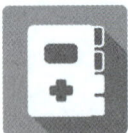

其导管自下颌下腺深部发出,长约 5 cm,行走于下颌舌骨肌与舌骨舌肌之间,开口于舌系带两侧的舌下阜。因行程长而弯曲,唾液在导管内运行缓慢,加之导管开口较大,常有异物进入,易形成结石造成导管阻塞。

3. 舌下腺 舌下腺为大唾液腺中最小的一对,位于舌下区,口底黏膜舌下皱襞的深面,下颌舌骨肌的上面。舌下腺呈扁长圆形,导管有大、小两种,大导管 1 对,与下颌下腺导管共同开口于舌下阜,小管约 10 条,开口于舌下皱襞的表面。舌下腺为混合性腺,以黏液性腺泡为主,分泌物以黏液为主。若导管口受损,常使分泌液潴留形成囊肿。

七、颞下颌关节

颞下颌关节(temporomandibular joint,TMJ)简称下颌关节,是颌面部唯一的左右联动关节,具有一定的稳定性和多方向的活动性。在肌肉的作用下产生与咀嚼、吞咽、语言及表情等有关的各种重要活动。

颞下颌关节由下颌骨髁突、颞骨关节面和居于二者之间的关节盘、关节囊和关节韧带(颞下颌韧带、蝶下颌韧带、茎突下颌韧带)所组成。

颞下颌关节的神经,来自咬肌神经及耳颞神经的耳前支。其血液供给来自上颌动脉、咽升动脉及耳后动脉等的分支,关节盘除其中央部分外,均有动脉供养。淋巴回流至耳前淋巴结、腮腺深淋巴结及颈外侧深淋巴结。

🔲 小 结

本章讲述了口腔、牙及牙周组织和颌面部的应用解剖与生理,通过学习,让学生掌握牙齿的分类、名称和解剖生理及牙周组织的解剖生理;熟悉舌、三叉神经、面神经的解剖生理及颌面部肌肉的解剖生理;了解口腔分区及其形态、腭及口底的解剖生理和颌面部骨骼、血管及淋巴的解剖生理,同时具有进行乳恒牙的鉴别和替换的能力。

(岳 炜)

能力检测
及答案

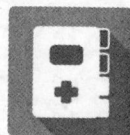

Note

第二十七章 口腔颌面部检查法

学习目标

1. 掌握：常用口腔检查器械功能及使用方法；牙齿松动度和颌面部检查的要点。
2. 熟悉：问诊、视诊、探诊、触诊及叩诊方法；颈部检查和唾液腺检查方法。
3. 了解：口腔检查前准备工作及辅助检查。
4. 能利用所学口腔颌面部检查的理论知识进行基本的临床检查操作。

口腔及颌面部检查是口腔科疾病诊疗的基础和依据。根据采集的病史和运用各种检查方法以了解致病原因，掌握病情的发生、发展过程，方可作出正确的诊断，以达到合理有效的治疗。口腔及颌面部是整个机体的组成部分，某些系统性疾病可在口腔出现表征，因此检查时应具有整体观念，重点检查牙齿、牙周、口腔黏膜、颌骨及颌面部组织器官，必要时还要进行全身检查。

一、检查前准备及常用检查器械

（一）检查前准备

口腔检查要求光线充足，首选自然光，必要时灯光辅助，宜用冷光源。检查时，患者一般取仰卧位，医师坐在治疗椅的右前方或右后方。检查上颌牙时，患者头部略后仰，患者上颌平面与地面成 45°，高度比检查者肘部略高；检查下颌牙，下颌平面与地面平行，高度约与检查者肘部平齐。

（二）常用检查器械

口腔检查的基本器械主要包括口镜、探针和镊子（图 27-1）。

1. 口镜 由镜头和柄组成。主要用于牵拉或推压唇、颊、舌等软组织以利于检查，利用镜面反光可以观察直视不到的部位，镜柄还可进行叩诊检查。

2. 探针 检查牙面点隙、裂沟及邻面是否有龋坏，检查牙本质暴露区域的敏感性，探查龈下牙石和窦道等。另有带刻度的钝头探针专用于探测牙周袋深度。

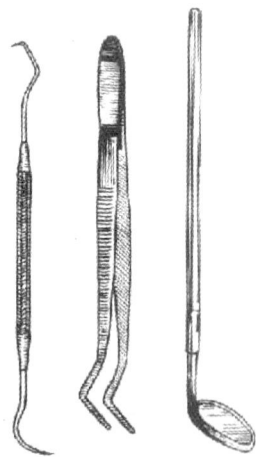

图 27-1 口镜、探针和镊子示意图

3. 镊子 反角形口腔镊子用于夹持敷料、药物，擦拭患处或涂药，夹持牙齿检查松动度，镊子柄端可用于叩诊检查。

二、常用检查方法

（一）牙体与牙周检查

1. 问诊 询问患者就诊主要原因，疾病的发生、发展、治疗经过及效果、既往史、家族史等。如为牙痛，应问清疼痛部位、时间、性质和程度，有无并发症。

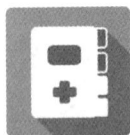

2. 视诊 观察牙齿排列咬合，注意其形态、数目、色泽，有无龋坏、结石，注意牙龈有无肿胀、增生、脓肿、出血、溢脓、萎缩等，口腔黏膜的色泽，有无疱疹、溃疡、过角化、肿胀等。

3. 探诊 主要用于探察龋洞部位、深浅、大小，以及有无探痛及牙髓暴露，还可探查牙周袋深度、龈下结石、瘘管方向等。

4. 叩诊 用镊子或金属柄口镜末端垂直或侧方轻叩牙齿，有根尖周炎及牙周病变时患牙有叩击痛。先叩正常牙，后叩患牙，先轻叩，无反应再逐渐加力。

5. 牙松动度检查 用镊子持前牙切嵴，后牙时镊子抵住殆面窝沟，轻轻向颊舌向或近远中向摇动。正常牙约有 0.5 mm 的生理动度，按摇镊子观察牙齿松动情况，可分为如下三种。

Ⅰ度松动：牙齿颊（唇）舌向松动幅度不超过 1.0 mm。

Ⅱ度松动：牙齿颊（唇）舌向松动幅度为 1.0～2.0 mm，伴近远中方向松动。

Ⅲ度松动：松动幅度超过 2.0 mm，不仅伴有各方向松动，且可上下垂直活动。

6. 牙髓活力检查 常根据牙髓温度或电流的不同反应来协助诊断牙髓活力是否存在。

7. 触诊（扪诊） 用手指扪压牙龈缘或根尖部牙龈，观察有无溢脓、压痛、波动，有助于牙周病和根尖病诊断。

8. 嗅诊 医生借助嗅觉以帮助诊断疾病。如坏死性牙龈炎有特殊的腐败腥臭味，某些全身疾病如糖尿病患者，其口内常有丙酮样感觉或烂苹果味。

（二）口腔颌面部其他组织检查

口腔颌面部其他组织的检查包括问诊、视诊、触诊和听诊等基本检查方法。其中，问诊方法及内容同口腔内常规检查。

1. 颌面部检查 观察患者颜面表情与意识神态，颌面部发育是否正常。

2. 颌骨检查 左右是否对称、有无突起肿物及其软硬程度；上下颌骨各部位扪诊，有无压痛及异常活动，咬合、开闭口运动情况及髁状突动度是否一致。

3. 颈部检查 面颈部皮肤色泽、皱纹、弹性是否异常，有无肿胀、畸形、瘘管。颌下、颏下、颈部淋巴结的硬度、活动度、数目、大小、有无压痛或波动感等，对诊断淋巴结炎或淋巴转移有重要意义。

4. 唾液腺检查 采用两侧对比的方法，检查腺体大小，有无肿块、压痛，按压腺体，观察导管口分泌情况及分泌物性质。颌下腺及舌下腺检查常用双合诊法，能更清楚地扪及腺体大小、压痛、导管结石及肿块等。

5. 其他 唇部有无溃疡、肿块及皲裂，腭部有无糜烂、溃疡、肿块、畸形。观察舌黏膜、舌乳头、舌苔、舌运动、舌系带情况等。检查张口度，颞下颌关节有无压痛，其动度是否一致等。

（三）辅助检查

口腔科检查除了常规的检查方法外还有一些特殊检测法，如牙髓活力测试、普通 X 线检查、计算机断层扫描（CT）、磁共振成像检查（MRI）、超声波检查、病理活组织检查等。特殊检查方法的选择视病情的需要而定。

知识链接 27-1

能力检测
及答案

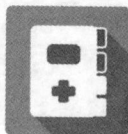

小 结

本章重点讲解口腔及颌面部常用检查器械以及检查方法，它是诊断和治疗口腔疾病的基础。本章内容简单易懂，课后同学之间可以互相练习，希望学生通过学习口腔颌面部检查的理论知识，拥有相应的临床操作技能。

（李 琰）

Note

第二十八章　口腔内科疾病

教学 PPT

学习目标

1. 掌握：龋病的临床表现；急性牙髓炎的疼痛特征及应急处理；慢性牙髓炎及急、慢性根尖周炎的临床表现；牙龈炎的临床表现；慢性牙周炎的临床特征；复发性阿弗他溃疡的临床分型及治疗。

2. 熟悉：龋病的好发牙位及致病因素；牙髓炎、根尖周炎、牙龈炎、牙周炎的病因；口腔常见黏膜病单纯性疱疹、口腔念珠菌病、手足口病、白斑的诊治及治疗原则。

3. 了解：龋病、牙髓炎、根尖周炎、牙龈炎、牙周炎的诊断及治疗方法。

4. 具有一定的临床思维能力，具备初步诊断常见牙体牙周组织和口腔黏膜疾病的能力。

案例导入

患者，男，18岁，左下后牙夜间痛1天就诊，疼痛不能定位。既往体健，无传染病史及家族病史。口腔检查见左下第一磨牙深龋，探诊剧痛，温度测试患牙反应极其敏感。

1. 该患者的临床诊断是什么？诊断依据是什么？

2. 该患者正确的治疗方法是什么？

第一节　牙体牙髓病

一、龋病

龋病是以细菌为主的多种因素作用下，牙齿硬组织发生的慢性进行性破坏的疾病，表现为无机物的脱矿和有机物的分解，随着病程的发展，牙齿的色、形、质各方面均发生变化(图28-1)。

龋病是最常见的口腔疾病之一，也是人类最普遍的疾病之一，龋病可引起牙髓炎、根尖周炎、颌骨炎症等一系列并发症，以致影响全身健康，龋病还会影响儿童牙颌系统和消化系统的生长发育。国内患病率据2005年第三次全国口腔健康流行病学调查显示，35～44岁与65～74岁年龄组，患龋率高达88.1％和98.4％。世界卫生组织(WHO)于20世纪60年代初将龋病与心血管疾病和肿瘤并列为危害人类三大重点防治疾病，受到全世界关注。

(一) 病因

龋病是由多种因素复杂作用所导致，龋病四联因素理论(图28-2)是目前公认的龋病病因

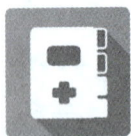

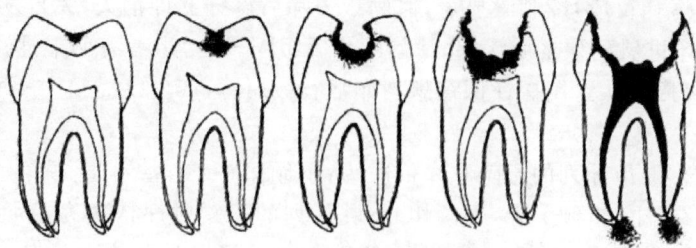

图 28-1 龋病的发展过程

学说,主要包括细菌、宿主、食物和时间。致龋食物黏附于牙齿表面形成生物膜,在适宜温度下,有足够的时间,酸性物质侵蚀牙齿,使牙齿脱矿,从而进一步破坏,形成龋洞。

图 28-2 龋病四联因素理论示意图

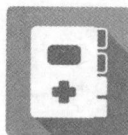

1. 细菌 细菌是龋病发生的必要条件,细菌主要是借助菌斑黏附于牙齿表面。菌斑是未矿化的细菌群落,不能被水冲去的一种细菌性生物膜,多位于牙齿的点、隙、裂、沟、邻接面等不易清洁的部位,没有牙菌斑就不会产生龋病。研究表明致龋菌有两种类型:一类是产酸菌属,其中主要包括变形链球菌、放线菌属和乳杆菌属,可使糖类分解产生酸,导致牙齿无机物脱矿;另一类是革兰阳性球菌,可破坏有机质,经过长期作用使牙齿形成龋洞。牙菌斑在形成过程中紧附于牙面上,为细菌定居、生长、繁殖提供了稳定环境,并吸附更多的细菌,致龋菌产酸,使牙菌斑内 pH 值下降,导致牙体硬组织脱矿,形成龋病,龋齿即从牙菌斑下方开始。

2. 食物 食物主要是糖类,不但与菌斑基质的形成有关,而且是菌斑中细菌的主要食物来源,细菌能利用糖类代谢产生酸,产生的有机酸有利于产酸和耐酸菌的生长。在研究食物与龋病的关系中,最引起人们注意的是食物中的糖,特别是蔗糖,对龋病的发生起重要的促进作用。口腔内滞留的食物中的糖类被降解后,一方面聚合产生高黏性葡聚糖,形成菌斑基质,另一方面产酸使牙齿脱矿,因此糖类是龋病发生的物质基础。

3. 宿主 宿主对龋病的易感程度包括唾液分泌量、成分,牙齿的形态结构及全身状况。唾液有清洗减少细菌积聚,直接抑菌或抑制菌斑在牙面的附着,通过所含钙、磷、氟等增强牙齿抗酸能力,减少溶解度等作用。唾液的量和质发生变化时,均可影响龋病的发生,口干症或唾液分泌障碍患者龋病率明显增加。牙排列不齐、拥挤错位、牙面有窄而深的窝沟,造成食物碎片滞留、自洁作用差则易患龋病。矿化程度好的牙齿抗龋力较强。

4. 时间 龋病的发生需要一个较长的过程,从龋病初期到龋洞的形成一般需 1.5～2 年,因此即使致龋细菌、适宜的环境和易感宿主存在,龋病也不会立刻发生,只有上述因素同时存在相当长的一段时间,才可能发生龋坏,所以时间因素在龋病发生中有重要意义。

(二) 临床表现

牙齿的结构形态与龋病的好发关系密切,食物容易滞留的牙齿部位不易被清洁,是细菌活跃的场所,菌斑积聚较多,容易导致龋病发生的部位包括窝沟、邻接面和牙颈部。龋齿的发展过程有色、形、质的变化,临床上常根据龋坏程度分为浅龋、中龋、深龋三个阶段。

1. 浅龋 又称牙釉质龋或牙骨质龋,龋坏仅局限于牙釉质或牙骨质。早期在平滑面表现为脱矿所致的白垩色斑块,随时间的发展因着色而呈黄褐色,窝沟处则呈浸墨状弥散,一般无明显龋洞,仅探诊时有粗糙或探针尖卡在窝沟内不易取出,患者无任何自觉症状。

2. 中龋 龋坏已达牙本质浅层,临床检查有明显龋洞。出现主观症状,可有探痛,对外界

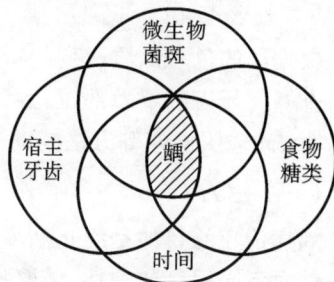

冷、热刺激可出现疼痛反应,冷刺激显著,但刺激去除后疼痛立即消失,无自发性痛。

3. 深龋　龋坏进展到牙本质深层,深龋距牙髓组织较近,患者有明显遇冷、热、酸、甜刺激或食物嵌入龋洞疼痛症状。用探针探查龋洞亦常有酸痛感,产生疼痛较中龋剧烈,但无自发性疼痛。

龋病好发于磨牙:恒牙列的患龋顺序依次为:下颌第一、二磨牙,上颌第一、二磨牙,上、下颌前磨牙,上颌切牙,上、下颌尖牙,下颌切牙;乳牙列的患龋顺序依次为,下颌第二乳磨牙、上颌第二乳磨牙、第一乳磨牙、上颌乳前牙、下颌乳前牙。好发牙面依次为咬合面、邻面、颊面、舌面。

（三）诊断

根据龋的色、形、质改变的特征,通过详细询问病史,仔细观察牙齿的形态、色泽变化,用探针探查好发牙齿的好发部位,龋洞的深度和范围,大多可以确诊。对不易检查的隐匿性龋可采用 X 线、光透照检查等方法辅助诊断。

（四）治疗

龋病治疗的目的是终止病变进程,保护牙髓的正常活力,恢复牙齿的解剖形态和生理功能。针对不同程度的龋坏,采取相应的治疗方案,多数采用填充术。

1. 药物治疗　药物治疗是在磨除龋坏的基础上,使用药物抑制龋病发展的方法,适用于恒牙尚未形成龋洞的浅龋,乳前牙的浅、中龋洞。常用 75% 氟化钠甘油糊剂、8% 氟化亚锡溶液、含氟凝胶等多种氟化物,涂搽牙面,亦可达到停止龋蚀进展的目的。

2. 窝沟封闭　窝沟封闭是指不去除牙体组织,在面、颊面或舌面的点隙裂沟涂布一层粘结性树脂,保护牙釉质不受细菌及代谢产物侵蚀,达到预防龋病发生的目的。临床上具体操作步骤包括清洁牙面、酸蚀、冲洗、干燥、隔湿、涂布及固化封闭剂等。

3. 填充术　对已形成实质性缺损的牙齿,填充术是目前应用最广泛且成效较好的方法。填充术的基本操作过程为,先去除龋坏组织和失去支持的薄弱牙体组织,并按一定要求将窝洞制备成合理的形态,然后选用适宜的填充材料进行填充以恢复其解剖形态和生理功能。常用填充材料有银汞合金、玻璃离子黏结剂和复合树脂等。

二、牙髓炎

牙髓炎是牙髓组织以血管扩张、充血为主要病理变化,对细菌感染或其他物理、化学刺激而产生的一种特殊防御性炎症。牙髓炎是口腔中最多发和最常见的疾病之一,以自发性、阵发性疼痛为主要症状。

（一）病因

1. 细菌因素　细菌感染是牙髓病最主要的致病因素。当龋病、磨损、创伤或医源性因素等破坏牙体硬组织,牙本质小管暴露于口腔菌群时,病原微生物可通过牙本质小管或者穿髓孔进入牙髓,引起牙髓感染。龋病是引起牙髓感染最常见的原因。患有牙周病时,牙周袋内的病原微生物,也可通过根尖孔或侧支根管感染牙髓,造成逆行性牙髓炎。血源感染在临床上极为少见。

2. 物理因素　主要包括温度刺激、电流刺激、创伤刺激。过高的温度刺激或温度骤然变化会引起牙髓充血,甚至导致牙髓炎。临床上高速涡轮手机备洞产生的热量、填充材料的放热反应及抛光产热等可刺激牙髓引起牙髓炎;口腔中如果有两种或两种以上不同金属的修复体,通过唾液传导产生电位差,导致电流产生,对牙髓产生刺激可引起牙髓炎;牙体的急性创伤或慢性创伤,也可引起牙髓病。

3. 化学因素　龋病治疗时窝洞的消毒药,如酚类可致牙髓受到刺激;填充材料磷酸锌水

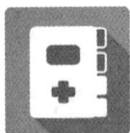

门汀凝固可以释放出游离的磷酸,深龋直接用磷酸锌水门汀垫底会刺激牙髓,导致牙髓变性或坏死;另外,垫底材料、酸蚀剂、黏结剂使用不当均可引起牙髓炎症。

（二）临床表现

1. 可复性牙髓炎 一种病变较轻的牙髓炎,牙髓组织以血管扩张、充血为主,又称牙髓充血。临床检查时患牙受到温度刺激产生瞬间的疼痛,冷刺激更为敏感,当刺激去除,疼痛立即消失。可复性牙髓炎的治疗主要是去除刺激,消除炎症,一般不需要手术治疗。

2. 不可复性牙髓炎 病变较为严重的牙髓炎症,可分为急性牙髓炎、慢性牙髓炎、残髓炎和逆行性牙髓炎。

（1）急性牙髓炎:发病急,疼痛剧烈,大多是慢性牙髓炎的急性发作。急性牙髓炎剧烈疼痛的特点是自发性痛和阵发性痛,温度刺激疼痛加剧。疼痛常在夜间发作,或夜间比白天剧烈,故患者难以入眠。疼痛常不能自行定位。

（2）慢性牙髓炎:临床最常见的牙髓炎类型,大多是深龋的进一步发展,也可由急性牙髓炎转变而来。牙髓也可发生慢性炎症。慢性牙髓炎一般没有剧烈的自发性疼痛,但常伴有长期的冷、热刺激痛病史,可出现阵发性隐痛或者钝痛。

（3）残髓炎:发生在经牙髓治疗后的患牙,由于残留了少量炎症根髓,或多根管牙遗漏了有炎症牙髓的根管,因此命名为残髓炎。

（4）逆行性牙髓炎:牙周病患牙的牙周组织遭到破坏后,细菌及毒素通过根尖孔或侧支根管、副根管逆行进入牙髓引起的牙髓炎症。临床表现一般为急性牙髓炎症状,为自发性疼痛和阵发性疼痛,患牙一般有牙周病史,有松动、咬合痛等症状。

3. 牙髓坏死 常由各型牙髓炎导致的牙髓组织的死亡,其次的原因有外伤、正畸治疗的创伤及修复过程对牙体预备过度的损伤等。一般无自觉症状,常由于牙冠变色前来就诊。变色原因是牙髓组织坏死后红细胞破裂导致血红蛋白分解产物进入牙本质小管。

4. 牙髓钙化 牙髓血液循环发生障碍,造成牙髓组织营养不良,出现细胞变性,钙盐沉积,形成髓石。髓石一般不引起临床症状,X线片检查时可发现结节性钙化或弥漫性钙化。

5. 牙内吸收 牙髓组织变性成为炎性肉芽组织,使牙体从髓腔内部开始吸收。一般无自觉症状,牙内吸收发生在髓室时,肉芽组织的颜色可透过被吸收成很薄的牙体硬组织而使该处牙冠呈粉红色。

（三）治疗

牙髓炎的治疗原则是尽量保存活髓,对于不能保存活髓的患牙应去除病变的牙髓,保存患牙,恢复其原有的解剖形态,以维持牙列的完整性,对发挥其生理功能有重要意义。

1. 应急治疗 急性牙髓炎的应急治疗最好的方法是施行开髓引流减压,可迅速缓解疼痛。开髓后可放置浸有丁香油酚或樟脑酚的小棉球在窝洞内,以达到持续止痛的目的,并可隔绝外界因素刺激暴露的牙髓。必要时可口服或注射抗生素及解热镇痛药,此外,针灸治疗也可取得镇痛的效果。

2. 专科治疗 牙髓炎早期尽可能采取保存活髓的治疗方法,具体的治疗方法有直接盖髓术、间接盖髓术、活髓切断术等;对已感染的牙髓,无法保存活髓时,需要对牙髓进行处理,通过根管治疗术及牙髓塑化治疗术等方法达到保留患牙的目的。

三、根尖周炎

根尖周炎是指牙齿根尖部牙骨质及其周围的牙周膜和牙槽骨的炎症,多数由牙髓病的感染通过根尖孔扩散而来。

根尖周炎包括急性根尖周炎和慢性根尖周炎。急性根尖周炎又分为急性浆液性根尖周炎

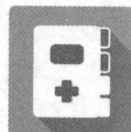

和急性化脓性根尖周炎;慢性根尖周炎可分为根尖周肉芽肿、慢性根尖周脓肿、根尖周囊肿和根尖周致密性骨炎。

（一）病因

根尖周病多为牙髓病的继发病,所以,引起根尖周病的主要原因是感染,其次是创伤和化学刺激。

1. 感染 最常见的感染源自牙髓病,病原刺激物通过根尖孔引起根尖周组织的感染;其次是牙周病通过根尖孔、侧支根管、副根管及牙本质小管而继发感染,血源性感染少见。

2. 创伤 牙齿遭受外力,如碰撞、咬合创伤及医源性损伤等,导致牙体硬组织、牙周组织及根尖周组织损伤。

3. 化学刺激 治疗牙髓病及根尖周病时,若使用药物不当,如封失活剂时间过长、根管消毒剂渗出根尖孔、塑化剂通过根尖孔流失到根尖周区等,均可引起根尖周炎。

（二）临床表现

1. 急性根尖周炎 发生于牙根尖周围的局限性疼痛性炎症,按其发展过程可分为急性浆液性根尖周炎和急性化脓性根尖周炎两个阶段。

1）急性浆液性根尖周炎 根尖周炎早期,根尖部牙周膜充血、血浆渗出及白细胞浸润。患者感觉牙齿伸长,患牙早接触,咬合不适或咬合痛,患者能明确定位患牙。有时患牙用力咬紧反而稍感舒服,这是由于根尖部血液被挤向四周症状得到暂时缓解。扪诊根尖相应部位会有不适感或疼痛感,牙髓活力测试多为无反应,X线片示无明显变化。

2）急性化脓性根尖周炎 表现为根尖周牙周膜破坏溶解,脓液积聚,脓肿周围有显著的炎症细胞浸润和骨吸收。在其发展过程中,因脓液所在部位不同而划分为根尖脓肿、骨膜下脓肿和黏膜下脓肿三个阶段(图28-3)。

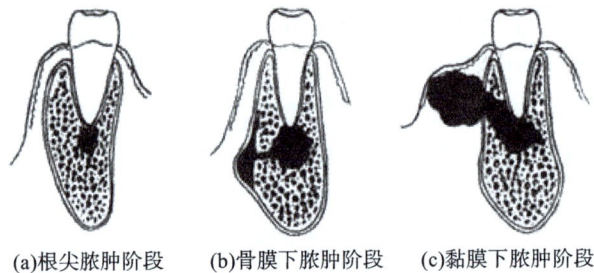

(a)根尖脓肿阶段　　(b)骨膜下脓肿阶段　　(c)黏膜下脓肿阶段

图 28-3　急性化脓性根尖周炎的三个阶段

（1）根尖脓肿:脓液只局限在根尖孔附近的牙周膜内,患牙出现自发性、持续性跳痛、咬合痛。患牙根尖部牙龈潮红,无明显肿胀,扪诊轻度疼痛,叩痛（＋＋）~（＋＋＋）,松动度Ⅱ~Ⅲ度,相应的颌下淋巴结或颏下淋巴结可有肿大及压痛。

（2）骨膜下脓肿:患牙持续性跳痛更加剧烈,疼痛达到最高峰。检查患牙根尖处牙龈红肿,移行沟变浅,扪诊疼痛明显,扪诊深部有波动感,患牙所属区域的淋巴结可出现肿大和扪痛。患牙叩痛（＋＋＋）,松动度Ⅲ度,还可伴有体温升高、身体乏力等全身症状。

（3）黏膜下脓肿:当骨膜下的脓液积聚达到一定压力时,骨膜破裂,脓液到达黏膜下或皮肤下。由于黏膜下组织较疏松,疼痛随之减轻,全身症状缓解。患牙叩痛（＋）~（＋＋）,松动度Ⅰ度,根尖区黏膜的肿胀已局限,呈半球形隆起,扪诊波动感明显,脓肿较表浅而易破溃。

2. 慢性根尖周炎 牙齿根尖部及其周围组织的慢性感染性病变的总称。类型包括慢性根尖周肉芽肿、慢性根尖周脓肿、慢性根尖周囊肿和根尖周致密性骨炎。

（1）慢性根尖周肉芽肿:根尖周组织受到轻微的感染刺激后产生的炎性肉芽组织。一般

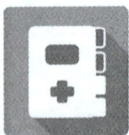

无自觉疼痛症状,有时感觉咀嚼乏力或不适。患牙多有深龋,牙髓多已坏死,牙齿变色,对冷、热诊及电诊均无反应,X线片示根尖部有圆形或椭圆形边界清楚的透射区,直径一般不超过1 cm。

(2)慢性根尖周脓肿:慢性根尖周肉芽肿中央的细胞坏死、液化形成的脓肿,或急性根尖周脓肿处理不彻底,根尖部潴留的脓液而形成。一般无自觉症状。X线片示根尖部为边界模糊的透射区,透射区周围骨质疏松而呈云雾状。

(3)慢性根尖周囊肿:由慢性根尖周肉芽肿或慢性根尖周脓肿发展而来。多无自觉症状,牙齿变色无光泽,叩诊可有不适感,对冷诊、热诊及电诊均无反应。X线片示患牙根尖有圆形透射区,边界清楚且周围有一圈致密白线围绕,此为诊断的重要依据。

(4)根尖周致密性骨炎:当根尖周组织受到长期轻微、缓和的刺激,而患者的机体抵抗力又很强时,根尖部的牙槽骨并不发生吸收性破坏,反而表现为骨质增生,形成围绕根尖周围的一团致密骨,其骨小梁结构比周围骨组织更加致密。X线片示根尖部骨质呈局限性的致密阻射影像,无透射区,多在下颌后牙发现。

（三）诊断

急性根尖周炎根据典型的临床症状及体征,自发性疼痛,能明确指出患牙,叩诊疼痛较明显,牙髓活力测试无反应,有牙髓病史或外伤史,以及牙髓治疗史等可诊断。慢性根尖周炎患牙X线片上根尖区骨质破坏的影像为确诊依据。

（四）治疗

急性根尖周炎首先应采取应急措施,建立引流,解除疼痛,待转为慢性炎症期后再作常规治疗。急性炎症控制及慢性根尖周炎要根据不同的病情采取不同的根治疗法,彻底消除根管内的病原刺激物,保留有价值的患牙。

1. 应急治疗

(1)开放髓腔:控制急性炎症期的首要工作,在急性根尖脓肿阶段,及时打开髓腔,保持引流通畅,打通根尖孔,使渗出液或脓液通过根管引流,以缓解根尖压力,解除疼痛。

(2)脓肿切开:切开排脓主要是针对骨膜下或黏膜下脓肿,切开排脓与根管开放可同时进行,可有效控制炎症。

(3)咬合调整:由外伤引起的急性根尖周炎,应降低咬合高度,减轻压力,促进愈合。

(4)全身治疗:急性根尖周炎,除开髓、切开引流外,应配合全身支持疗法。口服或注射抗生素药物或止痛药物,局部封闭、针灸等。

2. 专科治疗

急性炎症控制后应进行专科治疗,目前众多的治疗方法中,根管治疗术的远期疗效最佳。根管治疗术是通过清除根管内的坏死物质,进行彻底消毒,填充根管,以去除根管内容物对根尖周围组织的不良刺激,防止发生根尖周病变或促进根尖周病变愈合的一种治疗方法。必要时可进行根管外科手术,常见的有根尖刮治术、根尖切除术及根尖诱导成形术等。具体情况视病情需要而选用。

第二节 牙周组织疾病

牙周病是指发生在牙支持组织,包括牙龈、牙周膜、牙槽骨及牙骨质的疾病的总称,其中仅累及牙龈组织的牙龈炎和波及深层牙周组织的牙周炎最常见。牙周组织疾病是常见的口腔疾

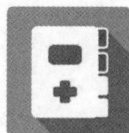

病,是引起牙列缺失的主要原因之一,也是危害人类牙齿和全身健康的主要口腔疾病。

一、牙龈病

牙龈病是指发生在牙龈组织的疾病,多为炎症,也可为增生、坏死和瘤样病变。包括牙龈组织的炎症及全身疾病在牙龈的表现,以儿童与青少年较为普遍。牙龈病种类很多,临床上以慢性牙龈炎最常见,还有青春期龈炎、妊娠期龈炎等。

(一)病因

主要是局部因素刺激,包括菌斑、牙石、创伤性咬合、食物嵌塞、不良修复物、正畸装置等,一些全身因素在牙龈炎的发展中属于促进因子,可以降低或改变牙周组织对外来刺激的抵抗力,包括内分泌紊乱、维生素 C 缺乏、营养障碍与系统性疾病等。

(二)临床表现

慢性牙龈炎病变主要局限于龈乳头和游离龈,患者一般无自觉症状,常因刷牙或咬硬物时出血,或者在咬过的食物上有血渍,而促使其就诊,主要表现为牙龈颜色变为深红色或暗红色,龈乳头圆钝光亮,附着龈水肿时点彩消失,表面光滑发亮,牙龈质地松软脆弱,缺乏弹性,龈沟探诊易出血,深达 2 mm 以上,形成假性牙周袋,探诊后出血是诊断牙龈有无炎症的重要指标,龈沟液渗出增多,局部有牙垢或牙结石存在。

青春期龈炎与青春期菌斑和内分泌有关,尤其是性激素的变化,牙龈对致炎物质的易感性增加,加重牙龈对局部刺激的反应,引起牙龈炎。以青年女性多见,好发于前牙唇侧牙龈,颜色暗红,质地松软,触之易出血。

妊娠期龈炎在妊娠 2~3 个月开始出现明显症状,至 8 个月达高峰,常发生在前牙,龈缘和龈乳头呈鲜红色或暗红色,松软光亮,轻探易出血。分娩后 2 个月左右牙龈炎症可恢复至妊娠前水平。有时个别龈乳头增生呈球状、有蒂,称妊娠瘤,分娩后可自行缩小。

(三)治疗

牙龈炎以局部治疗为主。牙龈增生明显者可行牙龈切除术;药物引起的龈炎应在内科医师协助下停药或更换药物后,再行局部治疗;全身疾病引起的龈炎应以治疗全身疾病为主。

1. 彻底去除局部刺激因素 牙龈炎的治疗以局部治疗为主,主要方法为龈上洁治术,去除菌斑、牙石对牙龈的刺激,以利于牙龈炎的愈合。不良修复体应去除,嵌塞的食物要及时清理等。

2. 局部治疗 用 3% 过氧化氢溶液与生理盐水交替冲洗龈沟,涂布 3% 碘甘油。针对食物嵌塞原因可用调磨法和修复法治疗。并可配合 0.12%~0.2% 氯己定溶液漱口等,促进牙龈炎愈合。

3. 口腔卫生宣教 指导患者采取正确的刷牙方法及其他保持口腔卫生的措施,如牙线及牙签的正确使用。纠正不良习惯,注意保持口腔卫生,增强患者防病意识。

二、牙周炎

牙周炎是由牙菌斑中微生物引起牙龈、牙周膜、牙槽骨和牙骨质的慢性、进行性、破坏性疾病。多数由长期存在的慢性牙龈炎向深部牙周组织扩展形成,临床上最常见的是慢性牙周炎。

(一)病因

1. 局部因素 主要是牙菌斑、牙石、不良修复体、食物嵌塞等因素加重了菌斑滞留,当局部细菌数量和毒性相对机体抵抗力较强时,牙周致病菌使牙龈的炎症加重,导致胶原破坏、结

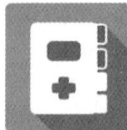

Note

合上皮向根方向增殖,从而形成牙周袋,导致牙槽骨吸收、牙齿松动、移位。创伤性咬合,亦是破坏牙周组织的重要因素。

2. 全身因素 包括内分泌失调,如性激素、肾上腺皮质激素、甲状腺素等的分泌量异常,维生素 C、维生素 D、钙、磷的缺乏或不平衡,营养不良等。血液病与牙周组织的关系极为密切,白血病患者常出现牙龈肿胀、溃疡、出血等。血友病可发生牙龈自发性出血等。某些药物的长期服用(如苯妥英钠)可使牙龈发生纤维性增生;某些类型的牙周病如青少年牙周炎患者往往有家族史。

(二) 临床表现

1. 牙龈红肿出血 牙周炎患者的牙龈表现出色、形、质的改变,它的变化比牙龈炎更广泛、更严重。色泽的变化由粉红色变成深红色或暗红色,毛细血管的脆性增加,并且在形态上牙龈可呈现肿胀,探诊易出血,其出血多少由炎症肿胀的程度所决定。

2. 牙周袋形成 牙周袋是牙周炎重要临床特征之一,也是与牙龈炎区别的主要特征。正常龈沟底的位置在釉牙骨质界处,牙龈炎时由于牙龈的肿胀或增生使龈缘位置向牙冠方向移动,而结合上皮的位置并未向根方向迁移,此为假性牙周袋。当发展到牙周炎时结合上皮向根方向增殖,造成附着丧失,使龈沟加深,其冠方部分与牙面分离形成牙周袋(图 28-4)。

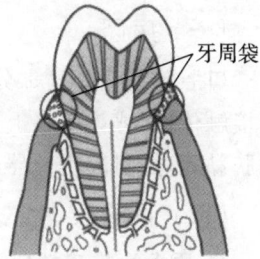

图 28-4 牙周袋形成

3. 牙槽骨吸收 牙槽骨的吸收是牙周炎的病理变化之一。此时 X 线片上可有牙槽嵴的高度降低。吸收可呈水平状、垂直状或角形骨吸收。

4. 牙齿松动和移位 牙槽骨吸收破坏到一定程度,则可出现牙齿的松动和移位。若骨组织继续破坏,扩展到根尖区,则牙齿松动更为严重,甚至出现牙齿脱落。

(三) 治疗

坚持以局部治疗为主,全身治疗为辅的原则。对每一个牙周炎患者均需做全面检查,分析后制定治疗计划。治疗的目的是消除病变,恢复牙周组织的生理形态和功能,为患者创造自身维护的条件。

1. 局部治疗

(1) 彻底清除局部刺激因素:去除菌斑及牙石,常用方法为龈上洁治术和龈下刮治术,这是牙周疾病治疗和预防的最基本方法。另外,还需去除不良修复体,纠正不良习惯,如口呼吸、食物嵌塞等。

(2) 处理牙周袋:选用 3% 过氧化氢溶液和生理盐水反复冲洗牙周袋,袋内置 2% 米诺环素凝胶、四环素等具有抑菌、消炎、收敛作用的药物。对于治疗效果不好,牙周袋较深的患者可行牙龈切除术、翻瓣术、袋内壁刮治术及引导组织再生术等。

(3) 固定松动牙:对于松动的牙齿需进行松牙固定术,缺失的牙齿要予以修复治疗,以恢复咀嚼功能。对于松动明显、牙槽骨吸收达根长 2/3 以上的牙齿可予以拔除。

2. 全身治疗 对伴有全身系统性疾病,如糖尿病、消化系统疾病等,应积极治疗并控制,以利于牙周组织愈合。

3. 维护治疗 患者经适当治疗,牙周炎症状消退后,应定期复查,一般 3~6 个月复查一次,根据检查情况制定不同的治疗方案,做好日常菌斑控制,防止复发。

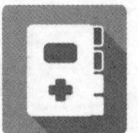

第三节　口腔黏膜病

口腔黏膜病是指发生在口腔黏膜与软组织的各种类型疾病的总称。临床上主要表现为口腔黏膜的正常色泽、外形、完整性及功能等的改变。这些疾病可分为两大类：一类是口腔黏膜本身的固有疾病；另一类是某些全身系统疾病在口腔局部的表征。

一、口腔单纯疱疹

口腔单纯疱疹又名疱疹性口炎，是由人类单纯疱疹病毒（HSV）感染所致的病毒性皮肤黏膜病。临床上以出现簇集性小水疱为特征，有自限性，易复发。

（一）病因

口腔单纯疱疹病毒分为两种类型。HSV-Ⅰ型疱疹病毒主要是通过呼吸道、皮肤和黏膜密切接触传播，感染腰以上部位的皮肤黏膜和器官。HSV-Ⅱ型疱疹病毒主要感染腰以下部位的皮肤黏膜，如引起生殖器黏膜损害。HSV-Ⅱ型可能与唇癌、子宫颈癌的发生有关。

（二）临床表现

1. 原发性疱疹性口炎　由Ⅰ型单纯疱疹病毒引起的口腔病损，好发于6岁以下儿童，6个月至2岁更多，发病前多有与疱疹病患者的接触史。其发病分为以下四个时期。

（1）前驱期：潜伏期4～7天，患儿躁动不安、发热、头痛、乏力、全身肌肉疼痛、咽痛等急性症状，下颌下及颈上淋巴结肿大，触痛。患儿流涎、哭闹、拒食。经过1～2天，体温逐渐下降，可在口腔黏膜任何部位出现病损。

（2）水疱期：在口腔黏膜任何部位皆可发生成簇的小水疱，针尖大小，疱壁薄而透明，数目较多（彩图32）。

（3）糜烂期：水疱迅速破溃成小溃疡，并相互融合成糜烂面，可有假膜覆盖，周围充血发红。

（4）愈合期：糜烂面逐渐缩小，如无继发感染，经过7～10天病情缓解，自愈且不留瘢痕。

2. 复发性疱疹性口炎　常见于成年人，原发性疱疹感染愈合以后，有30%～50%的病例可能发生复发性损害。在阳光、局部机械损伤，特别是轻度发热，如感冒等原因的诱发下，在原先发作过的位置或附近（多发生在唇红黏膜与皮肤交界处）发作，故又称复发性唇疱疹。发病早期，患者可感到轻微的疲乏与不适，病损区有刺激、灼痛、痒、张力增加等症状。一般在10小时以内出现水疱，成簇性分布。一般情况下，水疱可持续到24小时，随后破裂、糜烂、结痂（彩图33）。从开始到愈合约10天，但继发感染常延缓愈合的过程，并使病损处出现小脓疱，愈合后不留瘢痕，但可有色素沉着。

（三）诊断

大多病例根据临床表现都可作出诊断。原发感染多见于婴幼儿，发病急，全身症状重，口腔黏膜出现成簇性小水疱，破溃后形成溃疡，在口周皮肤形成痂。复发性感染成人多见，全身反应较轻，可见口角、唇红部黏膜及皮肤出现成簇性小水疱，破溃后结痂，有自限性。

（四）治疗

1. 全身抗病毒治疗

（1）核苷类抗病毒药物：目前认为核苷类药物是抗单纯疱疹病毒最有效的药物，主要有阿

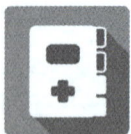

昔洛韦、伐昔洛韦等。常用阿昔洛韦,原发性患者每次口服 200 mg,成人每日 5 次,5~7 天为 1 个疗程;复发性 HSV-Ⅰ型感染患者疗程 3~5 天。

(2) 利巴韦林:又称病毒唑,是一种广谱抗病毒药,可用于治疗单纯疱疹。

2. 口腔黏膜局部用药

(1) 局部搽药:继发感染时,可用抗生素糊剂,1%金霉素甘油糊剂或 5%四环素甘油糊剂局部涂擦;可用 3%阿昔洛韦软膏、酞丁安软膏局部涂搽治疗唇疱疹;散剂,如西瓜霜粉剂、锡类散(中药)均可局部使用。

(2) 漱口液:0.1%~0.2%葡萄糖氯己定(洗必泰)溶液,3%复方硼酸溶液,有杀菌消毒作用。

(3) 含片:华素片、溶菌酶片等含化。

(4) 湿敷:0.1%乳酸依沙吖啶液,0.025%~0.05%硫酸锌溶液,1%甲紫液等。

3. 对症和全身支持治疗

(1) 对症处理:麻醉剂局部涂擦减轻疼痛,伴有高热者可用解热镇痛药退热。

(2) 全身支持治疗:全身症状较重者应卧床休息,静脉给液以维持体液平衡,补充维生素 B 和维生素 C 等。

二、手足口病

手足口病(hand foot mouth disease,HFMD)是一种儿童传染病,又名发疹性水疱口腔炎,该病以手、足和口腔黏膜疱疹或破溃后形成溃疡为主要临床特征。

(一) 病因

引发手足口病的微生物以柯萨奇病毒 A16 型和肠道病毒 71 型最为常见。传播方式以通过人群密切接触传播为主,可通过空气飞沫、唾液、疱疹液、粪便污染手、毛巾、杯子、餐具等传播,幼儿园是本病主要流行场所,传染源包括患者和健康携带者。

(二) 临床表现

手足口病可发生于四季,但夏秋季易流行,5 岁以下为主要发病对象。潜伏期一般为 3~4 天,多数无前驱症状而突然发病。初始 1~3 天症状为低热、食欲减退,常伴咽、喉部疼痛或有上呼吸道感染的特征。皮疹多在第 2 天出现,呈离心性分布,常见于手指、足趾背面、指甲周围,还可见于手掌、足底、臀部、大腿内侧以及会阴部。先是玫瑰色红斑或斑丘疹,1 天后形成半透明的小水疱。若不破溃感染者,疱疹可于 2~4 天吸收干燥,呈深褐色痂皮,脱痂后不留瘢痕。

大多数患儿口内颊黏膜、软腭、舌缘上及唇内侧也有散在的红斑及小疱疹(彩图 34),多与皮疹同时出现,也可稍晚 1~2 天出现。小红斑数个到几十个,基底呈灰白色,周围红晕的红色粟粒样疱疹。患儿常有流涎、拒食、烦躁、发热等症状。

大多数手足口病的病程为 1 周左右,个别达 10 日。一般可自愈,并发症少见。本病预后良好,但要注意,如有高热不退、表情淡漠、头痛、呕吐等症状,应警惕并发症(心肌炎、脑膜炎)的出现,严重者可导致死亡。

(三) 诊断

根据好发季节、发病对象、病毒感染的全身症状和典型的疱疹分布部位(手、足、口),即可诊断。应与疱疹性咽峡炎、水痘、单纯性疱疹性口炎、风疹等鉴别。疱疹性咽峡炎由柯萨奇病毒 A4 型引起,口腔症状与本病极其相似,但主要发生在软腭与咽周围,且无手、足病变。

(四) 治疗

1. 对症治疗 由于手足口病的症状较轻,预后良好,体温达 38.5 ℃以上者给予退热治

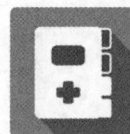

Note

疗,让患儿多饮水,以防脱水。还应注意患儿的休息和护理,给予稀粥、米汤、豆奶及适量冷饮,可服用维生素 B$_1$、维生素 B$_2$、维生素 C、口炎颗粒、板蓝根颗粒等。

2. 抗病毒治疗　小儿口服利巴韦林 10 mg/kg,每天 4 次;或肌注 5～10 mg/kg,每天 2 次。

3. 注意口腔卫生　口腔溃疡的幼儿要注意口腔卫生,进食前后可用生理盐水或温开水漱口,同时保持幼儿个人卫生清洁。

（五）预防

及时发现疫情和隔离患者是控制该病的主要措施。幼儿园应每日检查双手及口腔,发现患儿及时隔离 1 周,并给予日常用品、餐具、玩具等用品的消毒。患儿例数增多时应及时向上级汇报,听从上级部门的指示完成疫情的控制。

三、口腔念珠菌病

口腔念珠菌病是由真菌念珠菌属感染所引起的急性、亚急性或慢性口腔黏膜疾病。近年来,由于抗生素和免疫抑制剂在临床上的广泛应用,导致菌群失调或免疫力降低,口腔黏膜念珠菌病的发生率也相应增高。

（一）病因

白色念珠菌是口腔念珠菌病最主要的病原菌。它广泛存在于自然界,健康人的口腔黏膜、上呼吸道、肠道、阴道、皮肤等可带有念珠菌,但一般不致病。当宿主的抵抗能力低下、防御功能减退时,白色念珠菌可由非致病型转为致病型,故又称念珠菌为条件致病菌。它是否致病,取决于念珠菌的数量、毒力,机体的适应性和抵抗力等相关因素。

（二）临床表现

1. 念珠菌性口炎

（1）急性假膜型念珠菌性口炎:可发生于任何年龄的人,但以新生婴儿最多见,发生率为 4%,又称新生儿鹅口疮或雪口病,多在出生后 2～8 日内发生,好发部位为颊、舌、软腭及唇。损害区黏膜充血,有散在的色白如雪的柔软小斑点,如针头大小,不久即相互融合为白色或蓝白色丝绒状斑片,并可继续扩大蔓延至扁桃体、咽部、牙龈。斑片附着不十分紧密,稍用力可擦掉,暴露红的黏膜糜烂面(彩图 35)。患儿烦躁不安、啼哭、哺乳困难,有时可轻度发热,全身反应一般较轻。

（2）急性红斑型念珠菌性口炎:多见于成年人,本型又被称为抗生素口炎,常由于广谱抗生素长期使用而致,且大多数患者原患有消耗性疾病,如白血病、营养不良、内分泌紊乱、肿瘤化疗后等。主要表现为黏膜充血、糜烂及舌背乳头呈团块萎缩,周围舌苔增厚。患者常首先有味觉异常或味觉丧失,口腔干燥,黏膜灼痛。

（3）慢性红斑型念珠菌性口炎:多发生于戴义齿的患者,又称义齿性口炎。损害部位常在上颌义齿侧面接触的腭、龈黏膜,女性患者多见。临床表现为义齿承托区黏膜发红水肿,形成红色散在红斑。在红斑表面可有颗粒增生。舌背乳头可萎缩,舌颜色发红。

（4）慢性肥厚型念珠菌性口炎:又称念珠菌白斑,可见于颊黏膜、舌背及腭部。颊黏膜病损,常对称分布于口角内侧三角区,呈结节状或颗粒状增生,或紧密的白色角化斑块,类似一般黏膜白斑。腭部病损可由牙托性口炎发展而来,黏膜呈乳头状或结节状增生;舌背病损,可表现为丝状乳头增殖。

2. 念珠菌性唇炎　多发于高龄(50 岁以上),无特征表现,只有镜检多次发现芽生孢子和假菌丝,并经培养证明为白色念珠菌才能确诊。

3. 念珠菌口角炎　多发生于儿童、体弱、血液病患者。两侧口角区皮肤及黏膜皲裂、充

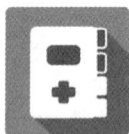

血、糜烂、结痂、疼痛或溢血。

（三）诊断

明确诊断口腔念珠菌病，除依靠病史和临床表现外，还需实验室检查证实病变组织中病原菌的存在。常用于念珠菌检测的方法有涂片法，可发现真菌菌丝与芽孢，还可做免疫学和生化检验、组织病理学等。

（四）治疗

口腔念珠菌病以局部治疗为主，但严重病例及慢性念珠菌感染常需辅以全身治疗才能奏效。

1. 局部药物治疗

（1）2%～4%碳酸氢钠溶液（小苏打）：用于哺乳前后洗涤口腔，以消除能分解产酸的残留凝乳或糖类，使口腔成为碱性环境，可阻止白色念珠菌的生长和繁殖。轻症患儿不用其他药物，病变在2～3天内即可消失，但仍需继续用药数日，以预防复发。也可用本药在哺乳前后洗净乳头，以免交叉感染或重复感染。

（2）甲紫（龙胆紫）水溶液：口腔黏膜以用0.05%浓度为宜，每日涂搽3次，以治疗婴幼儿鹅口疮和口角炎。

（3）氯己定：0.2%溶液或1%凝胶局部涂布，冲洗或含漱，也可与制霉菌素配伍成软膏或霜剂，其中亦可加入适量曲安奈德，以治疗口角炎、义齿性口炎等。

（4）西地碘（华素片）：高效低毒和广谱杀菌，碘过敏者禁用。

2. 全身抗真菌药物治疗

（1）氟康唑：新型广谱高效抗真菌剂，治疗白念珠菌的首选药物。剂量：首次200 mg/d，以后100 mg/d，连续使用7～14天。

（2）伊曲康唑：对氟康唑耐药的感染可选用伊曲康唑治疗，剂量为每日口服100 mg。

3. 增强免疫力 对于身体衰弱、有免疫缺陷或与之有关的全身性疾病者，需辅以增强免疫力的措施，如注射胸腺肽、转移因子等。

4. 手术治疗 对于癌前损害，在治疗期间应严密观察，定期复查，若治疗效果不明显或患者对药物不能耐受，可考虑手术切除。

四、复发性阿弗他溃疡

复发性阿弗他溃疡（recurrent aphthous ulcer，RAU）又称复发性口疮，是一种常见的反复发作性口腔黏膜溃疡性疾病，患病率接近20%。本病具有周期性、自限性、复发性等特征，并有遗传倾向。

（一）病因

本病的发病原因和发病机制尚不明确，存在个体差异，本病的发生可能与下列因素有关：免疫因素、遗传因素、胃肠功能因素、感染因素、营养因素、精神心理因素、内分泌因素等。

（二）临床表现

1. 轻型复发性阿弗他溃疡 约占RAU患者的80%，多数患者初发病时均为此型。溃疡好发于唇、舌、颊、软腭、前庭沟等无角化或角化较差的黏膜，角化区的牙龈、硬腭处很少发病。溃疡发生一般为3～5个散在分布，发作时呈"红、黄、凹、痛"特征，即溃疡的边缘整齐，四周局灶性黏膜充血水肿，形成约1 mm宽的红晕，基部不硬，中心呈凹陷状，表面覆盖一层灰黄色或浅黄色假膜，灼痛明显，影响进食和语言（彩图36）。7～14天溃疡可自行愈合，不留瘢痕。溃疡复发的间隙期从半个月至数月不等。

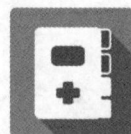

2. 重型阿弗他溃疡 亦称复发性坏死性黏膜腺周炎或腺周口疮。该型约占8%，好发于青春期。溃疡大而深，似弹坑状，可深达黏膜下层腺体及腺周组织，直径大于1 cm，溃疡边缘红肿微隆，基底微硬，表面有灰黄色假膜或灰白色坏死组织(彩图37)。持续时间可达1～2个月甚至更长，通常是1～2处溃疡，疼痛剧烈，愈后可留瘢痕。初始好发于口角，后期有向口腔后部蔓延的趋势。可伴全身不适、局部淋巴结肿痛。溃疡可在先前愈合处再次复发。

3. 疱疹样阿弗他溃疡 亦称阿弗他口炎，约占RAU患者的10%。溃疡直径小而多，约2 mm，可达十几个或几十个，散在分布于黏膜任何部位，似"满天星"(彩图38)。邻近溃疡可融合成片，黏膜充血发红，疼痛较重。唾液分泌量增加。可伴有头痛、低热及全身不适、局部淋巴结肿痛等症状。如发生口腔溃疡同时或先后出现虹膜睫状体炎、角膜炎或前房积脓、外生殖器溃疡以及皮肤结节性红斑等，称为白塞综合征。

（三）诊断

根据复发性、自限性的特点及临床体征即可作出诊断，对大而深且长期不愈合的溃疡，需做活检以明确诊断，尽早排除恶变可能。

（四）治疗

RAU病因尚不明确，目前仍无根治的特效方法。治疗原则是全身和局部治疗、中医和西医治疗、生理和心理治疗相结合，以消除病因、增强体质、缩短病程、减轻疼痛，减少复发，对症治疗，促进愈合为主。

1. 局部治疗 以消炎、镇痛、防止继发感染并促进愈合为目的。

1）抗炎类药物

(1) 口腔溃疡膜：在羟甲基纤维素钠、山梨醇中加入金霉素、氯己定、表面麻醉剂、皮质激素等制成。具有减轻疼痛、保护创面、延长药物作用时间的功效。

(2) 含片：西地碘片、溶菌酶片，具有抗病毒、抗菌、消肿止痛等作用。

(3) 含漱剂：用3%的硼酸液或0.2%的氯己定溶液含漱。

(4) 散剂：复方皮质散、中药锡类散、西瓜霜、冰硼散等。

(5) 超声雾化剂：在生理盐水中加入庆大霉素、地塞米松、利多卡因，制成合剂用雾化器雾化。

2）止痛类药物 1%普鲁卡因或2%利多卡因稀释后于饭前或疼痛难忍时涂于溃疡处，有止痛作用。

3）腐蚀性药物 腐蚀性药物烧灼溃疡面可使组织蛋白凝固，形成假膜，促进溃疡愈合。常用药物有10%硝酸银或50%三氯醋酸等。

4）局部封闭 对长期不愈合或疼痛明显的溃疡可用25 mg/mL醋酸泼尼松混悬液在与溃疡对应的黏膜下封闭，可缓解疼痛。

5）理疗 利用激光、微波或口内紫外灯等物理手段治疗，有减少渗出、促进愈合的作用。

2. 全身治疗 目的是对因治疗、控制症状、减少复发、延长间歇期、缩短溃疡发作期。

1）肾上腺糖皮质激素及其他免疫制剂

(1) 肾上腺糖皮质激素类药物：该类药物有抗炎、抗过敏、降低毛细血管壁与细胞膜通透性、减少渗出等作用。如泼尼松片、地塞米松片等。

(2) 细胞毒类药物：又称抗代谢类药物，如环磷酸酰胺、甲氨蝶呤等，有抑制细胞DNA合成、抑制细胞增殖、非特异性杀伤抗原敏感性小淋巴细胞，抑制其转化为淋巴母细胞，从而具有抗炎作用。

(3) 沙利度胺片：有免疫抑制作用，临床上应用于重型阿弗他溃疡的治疗，疗效较好。

2）免疫增强剂 左旋咪唑、胸腺素、转移因子、卡介苗等有增强机体细胞免疫力的作用；

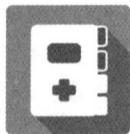

丙种球蛋白、胎盘球蛋白对体液免疫功能降低者有效。

3）中医治疗　辨证施治或选用昆明山海棠片、六味地黄丸、补中益气丸等。

五、口腔白斑病

口腔白斑病（oral leukoplakia，OLK）是指发生在口腔黏膜上以白色角化性病变为主的损害，不具有其他任何可定义的慢性损害特征，属于口腔黏膜癌前期病变。

（一）病因

白斑的发病与局部因素的长期刺激和某些全身因素有关。局部刺激因素主要包括吸烟、咀嚼槟榔、饮酒、食用过烫或酸辣食物、不良修复体、残冠、残根以及白色念珠菌感染等。全身因素包括微量元素、微循环改变、易感的遗传素质等。

（二）临床表现

白斑多以中老年较多，男性多于女性，好发于颊部黏膜咬合线区域，舌部次之，唇、前庭沟、腭、牙龈也可发生。

口腔白斑可分为均质型与非均质型两大类，均质型包括斑块状、皱纹纸状，非均质型包括颗粒状、疣状、溃疡状等。

1. 均质型

（1）斑块状：口腔黏膜上出现白色或灰白色的均质型斑块，表面可有皲裂，平或略高出黏膜表面，边界清楚，触诊柔软，周围多无异常改变，患者无自觉症状或有粗糙感（彩图39）。

（2）皱纹纸状：多见于口底和舌腹，白斑呈灰白色或白垩色，边界清楚，表面高低起伏状如白色皱纹纸，周围黏膜正常，早期有粗糙不适感，也可有刺激痛。

2. 非均质型

（1）颗粒状：亦称颗粒-结节状白斑，口角区黏膜多见。黏膜表面不平坦，病损间黏膜充血，色泽为红白相间，似有小片状或点状糜烂。患者可有刺激痛。

（2）疣状：多见于牙槽嵴、口底、唇和腭等部位。病损区粗糙感明显，呈灰白色隆起，表面高低不平，伴有乳头状或毛刺状突起，触诊微硬，可因溃疡形成而发生疼痛。

（3）溃疡状：在增厚的白色斑块上出现糜烂或溃疡，伴有或不伴有局部刺激因素。患者疼痛感明显。

（三）诊断

根据临床表现、病理检查、脱落细胞检查及甲苯胺蓝染色可明确诊断。诊断时应注意癌变问题。有3%～5%的白斑患者发生癌变，尤其应高度警惕发生在口底舌腹部，形态为疣状或颗粒状的白斑，注意定期复查，必要时活检。

（四）治疗

1. 去除刺激因素　如戒烟、禁酒，去除不良修复体，拔除残根、残冠。

2. 局部治疗　0.1%～0.3%维A酸软膏涂布非充血、糜烂部位，但不适用于充血、糜烂的病损。

3. 药物治疗　内服维生素AD（鱼肝油丸）或维生素A（5万单位/天）或中药治疗。

4. 手术治疗　应对有癌变倾向的病损定期严密复查，每3～6个月一次。白斑治疗过程中有增生、硬结、溃疡等变化时，应及时手术切除并活检。

知识链接 28-2

🔲 小　结

本章重点讲解了牙体、牙周和口腔黏膜的疾病，是口腔内科常见病和多发病。龋病是

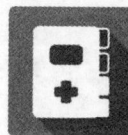

Note

牙体疾病的重点,是一种细菌慢性进行性破坏性疾病,在牙体硬组织上发生有机物脱矿和无机物分解。龋病继续发展可引起牙髓病、根尖周病、颌骨炎症等。学生应掌握牙髓炎、根尖周炎、牙龈炎和慢性牙周炎的临床表现,能进行明确诊断及治疗。口腔黏膜病重点讲解了复发性阿弗他溃疡,简单讲解了单纯性疱疹、手足口病、口腔念珠菌病和白斑。内容比较复杂且不易区分,学生应加深对理论知识的理解,能综合判断和分析,提高临床诊断和治疗能力。另外,为预防口腔内科疾病的发生,学生要注意口腔保健知识的宣传。

(李　琰)

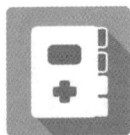

第二十九章　口腔颌面部感染性疾病

教学 PPT

学习目标

1. 掌握：口腔颌面部感染的特点；智齿冠周炎的原因及临床表现。
2. 熟悉：口腔颌面部感染的诊断和处理原则。
3. 了解：化脓性涎腺炎和面颈部淋巴结炎的临床特点和诊治原则。
4. 具有一定的临床思维能力；具有初步诊断本章疾病的能力。

案例导入

　　患者，女，20 岁，自诉牙痛伴面部肿胀 1 天就诊。患者体健，无传染病史及家族病史。口腔检查见右下颌第三磨牙部分萌出，周围牙龈充血红肿，有牙齿咬痕，轻度挤压可见少量稀薄脓液溢出，右颊侧后侧前庭沟丰满、充血，压痛明显，右下颌第三磨牙叩诊（一），无松动，咽侧壁充血，吞咽疼痛，张口度两横指。面部检查见右下颌角区颊部肿胀明显，无明显压痛，右颌下淋巴结肿大。

　　该患者的临床诊断是什么？诊断依据是什么？

第一节　概　　述

　　口腔颌面部感染是致病微生物的入侵而引起的口腔颌面部软、硬组织局部乃至全身的复杂炎症性疾病。口腔颌面部的解剖生理特点，使感染的发生、发展和预后有其特殊性，目前牙源性感染与婴幼儿的腺源性感染仍较常见。

（一）感染特点

　　（1）由于口腔与外界相通，常驻有各种细菌，当抵抗力下降或者损伤时容易发生感染。

　　（2）牙源性感染多发。龋病、牙髓病和牙周病未得到有效治疗，病菌可通过根尖孔和牙周组织向颌骨和周围软组织扩散。

　　（3）口腔颌面部的软组织有很多潜在的筋膜间隙，感染可经此途径迅速扩散和蔓延。

　　（4）口腔颌面部的血液和淋巴循环丰富，感染可通过这两种途径扩散。面部的静脉瓣发育不完善，从鼻根到两侧口角连线形成的三角区内，一旦发生感染而受到挤压，可导致感染物经血液逆行进入颅内，引起海绵窦血栓性静脉炎、脑膜炎和脑脓肿等严重并发症，故称为面部的"危险三角区"。感染沿淋巴管扩散，可以引起相应部位的淋巴结炎。

　　（5）口腔颌面部皮肤暴露在外，富含汗腺、毛囊和皮脂腺，容易发生相应的皮肤感染。

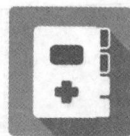

Note

（二）病原菌

口腔颌面部感染多属于化脓性感染,常见的致病菌以金黄色葡萄球菌和溶血性链球菌为主,偶见厌氧菌所致的腐败坏死性感染,还可见到结核杆菌、放线菌等引起的特异性感染。

（三）感染途径

口腔颌面部感染以牙源性感染最为多见,经由淋巴途径的腺源性感染多见于婴幼儿。

（四）诊断

一般根据病史、症状、体征及特殊检查方法即可诊断,要明确感染性质时,可做分泌物涂片、细菌培养、活体组织检查和药物敏感试验。

（五）治疗

口腔颌面部感染的治疗主要是抗感染治疗,包括全身应用抗生素治疗、局部治疗和手术治疗等综合措施。

知识链接 29-1

第二节　下颌第三磨牙冠周炎

下颌第三磨牙冠周炎是指下颌第三磨牙萌出不全或阻生时,牙冠周围软组织发生的炎症。常见于 18～30 岁的青年,又称智齿冠周炎,是口腔科的常见病和多发病。

（一）病因

主要原因是人类在进化过程中,随着食物种类的变化带来咀嚼器官的退化,下颌骨退化程度大于牙齿,而致使最后萌出的下颌第三磨牙空间不足,发生牙冠部分萌出、牙齿偏斜萌出或完全埋伏于颌骨内,不能萌出。对于部分萌出的第三磨牙,牙冠被牙龈部分覆盖,形成较深的盲袋,食物残渣进入盲袋后不易清除,当冠周软组织发生咀嚼损伤和机体抵抗力下降时,细菌即可侵入,引起下颌第三磨牙冠周炎(图 29-1)。

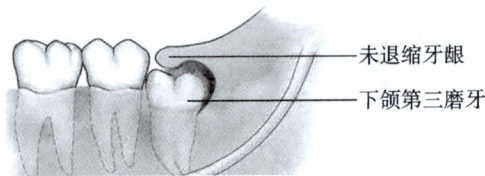

未退缩牙龈
下颌第三磨牙

图 29-1　下颌第三磨牙冠周炎病因

（二）临床表现

大多呈急性过程,在炎症的早期多无明显全身症状,仅感患部牙龈肿痛不适,影响咀嚼,继而出现吞咽痛或自发性跳痛,有时沿耳颞神经分布区产生放射性疼痛,当炎症侵袭咀嚼肌时可出现不同程度的张口受限,口腔清洁差而有口臭。随着局部症状的加剧,常出现畏寒、发热、食欲减退等全身症状。口腔检查见下颌第三磨牙萌出不全,牙冠周围的软组织充血、水肿,表面与边缘糜烂、触痛。患侧下颌角区软组织伴有不同程度的肿胀,颌下淋巴结肿大、触痛。

（三）诊断

可根据病史、临床表现、口腔检查及 X 线片等得出正确诊断。

（四）治疗

急性期以消炎、镇痛、建立引流、对症处理为主。症状严重者应配合全身治疗,包括注意休息,流质饮食,应用有效抗生素。急性期过后应及早处理病灶牙或覆盖的牙龈组织。

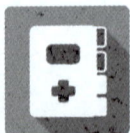

第三节　口腔颌面部间隙感染

口腔颌面部间隙感染是颜面、口腔颌周组织及口咽部潜在间隙中化脓性炎症的总称，亦称颌周蜂窝织炎。在正常的颌面部解剖结构中，有多个潜在的筋膜间隙，为疏松结缔组织所充满。一旦发生感染，炎症产物充满筋膜间隙，故此类炎症又称间隙感染。因各间隙之间互相通连，炎症可以局限于单个间隙，亦可扩散到相邻间隙，形成弥散性多个间隙感染。

口腔颌面部间隙感染均为继发性，常见于牙源性或腺源性感染扩散所致，损伤性、医源性、血源性较少见。感染多为需氧菌和厌氧菌引起的混合感染，也可为葡萄球菌、链球菌等引起的化脓性感染或厌氧菌引起的腐败坏死性感染。下面介绍几种常见的间隙感染。

一、眶下间隙感染

眶下间隙位于面前部，眼眶下方，上颌骨前壁与面部表情肌之间，四边的周界分别为眶下缘、上颌骨牙槽突、鼻侧缘与颧骨，底是以尖牙窝为中心的上颌骨前壁，表面为皮肤、皮下组织、浅筋膜与表情肌。眶下间隙感染多为上颌前牙、第一前磨牙根尖感染，少数来自上唇底部、鼻侧的化脓性感染或上颌骨骨髓炎。

临床表现以眶下区软组织的弥漫性水肿为主，常波及内眦、眼睑、上唇与颧部皮肤。肿胀区皮肤发红、张力增大、下眼睑水肿、眼裂变窄、鼻唇沟消失。口腔前庭龈颊沟明显肿胀变浅，触痛，可触及波动。眶下神经由于肿胀受压而有剧烈疼痛。眶下间隙感染可向眶内、眶周扩散，也可沿内眦静脉等向颅内扩散，引起海绵窦栓塞性静脉炎。

眶下间隙蜂窝织炎阶段可采用局部外敷中药及感染病灶牙开髓引流的办法；脓肿形成后应及时切开引流，按低位引流的原则在上颌前牙或前磨牙区前庭沟处做横行切口，直达骨膜下，用止血钳分离到脓腔，生理盐水冲洗脓腔后放置引流条。待炎症控制后应立即处理病灶牙。

二、咬肌间隙感染

咬肌间隙位于咬肌与下颌升支外侧壁之间，前界为咬肌前缘，后界为下颌支后缘，在咬肌上部通过下颌切迹与颞下间隙和翼颌间隙相连通，后方为腮腺深叶包绕。间隙四周被致密筋膜包围，中间为疏松结缔组织。

感染主要来自下颌智齿冠周炎，下颌磨牙的根尖周炎及下颌骨骨髓炎，少数见于相邻间隙如颞下间隙感染的扩散。典型症状为以下颌角为中心的腮腺咬肌区弥漫性肿胀与压痛，有严重的开口困难。由于咬肌十分坚实，咬肌下形成的脓肿很难自行破溃，也不易触及波动，但有凹陷性水肿，如脓肿得不到引流，久之容易并发下颌骨升支边缘性骨髓炎。

咬肌间隙感染常用口外切口，从下颌支后缘绕下颌角，距下颌骨下缘下 2 cm 处切开2.0～2.5 cm 长的切口，切开皮肤、皮下组织、颈阔肌，沿下颌骨外侧面分离咬肌下端的骨膜，进入咬肌间隙，引出脓液，切开与分离中应注意勿损伤颌外动脉与面神经下颌缘支，切开脓肿以后还需探查下颌升支骨面有无粗糙不平，以排除边缘性骨髓炎。如疑有骨髓炎情况存在，应刮除粗糙的骨壁。

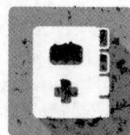

Note

三、口底蜂窝织炎

口底蜂窝织炎是口底弥漫性多间隙感染,包括双侧下颌下、双侧舌下、颏下在内的 5 个间隙感染,是颌面部最严重且治疗最困难的感染之一。感染可以是金黄色葡萄球菌为主的化脓性口底蜂窝织炎,也可能是厌氧菌或腐败坏死性细菌为主引起的腐败坏死性口底蜂窝织炎,下颌牙的化脓性或坏疽性根尖周炎或第三磨牙冠周炎扩散;口咽部软组织损伤后继发口底多间隙感染扩散;扁桃体炎、口炎、颏下或下颌下淋巴结扩散。

化脓性口底蜂窝织炎初期多在一侧下颌下或舌下间隙,迅速扩散到其他间隙,呈现整个口底的弥漫性肿胀。腐败坏死性口底蜂窝织炎常常是产气荚膜杆菌、厌氧链球菌及各种芽胞杆菌的混合感染,在口底肌肉深层发生广泛坏死、溶解,产生棕褐色坏死液体。腐败坏死性口底蜂窝织炎病情发展快,肿胀范围广泛,上至面颊部,下至颈部甚至前胸上部,颌周口底红肿坚硬如木板,剧痛,有时可扪及捻发音,口底黏膜高度水肿,舌体被抬高,患者语言不清、吞咽困难,甚至出现呼吸困难。常有高热、寒战等严重全身中毒症状,呼吸短促,脉搏细弱,并迅速恶化,如不及时治疗,则因窒息、败血症或感染性休克而死亡。

腐败坏死性口底蜂窝织炎应从防治窒息与中毒性休克入手,进行积极、全面的治疗,主要是控制感染,局部早期广泛切开引流,全身支持治疗等。

第四节　化脓性涎腺炎

化脓性涎腺炎主要发生在腮腺与下颌下腺,舌下腺与小涎腺较少,这是由于腮腺与下颌下腺的导管粗大且较长,易造成逆行感染。临床上以慢性炎症较多,亦可急性发作。

一、化脓性腮腺炎

引起化脓性腮腺炎的主要病原菌是金黄色葡萄球菌,亦有链球菌与肺炎球菌感染的,这些细菌是口腔内常驻菌。当罹患严重的全身性疾病如脓毒血症、传染病、慢性消耗性疾病致使机体抵抗力下降时,或者当手术、失血、腹泻、高热等原因引起失水、腮腺分泌物减少时,或者腮腺导管狭窄、阻塞、涎石、异物等阻碍涎液排出时,口腔内致病菌可经导管口逆行侵入腮腺。腮腺损伤或邻近组织炎症的扩散亦可引起急性腮腺炎。

急性化脓性腮腺炎多为慢性炎症的急性发作,少数为首次急性起病,表现为腮腺区肿胀、疼痛,导管口红肿,病情发展则疼痛加剧,腺组织坏死化脓后出现持续性跳痛,腮腺区以耳垂为中心肿胀明显,耳垂被上抬,或发展成腮腺区的蜂窝织炎。腮腺被纤维结缔组织分隔为很多小叶,所以腮腺脓肿多为散在的多发性脓肿,且不易扪及波动。随着炎症过程的进展与机体抵抗力的变化,患者可出现畏寒、发热、白细胞计数升高等明显的全身中毒症状。

急性化脓性腮腺炎根据病史,与腮腺肿大、导管口红肿、有黏稠脓性分泌物等典型的体征诊断较易。急性化脓性腮腺炎应与腮腺区淋巴结炎、咬肌间隙蜂窝织炎、流行性腮腺炎相鉴别。

除遵循炎症治疗的一般原则外,可用热敷、理疗、酸性食物或饮料促进涎腺分泌,亦可局部外敷中药,以利于炎症的消散。脓肿形成后及时切开引流,取从耳屏到下颌角的切口;并应注意向各个不同方向贯通所有腺小叶的脓腔以彻底引流。

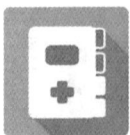

二、下颌下腺炎

下颌下腺导管粗大,位于口底,开口于舌下肉阜,下颌下腺是混合腺,分泌物较黏稠且流速缓慢,容易产生涎石,也可因异物进入导管导致导管狭窄或阻塞,造成排泄不畅引起逆行性感染。下颌下腺炎以慢性经过较多,亦可急性发作。

口底、舌根部肿胀、疼痛,下颌下三角区肿胀压痛,下颌下腺导管口红肿,有脓性分泌物溢出,病史可持续数月至数年。反复发作者,颌舌沟可扪及稍粗的硬性索条状导管,或有结节状结石,下颌下腺较硬并有压痛。X线摄片可发现涎石,无涎石的慢性下颌下腺炎可行造影检查。X线片上常呈现出导管粗细不均匀,末梢扩张呈葡萄状。

急性期治疗与一般炎症相同。慢性下颌下腺炎应尽早去除病因,摘除导管结石。对反复发作,病程长,下颌下腺已纤维化者应做下颌下腺摘除术。

第五节 面颈部淋巴结炎

面颈部淋巴组织丰富,由环形链和垂直链两组淋巴结及多数网状淋巴管组成,构成主要的防御屏障。面颈部淋巴结炎以继发于牙源性及口腔感染最为多见,也可来源于颜面皮肤疖肿或因损伤而感染。小儿多数由上呼吸道感染、扁桃体炎引起。由化脓性细菌如葡萄球菌及链球菌等引起的称为化脓性淋巴结炎;由结核杆菌感染的为结核性淋巴结炎。

(一) 临床表现

1. 化脓性淋巴结炎

(1) 急性化脓性淋巴结炎:可来自牙源性病变,婴幼儿则多继发于上呼吸道感染。临床上大多起病急、进展快,主要表现为由浆液性逐渐向化脓性转化。浆液性炎症的特征是局部淋巴结肿大变硬,自觉疼痛或压痛;病变的淋巴结出现充血、水肿。此时淋巴结尚可移动,边界清楚,与周围组织无粘连。全身反应轻微或只有低热,体温一般在 38 ℃以下。此期如未得到及时治疗,感染可进一步发展,局部疼痛加重,淋巴结包膜化脓溶解破溃,向周围扩散则形成炎症性浸润包块;出现皮肤发红、肿、硬,与周围组织发生粘连,淋巴结不能移动。当脓肿形成时,皮肤有局部明显压痛点及凹陷性水肿;浅在的脓肿可扪及波动感。此时全身反应加重,高热、寒战、头痛、乏力、食欲减退;白细胞总数急剧上升,如治疗不及时,可并发脓毒血症、败血症,甚至出现中毒性休克。儿童的病情比成人更严重,应提高警惕。

(2) 慢性化脓性淋巴结炎:多发生在患者抵抗力强而细菌毒力较弱的情况下。常见继发于根尖周炎、牙周病变等慢性牙源性炎症及咽部感染,也可由急性炎症治疗不彻底转变成慢性。病变表现为慢性增生性炎症过程,其临床特征是淋巴结内结缔组织增生形成微痛的硬结,开始较小、较韧,轻度压痛,淋巴结活动,与周围组织不粘连,无全身症状。此过程可持续较长时间,当机体抵抗力下降时,可反复急性发作。增生肿大的淋巴结,即使原发感染灶清除,也不可能完全消退。

2. 结核性淋巴结炎 常见于儿童与青年。轻者仅有多个大小不等的肿大淋巴结,呈无痛性缓慢增大,圆形或椭圆形,表面光滑而无全身症状;重者可伴有体质虚弱、营养不良或贫血、低热、盗汗、疲倦等;有时可查及肺、肾、骨等器官的结核病变或病史。可发展成冷脓肿,或破溃流出豆渣或米汤样脓液,经久不愈而形成窦或瘘。

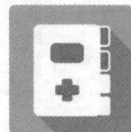

（二）诊断

根据病史、临床表现可以确诊。化脓性淋巴结炎与结核性淋巴结炎形成脓肿后，可借抽吸出的分泌物进行鉴别诊断。化脓性淋巴结炎的脓液多呈淡黄色黏稠状，而结核性淋巴结炎的抽吸物稀薄污浊，呈灰暗色，似米汤，夹杂有干酪样坏死物。

（三）治疗

急性淋巴结炎多见于幼儿。初期嘱患者安静休息，全身抗感染治疗，局部应用物理疗法，如湿热敷、超短波等。已有脓肿形成应及时切开引流，同时对原发病灶进行处理。慢性淋巴结炎一般不需治疗，但有反复急性发作者应清除引起淋巴结炎的原发病灶，肿大明显的淋巴结亦可手术摘除，以排除恶性淋巴瘤或淋巴结转移癌。

结核性淋巴结炎应注意全身积极抗结核治疗，加强营养。对于局限、可移动的结核性淋巴结，或虽属多个淋巴结，但经药物治疗效果不明显的，可手术切除。

小　结

本章讲述了口腔颌面部常见感染性疾病，其中以口腔颌面部感染疾病的临床特点、诊断及处理原则和智齿冠周炎的病因及临床表现为学习的重点，要求同学们扎实掌握；了解化脓性涎腺炎和面颈部淋巴结炎的临床特点和诊治原则。通过本章学习，同学们应具有一定的临床思维能力和初步诊断本章疾病的能力。

（岳　炜）

能力检测
及答案

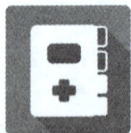

第三十章 口腔预防保健

学习目标

1. 掌握:龋病和牙周病的预防方法;口腔自我保健的几种方法。
2. 熟悉:口腔癌及错𬌗畸形的预防方法。
3. 了解:口腔预防保健的意义和三级预防的内容,初步认识社区口腔保健发展的意义。
4. 具备进行各种常见口腔疾病的预防保健的能力。

案例导入

患者,男,7岁,小学生。家长带孩子进行常规口腔检查并征询健康指导。既往体健,无传染病和遗传病史,2个月前因有恒牙萌出,拔除上颌右侧滞留乳侧切牙。
检查:拔牙创愈合良好,替换的恒牙正常萌出,全口牙齿清洁度良好,无龋坏,牙龈颜色正常,四个第一磨牙萌出位置正常,𬌗面发育沟明显,咬合关系正常。

1. 此时应进行的防龋预防措施是什么?
2. 通过学习到的知识,谈一下自己对窝沟封闭治疗的理解。
3. 治疗完成后需要对患者进行哪些健康指导?

第一节 绪 论

口腔预防医学是口腔医学体系的重要组成部分,是预防医学的一个重要分支,在以预防为主的思想指导下,运用现代医学知识和方法研究口腔疾病的发生、发展规律,制定预防口腔疾病发生的措施,实现促进口腔健康为目的的一门学科。

随着我国经济水平的快速提高,口腔预防医学在口腔医学体系的地位也会越来越重要。口腔一级预防工作的广泛开展,大大降低了牙齿因病缺失的情况,并且减轻了口腔医生治疗牙病的工作量。口腔健康教育和促进的快速发展,使人们的口腔保健意识大大提高,减少了患牙病的机会,为身体整体健康水平的提高发挥了重要的作用。

第二节 龋病的预防

龋病已被世界卫生组织列为心血管病和癌症之后的第三大重点防治疾病。目前公认的龋

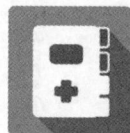

Note

283

病病因学说是四联因素学说,是由宿主因素、饮食因素、细菌因素和时间因素相互作用所决定的。因此针对这些病因,提出了一些有效的预防办法。

(一)增强牙齿的抗龋能力

1. 窝沟封闭技术　窝沟封闭技术又称点隙裂沟封闭技术,是指不去除牙体组织,在𬌗面、颊面或舌面的点隙裂沟涂布一层黏结性树脂,保护牙釉质不受细菌及代谢产物侵蚀,达到预防龋病发生的一种有效防龋方法,窝沟封闭使用的高分子材料称为窝沟封闭剂。

2. 氟化物的应用　氟化物可以减少牙釉质及牙本质的溶解度,抑制脱矿和增强早期釉质病损的再矿化,阻止致龋菌代谢产酸,杀灭致龋细菌等,从而增强牙齿对龋病的抵抗力,缺乏氟牙齿对龋病的易感性增加。因此,在口腔预防保健中,常使用氟化物(如低氟区自来水氟化、使用含氟牙膏、应用防龋涂料等)来有效防龋。这种方法适合在低氟地区使用。

3. 预防性树脂填充　预防性树脂填充针对的是有早期龋发生的点隙窝沟,治疗时仅去除窝沟处的病变牙釉质或牙本质,根据龋损大小,采用酸蚀技术和树脂填充材料填充早期窝沟龋,并在𬌗面上涂一层封闭剂,这是一种窝沟封闭与窝沟龋填充相结合的预防性措施。

4. 非创伤性修复治疗　非创伤性修复治疗(ART)是指使用手用器械清除龋坏组织,然后用有黏结、耐压和耐磨性能较好的新型玻璃离子材料将龋洞填充的治疗方法。ART 技术符合现代预防基本观点,只要求最少的洞形预备,最少的牙体损伤以保存完好的牙体组织,而且操作简单易学,由于不需要复杂的口腔治疗设备,医生可以主动和方便地到患者生活的环境中提供口腔治疗,因此在医疗条件有限地区具有广阔的发展前景。

(二)糖代用品

日常生活中食用的糖类有蔗糖、淀粉和乳糖等,而蔗糖是公认的致龋食物。但许多食物因为口感的原因必须加入糖类,这时为了预防龋病的发生或者糖尿病患者的需要,糖代用品便应运而生了。糖代用品有两类:一类为高甜度代用品,如天冬苯西二肽脂、苯甲酰亚胺和甜叶菊糖等,这些糖比蔗糖甜 20～400 倍,有抑菌作用;另一类为低甜度代用品,如木糖醇、山梨醇、甘露醇和麦芽糖等,目前在市场防龋产品中多采用木糖醇。

(三)控制菌斑

牙菌斑是一种细菌菌斑生物膜,为基质包裹的互相黏附或黏附于牙面、牙间或修复体表面的软而未矿化的细菌性群体,由大量细菌、细胞间物质、少量白细胞、脱落上皮细胞和食物残屑等组成,不能用漱口或消水冲洗的方法将其去除,与龋病和牙周病的发生密切相关。

要想有效地控制牙菌斑,必须坚持正确的刷牙习惯,选择正确的牙刷,以减少菌斑在牙面上的堆积。同时选用有效的抗生素或酶制剂,来抑制菌斑的黏附和细菌的生长,有效减少菌斑。

(四)其他防龋方法的研究

1. 免疫防龋　利用免疫学的原理,通过口服、局部使用或者注射疫苗的方法,让人体产生对抗致龋细菌的抗体,进而有效地预防龋病的发生。

2. 激光防龋　激光可以融化一些牙齿容易患龋的部位,融化的牙釉质形成具有抗酸性的玻璃状物质,增强了牙齿防龋的能力。

3. 替代防龋　用微生物拮抗的方法将非致龋微生物移植于菌斑内以代替致龋性微生物的抗龋方法。

(五)龋病的三级预防

一级预防是进行口腔健康教育、控制及消除危险因素和实行预防措施;二级预防是早期诊断和早期处理,包括定期检查发现并确定早期病变,及时做早期填充等治疗;三级预防是防止

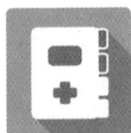

龋病的并发症,阻止炎症向牙槽骨、颌骨深部扩展,防止牙槽脓肿及颌面化脓感染及全身感染和恢复牙齿功能。

由于龋病是多因素联合作用的结果,因此预防龋病应该采取以上综合性防龋措施,既要控制菌斑、增强宿主抗龋能力,又要建立起合理的饮食习惯和良好的口腔卫生习惯,只有这样做才是降低人群龋病发生率的有效途径。

第三节　牙周病的预防

牙周病是指发生在牙齿支持组织(牙周组织)的疾病,牙周病的病因包括局部因素和全身因素,一般来说,全身因素在牙周病的发展中属于促进因子,全身因素可以降低或改变牙周组织对外来刺激的抵抗力,使之易于患病,绝大部分的患者局部因素更为重要,最常见的局部因素有牙菌斑、牙石和创伤性咬合等。

(一) 控制菌斑

牙周炎患者除了在治疗时彻底去除牙面的菌斑和牙石外,还需要进行自我菌斑控制。保健方法与龋病控制菌斑方法类似,坚持每天正确的刷牙习惯和方法,选择正确的牙刷和牙间隙刷,以减少菌斑在牙面上的堆积。使用牙线和其他工具如家用冲洗器,用于日常口腔冲洗,有利于清除牙刷不易到达的部位。如果有较深的牙周袋,由于菌斑潜藏较深,因此预防起来就需要借助特殊的牙周袋清洁工具和局部用药来进行处理。控制菌斑的具体方法见自我保健部分。

(二) 清除牙石

牙石是一种沉积于牙面的矿化或正在矿化的菌斑及软垢,是由唾液或龈沟液中的钙盐等无机盐逐渐沉积而成的,形成后不易去除。根据其沉积的部位,以龈缘为界,可分为龈上牙石和龈下牙石,牙石对牙龈具有较强的破坏作用,是牙周炎和口臭的主要原因之一。去除牙石的方法是针对龈上牙石采用洁治术,针对龈下牙石采用刮治术。

(三) 控制相关局部因素

1. 改善食物嵌塞　食物嵌塞有两种:垂直型和水平型。垂直食物嵌塞一般由牙齿形态或位置不当导致,可以通过选磨法重建食物溢出沟、恢复牙的生理外形来缓解,水平食物嵌塞可以通过用牙线、牙签剔除嵌塞的食物来解决。

2. 纠正不良习惯　纠正吸烟、酗酒和从不漱口刷牙的习惯,对刷牙力量过大及剔牙力量过大也要注意避免。

3. 矫治错𬌗畸形　对于有错𬌗畸形的儿童和年轻人,应主动宣传指导其进行正畸治疗,对于中老年人因错𬌗畸形导致的牙周炎,应联合正畸科制定最有益患者的治疗方案。

4. 消除特殊障碍　积极治疗龋病,处理乳恒牙替换障碍。

5. 制作良好的修复体　在修复牙体或者牙齿缺损时,应该遵循恢复生理外形、避免引起牙周损害的原则。

6. 消除创伤性咬合和调𬌗　咬合时若咬合力过大或方向异常,超越了牙周组织所能承受的𬌗力,致使牙周组织发生损伤,称为创伤性咬合,通过认真调𬌗后,消除了咬合创伤,使局部牙周炎症状迅速康复,对于夜磨牙情况应该指导患者进行积极治疗。

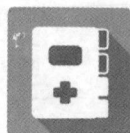

Note

（四）牙周病的三级预防

一级预防是在牙周组织受到损害前防止致病因素的侵袭,或致病因素已侵袭到牙周,但尚未引起牙周病损前立即将其去除,包括对大众进行口腔健康教育和指导,清除菌斑和其他有害刺激因子;二级预防是早期诊断和早期处理,包括治疗龈炎和早期牙周病,采用清除牙石和洁治等;三级预防是指到了牙周病中晚期,进行刮治、松牙固定术、牙周手术和修复正畸等。

第四节　其他口腔疾病的预防

（一）口腔癌的预防

口腔癌是指发生于唇、舌、牙龈、口底、颊和腭部黏膜的癌症,是世界上第 6 种最常见的癌症之一,而在发展中国家,男性占癌症的第 3 位,女性为第 4 位。口腔癌的危险因素包括不良生活习惯,如长期大量吸烟和饮酒,长期咀嚼槟榔,长期口腔感染与局部刺激等。由于口腔癌比其他部位的癌易转移、治疗花费大、预后差和直接威胁生命等原因,近年来受到普遍的重视。

在致癌因素中,烟草是重要的癌症诱发物,因此应积极宣传戒烟,鼓励公众不要养成吸烟的习惯。还要开展戒酒和减少咀嚼槟榔的不良习惯,要提高公众对口腔癌警告标志的认识,定期进行口腔检查,同时卫生行政部门协同其他政府部门,制定控烟、控酒和防止环境污染的政策措施,增进公众健康水平。

（二）错𬌗畸形的预防

错𬌗畸形是指在儿童生长发育过程中,由先天的遗传因素或后天的环境因素,如疾病、口腔不良习惯、替牙障碍等,也可在生长发育后因外伤、牙周病等原因造成的牙齿排列不齐、上下牙弓𬌗关系异常、颌骨大小形态位置的异常或面部畸形等。

错𬌗畸形的形成因素和机制是错综复杂的,其发生过程可能由单一因素及单一机制在起作用,也可能是多种因素或多种机制共同作用的结果。错𬌗畸形的病因可分为内在的遗传因素和外界的环境因素。有许多错𬌗畸形是可以加以预防的。

第五节　自我口腔保健方法

（一）漱口

漱口是常用清洁口腔的方法。通过漱口可清除食物残渣和保持口腔清洁。当口腔内有感染时,可以根据口腔医生的指导,应用相应的药物漱口液漱口,帮助减少口腔内致病微生物的生长繁殖,起到一定的辅助治疗作用。需要特别指出的是,漱口并不能替代刷牙,因为漱口不能有效地清除已经形成的牙菌斑。

（二）刷牙

刷牙是自我口腔卫生保健的重要方法,如果刷牙方法不正确,不仅达不到清洁牙齿的目的,还可损伤牙齿及牙周组织,导致牙齿的楔状缺损、牙龈退缩和牙槽骨的吸收,因此养成良好的刷牙习惯,掌握正确的刷牙方法是非常重要的。

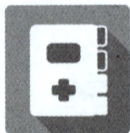

1. 牙刷的选择 选择时注意牙刷的刷头不宜过大,刷毛应该柔软一些较好,儿童应该选择专用的儿童牙刷,老人和牙周病患者可以选用一些专用的牙刷,口腔内有义齿或带有矫正器者应在口腔医生的指导下选择特制的牙刷。

2. 牙刷的保护 牙刷保护不当,便会被细菌污染而导致危害口腔健康,引发疾病,因此每次刷牙结束后,要用清水冲洗干净牙刷,并将刷毛甩干,然后将牙刷头向上放入杯中,自然风干,牙刷应用通常 3 个月左右或发现刷毛弯曲后就要及时更换牙刷。

3. 牙膏的选择 目前尚无彻底防治龋病及牙周病的特效牙膏,选择牙膏主要依据个人喜好,经济状况及某些特殊需要,建议不长期使用单一的药物牙膏,另外对于龋病和牙周病高危人群可以选择专门的防龋及牙周病的牙膏。

4. 刷牙方法 刷牙方法有很多种,但是没有一种方法可适合所有人,要综合运用旋转、颤动和纵横向等刷洗动作才能达到理想效果。有效刷牙要做到牙齿的各个部位都刷到,每次 3 分钟左右,每天至少刷牙两次,特别是晚上睡觉前刷牙更为重要。

（三）牙齿邻面的清洁

一般的刷牙方法只能清除菌斑的 70% 左右,在牙齿的邻面常余留菌斑,需要用以下方法来辅助清除。

1. 牙线 用牙线清除牙齿邻面的菌斑是最有效的方法,适用一牙间乳头无明显退缩的牙间隙。

2. 牙签 可用牙签来清洁邻面菌斑和根分叉区,适用于牙间龈乳头退缩或牙间隙增大时。不适用于无牙龈乳头退缩者。应选用硬质木制或塑料的光滑无毛刺的牙签,用牙签的侧面将邻间隙两侧的牙(根)面上的菌斑"刮"净。注意不要损伤牙龈,不能用于牙间乳头完好处。

3. 牙间隙刷 适用于牙龈退缩患者,专刷牙间隙牙(根)面的菌斑。尤其是牙邻面外形不规则或有凹面时,牙间隙刷较牙签更利于去除菌斑;还适用于根分叉贯通病变的患牙。

（四）无糖口香糖

现在许多无糖口香糖中的甜味一般都应用的是木糖醇,这些口香糖不仅可以清除口腔中的异味,还能减轻口腔中酸的浓度,甚至在一定程度上降低龋齿的发生率,木糖醇虽然有和蔗糖相仿的甜度,但木糖醇不像蔗糖那样,吃多了会使牙齿长龋齿,但也有研究指出,嚼无糖口香糖可以作为一种预防措施,但不能被推荐代替刷牙和看牙病等基本的牙齿保健方式。

第六节　社区口腔卫生保健

口腔卫生保健是卫生事业的一部分,是综合保健(包括初级保健)的一部分,口腔卫生保健工作的重点应该在基层、社区,因此努力加强基层口腔卫生保健,逐步增加基层口腔保健网点,依托社区搞好基层口腔卫生保健,口腔疾病群防群治应纳入各地经济和社会发展计划,努力减少贫富差距所引起的口腔健康状况的差别。

1989 年我国确定每年的 9 月 20 日为全国爱牙日,宗旨是通过爱牙日活动,广泛动员社会力量,在群众中进行牙病防治知识的普及教育,增强口腔健康观念和自我口腔保健的意识,建立口腔保健行为,从而提高全民族的口腔健康水平。由于建立爱牙日是我国政府加强口腔预防保健工作和落实预防为主方针的一项重要举措,所以注重社区口腔卫生保健工作意义重大。

（一）社区口腔卫生保健的定义

社区口腔卫生保健是以一定社区人群的口腔健康状况改善与提高为目标,以生物、心理、

知识链接 30-1

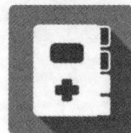

社区三维结构的医学模式概念为基础,以社区的社会经济与文化为背景,从社区的实际需要出发,以三级医疗保健网为依托,以初级卫生保健为基本途径,以社区群体预防为主要策略,建立并逐步发展县、乡、村或区、街道、委员会,或与之相应的三级口腔卫生保健网,并通过社区试点研究,建立、发展和完善一个社区的口腔卫生保健服务提供系统,实现社区人人享有最基本的口腔卫生保健目标。

(二)社区口腔卫生保健的意义

由于我国人口众多,需要治疗和进行预防保健的牙病患者众多,所以未来要以社区口腔医师为骨干,合理使用社区资源和适宜技术,以人的健康为中心、家庭为单位、社区为范围、需求为导向,以妇女、儿童、老年人、慢性病患者和残疾人等为重点,以解决社区主要口腔卫生问题,满足基本口腔卫生服务需求为目标,融预防、医疗、保健、康复和健康教育等为一体的,提供有效、经济、方便、综合和连续的基层口腔卫生服务。

根据口腔疾病的发展情况,可将社区口腔预防保健工作分为三级。一级预防又称初级预防或病因预防,以病因预防为主,针对致病因子和提高牙齿抵抗力采取措施。强调自我保健,健康教育,防护措施。例如在社区做好口腔健康讲座,宣传和指导口腔预防保健知识,对适龄儿童进行窝沟封闭等。二级预防又称三早预防,即早发现、早诊断、早治疗。此级预防是在口腔疾病的早期,及时采取措施,阻止疾病的进展。例如在社区做好口腔基本情况登记汇总工作,定期组织社区居民进行口腔检查,对发现的早期病变进行及时治疗,对治疗完成的病员进行定期回访。三级预防是在疾病已发展到较严重的程度或晚期时,为防止伤残,或为了康复而采取的对症治疗。例如,对社区中发现的龋病和牙周病中晚期的患者,为防止疾病的进展可采用对症治疗措施,对缺牙患者可进行义齿修复。

总之,社区口腔卫生保健作为应对口腔疾病预防保健和治疗的第一道有效防线,担负起了重要的作用,为全民逐步享有专业化的口腔预防保健和服务奠定坚实的基础。

小 结

通过对本章知识的学习,要求重点掌握龋病和牙周病的预防方法和口腔自我保健的几种方法;熟悉口腔癌及错𬌗畸形的预防方法;了解口腔预防保健的意义和三级预防的内容,初步认识社区口腔保健发展的意义,达到进行各种常见口腔疾病预防保健的能力。

(岳 炜)

能力检测
及答案

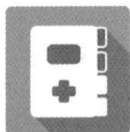

参考文献

CANKAOWENXIAN

[1] 李凤鸣.中华眼科学[M].北京:人民卫生出版社,2005.

[2] 杨伟炎.临床技术操作规范(耳鼻咽喉-头颈外科分册)[M].北京:人民军医出版社,2009.

[3] 瞿佳.眼科学[M].北京:高等教育出版社,2009.

[4] 瞿佳.眼视光学理论和方法[M].3版.北京:人民卫生出版社,2018.

[5] 孔维佳.耳鼻咽喉头颈外科学[M].2版.北京:人民卫生出版社,2010.

[6] 孔维佳,周梁.耳鼻咽喉头颈外科学[M].3版.北京:人民卫生出版社,2015.

[7] 宋国详.眼眶病学[M].2版.北京:人民卫生出版社,2010.

[8] 刘家琦.实用眼科学[M].3版.北京:人民卫生出版社,2010.

[9] 赵家良.眼视光公共卫生学[M].2版.北京:人民卫生出版社,2011.

[10] 赵堪兴.斜视弱视学[M].2版.北京:人民卫生出版社,2011.

[11] 赵堪兴,杨培增.眼科学[M].8版.北京:人民卫生出版社,2013.

[12] 褚仁远.眼病学[M].2版.北京:人民卫生出版社,2011.

[13] 黄选兆.实用耳鼻咽喉头颈外科学[M].北京:人民卫生出版社,2008.

[14] 樊明文.牙体牙髓病学[M].3版.北京:人民卫生出版社,2008.

[15] 郑艳.口腔内科学[M].2版.北京:人民卫生出版社,2009.

[16] 田勇泉.耳鼻咽喉头颈外科学[M].8版.北京:人民卫生出版社,2013.

[17] 周平.眼耳鼻咽喉口腔科学[M].北京:人民卫生出版社,2013.

[18] 张志愿,俞光岩.口腔科学[M].8版.北京:人民卫生出版社,2013.

[19] 王斌全,黄健.眼耳鼻喉口腔科学[M].7版.北京:人民卫生出版社,2014.

[20] 徐国兴,唐罗生.眼科学基础[M].北京:高等教育出版社,2014.

[21] 吕帆.斜弱视和双眼视处理技术[M].2版.北京:高等教育出版社,2015.

[22] 葛坚.眼科学[M].2版.北京:人民卫生出版社,2011.

[23] 葛坚,王宁利.眼科学[M].3版.北京:人民卫生出版社,2015.

[24] 戴馨,郭丹.眼耳鼻喉口腔科学[M].北京:人民卫生出版社,2016.

彩 图

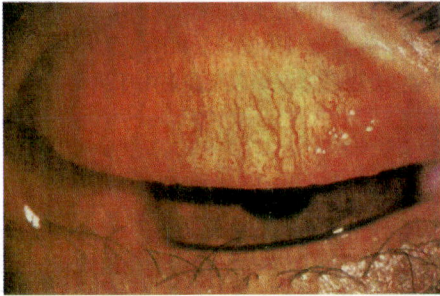

彩图 1　睑结膜乳头增生

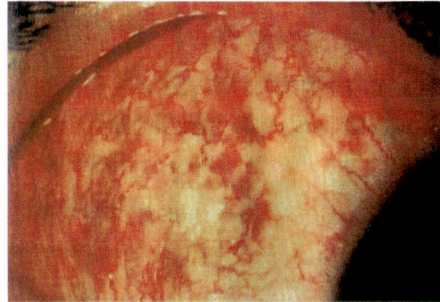

彩图 2　流行性出血性结膜炎

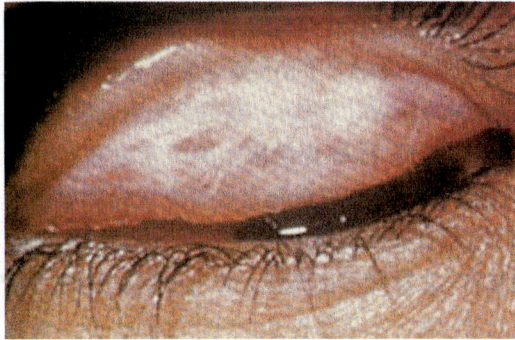

彩图 3　沙眼睑结膜瘢痕

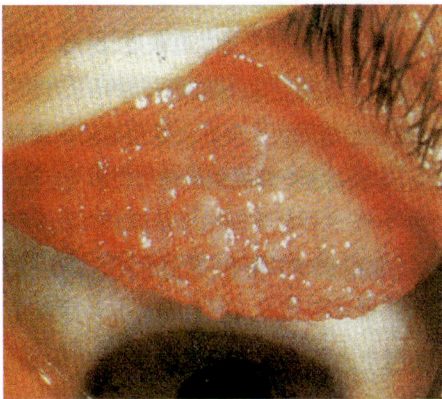

(a)

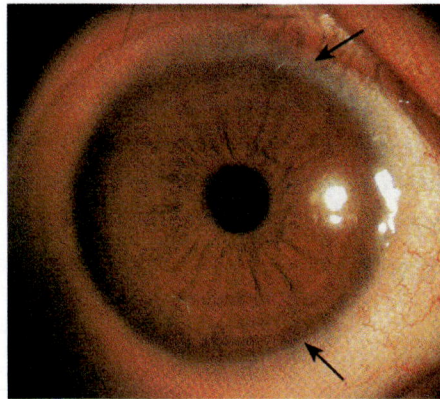

(b)

彩图 4　春季角结膜炎

(a)睑结膜型;(b)角结膜缘型(角膜缘污红色胶冻样增生)

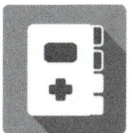

Note

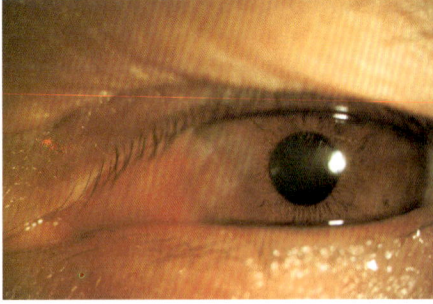

彩图 5　翼状胬肉

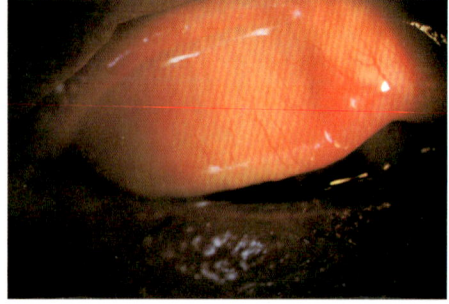

彩图 6　结膜结石

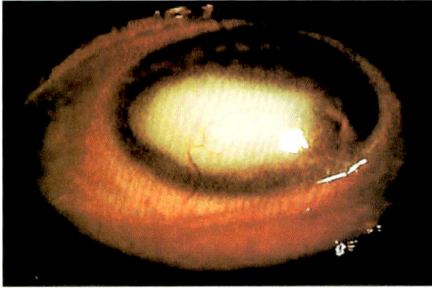

彩图 7　角膜白斑

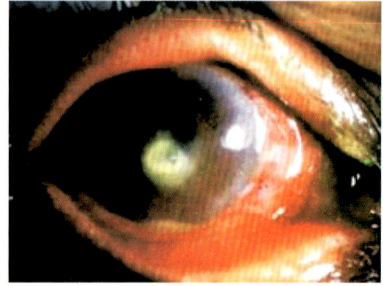

彩图 8　革兰阳性球菌角膜炎

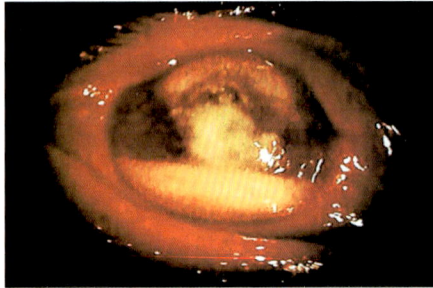

彩图 9　真菌性角膜溃疡

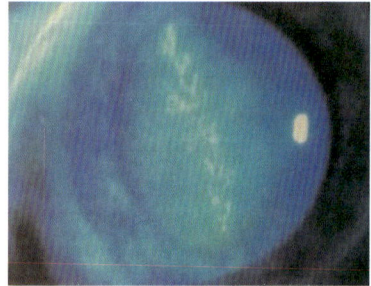

彩图 10　树枝状角膜炎

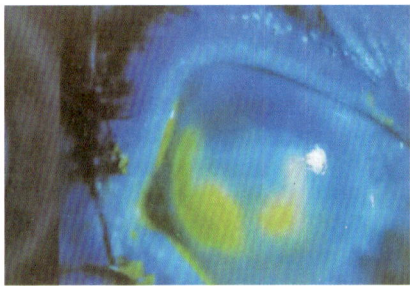

彩图 11　地图状角膜炎

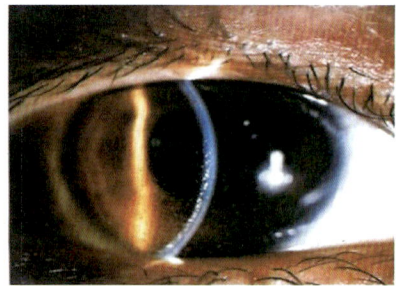

彩图 12　前葡萄膜炎

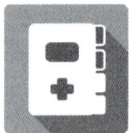

Note

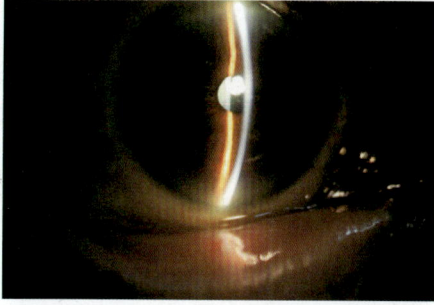

彩图 13　原发性急性闭角型青光眼浅前房

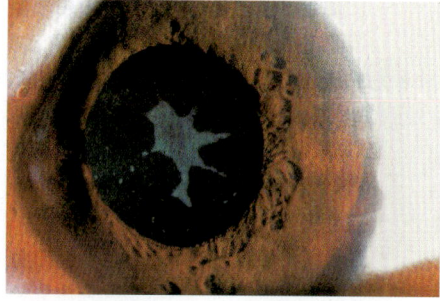

彩图 14　青光眼斑

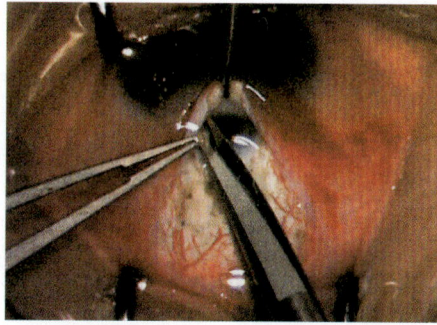

彩图 15　小梁切除术

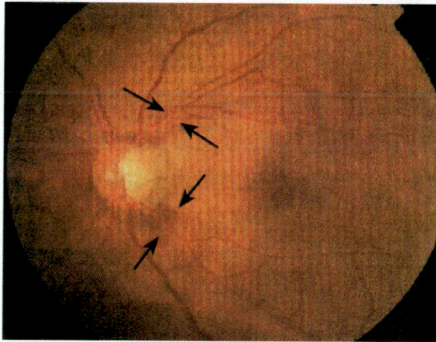

(a)

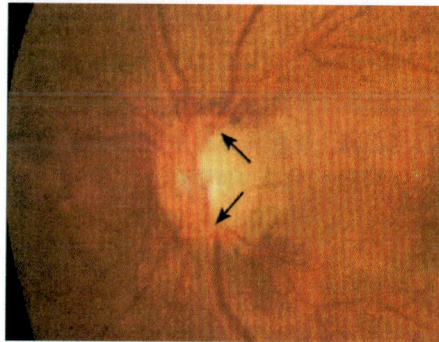

(b)

彩图 16　青光眼

（a）视网膜神经纤维层缺损；（b）盘沿及视杯切迹

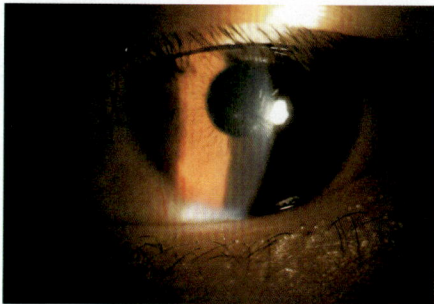

彩图 17　青光眼睫状体炎综合征羊脂状 KP

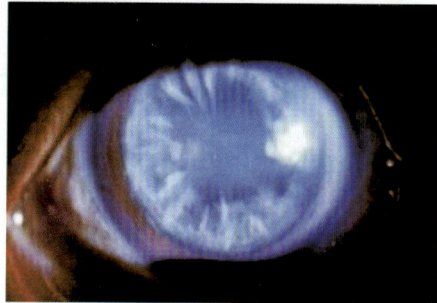

彩图 18　老年性白内障初发期

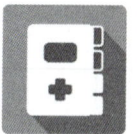

Note

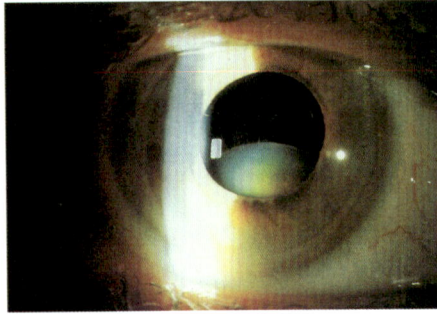

彩图 19　晶状体脱位

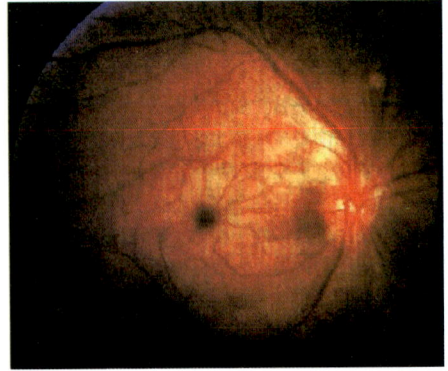

彩图 20　视网膜中央动脉阻塞

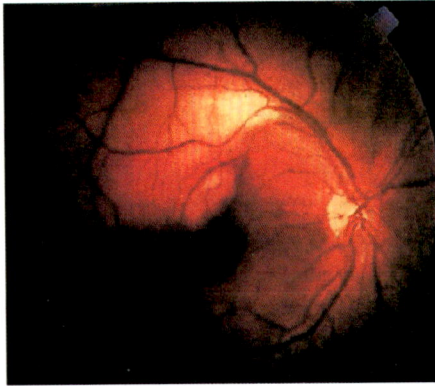

彩图 21　视网膜分支动脉阻塞

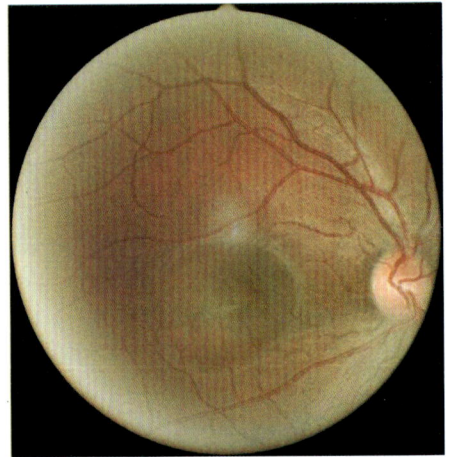

彩图 22　中心性浆液性脉络膜视网膜炎

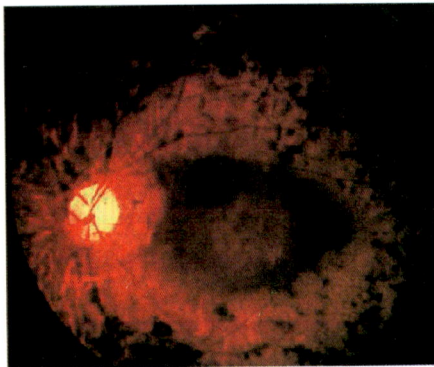

彩图 23　视网膜色素变性

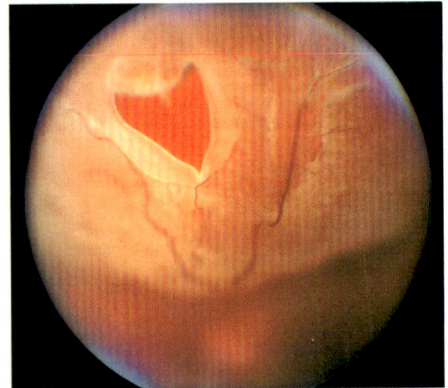

彩图 24　视网膜脱离

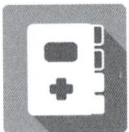

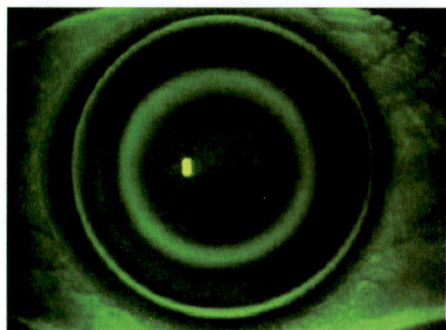

彩图 25　角膜塑形镜

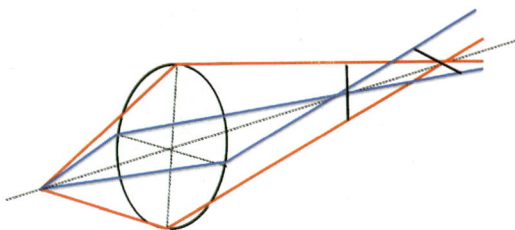

彩图 26　散光成像原理

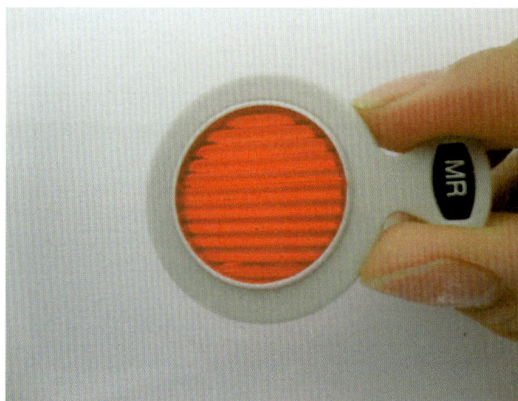

彩图 27　马氏杆镜片

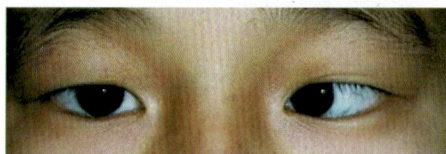

(a)

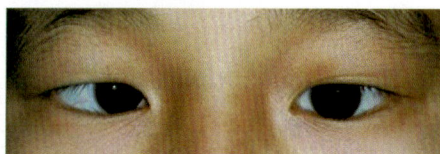

(b)

彩图 28　共同性内斜视

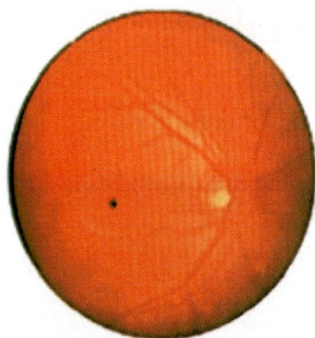

彩图 29　中心注视眼底

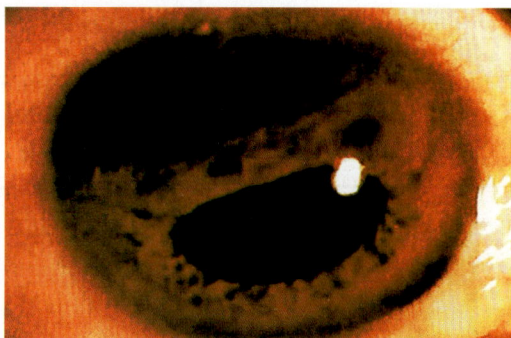

彩图 30　虹膜根部离断

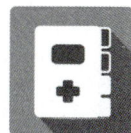

Note

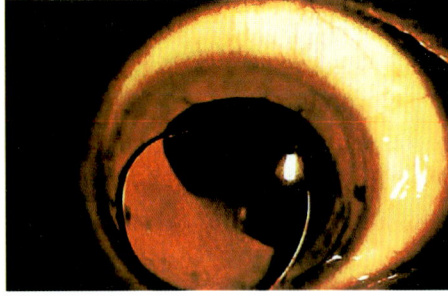

彩图 31　外伤性晶状体脱位

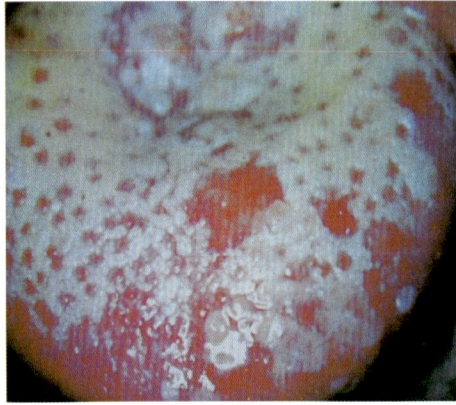

彩图 32　原发性疱疹性口炎，舌背黏膜可见成簇小水疱，汇集成簇

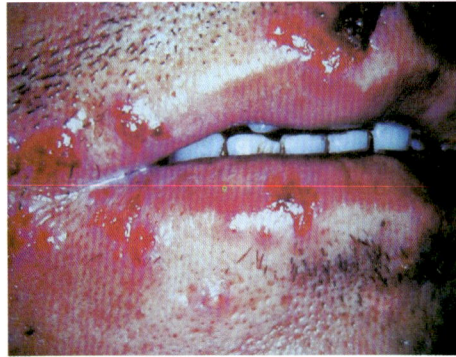

彩图 33　复发性唇疱疹

唇红黏膜与皮肤交界处出现成簇水疱、疱破裂、糜烂、结痂。

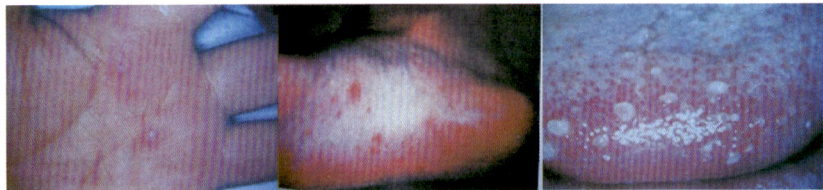

彩图 34　手-足-口病

手掌、足底可见小疱疹，口黏膜表现为散在红斑及小疱疹

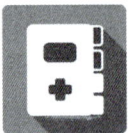

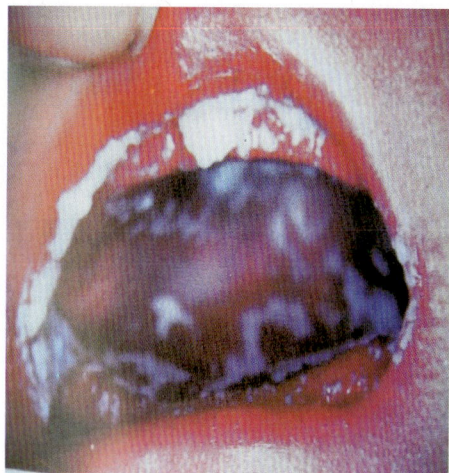

彩图 35 雪口病

在充血黏膜上有散在色白如雪的小斑点,不久相互融合为白色丝绒状斑片

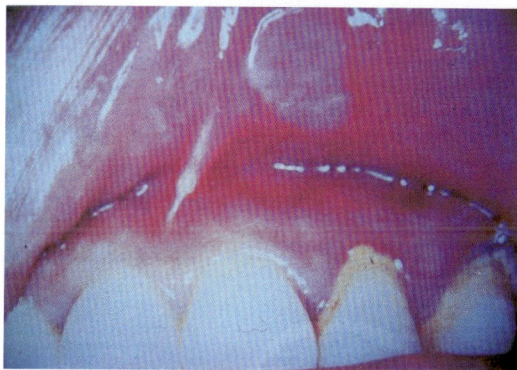

彩图 36 轻型阿弗他溃疡

溃疡不大、数目不多,圆形或椭圆形基底红晕,表面黄白色假膜

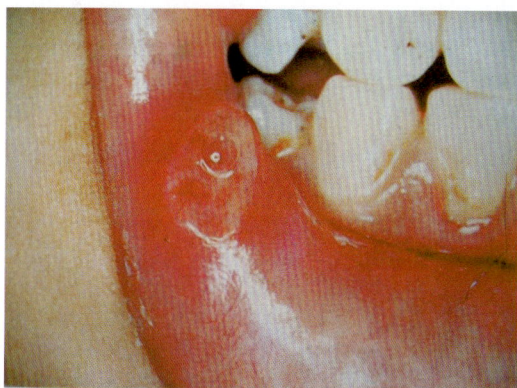

彩图 37 腺周口疮

溃疡大而深,周边红肿隆起,基底硬,边缘整齐,单个发生,初始于口角

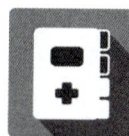

Note

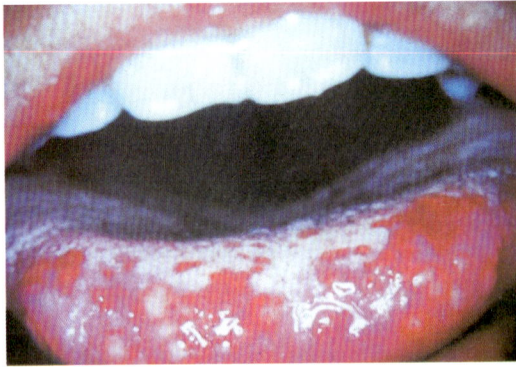

彩图 38　疱疹样阿弗他溃疡
溃疡小而多,散在分布口腔黏膜任何部位

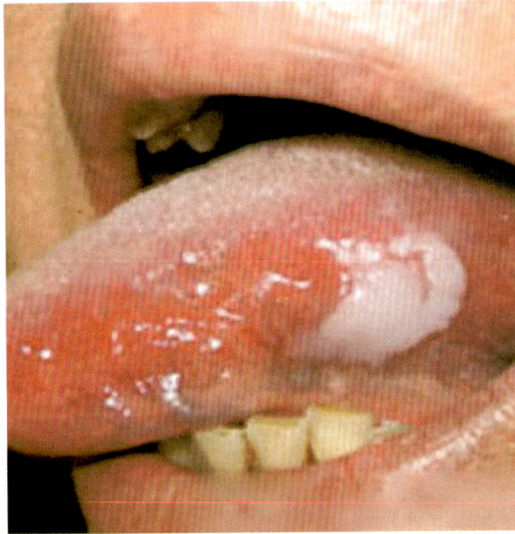

彩图 39　白斑
白色均质型斑块,表面可有皲裂,平或略高出黏膜表面,边界清楚

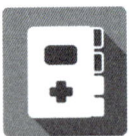